四肢创伤

现代创伤医学丛书

程天民

国家出版基金项目
NATIONAL PUBLICATION FOUNDATION

十二五国家重点出版物出版规划项目
国 家 出 版 基 金 资 助 项 目

● **现代创伤医学丛书**

● 丛书主编　王正国

Vol.**7**

四肢创伤

● 主　编　侯春林　顾玉东

● 副主编　张世民　陈　亮

长江出版传媒

湖北科学技术出版社

图书在版编目（CIP）数据

四肢创伤 / 侯春林，顾玉东主编. —武汉：
湖北科学技术出版社，2016.11
（现代创伤医学丛书 / 王正国主编）
ISBN 978-7-5352-8855-4

Ⅰ．①四… Ⅱ．①侯…②顾… Ⅲ．①四肢-创伤外
科学 Ⅳ．①R658

中国版本图书馆 CIP 数据核字 (2016) 第 127985 号

题　　字：程天民
总 策 划：何　龙　刘焰红
执行策划：李荷君　赵襄玲
责任编辑：谭学军　赵襄玲
封面设计：胡　博　王　梅
责任校对：蒋　静
督　　印：刘春尧
出版发行：湖北科学技术出版社
地　　址：武汉市雄楚大街 268 号出版文化城 B 座 13-14 层
电　　话：027-87679468　　　　　　邮编：430070
网　　址：http://www.hbstp.com.cn
印　　刷：武汉市金港彩印有限公司　　邮编：430023
开　　本：889 × 1194　　1/16
印　　张：23.25　　插页：4
字　　数：670 千字
版　　次：2016 年 11 月第 1 版
印　　次：2016 年 11 月第 1 次印刷
定　　价：418.00 元

现代创伤医学丛书编委会

《四肢创伤》编者名单

主　　编：侯春林　顾玉东
副 主 编：张世民　陈　亮
主编助理：宋达疆
全书执笔者：（按姓氏笔画排序）

王爱民　第三军医大学附属大坪医院
文益民　兰州军区总医院
田　文　北京积水潭医院
田光磊　北京积水潭医院
李宗玉　济南军区总医院
宋达疆　湖南省肿瘤医院
张世民　同济大学附属杨浦医院
陈　亮　复旦大学附属华山医院
赵良瑜　第二军医大学长征医院
郜永斌　北京积水潭医院
侯春林　第二军医大学长征医院
顾玉东　复旦大学附属华山医院
程国良　济南骨科医院
蔡锦方　济南军区总医院
熊　雁　第三军医大学附属大坪医院

PREFACE 总序 ▶▶

    2007年1月，湖北科学技术出版社出版了由我任主编的《创伤学——基础与临床》一书，全书分上、下两册，共635万余字。该书较全面地介绍了现代国内外创伤学各方面的新进展，具有较高的参考价值，出版后受到同行的一致好评，曾入选新闻出版总署第一届"三个一百"原创图书出版工程，并获得第二届中华优秀出版物图书奖。但也有不足之处：①全书分量过重（共4926页），不便携带，因而使用受限；②该书出版至今已9年，部分内容显得有些陈旧；③在这期间有关创伤的新理论、新技术有很大进展；④近年来国际恐怖极端组织十分猖獗，平民百姓伤亡惨重；⑤海湾战争和阿富汗战争后，美军对战伤救治进行了多次总结，理论上有创新，救治方法上有提高和改进，对战创伤救治有重要参考价值。

    鉴于以上情况，出版社决定以原书为基础，分为10个分册出版。原书的编委会中有11位院士，遗憾的是，其中4位已仙逝。为确保本丛书质量，我们重新组建了编委会，新的分册主编都是该领域的权威和专家，编写人员也都是经验丰富的临床工作者。分册单行本出版后利于读者携带、学习和使用。与9年前的大部头书相比，本次出版的分册既保留了传统的知识，又努力做到与时俱进，增补新的内容。

    我衷心地希望，此书对广大读者能有所帮助，是为序。

总主编

中国工程院院士

2016年3月

前　言

　　随着我国经济和交通高速发展，因交通伤、坠落伤、机械伤等导致的创伤病人逐年增加，其中四肢创伤不仅发病率高，而且常涉及软组织、骨与关节、神经、血管等多组织、多部位损伤，治疗困难，常造成肢体功能残缺和功能损害。数十年来，随着创伤救治技术与显微重建外科的发展，明显提高了创伤救治水平，使严重复杂创伤病人得到了救治，保留了伤肢，恢复了功能。

　　"现代创伤医学丛书"《四肢创伤》分册，全书共 8 个章节，包括软组织缺损修复、骨与关节损伤修复、周围神经损伤修复、血管损伤修复、手外伤修复、足外伤修复、断肢（指）再植、截肢术等。本书集中了国内在创伤和显微外科领域具有丰富临床经验的专家，全书从实际应用出发，结合大量示意图和典型病例照片，对四肢创伤救治的基本理论、治疗技术和康复要点进行了系统阐述。可供骨科、手外科、显微重建外科医师参考。

　　由于本书是众多作者编写而成，因时间紧迫，在编写过程中难免会有不足之处，恳请广大读者批评指正。

中国工程院院士

第二军医大学长征医院

2016 年 6 月

目　录

第二章　骨与关节创伤修复

第三章　周围神经创伤修复

第四章　血管创伤修复

第五章　手部骨折与脱位

第六章 足部缺损修复

第七章　断肢(指)再植

第八章　截肢术

第一章　软组织缺损修复

第一节　治疗简史

人类对于创伤创面修复的研究经历了漫长的发展过程,20 世纪 50 年代以前,临床所应用的主要是基于长宽比例为 1.5∶1 的带蒂转移的随意型皮瓣。但对于较大创面或较远部位创面,通常采用皮瓣延迟或皮管形成,存在多期手术、固定肢体的不足。1963 年陈中伟、钱允庆在世界上首次报告断肢再植获得成功,推动了显微外科的发展,并从技术上使通过吻合血管进行皮瓣移植成为可能;1970 年 Milton 首次提出皮瓣成活与否,是由其内在的血液供应特性所决定的,而与皮瓣的长宽比例没有多大关系,从理论上推动了寻找较大口径的轴心血管的研究,从而进一步推动了对皮瓣血供和吻合血管的皮瓣移植的研究。1973 年澳大利亚 Daniel 和我国杨东岳,在国际上首次成功进行了腹股沟(下腹部)皮瓣游离移植,开创了吻合血管游离皮瓣移植的先河,从而推动了皮瓣外科在我国的迅速发展,20 世纪 80 年代相继开发了主干动脉皮瓣、逆行岛状皮瓣、远端蒂皮瓣、筋膜皮瓣、肌间隔血管皮瓣、静脉皮瓣、真皮下血管网皮瓣、带皮神经营养血管皮瓣、穿支皮瓣等。

1979 年,北京积水潭医院沈祖尧首次提出了预构皮瓣的概念,他将血管束移植于供区皮瓣内,成功构建以该血管为蒂的轴型皮瓣,并成功用于组织修复和器官再造。1981 年沈阳军区总医院杨果凡报道了以桡动脉为营养血管的前臂皮瓣,该皮瓣是国际上首次报道的主干动脉皮瓣,被誉为"中国皮瓣"。它的发现极大地推动了主干动脉皮瓣的解剖学研究和临床应用,并先后出现了小腿外侧腓动脉皮瓣(顾玉东,1983)、小腿内侧胫后动脉皮瓣(张善才,1994)、前臂尺动脉岛状皮瓣(李柱田,1995)等。1982 年上海第九人民医院王炜和西安西京医院鲁开化首先应用以远侧桡动静脉为蒂的前臂皮瓣逆行转移修复手部创面,并提出了逆行岛状皮瓣的概念。1983 年第一军医大学孙博首次进行逆行岛状皮瓣静脉回流研究,并提出血管旁路学说,从而推动了逆行岛状皮瓣的基础研究。由于逆行岛状皮瓣切取容易、转移方便、成功率高,其在四肢远端创面修复中得到了广泛应用,如胫后动脉逆行岛状皮瓣、腓动脉逆行岛状皮瓣修复足踝部创面,尺动脉逆行岛状皮瓣、骨间后动脉逆行岛状皮瓣(路来金,1987)修复手部创面,掌背动脉逆行岛状皮瓣(陈宝驹,1988)、指动脉逆行岛状皮瓣(李平津,1988)修复手指创面。1982 年,安徽医科大学吴仁秀、董吟林首次报道了肩胛皮瓣的基础研究和临床应用,使皮瓣的供区不断增加。随着对主干动脉皮瓣的深入研究,1983 年,第一军医大学钟世镇在世界上首次提出肌间隔血管皮瓣理论,推动了我国肌间隔穿支皮瓣和筋膜皮瓣的研究和应用。1984 年徐达传和罗力生分别从解剖和临床在国际上首次报道股前外侧皮瓣,该皮瓣位置隐蔽、血管蒂长、切取范围大,可切取皮瓣、肌皮瓣、筋膜皮瓣等多种复合组织瓣,使该皮瓣得到了最广泛的临床应用,我国台湾魏福全称该皮瓣为"万能皮瓣"。1986 年广州珠江医院司徒朴首次报道真皮下血管网的带蒂皮瓣,其成活质量优于传统随意型皮瓣和皮片移植,因其皮瓣较薄,又称随意型超薄皮瓣。1988 年随着对人体皮肤血供研究的深入,发现供应人体皮肤的血管最终均需通过深筋膜到达皮下组织和皮肤,所有通过深筋膜的血管称穿支血管,在人体有 300 多支血管口径在 0.5～1.0mm 的穿支血管,随着显微外科技术的发展和手术器械的改进,使穿支血管吻合成为可能,并提出了超级显微外科的概念。1989年Kojima首次以管径细小的皮肤穿支血管为蒂形成小型的轴型皮瓣并提出穿支皮瓣的概念,穿支皮瓣是显微外科皮瓣移植的最新发展,包括肌皮穿支皮瓣和肌间隔穿支皮瓣。在临床应用上,将穿支皮瓣与皮神经营养血管皮瓣相结合,可以细小的蒂部(穿支)供养较大较长的皮瓣,通过带蒂或游离移植可用于修复较大范围创面。由于该皮瓣符合组织移植"受区修复重建好,供区破坏损失小"的原则,使该皮瓣在四肢创面修复中得到了越来越广泛的应用。在皮瓣设计上,顾玉东(1984)提出的皮瓣设计的"点、线、面"概念和上海长征医院侯春林(1988)提出的转移皮瓣"旋转弧"的概念,丰富了皮瓣外科的理论,"点、线、面、弧"成为皮瓣设计的重要指导原则。

第二节 软组织创伤伤情评估

在肢体遭受创伤时,首先受损的是软组织,而软组织损伤后能否得到及时和合理的治疗直接影响肢体其他组织,如骨与关节、血管、神经等的治疗。因此,对于每一位四肢创伤病人,要正确了解创伤的性质严重程度,给予科学的伤情评估和分类,一直到伤员得到及时而有效的救治。

(一)闭合性创伤

依体表结构的完整性是否破坏,可将创伤分为开放性和闭合性两大类。肢体在遭受创伤后,未导致开放性软组织损伤,并不说明软组织损伤轻微,而对这类损伤由于缺乏直观的创面,容易低估软组织损伤程度,从而对创伤处理造成不利影响。

1. 挫伤 是最为常见相对较轻的闭合性软组织损伤,通常系钝性暴力所致的皮下软组织挫伤,主要表现为损伤部位软组织肿胀、压痛,严重者可导致肌纤维撕裂和深部血肿形成。

2. 扭伤 主要发生在关节部位,尤其踝关节、膝关节最为常见。肢体在活动时由于自身或外力作用,造成关节发生一过性异常活动甚至半脱位,造成关节张力侧韧带纤维部分撕裂,严重者可造成关节软骨撕伤和撕脱性骨折,主要表现为关节肿胀、皮下青紫、关节功能受限、张力实验阳性。若治疗不彻底,可导致肢体陈旧性关节扭伤。

3. 剥脱伤 若肢体遭受钝性碾挫暴力(如车轮碾压伤),可造成皮肤及皮下组织自深筋膜上剥离,虽然皮肤未完全撕脱,但受损区皮肤及皮下组织与深部肌肉已分离,局部除肿胀、淤血及压痛外,受损皮肤有明显移行感,虽然皮肤没有明显伤口,但由于皮肤与深部组织分离,损伤皮肤血供,严重者可造成脱套性皮肤坏死。

4. 挤压伤 四肢肌肉丰富部分在受到外部重物较长时间挤压(如地震房屋倒塌造成的挤压伤),而造成肌肉组织的创伤。肢体受压后可出现严重缺血,当解除挤压后,因血液再灌注,液体从血管内向血管外渗出,造成受压肢体局部严重肿胀,致使血管外间隙压力增高,进一步阻碍受损肢体血液循环,最终可造成组织细胞变性坏死,而大量坏死的细胞崩解产物(如血红蛋白、肌红蛋白)被吸收后,可引起急性肾衰竭,即挤压综合征。

(二)开放性软组织损伤分类

软组织遭受外力创伤后常造成组织破损形成伤口,临床十分常见。由于外力方式、作用时间、受损范围、污染程度及受损程度不同,可造成不同程度的软组织损伤。

1. 擦伤 是最轻的一种软组织创伤。当致伤物呈切线方向作用于皮肤表面,可造成皮肤表面擦伤,通常仅有表皮剥脱、少许出血点及渗血,继而可出现轻度炎症,通常1~2天可自愈。

2. 切割伤或砍伤 通常为锐性物体(如刀刃)直接切开体表皮肤所致,其创缘整齐,伤口大小及深浅不一,严重者可伤及深部肌肉、肌腱、血管、神经,应仔细检查、防治漏诊。切割伤对伤周组织影响较小,修复较容易,但同时伴有血管、神经、肌腱损伤者,应予修复。

3. 刺伤　尖细物体（如刺刀、竹尖、铁钉）猛力插入软组织所致的损伤。刺伤的伤口软组织较小，但较深，有时会伤及血管神经，伤腔易被血凝块堵塞，从而为细菌（特别是厌氧菌）滋生繁殖提供了有利的环境。

4. 撕裂伤　钝性暴力作用于体表，造成皮肤和皮下组织撕开和断裂，如行驶中的车辆、开动的机器和奔跑的马匹撞击人体时，易产生撕裂伤。此类伤口形态各异，斜行牵拉者多呈瓣状，平行牵拉者多呈线状，多方向牵拉者多呈星状。撕裂伤口常见有特征性的细丝状物，状似"藕断丝连"，这里的"丝"就是尚未断离的抗裂强度较大且富含胶原的纤维组织。撕裂伤口污染多较严重。

第三节　软组织创伤处理原则

四肢创伤可以分为开放性损伤及闭合性损伤两大类。开放性损伤由于皮肤和皮下组织连续性受到破坏和缺损时，必须及时予以闭合，否则必然导致创面感染；如伴有血管、神经、肌肉、骨骼外露，可造成相应组织功能损害或丧失；若不能及时覆盖创面，可导致创面最终以瘢痕形式愈合，影响肢体外观及功能，但要使创伤创面正确及时覆盖，最重要的是如何通过清创术使一个污染伤口，变成相对清洁、健康的创面，并力争一期闭合伤口，使其一期愈合，达到防止感染、缩短疗程、最大限度地保全四肢功能的目的。四肢开放性损伤的处理原则包括彻底清创、修复损伤的组织、闭合创面、制动与功能活动等部分。

一、清创术

其目的在于清除伤口内的污染组织及异物，切除已经失去活力的组织。清创时应由浅到深、从一边到另一边，按顺序呈地毯式清除创面污染物及失活组织，脉冲式的冲洗有利于清除创面残留游离的污染组织。通过清创使污染伤口变成相对清洁的伤口，以创造一期闭合伤口的条件。在清创过程中，需边清创、边探查伤口，对创伤的情况做进一步的评估，从而达到对伤情正确判断，制定合理组织修复及创面闭合方案。

二、修复创伤组织

对于受损伤的组织，只要条件许可，应争取一期修复，不留待二期处理，包括骨折固定、神经修复、肌肉（腱）缝合，若损伤远侧肢体血供障碍，则应优先重建肢体血供。对损伤组织一期修复，手术操作容易，效果好，功能恢复快。但一期修复损伤组织的解剖连续性必须建立在彻底清创的基础上，否则修复得越彻底，手术显露范围就越大，一旦发生感染或坏死，造成的损失就更大。故是否做一期手术修复组织，要根据损伤时间、程度、创面污染情况及清创彻底程度具体掌握。

三、闭合伤口

对于开放性损伤只有闭合了伤口才能防止感染的发生，这是外科处理的重要原则。但闭合伤口必须在彻底清创的情况下才能进行。若皮肤完整缺损，可直接缝合。由于开放性损伤常常伴有皮肤的缺损，需根据创面情况采取游离皮片或皮瓣移植修复。关于闭合创面时限目前尚无统一定论，在一般情况下，四肢开放性损伤应在伤后 8 小时以内采用手术闭合伤口，若已超过 8 小时则需要综合考虑致伤原因、污染程度、损伤情况、气温环境及技术条件等因素，以决定是否进行清创和闭合伤口。若损伤时间长或伤口损伤严重，一期清创无法判断组织失活情况，清创不彻底，则不宜一期闭合伤口，可在初步清创后，采用连续负压吸引技术（VSD）暂时封闭创面，待创面条件改善后，二期闭合创面。

四、制动与功能活动

四肢肌腱、神经、骨骼、血管修复后需要一定的制动时间，以利于组织的愈合。但是制动常会造成组织粘连和关节僵硬,给功能恢复带来障碍。因此要处理好制动与功能活动的辩证关系,要根据创伤和修复的具体情况来掌握制动时间。一般肌腱、神经、关节脱位复位后制动时间为3～4周,骨折的制动要根据损伤程度、部位及固定方法来确定最小的制动范围和最短的制动时间。

第四节　创面修复方法

创面闭合前应对创口所在部位、大小、深度、重要结构暴露的范围及损伤程度等做全面检查和功能评估。一般优先选择简单有效的创面修复方法。可依次选择的创面闭合方法有:①游离创口周围皮下组织直接缝合;②皮片移植;③局部邻近皮瓣移植;④远位皮瓣移植;⑤游离皮瓣或肌皮瓣或骨皮瓣移植。

一、直接缝合

无张力缝合是伤口闭合应遵循的基本原则。由于创伤后血肿的存在和创伤后组织的肿胀,可增加皮肤直接缝合时张力,影响创面愈合,故清创时应注意创面止血,防止术后血肿形成,伤口缝合前可以游离松解双侧创缘,必要时可以做相应的减张切口,以使创面在无张力下缝合。若在高张力下勉强缝合伤口,不仅影响伤口愈合,严重者可导致筋膜间高压综合征。

二、皮片覆盖

游离皮片移植简单方便,可以用于人体任何部位皮肤缺损的修复,只要受区有足够的血供来维持移植皮片生存的需要。皮片移植不能适用于:①无骨膜的骨面;②无腱周组织的肌腱;③放射损伤后的组织;④感染创面;⑤异物留存,如钢板、螺钉、硅橡胶等。

自体皮片通常按皮片厚度可分为断层皮片(刃厚、薄中厚、一般中厚、厚中厚)、全厚皮片。皮片越薄,对受区肉芽创面的条件相对较低,抗感染能力较强,移植后容易存活,但存活后皮片收缩明显,创面修复后外形和功能相对较差;皮片越厚,对受区创面的条件相对要求较高,但存活后皮片收缩较小,创面修复后外形和功能较好。故外科医生应该根据创面的实际情况按照各种皮片的特点选择合适的自体皮片。

三、皮瓣修复

皮瓣由具有血液供应的皮肤及其皮下组织所组成。皮瓣在形成过程中必须有一部分与本体相连,皮瓣的蒂部是皮瓣转移后的血供来源。由于皮瓣本身有血供,又具有一定的厚度,在修复创面同时可消灭无效腔;由于皮瓣血供丰富,抗感染能力强,有利于感染创面及难治性创面的修复。因此在四肢创面修复具有更大的应用价值。皮瓣在创面修复时,可带蒂转移,也可游离移植。其具体适应证如下:

(1)伴有骨、关节、肌肉、血管、神经等组织裸露的创面,且无法利用周围皮肤直接缝合覆盖时,可选用皮瓣移植修复。

(2)虽无深部组织缺损外露,但有时为了获得较接近正常的皮肤色泽、质地、外形,或满意的功能效果,也可选用皮瓣移植。

(3)器官再造。如拇指或其他手指再造等,均需以皮瓣为基础,再配合支撑组织的移植。

(4)慢性溃疡,特别是放射性溃疡、褥疮或其他局部营养贫乏很难愈合的伤口,可以在彻底切除感染创面后,通过皮瓣移植,改善局部血供,促进创面愈合。

四、VSD 应用

负压封闭引流技术(vaccum sealing drainage,VSD)即负压(真空)封闭引流技术,国际上也称为负压创面治疗(negative pressure wound therapy,NPWT),虽然叫法不同,但在原理上是基本一样的应用方法和技术,只是在创面使用材料和要求上有所不同。

VSD 的原理即体现在 V(vacuum,负压)、S(sealing,封闭)、D(drainage,引流)三个方面,创新性地将三者相结合。①负压:持续的负压吸引使创面渗出物及时被清除,消除创面潜在腔隙,同时改善微循环,刺激肉芽组织生长。②封闭:创面的封闭是保持负压的前提,同时使创面与外界隔绝,暂时恢复皮肤组织完整性,防止创面受到进一步的污染和感染,利于细胞生长和组织修复,促进创面愈合。③引流:以 VSD 材料作为中介可达到全创面、全方位引流,不仅减少了局部细菌繁殖和有害代谢产物的回吸收,避免器官功能的损害,而且引流物经 VSD 材料分割和塑形后不容易堵管。

在国内,我们习惯于叫作负压封闭引流技术。20 世纪 90 年代,德国乌尔姆大学的 Wim Fleischmann 医学博士较早将此技术应用于创伤骨科,并取得了良好的临床效果,1994 年由裘华德教授引进国内。这一技术明显改善了创面治疗效果,减轻了病人痛苦,减少了医务人员的工作量,更为一些用传统方法处理困难、疗效不佳的疾患提供了新的治疗可能性。

VSD 的材料不同于传统材料,其将敷料、引流管合二为一,一次性解决了创面治疗和引流的问题。VSD 是以 PVA(聚乙烯醇)或 PU(聚氨酯)医用材料填塞皮肤或软组织缺损、感染、坏死后形成的创面,充当创面与引流管之间的中介,将传统的点状引流变为全方位引流;以生物半透膜为全密封材料,覆盖、密封整个创面和腔隙,同时将引流管与负压源连接,使整个与 VSD 材料相接触的创面处于一个全表面封闭负压引流状态。

VSD 在材料选择上有着不同的要求,目前临床上常会使用纱布、PU、PVA、其他生物材料等。目前在国内 98% 以上的临床工作者使用的为 PVA 材料。因为 PVA 材料的亲水性特性和湿性环境以及引流管刚性传导在急性创伤中的优势,推荐在创伤骨科使用 PVA 材料,或者更好的复合性材料。

对于材料特性的要求包括:①VSD 材料化学性能稳定,绝对做到无致敏、无刺激。②VSD 材料的高分子骨架结构使其具有耐牵拉折叠、承受负压的优良机械力学性能,在负压状态下仍能保证孔隙的有效畅通,达到良好的引流出效果。③VSD 材料内含多种人体组织所需的营养成分。④VSD 材料具有极好的组织相容性和亲水性,保证不会和人体新生(肉芽)组织长成一体。⑤VSD 材料回弹性能好,具有高弹性,抗拉伸性能优异,抗拉伸强度可达 400kPa(即能在普通规格下承受 40N 以上的拉力而不断裂)。⑥VSD 材料内部密布大量彼此贯通的、直径为 0.2~1mm 的细小孔隙,具有强烈的毛细虹吸作用,在高负压情况下能达到孔隙不变形的状态。而一般的医用泡沫在高负压条件下就会变形。

设备及其他要求包括:①VSD 医用材料;②引流管,三通等连接配件(VSD 产品套装中包含);③生物半透膜;④负压源(可考虑中心负压或者 VSD 专用负压吸引机)。

目前主要有两种理论体系阐述 VSD 的作用机制。第一种理论体系是基于通过改善引流部位过剩的细胞间液来增强微循环动力学。第二种理论体系则是基于负压刺激细胞有丝分裂、血管发生和生长因子分泌的综合作用。

(1)改善血运障碍。血运障碍是阻碍创面愈合的主要原因。创面修复过程中必需的氧和营养物质只有通过血流才能运输到创面,局部产生的代谢产物也需经血流输出创面,而 VSD 通过负压能明显提高创面微循环的血流速度,扩张微血管,从而增加创面血供。

(2)减轻组织水肿。水肿是阻碍创面愈合的另一原因。研究显示,组织水肿后不仅加大了细胞间的距离,阻碍了细胞间的物质交换,而且压迫创面局部的微血管,不利于组织灌注,导致创面缺血缺氧。而 VSD 能显著减轻创面水肿,从而有利于创面的愈合。

(3)抑制细菌繁殖。继发感染亦可阻碍创面愈合。创面贴膜后与外界隔绝,可防止细菌侵入。研究发现,应用 VSD 后,创面密闭性的潮湿环境为宿主吞噬细胞发挥功能提供了有利条件,而且较传统的干燥创面更易于免疫细胞的游走和渗入,有利于预防创面感染。晏继银等研究发现,感染后创面在应用 VSD 后亦可显著降低创面细菌数目,这与引流直接清除细菌和破坏其生长环境有关。

(4)机械牵拉作用。创面负压吸引后发生形变,可通过机械的牵拉作用促进愈合。动物实验和离体细胞培养进一步证实,机械性应力可以诱导表皮细胞、成纤维细胞、血管内皮细胞增殖及相关蛋白产物合成,加速创面的愈合。

(5) 神经内分泌变化。研究表明,VSD在125mmHg负压时可激活交感神经,使去甲肾上腺素、肾上腺素、神经肽Y、P物质、血管活性肠肽和降钙素基因相关肽的血浆浓度增高。在创面有关炎症因子和新血管形成方面的研究表明,应用VSD后IL-8和血管内皮生长因子浓度显著增高。

目前,学术界公认的VSD为第二代,第一代VSD以简单PVA材料内插入引流管封闭创面。第二代VSD在第一代的基础上进行技术改进,增加了冲洗管路,强调创面冲洗和引流同时进行,同时也能给予药物治疗。可同其他辅助治疗方式联合应用,无副作用,显著促进创面愈合。

(1) 高压氧治疗。VSD和高压氧治疗可以安全地联合用于治疗各种急慢性创面。通过动物实验发现负压与高压氧治疗具有协同作用,可有效促进创面组织血液循环。胸骨骨髓炎是心胸外科手术后的潜在致死性并发症,研究表明胸骨切开术后胸骨深部感染的患者,在联合应用外科清创、灌洗、VSD和高压氧治疗9周后,胸骨创面愈合加速且上皮化,病死率下降。

(2) 声压治疗。急性感染创面在二期闭合前通常需要特殊的创面准备。已有报道在开放性感染创面患者联合应用VSD和声压疗法来清除创面细菌,为二期闭合做准备。创面提早闭合且无任何术后并发症。可以预见的是,第三代VSD将有更加符合临床需要的治疗功能,即不同创面对引流材料的要求不同,早期渗出期和感染期使用引流能力强的材料,修复期使用能加速并保护肉芽组织生长的材料。

VSD技术在创伤和修复重建中的使用已经非常成熟,并且得到了进一步的发展,这使得VSD适用于更为广泛的创伤领域。目前VSD在创伤外科领域的应用得到了正式共识,在创伤外科应用已较为普遍,目前主要用于:

(1) 原创适应证。包括严重软组织挫裂伤及缺损、开放性骨折、挤压伤和挤压综合征、急慢性感染和坏死创面、撕脱伤和植皮术、化脓性骨髓炎等。急诊创伤创面的临时覆盖:对于严重的四肢创伤,尤其合并全身多部位、多器官创伤时,创面局部无条件一期闭合,也不适合采用皮瓣一期修复创面时,可采用VSD暂时性将伤口关闭。清创后感染创面的治疗:对于感染创面、慢性骨髓炎、压迫性褥疮等,在彻底病灶清除的基础上,采用VSD治疗可防止感染性创面继续恶化、促进肉芽生长及组织修复。

(2) 扩大适应证。包括烧伤创面、乳腺癌根治术后、腹腔手术预防性引流、急性重症胰腺炎、上消化道漏、糖尿病足、压力性溃疡等。

禁忌证:VSD禁用于各类活动性出血创面、正处于抗凝阶段或者凝血功能异常的患者以及恶性肿瘤创面。

VSD具有广泛的适应证,是一种跨科室、跨专业的新型创面治疗方式,目前已在全国2 000多家二、三级医院使用,覆盖领域包括创伤外科、骨科、手足显微外科、烧伤科、普外科、胸外科、胃肠外科等。

(1) 创伤外科。创伤患者多伴有严重软组织挫裂伤及缺损、开放性骨折、挤压伤和挤压综合征。如采用开放式换药,创面感染率高,而采用一期闭合创面,又常因引流不畅、局部压力高而使组织坏死,同时可继发脓毒症和MODS等一系列"二次打击"。但是VSD不但可早期闭合创面、避免感染发生,而且能进行有效的引流,同时改善局部循环,促进组织修复,预防"二次打击"的发生。

(2) 骨科。VSD结合外固定器治疗各类严重开放性骨折,可迅速、有效地固定骨折,同时能早期、安全地封闭创面,缩短创面Ⅱ期修复时间,减少并发症。

(3) 普通外科。应用VSD对普通外科患者进行治疗,包括阑尾、肝脏、腹腔、腹膜后脓肿、各种漏和瘘、急性重症胰腺炎等。

(4) 血管外科。研究发现,当腹股沟感染侵蚀皮下血管和导致创面裂开时,可慎重使用VSD,以加快创面愈合。

(5) 其他科室。将VSD应用于10例淋巴管瘘和淋巴囊肿的患者均取得较好的疗效。同时,因VSD有着优秀的临床效果,现在已被认定为胸骨切开术后纵隔炎的一线疗法。

创面治疗的传统方法是通过清除坏死组织,控制局部感染,反复湿性换敷疗法来促进创面愈合。但这种方法不仅需要较长的治疗时间和高额的治疗费用,更重要的是增加了患者的痛苦。而VSD是一种简单、经济促进创面愈合的纯物理疗法,具有创面愈合快、感染率低、更换敷料次数少等优点。VSD 的发明及应用为急慢性创面的治疗带来了革命性的变化,相信该技术将在现代医学中发挥更加重要的作用。

五、创面闭合的一般技术

创面闭合时仍应遵循先易后难、先简后繁的原则。在许多情况下,若能正确地选择传统的局部转移皮瓣,不仅操作简单,而且修复效果并不比吻合血管的游离皮瓣差。四肢创伤造成的创面虽然形状及大小各异,但通过清创修整可使不规则的创面变成可利用的几何形状,如梭形、三角形、正方形、长方形、菱形、圆形、椭圆形等,以利于设计转移皮瓣。

(一)梭形创面的修复

1. **V-Y 推进皮瓣法** 在梭形创面的一侧设计宽 V 形切口,形成 V 形双蒂皮瓣。深筋膜下游离皮瓣,通过局部推进呈 Y 形闭合全部创面[图 1-1(a)]。

2. **双蒂推进皮瓣法** 按 3∶1 比例在梭形创面的一侧做平行于创面纵轴的直切口,深筋膜下游离,形成双蒂皮瓣通过推进移位修复创面。若一侧推进双蒂皮瓣不足以覆盖创面,可在另一侧再设计一双蒂推进皮瓣。供区创面采用皮片移植封闭[图 1-1(b)]。

3. **旋转皮瓣法** 在梭形创面的两侧各设计一个方向相反的弧形切口,形成两旋转皮瓣,供受区切口直接缝合[图 1-1(c)]。

4. **插入皮瓣法** 在邻近梭形创面的健康部位设计一形状相同、面积等大的皮瓣,游离切取后转移至创面,供区创面经潜行剥离后可直接缝合[图 1-1(d)]。

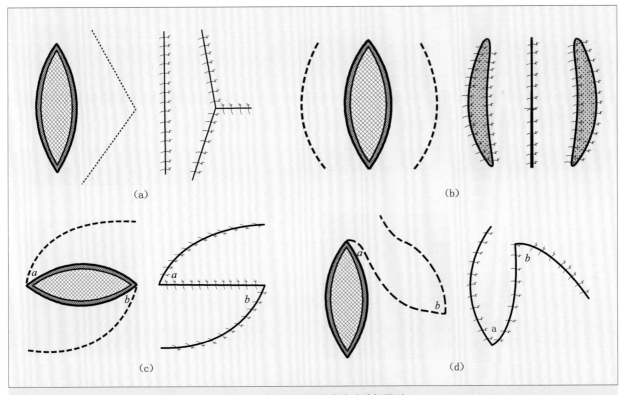

图 1-1 梭形创面的修复方法选择原则
(a)V-Y 推进皮瓣法 (b)双蒂推进皮瓣法 (c)旋转皮瓣法 (d)插入皮瓣法

(二)三角形创面的修复

1. **直接缝合法** 创缘皮肤做适当游离后,从 3 个创面尖角部分开始向中间缝合,闭合创面[图 1-2(a)]。

2. **旋转皮瓣法** 沿三角形创面向一侧皮肤移动度相对较大部位做弧形延长切口,其长度一般为底边的4倍或5倍,皮下剥离形成皮瓣后旋转推进闭合创面[图1-2(b)]。也可沿三角形创面的底边向两侧做适当长度的弧形延长切口,形成两个皮瓣后,相向旋转推进闭合创面,切口直接缝合[图1-2(c)]。

3. **Burow楔形皮瓣法** 沿三角形创面的底边向一侧做适当长度的延长切口,皮瓣游离后,向创面推进,直接缝合切口。对于创面相反侧形成的皮肤皱折,即所谓"狗耳",可切除一块较小的楔形皮肤(Burow三角)方可使切口缝合平整[图1-2(d)]。

4. **双侧单边推进皮瓣法(A-T封闭法)** 沿三角形创面的底边向两侧延长切口,经皮下剥离形成两个皮瓣,向创面中央推进封闭切口。若延长切口末端形成"狗耳",可切除一块较小楔形皮肤,以利切口平整缝合[图1-2(e)]。

5. **易位皮瓣法** 在三角形创面长边的一侧设计一矩形皮瓣,其长宽比例一般为1.5:1,皮瓣的远端略超过三角形创面远端。皮瓣形成后,旋转易位缝合修复创面。供区创面可以V-Y缝合方式闭合,或另取皮片覆盖[图1-2(f)]。

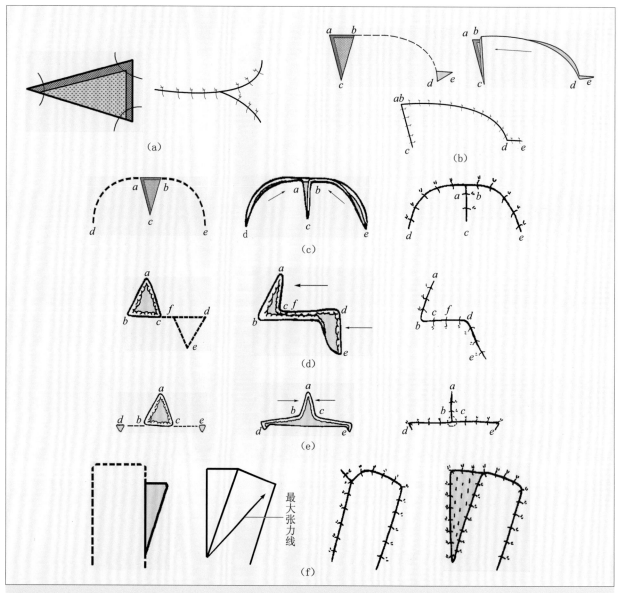

图1-2 三角形创面修复方法

(a)直接缝合法 (b)单旋转皮瓣法 (c)双旋转皮瓣法
(d)Burow楔形皮瓣法 (e)A-T封闭法 (f)易位皮瓣法

（三）长方形与正方形创面的修复

1. **单蒂推进皮瓣法** 沿长方形或正方形创面的两对边向同一侧做适当长度的平行延长切口,形成一单蒂矩形皮瓣,向创面方向推进闭合创面。若延长切口远端形成"狗耳",可切除一小块三角形皮肤,使切口缝合平整[图1-3(a)]。若一侧单蒂推进皮瓣不足以封闭整个创面,可在创面另一侧再设计一相同的皮瓣,两皮瓣相向推进,闭合创面[图1-3(b)]。

2. **单边推进皮瓣法** 沿长方形创面两条短对边或正方形创面的两对边,做方向相反的延长切口,形成皮瓣后相向推进,Z形缝合闭合创面[图1-3(c)]。

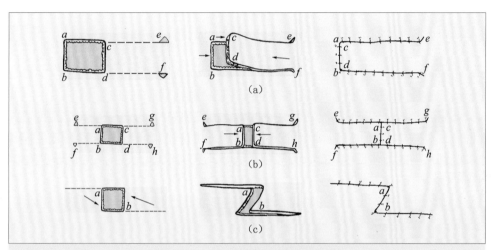

图1-3 长方形及正方形创面修复方法
(a)单侧单蒂推进皮瓣法 (b)双侧单蒂推进皮瓣法(H形皮瓣法) (c)方-Z成形术

（四）菱形创面的修复

1. **菱形皮瓣法** 沿菱形创面短对角线向一侧做等长的延长切口,再做与邻边等长的平行切口,形成等大的菱形皮瓣,将皮瓣旋转覆盖创面,切口直接缝合[图1-4(a)]。

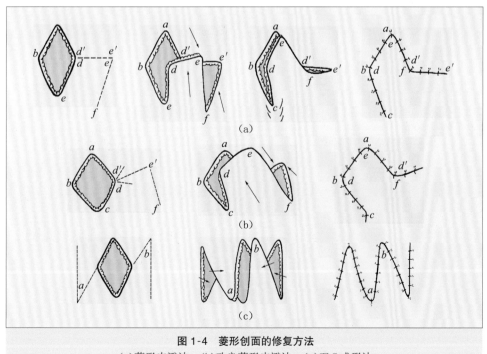

图1-4 菱形创面的修复方法
(a)菱形皮瓣法 (b)改良菱形皮瓣法 (c)双Z成形法

2. **改良菱形皮瓣法** 自菱形创面短对角线的延长线与任一邻边延长线间夹角的平分线上做一与菱形边长等长的切口,再自该切口远端做一与菱形长对角线平行、与边长等长的切口(两切口间的夹角为锐角),皮瓣游离后,旋转覆盖创面,切口直接缝合[图 1-4(b)]。

3. **双 Z 成形法** 以菱形创面短对角线两端为起点,反方向等长延长菱形创面的两对边,再做与邻边等长的平行切口,在菱形创面两侧各形成一对方向相反的三角形皮瓣,易位修复创面,供区创面直接缝合[图 1-4(c)]。

(五)圆形创面的修复

1. **单侧旋转皮瓣法** 在圆形创面一侧做一弧形延长切口,长度一般为圆形创面直径的 4~5 倍,形成旋转皮瓣,修复创面。皮瓣旋转后若出现"狗耳",可切除一小块三角形皮肤,以使切口缝合平整[图 1-5(a)]。

2. **双侧反向旋转皮瓣法** 在圆形创面一直径的两端,做方向相反、长度相等的两个弧形延长切口。将两皮瓣向圆形创面旋转推进,切口直接缝合,呈 Z 字形闭合创面[图 1-5(b)]。

3. **Burow 楔形皮瓣法** 在圆形创面一侧做一与圆呈切线的切口线,其长度大于圆的直径,掀起皮瓣后,将皮瓣向创面试行推进,若不能将创面完全覆盖,则延长切口线,直至皮瓣可将创面完全覆盖,然后在延长切口的末端、圆形创面的相反侧切除一面积等于或略小于圆形创面的等腰三角形皮肤以避免皮瓣转移后形成"狗耳"[图 1-5(c)]。

4. **改良菱形皮瓣法** 在圆形创面一侧皮肤较松弛的部位设计菱形皮瓣;皮瓣尖端应做适当修整以使皮瓣边缘与弯曲的创缘缝合;供区创面可一期闭合[图 1-5(d)]。

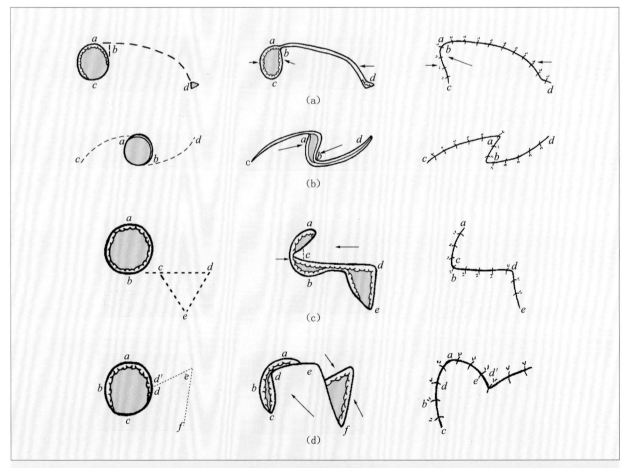

图 1-5　圆形创面修复方法

(a)单侧旋转皮瓣法　(b)双侧反向旋转皮瓣法(O-Z 皮瓣法)　(c)Burow 楔形皮瓣法　(d)改良菱形皮瓣法

（六）椭圆形创面的修复

1. **旋转皮瓣法** 按图 1-6 在椭圆形创面的一侧设计旋转皮瓣,皮瓣基部位于短弧边一侧,切除影响皮瓣旋转的位于皮瓣与创面之间三角形皮肤,旋转后皮瓣 a 修复受区创面,皮瓣 b 修复供区创面[图 1-6(a)]。

2. **改良菱形皮瓣法** 将椭圆形创面视为菱形创面,在椭圆形创面长轴的一侧皮肤较松弛处设计皮瓣。将皮瓣蒂部同侧的椭圆形创面一端外侧的正常皮肤做一小块三角形切除。皮瓣形成后局部旋转覆盖创面[图 1-6(b)]。

3. **三角形皮瓣法** 在椭圆形创面皮肤相对松软的侧方设计一三角形皮瓣,皮瓣的底边为椭圆形的长弧或短弧。沿切口设计线切开皮肤,先在皮下脂肪浅层向周围剥离创缘,然后在皮下脂肪深层剥离皮瓣基底及周缘,形成以皮下组织为蒂的三角形皮瓣[图 1-6(c)];或在肌肉表面向周围剥离,形成以肌肉为蒂的三角形皮瓣[图 1-6(d)]。将切取的三角形皮瓣向椭圆形创面推进,切口直接缝合。以长弧边为底边形成的三角形皮瓣,推进距离短,修复更为方便。

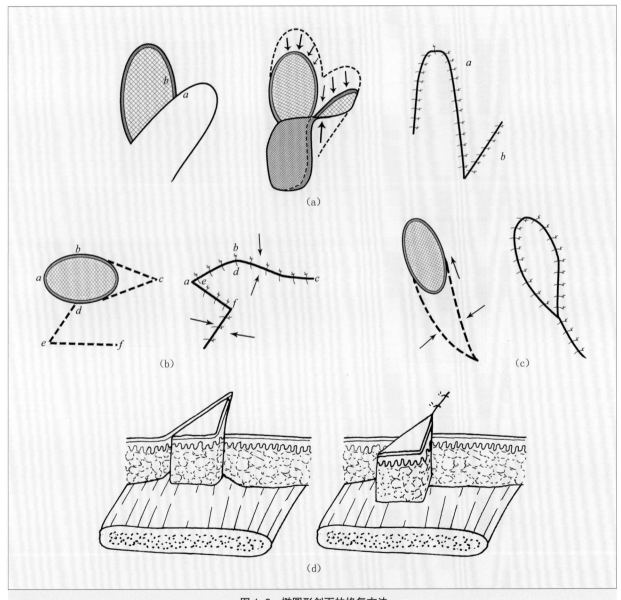

图 1-6 椭圆形创面的修复方法
(a)旋转皮瓣法 (b)改良菱形皮瓣法 (c)、(d)三角形皮瓣法(风筝皮瓣法)

第五节 皮瓣分类

任何类型的组织瓣在结构上均包含三部分:①瓣部:是需要转移的组织,即手术的"目的所在";②蒂部:是瓣部成活的"生命线",即皮瓣早期营养代谢的通道,包含有动脉、静脉、神经和淋巴管等;③基底部:蒂部连于母体的部位,是瓣部成活的血供来源,即皮瓣成活的"根据地"。以这三者的各种不同特征为标准,可将组织瓣划分为各种不同的类型。但不管以哪种标准进行划分,组织瓣没有血供就不能成活,因此,以组织瓣的血管解剖学为标准所进行的分类,是最基本、最重要的划分方法(图1-7)。

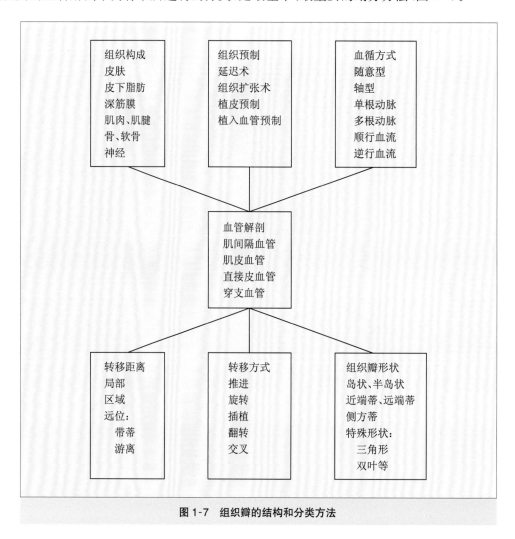

图1-7 组织瓣的结构和分类方法

一、随意型皮瓣

由杂乱(无方向性)皮肤血管网供血的皮瓣。由于其内在的血供较弱,随意型皮瓣成活的长宽比例(皮瓣长度与蒂部宽度之比)不大,在肢体一般不超过1.5:1。

1973年McGregor和Morgan根据皮肤动脉血管的口径大小、走行方向和供血范围的不同,首次提出了随意型皮瓣(random pattern flap)和轴型皮瓣(axial pattern flap)的概念。依据McGregor和Morgan(1973)的原始定义,随意或随机(random)有两层意思:一是指皮瓣的成活不是由一口径较大的轴心血管供养，而是由蒂部的众多细小血管供养，即在皮瓣的蒂部解剖不出较大口径的轴心血管；二是指对一块皮瓣的血供没有明确的了解，从解剖学角度（非生理学）讲不清皮瓣成活的血管基础，在这种皮瓣的蒂部，可能存在（或不存在）轴心血管，因人们尚不清楚，故只能按照随意型皮瓣的原则，严格遵守其长宽比例进行设计切取。第二层意思非常重要，它说明医学对身体皮肤血供的认识并非一成不变。如，经过半个多世纪的研究开发，虽然人体随意型皮瓣的供区并未减少，但许多以前认为只能切取随意型皮瓣的部位，通过研究改造，已转化成轴型皮瓣的供区，最典型的例子就是穿支皮瓣的出现。因此，对没有确切血供来源（即轴心血管）、血供了解不清或不必了解清楚的一类皮瓣，统称为随意型皮瓣（图1-8）。

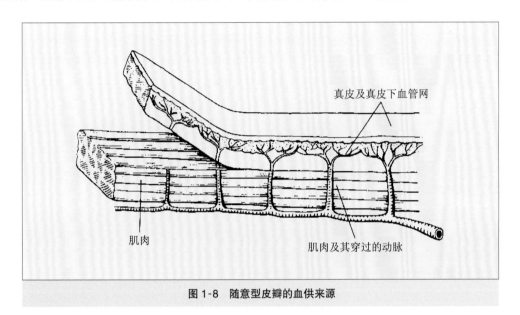

图1-8 随意型皮瓣的血供来源

二、轴型皮瓣

在皮瓣的范围内，有与皮瓣纵轴平行走行的轴型动脉和轴型静脉（1～2条伴行静脉）。轴型血管（axial vessel）在皮瓣内组成以动脉供血、静脉回流完整的区域性循环系统，从而保证皮瓣得到必要的营养（图1-9）。轴型皮瓣（axial pattern flap）的临床特点：轴型血管蒂口径较粗，走行距离长，供血面积大，因此临床上所能切取的皮瓣较长，面积较大；轴型血管蒂以外的所有皮肤、皮下组织均可切断，形成仅以轴型血管（仅动脉和静脉血管束）为蒂的岛状皮瓣（island flap），便于临床行皮瓣转移。通过显微外科吻合血管进行游离移植的皮瓣，均属于轴型皮瓣的范围。

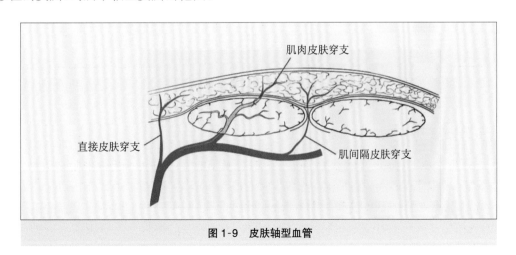

图1-9 皮肤轴型血管

轴型皮瓣的血管蒂包括直接皮肤血管、肌皮血管、肌间隔血管、主干带小分支血管四种。不同类型的皮肤血管在来源、蒂长、径粗、行程、分支、分布和侧支吻合等方面均有其规律性。认识这些规律,有助于对皮瓣供区的选择;在手术方案的设计中,有充分的科学依据;在情况发生变化的手术过程中(如血管变异或损伤),能随机应变,有较大的灵活性和适应性。

(一)直接皮动脉皮瓣

来源于深筋膜深面的血管主干,由于血管主干的位置较浅或居于肌腔隙内,皮动脉从主干发出后,没有经过肌肉的间隙,也没有发出肌支,穿出深筋膜后,在皮下组织内行程较长,走行的方向与皮肤表面平行,逐渐浅出,沿途分支供养皮下组织和皮肤。这一类型的皮下血管的位置较浅,是显微外科皮瓣切取的有利因素。缺点有:因此型皮下血管浅出深筋膜的部位,常居于范围较为宽阔的肌腔隙内(如股三角或腋窝等),故其分支数量和行程的变异性均较大,增加了皮瓣切取的难度。直接皮动脉轴型血管又可分为侧支型和末梢型两种。多数是主干血管的侧支,少数为主干血管的终末支。①侧支型:直接皮动脉是主干血管的旁侧分支,属于这种类型的皮瓣有:侧胸部皮瓣,其皮血管是腋动脉、肱动脉或其分支的侧支;腹下部皮瓣、外阴部皮瓣和腹股沟部皮瓣,其皮血管是股动脉的侧支;小腿后部皮瓣,其皮血管是腘动脉的侧支;阴囊(唇)皮瓣,其皮血管是阴部内动脉的侧支等。②末梢型:直接皮动脉是主干血管本身的终末支,分布于颞部皮瓣供区内的轴型血管颞浅动脉和颞浅静脉,就是血管主干最后延续浅出的终末支。

(二)肌皮血管皮瓣

肌皮血管皮瓣是包含有肌肉及深筋膜的复合皮瓣。其轴型血管均由深部的血管主干发出,进入肌肉前后分出肌支和皮肤穿支、缘支三种分支。①肌支:是肌皮血管进入肌块以后分支最多、供血量最大的一些分支。因为肌组织的新陈代谢十分旺盛,需要的供血量大,输送这部分血液的通道,管径要粗,数量要多,才能保证肌肉本身的营养。②皮肤穿支:在穿出肌肉后,立即穿过深筋膜,以接近垂直的方向进入皮下组织和皮肤,是供养肌肉浅面覆盖皮肤的血管。早期认为,数量众多的细小的穿支在皮下组织内互相吻合成网,是传统的随意型皮瓣的血供基础。如需进行吻合血管游离皮瓣移植,为保证成活,多选用进入肌肉以前的肌皮血管主干进行吻合,使供区的肌肉及其浅面覆盖的皮肤全部得以成活。有少数肌肉的皮肤穿支可以相当粗大,血管外径可达 $0.5\sim1.0$mm,供应的皮区范围在 10cm×10cm 左右。20 世纪 80 年代以来,随着显微外科技术的进步,可以仅切取肌皮穿支血管进行游离移植,手术操作中通常循穿支血管向深层进一步分开肌纤维,在肌肉中切取较粗的血管进行吻合,称为肌皮穿支血管皮瓣(musculocutaneous perforator flap)。③缘支:1984 年我国钟世镇等即注意到多数肌皮瓣均有缘支的存在。1986 年日本 Nakajima 称之为肌血管的直接皮支(direct cutaneous branch of muscular vessels)。缘支在临床应用上有重要意义,过去的文献只强调肌皮动脉穿支是保证肌皮瓣皮肤成活的血供来源,并没有注意到肌皮动脉本干上发出来的、并没有穿入肌质内、仅从肌肉边缘进入皮肤的缘支,是肌皮瓣皮肤供区边缘部分的重要血供来源。缘支是解释临床上肌皮瓣移植时,皮肤能够成活的范围远比深面肌肉的面积大得多的解剖学依据。

(三)肌间隔血管皮瓣

肌间隔血管皮瓣的主要特点是:发出皮肤动脉的血管主干位置较深,都在肌层的深面。皮动脉要通过肌块之间的结缔组织间隙(筋膜隔),沿途也可发出部分肌支,然后浅出到达深筋膜,穿深筋膜后,分支分布至皮下组织及皮肤。

肌间隔血管往往有一条动脉与两条静脉伴行,在穿过深筋膜以前,夹持在肌块之间,可循肌肉的界限进行定位,标志稳定。手术时,循肌块之间的疏松结缔组织间隙深入分离,操作的难度较小,可以截取的血管蒂长度较大。若需应用较粗大的管径,可继续向上追踪解剖,将该肌的血管结扎切断。因此,手术中调整血管蒂的蒂长和径粗两方面均有较大的灵活性。

此类型的皮瓣供区有颈肩部皮瓣(锁骨上间隙)、胸三角部皮瓣(胸肌三角肌间隙)、肩胛部皮瓣(三边间隙)、臂外侧上部皮瓣(四边间隙)、臂外侧中部皮瓣(肱二头肌肱肌间隙)、臂外侧下部皮瓣(臂外侧肌间隔)、臂内侧皮瓣(臂内侧肌间隔)、臀上部皮瓣(骶棘肌外侧间隙)、臀下股后上部皮瓣(臀大肌下间隙)、股后外侧皮瓣(股外侧肌间隔)、股前内侧部皮瓣(缝匠肌旁间隙)、小腿内侧上部皮瓣即隐皮瓣(股内侧肌间隔)、小腿内侧中下部皮瓣(比目鱼肌下间隙)、足底内侧皮瓣(足底内侧间隙)、足底外侧皮瓣(足底外侧间隙)、足外侧皮瓣(跟腱下间隙)等。

(四)主干带小分支血管皮瓣

其特点是有一条动脉主干贯穿皮瓣供区全长,沿途发出数量众多、管径细小的分支供养皮瓣。当移植或移位这类皮瓣时,必须截取或移走一条粗大的血管主干。因此,此类皮瓣的供区部位,只能选在有两条以上血管主干并存,而且侧支循环代偿能力很强的部位。临床由于皮瓣的轴型血管是粗大的血管主干,血压较高,血液供应有充分的保证;血管的管径粗大,吻合操作容易;利用贯通皮瓣的血管主干,还可作为桥梁皮瓣使用,在血管主干的另一端再缝接吻合血管的组织瓣,串联起来制成二级串联皮瓣或组合皮瓣。这种类型皮瓣的缺点是必须牺牲一条粗大的血管主干,手术设计时,要充分考虑主干血管远侧的血供代偿问题;必要时,截取血管主干以后,用静脉移植或人造血管修补动脉主干的缺如,恢复主干血管连续性以保证肢体远侧的血供。

根据血管主干所处的位置深浅不同情况,又可将这种血管的皮支分为下列两型。①直接皮支型:这种亚型的血管主干位置较浅,所发的细小皮支直接分布到皮下组织和皮肤。前臂桡动脉皮瓣和足背皮瓣的血管类型,属于直接皮支型。②肌间隙皮支型:这种亚型的血管主干位置较深,均在肌层的深面。主干血管发出的皮支,均需通过肌块间的结缔组织间隙后,才能浅出到达皮下组织和皮肤。属于此种类型的主要有小腿内侧中下部皮瓣和小腿前部皮瓣。

三、肌皮瓣与肌瓣

肌瓣(musculocutaneous flap)是指有完整动、静脉血管系统,能独自成活的肌肉组织块。肌皮瓣(muscle flap)是指肌瓣与其表面的皮肤和皮下组织一起转移的复合组织瓣。肌瓣的历史比肌皮瓣早。肌瓣与肌皮瓣均可用于填塞空腔、覆盖创面和肌肉动力重建等。

(一)肌肉血管的类型

肌肉依靠其血管蒂提供血液供应,一般一条动脉有1~2条静脉伴行。同一肌肉在不同个体之间血管供应解剖是相对恒定的,但是,不同肌肉的血液供应方式有很大的差别,血管蒂的位置、数量和管径在不同的肌肉中不同,可是单个,也可是多个。1981年Mathes与Nahai根据血管蒂进入肌肉的部位以及血管蒂的数量和粗细,提出肌瓣血管的五型分类法,对设计切取肌瓣、肌皮瓣很有帮助(图1-10,表1-1)。

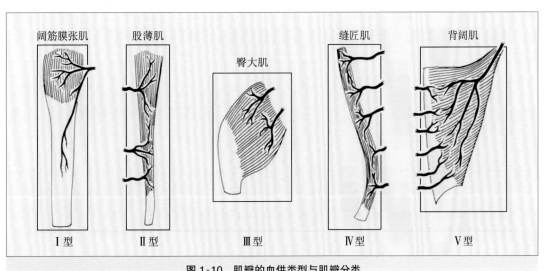

图1-10 肌瓣的血供类型与肌瓣分类

表 1-1　血管蒂类型相应肌瓣

类型	名称	相应肌瓣
Ⅰ型	单血管蒂	小指展肌、腓肠肌、阔筋膜张肌、股外侧肌
Ⅱ型	优势血管蒂和次要血管蒂型	肱桡肌、股薄肌、腓骨短肌、斜方肌
Ⅲ型	双优势血管蒂型	臀大肌、腹直肌、前锯肌
Ⅳ型	节段性血管蒂	腹外斜肌、缝匠肌、胫前肌
Ⅴ型	优势血管蒂加次级节段性血管蒂	背阔肌、胸大肌

从血管管径以及肌肉内血管的分布来看，同时存在几个血管蒂时，如果某个血管蒂对肌肉的成活非常重要，这个血管蒂就被称为优势血管蒂。同时存在两个或两个以上的优势血管蒂时，比较重要的血管蒂为主要血管蒂。非优势血管蒂被称为次要血管蒂。如果存在着一系列节段性的小血管，即使结扎了优势血管蒂或主要血管蒂，仍能保证肌瓣的成活，这些次要血管蒂被称为次级血管蒂。主要血管蒂和优势血管蒂的解剖变异非常罕见，然而次要血管蒂的部位和数量可有很大变化。

（二）肌皮瓣与肌瓣的特点

与皮瓣比较，肌瓣具有血运丰富、可转移组织量大、容易塑形、可选择的供区广泛、解剖容易、手术时间短等优点，其缺点是切取肌肉后该肌肉的功能视切取的组织量部分或全部损失。此外，单纯肌瓣移植进行创面覆盖，一般需要在肌瓣表面植皮，虽然有肌瓣萎缩后，不需要进一步手术去脂修整的优点，但是，植皮后的颜色和质地与周围正常组织不同是其缺点。

肌皮瓣与肌瓣比较，不需要表面植皮，但是，如果患者皮下组织太厚，转移之后由于外形臃肿，后期多需要一到两次手术去除皮下脂肪进行塑形。肌皮瓣与肌瓣比较，保留了肌瓣血运丰富的优点。

四、筋膜皮瓣与筋膜瓣

筋膜皮瓣（fasciocutaneous flap）指包含深筋膜结构的皮瓣，从深筋膜下掀起（图1-11）。1981年，瑞典 Ponten 首先应用小腿后部筋膜皮瓣带蒂转移，不经延迟而皮瓣平均长宽比例达 2.5：1，被誉为超级皮瓣（super flap）。1982年，Haertsch 发现在手术掀起皮瓣时从深筋膜下间隙（subfascial space）中分离，不仅操作简单（分离容易）而且出血少，是掀起皮瓣的"外科平面"（surgical plane）。筋膜瓣（fascial flap）又称筋膜皮下瓣（adipofascial flap），仅包含深筋膜和部分皮下脂肪组织，不携带表面的皮肤，

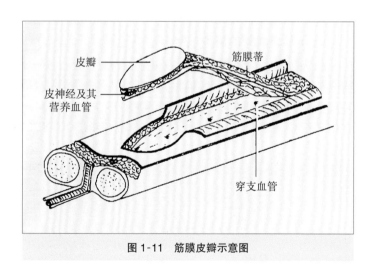

图 1-11　筋膜皮瓣示意图

手术切取的深浅两个平面分别是深筋膜下间隙和皮下疏松组织的浅层。

（一）筋膜皮瓣的血管基础

丰富的深筋膜血管网是切取筋膜皮瓣的血管解剖学基础。在肢体，相邻肌间隙、肌间隔穿动脉的升支与降支在深筋膜表面相互联系，形成环环相扣的纵向链式血管吻合（图1-12）。总的来说，筋膜血管网的方向与深部主干动脉的走向、肌间隔（隙）的方向、穿支血管的配布轴向、深筋膜的纤维方向和皮神经支、浅静脉干（支）的走行方向一致，即在肢体的纵行方向上，血管分支的口径粗，且吻合充分而稠密。这些纵行的链式吻合血管丛（chain linked longitudinal vascular plexus）在组织学上主要是由微动脉、微静脉

和直通毛细血管构成,其血管阻力较低。根据血流动力学的 Poiseuille 定律,同样的血流压力在低阻力的条件下可以灌注较多的血流量〔血流量 Q＝压力 P/阻力 R〕;而且在达到新的血流动力学平衡之前,同样压力的血液顺沿此低阻力的链式血管丛可以运行较长的距离。因此,临床上在设计筋膜皮瓣时,必须考虑到血管丛的方向性,以确定皮瓣的长轴。

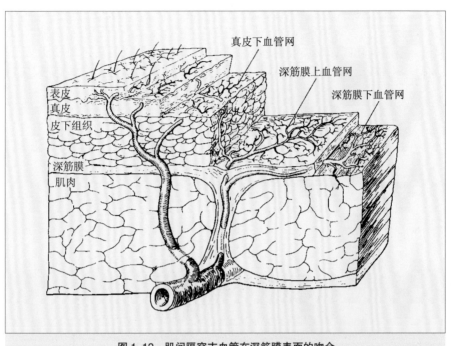

图 1-12　肌间隔穿支血管在深筋膜表面的吻合

(二)筋膜皮瓣的优缺点

在四肢,同一供区常既可切取筋膜皮瓣,又可切取肌皮瓣,二者各有自身的特点(表 1-2)。总的来说,筋膜皮瓣较薄,层次浅,适合于较浅的无感染创面;而肌皮瓣较厚,体积大,抗感染能力强,适合修复伴有较大无效腔、有细菌存留的创面。

表 1-2　筋膜皮瓣与肌皮瓣的特性比较

比较项目	筋膜(皮)瓣	肌(皮)瓣
可及性	＋	－
可得性	＝	＝
构成复合瓣	＝	＝
对复杂创面	－	＋
外形:体积	－	＋
软性	＝	＝
供区损害	－	＋
可扩张性	＋	－
游离移植	＝	＝
失败率	±	－
可靠性	±	＋
感觉功能	＋	－
运动功能	－	＋

符号说明:"＋"优于,"－"劣于,"＝"相似。

（三）筋膜皮下瓣

筋膜皮下瓣的特点是不带供区皮肤,在临床应用中有特别的优点:①可以翻转(turn over)移位,利于覆盖与供区相距180°或邻近180°的创面,有横向翻转和纵向翻转两种方式(图1-13)。②供区真皮下血管网未破坏,皮肤复位后一期缝合,易于成活。③筋膜皮下组织瓣较筋膜皮瓣更加柔软,伸展性和适应性好,与创面贴合密切。④对受区有肌肉、肌腱和神经、血管等具有收缩、滑动功能的深部结构暴露的创面,翻转筋膜皮下瓣的脂肪层向下,既能为其提供良好的软组织覆盖,又不与它们发生粘连,有利于滑动功能的恢复。⑤筋膜皮下瓣能为受区提供良好的软组织重建材料——柔软的皮下疏松脂肪组织,可根据具体需要灵活运用,如包绕松解的神经、肌腱,防止形成粘连;插入尺骨和桡骨之间防止骨桥形成;置入关节之中减少摩擦等。

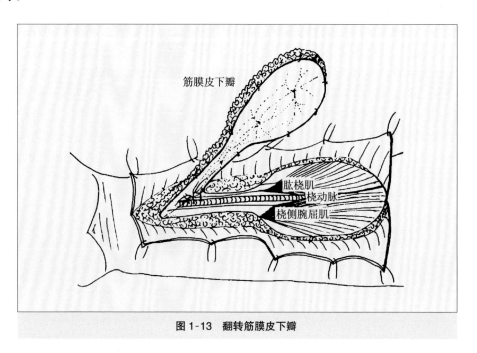

图 1-13　翻转筋膜皮下瓣

五、皮神经营养血管皮瓣

皮神经营养血管皮瓣(neurocutaneous flap)是指以皮神经周围营养血管链为供血基础的皮瓣。由Bertelli(上肢,1991)和Masquelet(下肢,1992)首先介绍。因为在这类皮瓣中往往均包含有一条皮肤浅静脉,所以又有皮神经浅静脉营养血管皮瓣之称(neurovenous flap)。

人体每一皮神经均有动脉和静脉血管伴随营养。神经在两点之间取直线途径走行;血管行径曲折,多呈襻状和弓状。皮神经干(支)的血液供应非常丰富。从神经走行的纵向看,皮神经的每一节段和段落之间均有发达的侧支循环,包括神经外和内纵向血管网,血液沿纵向可运行很长距离;从神经的横断面方向看,其每个层次中均有丰富的血管网(丛),神经外膜及其外面的神经旁血管网(paraneural vascular plexus)与神经内部的神经内血管网(intraneural vascular plexus,包括神经束膜血管网和神经束内微血管网)之间亦有众多的交通吻合,为神经轴突提供丰富的血液营养,以维护神经的正常传导功能。

（一）皮神经的血管类型

Taylor将皮神经的血供按其来源分为两类。①主要动脉型:为一口径较大的营养动脉,伴皮神经主干共同穿过深筋膜后,动脉与神经并列,随行的距离较长。伴行动脉(accompanying artery,concomitant artery,concomitant vasa nervorum)是指伴随皮神经和浅静脉共同穿过深筋膜进入皮下组织的动脉。但血管的伴行距离都没有神经走行的那么长,往往只是在与神经共同穿出深筋膜后的一段距离内。伴行动脉主要构成皮神经的内在血管系统,存在于其结构的内部和外膜上,是皮神经和浅静脉近侧段的重要血供来源,通常是一条动脉与两条静脉组成血管束。②血管网型:为搭乘于(hitchhike)皮神经的节段性横向小动脉,在神经表面发出众多的升支和降支,多个上、下位节段性血管的升支与降支之间通过链式吻合(chain linked anastomosis)形成丰富的纵向血管网。虽然一条穿支血管本身的供血范围有限,仅营养神经的一段,但许多穿支血管通过分支的相互吻合,形成密集的纵向交织血管网(longitudinal interlacing plexus),即显著地扩大了穿支血管的供血范围和供血距离。穿动脉的分支主要构成皮神经和浅静脉的外在血管系统,存在于皮神经两侧各5mm的疏松组织内,是皮神经和浅静脉远侧段的重要血供来源。研究发现,这些小动脉之间的吻合是不减少口径的真正吻合(true anastomosis,类似直通毛细血管),而不是逐渐减少口径的阻塞性吻合(choked anastomosis,类似真毛细血管)。

　　人体的皮神经依靠主要血管营养者较少,而依靠多个节段性血管营养者较多。对任何一条具体的皮神经而言,这两种血供类型仅有主、次之分,相互间并不是完全单一、孤立的,而是共同存在、相互结合、互为补充。即使皮神经的血供是主要血管型的,在其变细的远段亦得到其他穿支血管的加强;即使皮神经的血供是节段性血管型的,在其较粗的近段亦能发现口径较大的神经伴随营养穿支。

　　Nakajima(1998)将皮神经血供归纳为3类:①主要由粗大的轴心动脉伴随营养,如臂后皮神经、股后皮神经、腓肠外侧皮神经。②主要由细小的节段性穿支动脉营养,如臂外侧上皮神经、臂外侧下皮神经、臂内侧皮神经、前臂背侧皮神经、股外侧皮神经和腓浅神经。③皮神经与浅静脉伴行且从穿支动脉共同获得营养,如前臂外侧皮神经(头静脉)、前臂内侧皮神经(贵要静脉)、股前内侧皮神经和隐神经(大隐静脉)、腓肠神经(小隐静脉)、掌指背皮神经(手背浅静脉)和足背皮神经(足背静脉)。

　　钟世镇(1999)将四肢皮神经的营养血管链的构成按发出的先后次序分为4级(图1-14):①节段动脉:肢体皮神经都有多个不同来源的节段动脉,下肢皮神经多为3～6支。其中靠近皮神经近侧根部的第一节段动脉口径最粗,可在1mm左右。其他节段动脉多为0.3～0.8mm。②营养动脉:是由节段动脉发出的细小动脉,口径为0.05～0.15mm。营养动脉呈横向走向皮神经干,在进入皮神经干之前或在其外膜上,分为上行支和下行支。③外膜动脉:外膜动脉纵贯皮神经干全长,是由邻近的两个营养动脉的下行支和上行支相互沟通组成的链式吻合,是保证皮神经干有较大侧副循环潜力的形态学基础。外膜动脉的口径为0.3～0.8mm。④神经干内微血管网:神经外膜、神经束膜和神经内膜均有微血管网。这些血管网的构成基本上是微动静脉和毛细血管。

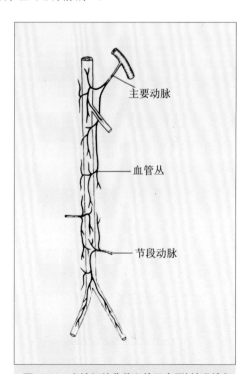

图1-14　皮神经的营养血管示意图(钟世镇)

主要动脉

血管丛

节段动脉

(二)皮神经营养血管与皮肤血供的关系

　　人体浅筋膜即皮下组织,可分为浅层和深层。浅层为脂肪层,富含脂肪组织;深层为膜性层,含弹性组织较多。浅筋膜的浅、深两层之间,含有丰富的皮血管、皮神经和淋巴管。起自深部节段性动脉的筋膜皮肤穿支血管(肌皮穿支、肌间隔穿支、筋膜穿支、直接皮肤穿支),不仅在深筋膜、皮下组织及真皮层形成丰富的血管网;而且,如果这一部位的皮下疏松组织中包含有特殊的结构,如皮神经和皮静脉,穿支血管亦发出分支到这些特殊结构,围绕皮神经和皮静脉形成丰富的血管网。体被组织的这些血管网之间不仅具有共同的血供来源,而且相互间吻合丰富,形成错综复杂的三维立体交通网络,具有良好的侧副循环功能。在肢体,由于深部主干动脉的走向、肌间隔(隙)的方向、深筋膜的纤维方向及皮神经、浅静脉的分布方向等均是纵向走行的,所以相邻穿动脉的升、降支间,特别是搭乘于皮神经和浅静脉的营养血管之间,吻合丰富而明显,在深筋膜表面和皮神经、浅静脉周围,形成环环相扣的纵向链式吻合(chain linked longitudinal anastomoses),使这一局部筋膜皮肤的血供渠道具有鲜明的方向性,即在肢体是纵行的,在躯干是横行或斜行的,在头颈部是放射状的。

皮神经周围血管丛具有双向供血的能力,血液在血管丛上既可由近及远的顺向流动,又可由远及近的逆向流动。因此,可以安全地设计切取近端蒂或远端蒂皮瓣,成活的质量差别不大。远端蒂的皮神经营养血管皮瓣对修复手、足肢端特别适宜。

(三)切取方式

皮神经营养血管皮瓣的蒂部一般有两种方式:①宽厚的筋膜皮下组织蒂,以包含皮神经周围营养血管(或营养血管丛)。在手背、指背,一般为 0.5～1.5cm;在前臂、小腿,一般为 2.5～3.5cm。②穿支血管蒂皮神经营养血管皮瓣,即将蒂部设计在有深部穿支血管加入皮神经血管丛的部位,即存在神经皮肤穿支(neurocutaneous perforator)轴心血管的部位,以设计切取轴型皮瓣。这种穿支轴心血管的部位,可以显微外科解剖学资料和(或)超声 Doppler 探测帮助确定。

皮神经营养血管皮瓣的瓣部,按结构划分有 3 种切取方式:①皮神经营养血管筋膜皮瓣(neuro fasciocutaneous flap):皮瓣的深层解剖平面在深筋膜下间隙。②皮神经营养血管皮下组织皮瓣(neuro adipocutaneous flap):皮瓣的深层解剖平面在深筋膜上。③皮神经营养血管筋膜皮下组织瓣(neuro adipofascial flap):皮瓣的深层解剖平面在深筋膜下间隙,浅层解剖平面在皮下组织的浅层。

六、穿支皮瓣

穿支皮瓣(perforator flap)是指以管径细小的皮肤穿支血管(穿动脉和穿静脉)供血的轴型皮瓣(图 1-15)。1989 年日本 Koshima 首先报道了肌皮穿支血管为蒂的游离皮瓣。穿支皮瓣的特征是以穿支血管为蒂,而不论其来源如何(肌肉或肌间隔),手术中需解剖游离出穿支血管,即直接供养皮瓣的血管蒂不是深部主干血管。穿支皮瓣以其供养血管的角度命名,与皮瓣(组织瓣)的组织构成(皮下组织皮瓣、筋膜皮瓣、筋膜脂肪瓣等)无关。

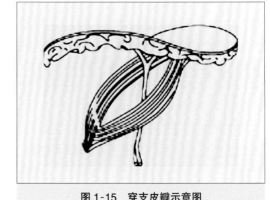

图 1-15 穿支皮瓣示意图

(一)穿支血管解剖

皮肤的穿支血管可分为两类:①肌间隔皮肤穿支(septocutaneous perforator,称直接穿支 direct perforator),经肌间隙穿过深筋膜到达皮肤,多存在于肌肉细长和四肢肌间隔的部位,分开肌间隔可见到穿支血管起自深部主干动脉。②肌肉皮肤穿支(musculocutaneous perforator,称间接穿支 indirect perforator),经过深层的肌肉后再穿过深筋膜到达皮肤,多存在于扁平宽阔的肌肉部位,如躯干和四肢的近段,切开深筋膜后可通过向肌肉深层追踪解剖获得较长的血管蒂。人体皮肤共有外径≥0.5mm 的穿支 440 支,平均外径为 0.7mm,其中肌皮穿支与肌间隔(隙)穿支之比为 3∶2。

穿支血管的分布有以下规律性:①躯干皮肤的血供主要来自肌皮穿支,这与躯干的扁平肌数量多有关。这些肌皮穿支在口径、皮肤内走行的距离和分布范围明显大于肢体皮肤的穿支。在躯干相对疏松的皮肤区域,如胸大肌、下腹部和髂嵴区,穿支呈扇形分布。在皮肤内各层血管网,各穿支之间可见细小的血管吻合。②肢体皮肤的血供主要来自肌间隔(隙)穿支血管,这些穿支在皮肤内形成多层血管网,主要分布在深筋膜表面,沿皮神经和浅静脉周围穿支之间形成链式血管吻合,与深部主干动脉的走向、肌间隙的方向以及皮神经和浅静脉的走行方向一致。③单位面积的穿支数量与皮肤的移动程度成反比,即皮肤移动度大的部位穿支数量少,而皮肤与深部组织结合紧密的部位,穿支数量较多(如手掌部)。④穿支的口径大小和穿支在皮肤内走行距离与皮肤移动度成正比,与穿支的供应面积成正比,例如胸腹部、背部的穿支口径、供应面积大于头面部和手足部,下腹部腹股沟区和臂内侧松弛皮肤内穿支走行距离较长等。

(二)穿支皮瓣的供区条件

穿支皮瓣的优点之一是供区的随意性,只要有穿支血管存在,即可以该穿支为中心形成皮瓣。但优良的穿支皮瓣供区应满足以下条件:①有可预见的穿支血管且比较恒定。②通常至少有一支的管径大于0.5mm;如果所需的皮瓣面积不大,穿支口径再细些也无妨。③可切取足够长的血管蒂。④供区最好能直接缝合。

(三)穿支皮瓣的手术技巧

在选定的供区,术前先采用影像学方法确定穿支血管的存在;手术中采用逆向切取技术,即先找到穿支血管,再沿其向深部主干追踪解剖,即自由设计的穿支皮瓣(free style perforator flap)。

手术操作应遵循"步步为营,留有后路,确保成功"的原则。Blondeel(2006)总结了穿支皮瓣手术的六条规则:①先根据受区的具体需要选定供区部位,再在术前确定该供区存在可利用的穿支血管及其浅出点,方法包括超声 Doppler、Duplex 探测、CT 血管造影等,然后遵从皮瓣设计的"点、线、面、弧"四原则,设计皮瓣的轴心线与安全切取的最大面积。②先做皮瓣一侧的有限切口,将皮瓣向一侧提起,用肉眼观察和(或)单向 Doppler 探测,寻找主要的穿支血管。如果不能切取穿支皮瓣,亦可转为切取传统的轴型皮瓣。③在发现更大的穿支血管后,才切断电凝先前遇到的小穿支血管。④选用最好的穿支血管,穿动脉的口径越粗、搏动越明显越好,穿静脉越粗越好。⑤选用最容易解剖的穿支血管。⑥在皮瓣完全掀起后,以血管夹阻断选定穿支以外的其他血管,证实血供可靠后才切断不需要的穿支。

(四)穿支皮瓣的优缺点

穿支皮瓣的出现符合当代临床组织移植"缺什么补什么"发展需要,在改善受区外形的同时减少了对供区的损害。穿支皮瓣的优点:①不切取肌肉,不损伤肌支神经,不影响运动功能;②多能保留深筋膜的完整性;③可保留供区皮神经主干和浅静脉干,对供区的感觉和静脉回流影响小;④供区部位多较隐蔽,多可直接关闭,不破坏供区外形,对供区破坏损失小;⑤设计灵活,可根据受区需要包含或多或少的皮下脂肪组织;⑥病人术后康复快,住院时间缩短。

穿支皮瓣的缺点:①追踪解剖血管蒂费力耗时;②对术者的显微外科技术要求更高;③穿支血管的部位和粗细存在变异;④细小血管更容易被牵拉或扭曲,更容易发生血管痉挛。

(五)穿支皮瓣与传统轴型皮瓣对比

临床皮瓣移植以安全成活为第一要求,在此基础上可再追求减少供区损失、提高受区美观等目标。穿支皮瓣是利用主干血管的分支,在小型化、精细化、薄型化、微创化上有所发展,达到以最小的供区损害,获得最佳的受区修复的效果。相对于以往的传统轴型皮瓣,临床开展穿支皮瓣移植,需要更丰富的血管解剖学知识、更高超的显微手术技巧、更强的耐心、毅力和应变能力、更好的团队配合和更细致的术后观察护理等。因此,开展穿支皮瓣移植应"量力而行"。其实,许多部位的修复重建,传统轴型皮瓣仍是实际应用中的主流,不仅简单方便,临床安全,而且效果良好。丰富的传统轴型皮瓣知识是研究穿支皮瓣的坚强后盾,当在手术操作中遇到血管口径过细或变异的困难时,还要运用传统轴型皮瓣的理论知识,做到供血有保证。

七、复合、组合皮瓣

组织缺损的修复原则是根据受区的需要"缺什么补什么"。这样才能针对受区的需要,并减少供区的不必要损害。因此采用同类结构的一个组织瓣移植最为常用。然而,当受区的组织缺损为面积巨大(超过一个血管蒂的供血范围)、结构复杂(同时伴有骨、肌肉等)或类型特殊(如体腔内外的贯通或肢体掌背的贯通等)的时候,选用一个面积巨大、在一个供区切取的包含多元结构、特殊设计或经显微外科技术组合拼装的复合(组合)(composite and compound flap)皮瓣,比选用在多个供区切取的多个相互独立的单个皮瓣,具有很强的优势。因此,设计带血供的复合、组合移植或移位修复,是迄今最有效的治疗手段。

复(组)合皮瓣的类型:

广义的复合皮瓣(compound flap)是指包含有多种组织结构、具有自身血供的一个活的组织单位。依据复合皮瓣血供的形式,可分为两大类:①单一的血管蒂供养的单纯复合皮瓣(composite flap)。②多个血管蒂供养的组合皮瓣(combined flap)。

单纯复合皮瓣是指由单一血管蒂供养的包含多种不同组织结构的皮瓣,同时这些组织结构之间相互依存,不可分离,才能获得血供而成活。因此,单一血管蒂的肌皮瓣、肌腱皮瓣和骨皮瓣等均属复合皮瓣的范畴。但临床上,复合组织瓣的名称常指包含骨组织的皮瓣,如腓骨皮瓣、髂骨皮瓣、肩胛骨皮瓣等。

组合皮瓣是由多个独立的单一皮瓣(mono flap)经不同的组合而形成的具有多个皮瓣(poly flap)范围(或结构)的多元皮瓣。依据相互间组合方式的不同,又可分为三类。①联体皮瓣(conjoint flap, siamese flap),是指被转移的皮瓣在组织结构上相互连续,但皮瓣的面积超出了任何一个血管蒂的供血范围,因此,必须在远端或对侧进行辅助的血液循环重建(图1-16)。临床上,联体皮瓣都是些切取范围巨大的皮瓣(mega flap),常保留其一端(侧)的血管蒂而切断远端(对侧),以获得大的旋转弧,但需要对皮瓣的远侧部分进行血管吻合以重建辅助的血液供应。②嵌合组织瓣(chimeric flap),是指在同一个血管体区(供区)内切取的包含有多个独立皮瓣但又共同起源于一个较大的上级母体血管蒂的一组组织瓣(图1-17)。多个独立组织瓣在血供上是并联的,一个组织瓣的成活并不影响其他组织瓣的成活。其嵌合方式可以是同类的(如多个皮瓣或多个肌瓣),也可以是不同种类的(如皮瓣+肌瓣+骨瓣)。③串联皮瓣(chain link flap),是指将多个供区的独立皮瓣通过显微外科血管吻合的方法,将其串联成一个皮瓣序列而进行移植(图1-18),又称序列皮瓣(sequential flap)。相对于后一个皮瓣而言,前一个皮瓣是其受区并为其血供架桥,因此,串联皮瓣又称桥式皮瓣(bridge flap)或血流接力皮瓣(flow through flap)。

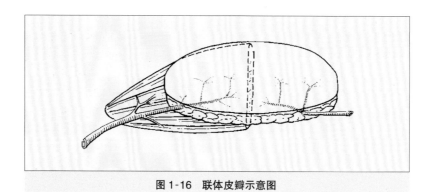

图1-16　联体皮瓣示意图

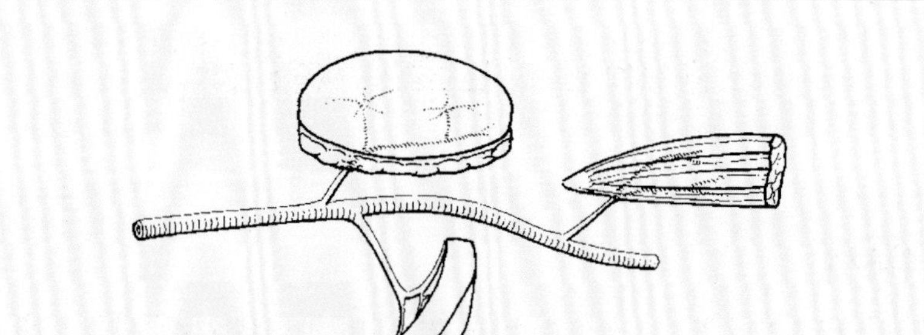

图1-17　嵌合组织瓣示意图

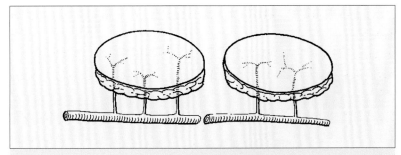

图 1-18　串联皮瓣示意图

组合皮瓣的优点包括：①能同时提供多种组织和足够的大小，满足纠正受区结构缺损和容量缺损的需要；②可独立地制作各个皮瓣的外形，满足特殊部位和形状的缺损需要，且方便术中操作；③多数情况下皮瓣能在一个供区切取，仅损伤一处；④多数情况下在受区仅需吻合一组血管蒂；⑤同一血管蒂的多块动力肌肉移植，为同时重建不同的运动功能提供了可能（表 1-3）。

表 1-3　各类组合皮瓣的优缺点比较

分类	主要优点	主要缺点	常用血管蒂
联体皮瓣	面积巨大，血供丰富	游离移植需吻合至少 2 组以上的血管蒂，带蒂移位需在皮瓣远侧的受区找到一组血管蒂吻合	肩胛侧胸-腹壁血管间 腹壁上下及两侧血管间 肢体（前臂背侧-臂外侧，股前外侧-髂腹股沟）
嵌合皮瓣	吻合 1 个血管蒂提供多种独立的组织结构，在 1 个供区切取	血管变异	以肩胛下血管为蒂 以旋股外侧血管为蒂 以膝降血管为蒂 穿支血管嵌合皮瓣
串联皮瓣	1 个血管蒂供养序列皮瓣	需多个血管吻合和在多个供区切取	以桡动脉皮瓣为桥 以胫后动脉皮瓣为桥 以腓动脉皮瓣为桥 以肩胛下血管为桥 以股前外侧皮瓣（旋股外侧动脉降支）为桥

第六节　皮瓣外科技术

一、皮瓣选择原则

由于皮瓣、肌皮瓣几乎遍及全身，身体某一个部位的创面可用多种皮瓣或肌皮瓣来修复，具体选择何种皮瓣为宜尚需根据修复方法、受区与供区情况，权衡利弊加以比较。总的原则是应选择方法简便、效果满意、对供区影响小且成功率高的皮瓣或肌皮瓣。

（一）遵循由简至繁的原则

创面修复在争取获得同等修复效果的前提下，选择皮瓣应遵循由简到繁的原则。即能用皮片修复的创面就不用皮瓣修复;能用转移皮瓣修复就不用游离皮瓣;能用传统随意型皮瓣就不用带血管蒂的皮瓣;能用筋膜皮瓣就不用肌皮瓣;能用穿支皮瓣就不用包含主干血管的皮瓣。总之,应选用简单、安全、有效的修复方法。

(二) 根据移植方式选择皮瓣

皮瓣选择前应根据受区创面性质、大小、功能要求及血管条件等情况确定是采用游离皮瓣移植还是带蒂皮瓣转移。若选用游离皮瓣,则根据受区创面情况在全身较大范围选择合适的皮瓣,所选皮瓣营养血管长度及口径应与受区血管相匹配;若选用带蒂皮瓣,只能在受区邻近选择皮瓣,即选用皮瓣在以皮瓣营养血管为蒂局部转移后应能有效覆盖受区创面。

(三) 根据受区情况选择皮瓣

1. 根据受区部位选择皮瓣　通常选用邻近创面的皮瓣,因邻近创面皮瓣肤色、质地、厚薄近似,转移方便,应优先选用。如足跟部创面,可选用十余种皮瓣修复,如足底内侧皮瓣、足底外侧皮瓣、拇展肌肌皮瓣、趾短屈肌肌皮瓣、足外侧皮瓣、足背皮瓣、趾短伸肌肌皮瓣、小腿内侧皮瓣、小腿外侧皮瓣、踝上穿支皮瓣、腓肠神经营养血管皮瓣等。而位于足底的皮瓣与受区创面邻近,质地与足跟部皮肤近似,转移最方便,修复后效果最满意,应优先选用。

2. 根据创面组织缺损程度选择皮瓣　组织缺损的修复应遵循"缺什么补什么"的原则,因此应依据受区组织缺损程度来选择移植组织。伴有骨及肌肉缺损的深创面,应选用肌皮瓣,以便在修复皮肤缺损的同时充填缺损,消灭无效腔;对于无骨或肌肉缺损的浅创面,一般选用轴型皮瓣或肌肉较薄的肌皮瓣;对于受区要求采用更薄的皮瓣修复,可选用穿支皮瓣。如单纯足跟部软组织缺损一般选用足底内侧皮瓣或足外侧皮瓣,若用肌皮瓣修复,不仅显得臃肿,而且由于皮肤与肌肉之间的滑动,行走时可能有不稳感;如同时伴有跟骨缺损,则选用拇展肌肌皮瓣或趾短屈肌肌皮瓣较好,其中肌肉部分填塞无效腔,皮肤部分修复创面。

3. 根据功能要求选择皮瓣　肢体创伤修复的目的是要恢复外形和功能,因此在创面修复的同时应注意功能重建。如需同时重建缺损部肌肉功能时,应选用带有运动神经的肌皮瓣;需重建缺损部感觉功能时,应选用包含感觉神经的皮瓣;如需同时修复骨缺损,应选用带有骨组织的皮瓣。

4. 根据受区范围选择皮瓣　皮瓣选择时应把受区创面的大小与供区皮瓣可能提供的范围加以比较,然后进行选择,由于伤口清创后,创面范围会扩大;而皮瓣切取后皮瓣会缩小,所以在设计皮瓣时,供区皮瓣要大于受区创面20%。对于巨大创面,若一块皮瓣不能覆盖创面时,可选用多块皮瓣组合移植进行修复。

(四) 供区条件

(1) 供区部位皮肤或肌肉应未遭受创伤,未做过手术、接受过放射治疗,局部皮瓣若有炎症不宜采用。

(2) 应选择位置相对隐蔽、切取后对供区外形及功能影响尽可能小的皮瓣。

(3) 应选择血管恒定、变异较小、易于切取的皮瓣,若行游离移植尚需考虑供区皮瓣的血管口径、长度与受区血管应匹配,通常要求游离皮瓣血管外径在 1mm 以上,蒂长 2～3cm 以上,以便血管吻合。若选择穿支皮瓣时,为了增加血管长度和口径,可带上穿支血管的源动脉。如受区要求恢复感觉功能时,皮瓣内必须有可供对接的皮神经。

二、皮瓣手术技术

皮瓣手术通常包括:受区准备、皮瓣设计、切取、移植(或转移)及供区处理几个方面。

(一) 受区准备

轴型皮瓣或肌皮瓣作为良好的自体覆盖材料,只有在受区条件较好的情况下才能获得理想的治疗效果。遇下述情况,尚需对创面进行特殊处理。

（1）对于慢性感染创面或骨髓炎病人必须进行彻底的病灶清除,包括彻底切除感染创面、窦道、死骨、炎性肉芽组织及血运差的瘢痕组织,然后用1‰新洁尔灭或氯乙定(洗必泰)溶液浸泡5分钟,使受区变成一个基部健康、相对无菌的创面。

（2）受区局部有急性炎症者,应先切开引流,待急性炎症消退后再行皮瓣转移手术。

（3）骨不连病人手术时要彻底清除骨折端的瘢痕组织,咬除硬化骨质,打通髓腔,同时行植骨术,使骨折部获得丰富的血液供应。

（4）受区有肌腱、神经损伤时,应先进行肌腱或神经修复手术,然后再采用皮瓣或肌皮瓣一期修复创面。

（5）对于瘢痕挛缩造成颈部或肢体畸形者,应先切除瘢痕、矫正畸形,根据畸形矫正创面设计皮瓣。

（二）皮瓣设计

皮瓣设计是否合理和正确是手术成败的关键,术前设计应周密加以考虑。

1. 皮瓣设计中的"点""线""面""弧"

（1）"点"为供养皮瓣血供的血管蒂的体表位置,对于转移皮瓣来说,"点"即为皮瓣旋转的轴点,皮瓣切取后围绕轴点旋转来修复受区缺损。某些皮瓣的营养血管,可分别在皮瓣远近两端形成轴点。如前臂皮瓣、小腿外侧皮瓣、小腿内侧皮瓣等,以近侧轴点为轴心,皮瓣可向近侧旋转修复肘部或膝及小腿上部创面;以远侧轴点为轴心,皮瓣可向远侧旋转修复手或足踝部创面。

（2）"线"指皮瓣设计的轴心线。轴型皮瓣轴心线即为皮瓣营养血管行走的体表投影线,皮瓣设计时应位于该线两侧。如前臂桡侧皮瓣的轴心线是由肘窝中点至腕部桡动脉搏动点的连线,即桡动脉走行的体表投影。而肌皮瓣轴心线即是肌肉的纵轴线,如股二头肌长头肌皮瓣的轴心线,即为坐骨结节与腘窝处股二头肌腱的连线。

（3）"面"的概念有两层意思,一指轴心血管供养皮肤的范围,即皮瓣切取的最大面积。皮瓣设计仅限于这一范围内,超过此范围可导致皮瓣部分坏死。"面"的另一概念是指皮瓣切取的层面,筋膜皮瓣切取层面位于深筋膜深面,轴型皮瓣切取层面必须将营养血管包括在皮瓣内,而肌皮瓣切取层面应在肌肉深面。

（4）"弧"指皮瓣的旋转弧。是转移皮瓣所特有,是带血管蒂皮瓣移位修复邻近创面皮瓣围绕轴旋转时,皮瓣远端所能到达的位置,将其连成弧形称皮瓣的旋转弧。皮瓣的旋转弧实为转移皮瓣的覆盖范围,在这一范围内任何组织缺损或创面均可用该皮瓣进行修复(图1-19)。

2. 皮瓣设计方法　游离皮瓣与转移皮瓣的不同,在于皮瓣切取后需将皮瓣的营养血管与受区血管吻合,以达到重建皮瓣血运;而转移皮瓣是以皮瓣营养血管为蒂,通过局部转移方式来修复受区创面。

二者皮瓣设计基本相似,由于转移皮瓣其皮瓣的旋转点是固定的,因此设计时更要准确。下列仅以转移皮瓣为例介绍皮瓣设计方法。

（1）先标明皮瓣主要营养血管蒂的体表位置,即皮瓣的旋转轴点。

（2）从轴点沿血管走向或肌肉纵轴画出皮瓣设计的轴心线。

（3）在轴心线上标明皮瓣的旋转半径,即从旋转轴点至皮瓣最远端的距离应稍大于至创面最远端的距离。

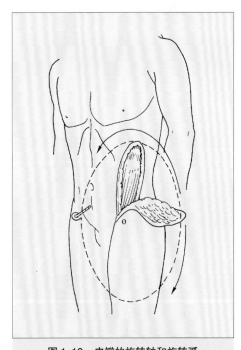

图 1-19　皮瓣的旋转轴和旋转弧

（4）根据受区创面大小及形状，在轴心线两侧设计皮瓣。为使皮瓣移位后能无张力地覆盖创面，设计的皮瓣面积应大于受区创面。

举例：以设计臀大肌上部肌皮瓣转移修复骶部褥疮为例。先用甲紫标出自髂后上棘与股骨大转子尖端间的连线称 ab 线，该线为皮瓣设计的轴心线。ab 线中上 1/3 交点称 o 点，为臀上动脉穿出处，此为皮瓣旋转的轴点。皮瓣最远点称 c 点。从 o 点至皮瓣最远端 c 点的距离为皮瓣旋转半径。d 点为创面最远点，设计时皮瓣旋转半径应稍大于 o 点至创面最远端 d 点的距离。皮瓣内侧缘与骶部创面相连，而皮瓣远端的大小与形状在旋转后能充分地覆盖骶部创面（图 1-20）。

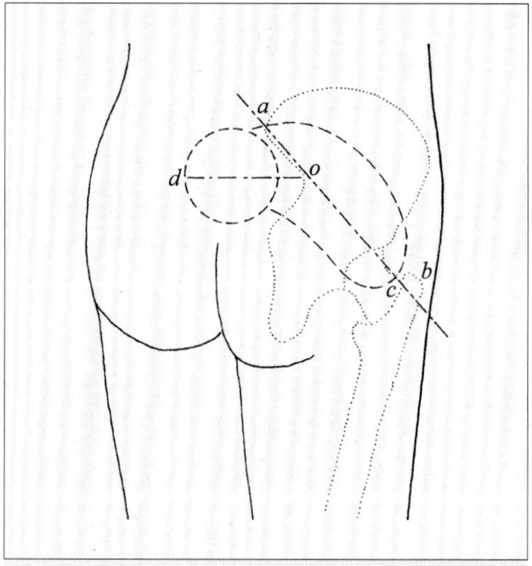

图 1-20　臀大肌上部肌皮瓣转移修复骶部褥疮

三、皮瓣切取

保护皮瓣的营养血管不受损伤是切取皮瓣的关键。切取皮瓣时必须严格按解剖层次进行，由于轴型皮瓣的血供直接来自深层动脉干，切取时应将直接皮动脉保留在皮瓣内，并注意勿损伤进入皮瓣的细小血管支；肌皮瓣的皮肤血供来自深面肌肉发出的肌皮血管穿支，术中应将切断之肌肉边缘与皮肤边缘做暂时性固定，以免皮肤与肌肉分离而影响皮瓣血供。考虑到皮瓣营养血管可能有解剖变异，切取皮瓣时通常先切一边，待确认营养血管位置后再做另一边切口；如有变异，可调整另一边切口，以确保营养血管完整包括在皮瓣内。切取皮瓣一般有以下两种方法。

1. 顺行切取　按设计先做皮瓣蒂部切口，将皮瓣蒂部主要的营养血管显露出来，然后沿血管走行，由近向远切取皮瓣（图 1-21）。

2. 逆行切取　按设计要求从皮瓣远端开始，由远端向近端进行解剖，直至血管蒂部。在充分保护血管蒂免受损伤的情况下，继续向近端分离直至将皮瓣完全游离（图 1-21）。

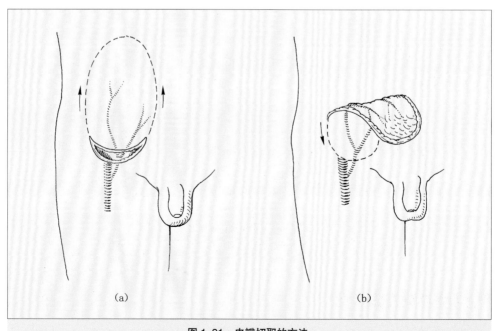

（a）　　　　　　　　　　　　　（b）

图 1-21　皮瓣切取的方法
（a）顺行切取　（b）逆行切取

四、带蒂皮瓣转移术

带血管蒂皮瓣转移术是以皮瓣、肌皮瓣营养血管为蒂,通过局部转移来修复邻近组织缺损,其转移方式常用的有以下几种。

1. **皮瓣移位**　主要用于修复紧靠皮瓣的创面,由于皮瓣与创面之间无正常组织间隔,转移方便,此为最简便的转移方式。术中不必显露皮瓣营养血管,蒂部皮肤也不必切断[图 1-22(a)]。

2. **皮瓣推进**　主要用于修复皮瓣远侧或近侧部位的软组织缺损,通常采用 V-Y 推进方式闭合创面,皮瓣推进时可采用屈曲关节方法来避免血管蒂受到牵拉[图 1-22(b)]。

3. **皮瓣旋转**　此为最常用的转移方式,主要用于较远距离或相反部位皮肤缺损和创面的修复。皮瓣蒂部最大的旋转角度可达 180°。皮瓣通过皮下隧道时,应注意隧道宽松。转移时血管蒂部不能呈锐角扭转或卷曲,亦不能受压或过分牵拉,以免造成血管蒂血运受阻而影响皮瓣的成活[图 1-22(c)]。

4. **交叉移植**　对有些因严重创伤所致组织缺损无法用邻近皮瓣修复,又无理想的血管可利用进行游离皮瓣移植时,可选用健肢皮瓣交叉移植进行修复[图 1-22(d)]。

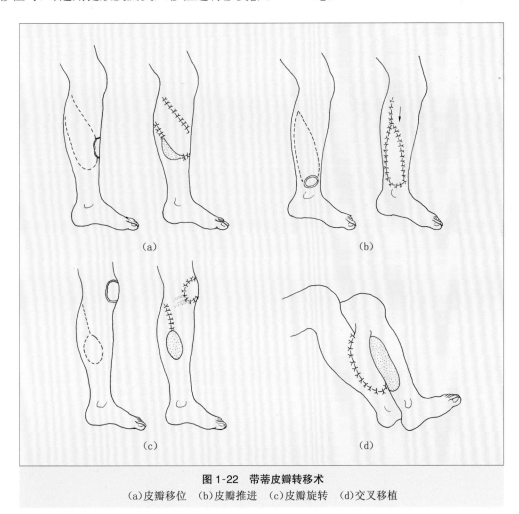

图 1-22　带蒂皮瓣转移术
(a)皮瓣移位　(b)皮瓣推进　(c)皮瓣旋转　(d)交叉移植

五、吻合血管游离皮瓣移植术

游离皮瓣移植术是通过血管吻合方法,达到重建皮瓣血运、修复组织缺损的外科技术。常用的血管吻合方法有如下几种。

1. 端-端缝合法　皮瓣移植时,两血管口径相同或接近时,通常将供区血管与受区血管端对端进行吻合,血管端-端缝合符合血流的生理方向,能保持最大的流速和流量,是皮瓣移植中最常用的血管缝合方法。根据血管缝合顺序有二定点缝合法(图1-23)和三定点缝合法(图1-24)。

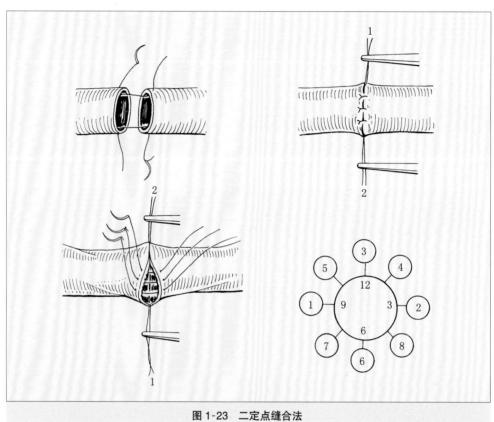

图1-23　二定点缝合法

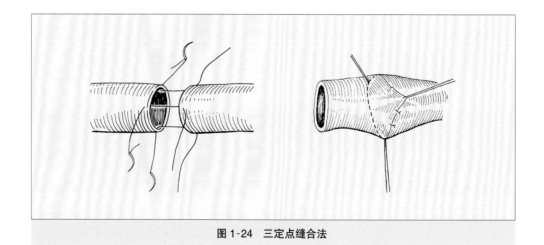

图1-24　三定点缝合法

2. 端-侧缝合法　皮瓣移植时由于两血管口径相差较大或受区血管重要不能损伤,不宜采用端-端吻合时,可采用端-侧缝合法。

(1) 血管壁开口。根据血管长度确定端侧缝合位置,在选定血管开口处,适当修剪血管外膜,可采用小圆针引导开口,先用小圆针沿血管壁纵轴方向缝一针,其缝针距离相当于拟开口长度,挑起缝针用弯剪沿缝针将血管壁剪除,即在血管壁上形成一供吻合的椭圆形开口[图1-25(a)]。

（2）缝合方法。如皮瓣血管有一定长的游离度，缝合比较方便，先缝合血管开口的上下两角，然后缝合前壁，最后翻转缝合后壁[图 1-25（b）]；如血管游离段较小，翻转缝合困难时，即第一针缝合后壁正中，第二、三针缝合在第一针的两侧，然后依次向两侧缝合，待缝合完后壁及上下两角后再缝合前壁，先缝中间一针，再依次缝合前壁其他各针[图 1-25（c）]。

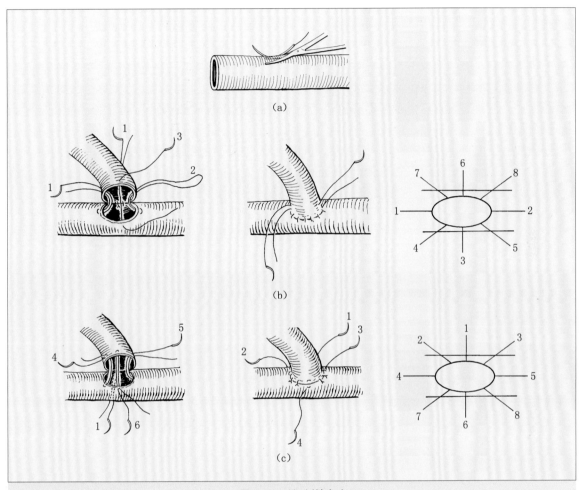

图 1-25　端-侧缝合法
（a）血管壁开口　（b）先缝合前壁　（c）先缝合后壁

3. 嵌入吻合法　适用于以主干血管分支为蒂的皮瓣移植，当皮瓣营养血管口径细小，直接吻合困难时，可在切取皮瓣时，将连接分支的主干血管切取一段约为 0.5cm，皮瓣移植时，将该段血管嵌入受区血管间，由于是较大血管的缝合，使皮瓣移植易于成功，另外该法还可避免受区血管受到损害（图 1-26）。

4. 小血管移植　在皮瓣移植过程中，常遇到因血管缺损或严重挫伤切除而使血管缺损，需行血管移植。最常采用的是自体静脉移植，静脉移植时由于静脉瓣膜的存在，移植时应将移植静脉倒置过来，即移植静脉的远端及受区血管的近端缝合，而近端与受区血管远端缝合。

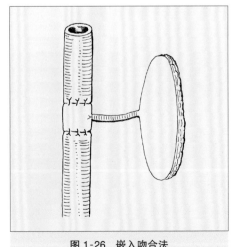

图 1-26　嵌入吻合法

六、桥式交叉吻合血管的皮瓣移植

吻合血管游离移植虽是修复肢体组织缺损的有效方法,但必须具备一个前提条件,即在肢体的受区必须具有可以用于和移植组织瓣的血管蒂吻合的血管,否则移植组织的血液循环不能重建,皮瓣无法存活,达不到修复缺损的治疗目的。临床上遇到严重创伤造成受区缺乏可供吻合的血管,或在早期创伤时,血管的解剖连续性虽得以保持,但由于创口感染、组织坏死而造成血管逐渐为纤维瘢痕组织所包绕,内膜发生不同程度的炎性改变,使之不适合于吻合。在这种既需要采用吻合血管的皮瓣移植来修复创面,受区又缺乏可供吻合血管的情况下,有两种方法可以采用:一是血管移植,二是通过桥式交叉吻合血管的皮瓣移植。前者通过血管移植来桥接移植组织血管蒂和受区邻近部位适当的血管,为移植组织建立接近正常的血液循环。但游离血管移植在需要通过较大范围的瘢痕组织,或移植很长的静脉才能桥接时,会给皮瓣移植增加很大风险和难度。后者是将移植组织的血管蒂通过两个肢体间临时构置的皮管,吻合至健侧肢体健康的血管上,利用健侧肢体为移植组织供应血液,建立暂时的血液循环,经过一定的时间(4~6周),待移植组织与受区周围组织之间建立足够的侧支循环后,再切断皮桥,终止移植组织的轴性血供,让它依赖侧支循环而存活,最终实现修复相应组织缺损的治疗目的。Taylor(1977)、于仲嘉(1984)、范启申(1984)相继采用健侧肢体血管为血供的桥式组织移植修复,为肢体大面积软组织缺损提供了一种新的修复方法。对于小腿环状大范围软组织缺损或两处严重软组织缺损且深部组织裸露、受区无健康血管可供利用时,采用上述单一桥式交叉方法难以修复时,1992年裴国献将上述桥式移植改进为以健侧胫后血管顺、逆行皮瓣桥为血管蒂,分别携带一游离皮瓣成功地用于患肢小腿环状大范围软组织缺损或患肢小腿、足部两处软组织严重缺损的修复,两皮瓣均顺利成活,肢体保全免于截肢,患肢恢复了负重与行走功能,称之为"双桥式皮瓣移植"。

七、供区处理

由于皮瓣移植是利用供区的组织来修复受区的组织缺损。因此皮瓣移植在修复受区组织缺损的同时要注意供区创面的处理,通常有如下几种方法。

1. 直接缝合　当切取皮瓣或肌皮瓣范围不大且呈梭形时,供区创面通常可直接缝合,这样供区仅残留一线状瘢痕,对外形影响较小。如前臂皮瓣宽度小于4cm,大腿皮瓣宽小于6cm,背阔肌肌皮瓣宽度小于8cm时,供区创面一般均可直接缝合。

2. 皮片移植　供区皮瓣切取后不能直接缝合闭合创面,一般采用游离皮片修复供区创面,通常采用中厚皮片修复。

3. 转移皮瓣　皮瓣在缺损创面外缘邻接部位形成,经切开、分离掀起后,将其旋转一定的角度转移到受区修复缺损创面(图1-27)。

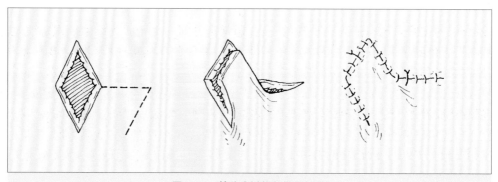

图1-27　转移皮瓣修复供区创面

4. **双叶皮瓣** 在供区皮瓣切取转移后残留创面直接缝合时,常残留一小三角形创面闭合困难,勉强缝合可造成三角形坏死区。此时可在皮瓣前或后侧连接一个三角形小皮瓣,形成双叶转移皮瓣,其中皮瓣下叶旋转后修复受区创面,而前叶修复供区创面在直接缝合后残留三角形创面(图1-28)。

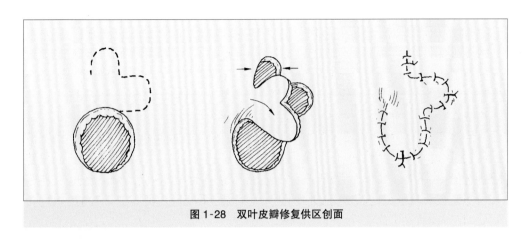

图1-28 双叶皮瓣修复供区创面

第七节 皮瓣术后监测与血循危象处理

一、皮瓣术后监测

组织再植或移植手术成功的关键是能否有效重建移植组织的血液循环,临床在移植组织术后,常用四项血液循环观察指标进行观察。

(一)皮肤温度

正常移植组织的皮温与健侧相比温差在2℃以内,通常在33～35℃。测量皮温时,由于测量部位、测量次序、测量时间以及测量时压力不同而影响测量结果,因此测量时要消除以上因素的影响,保持恒定。当移植组织动静脉吻合口通畅、血供正常时,通常移植组织与健侧组织的皮肤温度在相差±(0.5～2.0)℃以内呈平行变化。当移植组织与健侧组织两者皮温突然相差3℃以上时,通常表现为动脉栓塞,应立即手术探查。当两者在24～48小时后皮肤温度相差逐渐增大,达到3℃以上时,大多数是静脉栓塞的表现。

(二)皮肤颜色

正常移植组织的皮肤颜色与供区皮肤颜色一致,通常呈红润。由于观察移植组织皮肤颜色时,受光线亮暗、是否使用带色的消毒剂以及供区皮肤原色泽的影响,因此在观察皮肤颜色时要尽量消除这些因素的影响。如在组织移植手术结束时,需用温盐水将有色消毒剂洗净,如供区与受区皮色相差较大时,应与原供区皮色进行比较。重点要观察皮肤颜色的变化规律:①皮色变淡或苍白,说明动脉痉挛或栓塞。②皮肤上出现散在性淤点,大多是静脉栓塞或早期栓塞的表现。如散在性淤点融合成片,甚至扩展到整个移植组织表面,提示已完全栓塞。③皮肤颜色变暗,提示静脉栓塞可能。随着栓塞时间的延长,皮肤颜色可由暗红变成紫红、紫黑。④当移植组织的皮肤从灰白色变为灰暗色、洋红色,最后变为黑色,反映移植组织动静脉同时栓塞。

(三)肿胀程度

移植组织术后肿胀程度可分为四个等级,一般组织术后均有轻微肿胀,属于正常(表1-4)。

表 1-4 皮瓣移植后肿胀程度

移植组织	肿胀程度
轻微肿胀	(＋)
肿胀，但皮纹尚存在	(＋＋)
肿胀明显，皮纹消失	(＋＋＋)
极度肿胀，出现水泡	(＋＋＋＋)

当移植组织动脉血液供应不足或栓塞时，组织干瘪；静脉回流受阻或栓塞时，组织肿胀明显；动静脉同时栓塞时，肿胀程度无明显变化。

（四）毛细血管回流测定

测定时先用手指按压皮肤并快速放开，正常组织毛细血管回流，在按压放开后数秒钟内从苍白恢复充盈。

在临床测定时，指（趾）端毛细血管回流容易测定，而厚的皮瓣及皮肤色素深的组织瓣不易测定。应动态观察毛细血管回流：①动脉栓塞，回流不明显；②静脉栓塞，回流早期增快，后期减慢；③动静脉同时栓塞后，因毛细血管内残留淤血，仍有回流现象，但充盈速度缓慢。

对于上述四项血液循环观察指标应进行综合判断、动态分析，才能得出正确结论，通常足趾移植重点观察皮温、皮色及毛细血管回流；而皮瓣移植重点观察皮色及移植组织肿胀程度。

二、血循环危象的鉴别与处理

（一）动脉危象与静脉危象

组织瓣血循环危象分为动脉危象与静脉危象，两者虽然原因及表现不同，对最终结果均可造成移植组织血液循环障碍，组织坏死而导致手术失败。因此，在组织移植术后要高度重视皮瓣血液循环的观察，对皮瓣血液循环危象要早发现、早处理（表 1-5）。

表 1-5 动脉危象与静脉危象的鉴别

鉴别项目	动脉危象	静脉危象
发生时间	早，多见吻合术后 1~3 小时	晚，多见吻合术后 10~24 小时
病变速度	发展快	变化慢
皮肤变化		
颜色（指甲）	苍白	发紫
指腹	瘪陷	丰满、膨胀
皱纹	加深	不明显或消失
温度	下降	下降
脉搏	减弱或消失	存在
毛细血管充盈时间	延长或消失	缩短，晚期消失
指端渗血	减少或不出血	较多，为紫色

（二）血管痉挛与血栓形成的鉴别

血管痉挛与血栓形成虽均可表现为移植组织血液循环障碍，但两者发生原因及病理表现不同，处理方法也不同,应注意鉴别(表 1-6)。

表 1-6　血管痉挛与血栓形成的鉴别

鉴别项目	血管痉挛	血栓形成
发生原因	疼痛、血容量不足、温度低等	管壁粗糙、血流缓慢、吻合质量差
好发时间	手术时或手术后 48 小时后	手术时或手术后 24 小时内
病理改变	管腔缩小,大部分闭塞	管腔内被血栓阻塞
毛细血管反流	始终存在	消失
解痉药物	有效	无效
交感阻滞与针刺	有效	无效
加温	有帮助	有害(增加代谢和氧耗)
皮瓣小切口	可能有少量血水渗出	不出血
高压氧	有效	无效

(三) 血循环危象的防治

血管危象可发生在手术中,但多见于手术后 48 小时后。发生血管危象后,首先要鉴别其原因,是血管痉挛还是血管栓塞造成,如两者分辨不清,可先按血管痉挛处理,若无效,应立即手术探查,查明原因,消除病因,恢复组织瓣的血液供应。

1. 血管痉挛的防治　引起血管痉挛的原因很多,其中以疼痛、创伤、血容量不足、室温过低及血栓形成为主要原因,应注意防治。防治措施包括:①麻醉效果必须满意,以硬膜外麻醉最好。②室温保持在 25℃,手术后换药时应防止用冷生理盐水,造成对血管的寒冷刺激。③术中及术后补足血容量。④手术操作轻柔,尽量减少对血管的刺激。⑤手术中经常用温肝素普鲁卡因溶液(肝素 50mg 溶于 2% 普鲁卡因 200ml 中),或 2% 利多卡因溶液滴注已暴露的血管。⑥手术中血管断端痉挛,可用机械性或液压性扩张解除。⑦必要时用解痉药物,如小剂量肝素(1/6～1/4 支)肌肉注射或静脉滴注。并可用 10～20mg 山莨菪碱,或 10mg 双嘧达莫(潘生丁),静脉滴注或口服硝苯地平。⑧持续性痉挛应用高压氧治疗。⑨严禁主动与被动吸烟。⑩手术中或手术后疑为血栓引起的痉挛,应切除吻合口重接。

2. 吻合口血栓的防治　①精细的血管吻合是防止吻合口血栓形成的主要措施。②对于损伤的血管,尤其血管内膜已广泛剥离的血管,要切除并采用游离血管移植进行修复,损伤血管的直接吻合必将导致血栓形成。③应避免在较大张力下的血管吻合。④当动脉出现反复痉挛时,应考虑为栓子所致,应将吻合口切除重接。⑤重视皮缘活跃性出血的现象:由于静脉吻合口血栓常发生在术后 12～24 小时内,很少在手术时立即发现,在手术关闭创面时如皮缘有活跃性难以控制的渗血或针眼出血明显时,应检查静脉吻合口是否通畅、有无静脉血栓,以便尽早发现、及时处理。⑥无论动脉或静脉血栓形成,一旦发现,应及时探查,争取在缺血 6 小时内重建血供。⑦确定血栓形成的原因与部位,对于单纯吻合口血栓形成者,应切除吻合口重新吻合;而血栓主要是由血管变异或血管损伤造成血管持续性痉挛所致,吻合口处无明显实质性血栓,往往发现以吻合口为中心的血管长段呈痉挛状态,一般此现象不应轻易切除吻合口,应用平针头,从血管分支结扎处刺入并注入 2% 利多卡因溶液进行液压扩张,以解除痉挛。⑧切除栓塞吻合口重建游离组织血供:对吻合口栓塞应彻底切除病变组织,直到两吻合口断端有正常内膜。如切除血管过长、血管吻合有张力时应进行血管移植。⑨手术后的抗凝解痉处理:重接吻合口后应加大抗凝解痉药物的应用。⑩高压氧的应用:缺氧时间过长者,应及时应用高压氧,改善组织缺氧性损害。

第八节　临床常用皮瓣

一、四肢创面修复的皮瓣选择

四肢不同的受区部位,需要不同种类的组织瓣覆盖;而不同的供区部位,可以提供不同种类特性的组织瓣。如何将供、受区二者有效地结合起来,在临床上选择最佳的组织瓣修复创面,是每个外科医生术前必须做出的决定。最佳皮瓣的选择必须从供区的功能损害、受区的功能要求、供受区的美观、手术的安全性、手术的难易程度和医生的熟悉程度等方面进行综合考虑。图1-29提供了一个初步的选择参考。

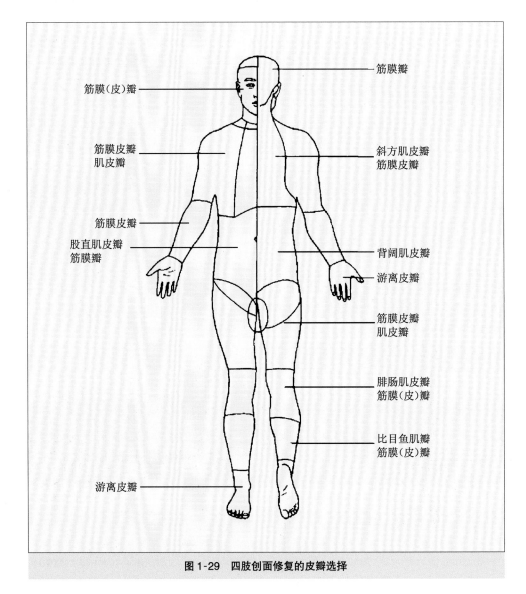

图1-29　四肢创面修复的皮瓣选择

在上肢,因为要保持手的复杂灵活运动,除肱桡肌肌皮瓣外,很少切取肌皮瓣,而应多切取筋膜皮瓣;在下肢,因为肌肉的功能较为单一,主要是稳定和运动大关节,且存在多个协同肌肉,其作用可以互相代偿,切取肌皮瓣的机会则较多。下肢有发达的深筋膜系统,因此下肢的筋膜皮瓣应用也十分广泛,尤其对小腿的下 1/3 段和踝部创面,局部肌肉很少,远端蒂筋膜皮瓣已成为首选的移植方式。

许多手、足肢端的复杂创面,需用吻合血管的游离皮瓣移植覆盖。但远端蒂皮瓣以及局部翻转筋膜瓣、筋膜皮下组织瓣的出现,使这一修复原则发生了改变。许多手、足肢端创面不再需用复杂的显微外科游离皮瓣,而通过局部(指手、足解剖范围内的)组织瓣或区域性(指取自相邻的解剖区域:前臂和小腿)组织瓣的远端蒂转移,同样能获得良好的修复效果。

二、临床常用皮瓣

(一)臂外侧下部皮瓣

臂外侧皮肤由 3 组不同起源的血管供养:①上部起自旋肱后动脉的臂外侧上肌间隙筋膜穿支;②中部起自肱动脉的肱外侧动脉的筋膜皮支;③下部起自肱深动脉的桡侧副动脉后支的穿支。

应用解剖:桡侧副动脉 60% 起自肱深动脉,40% 起自肱动脉。起始后伴桡神经走行于桡神经沟内,至三角肌止点平面下方约 4cm 处分为前支和后支。前支由后向前穿过臂外侧肌间隔,进入臂前区,位置深在,一直与桡神经伴行,行于肱肌与肱桡肌之间,外径 0.8mm,发出的分支主要是肌支、神经营养支和关节支,与皮瓣的血供关系不大。后支贴附臂外侧肌间隔后方,在肱三头肌外侧头(后侧)与肱肌和肱桡肌(前侧)之间下行,逐渐浅出,除有较大的分支进入肱桡肌和桡侧腕长伸肌外,尚有分支到达深面的骨膜和肌间隔内的皮神经,但大部分分支浅出进入皮肤,沿途发出 1~6 条筋膜皮支,分布于臂外侧下部和前臂外侧上部的皮区。在肱骨外上髁臂外侧肌间隔的止点处,桡侧副动脉终支浅出至深筋膜下,并与起自肘下的桡侧返动脉相吻合,参加肘关节动脉网的组成[图 1-30(a)]。以三角肌止点为基线,桡侧副动脉及其后支在臂外侧肌间隔内的平均走行长度为 6.1(3.7~9.1)cm,动脉上段外径 1.3(0.7~2.0)mm。桡侧副动脉及其后支的筋膜皮支,与臂外侧上、中部的筋膜皮支在臂外侧肌间隔两侧有丰富的吻合[图 1-30(b)]。因此,以桡侧副动脉为蒂的皮瓣,切取范围可上达三角肌中部平面,下达肘横纹,两侧达前、后正中线。

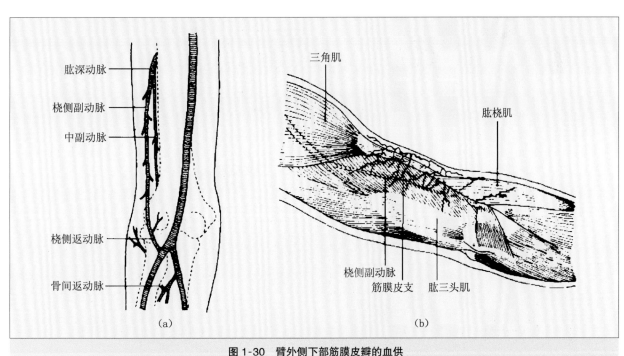

图 1-30　臂外侧下部筋膜皮瓣的血供
(a)桡侧副动脉与桡侧返动脉的吻合　(b)桡侧副动脉在臂外侧肌间隔发出的筋膜穿支

皮瓣的静脉血管有深、浅两组。深组为伴行静脉,筋膜皮动脉的伴行静脉多为两条,注入桡侧副动脉的伴行静脉。浅组为头静脉,位于浅筋膜的深层,沿肱二头肌外侧沟,进入三角肌胸大肌间沟上行。

皮瓣的感觉神经支有两条,均为桡神经发出,走行于外侧肌间隔中,但发出位置的高低不同。上方的一支在肱三头肌外侧头与肱肌之间浅出,为臂外侧下皮神经,较细小,分布于臂外侧下部皮肤;下方的一支在肱三头肌外侧头与肱桡肌之间浅出,为前臂后皮神经,较粗大,分布于前臂后外侧的上、中部皮肤。

1. 适应证　可做吻合血管的游离移植或复合组织瓣移植(骨皮瓣),是修复上肢创面的良好供区。局部带蒂移植时有远、近两个旋转点,逆向转移适用于下方的肘部创面,顺向转移适用于上方的肩部创面。

2. 手术方法

(1)皮瓣设计。病人仰卧,上臂横置于胸前。从三角肌止点至肱骨外上髁画一连线,该线为臂外侧肌间隔和桡侧副动脉后支的表面投影。以该线为轴设计皮瓣。皮瓣的近端旋转轴点可在三角肌止点近侧,远端旋转轴点一般不超过肱骨外上髁上2cm。因为筋膜血管网的纵向吻合丰富,故皮瓣可以做得很大。肱骨外上髁近侧10cm左右筋膜皮支最大,应将皮瓣的中心点设计在此处。

(2)手术步骤。以切取桡侧返动脉为蒂的臂外侧逆行岛状筋膜皮瓣修复肘部创面为例。按术前设计画线,先做皮瓣后侧切口。在深筋膜下向前掀起皮瓣,即可从深面见到许多细小的筋膜血管在筋膜内走行,继续向前掀起至肱三头肌前缘的臂外侧肌间隔,可见这些筋膜血管均起自肌间隔内。将肱三头肌向后拉开,并向远、近侧游离。做皮瓣前侧切口,同样在深筋膜下向后掀起,直至外侧肌间隔,并向远、近分离暴露。此时,皮瓣周缘均已游离,仅剩外侧肌间隔及其内的血管神经束与皮瓣相连。在皮瓣近侧切断肌间隔及桡侧副血管束,向远侧翻起,沿血管束向远侧解剖肌间隔,直至获得足够的血管蒂长度(图1-31)。需注意勿伤及桡神经。在皮瓣远侧的蒂部,应将肌间隔与血管束一起掀起,无须分离,防止损伤血管蒂。受区修整后,将皮瓣逆向转移。注意勿使血管成锐角扭曲。

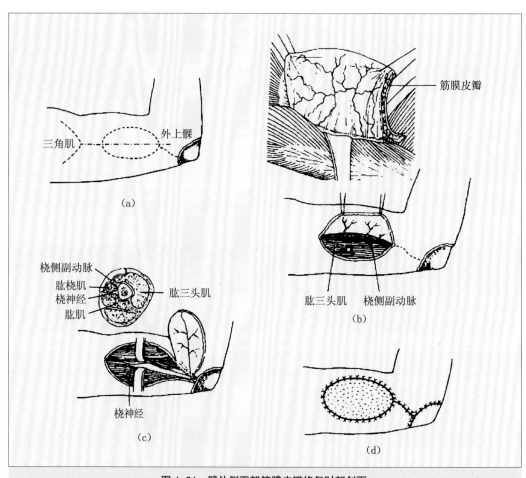

图1-31　臂外侧下部筋膜皮瓣修复肘部创面
(a)皮瓣设计　(b)皮瓣掀起　(c)皮瓣游离　(d)皮瓣转移

3. 优缺点

（1）优点。①血管解剖恒定；②血管蒂长；③带有皮肤感觉神经，可制成感觉皮瓣；④可携带多种组织（骨膜、肌肉、肱三头肌部分肌腱）形成复合皮瓣；⑤手术时可上消毒止血带，术野清楚。

（2）缺点。①损及前臂后皮神经致使麻木不适；②皮瓣厚薄不一；③供区植皮瘢痕暴露。

4. 注意事项

（1）供应臂外侧下部皮瓣的血管神经均是从臂外侧肌间隔出来，因此，作为深筋膜向深部延续的臂外侧肌间隔，是术中协助定位的明显标志。从皮瓣的前、后切口在深筋膜下向中央掀起，很容易找到。在切取皮瓣时，应在肱三头肌（后侧）和肱肌、肱桡肌（前侧）的肌膜下进行，肌间隔皮肤穿支均应保留，以免影响皮瓣的血运；肌间隔外的肌支均应电凝或结扎，以防出血。

（2）皮瓣的蒂部，一般宽 2.5cm 左右，不可使血管蒂裸化。保留血管蒂周围的筋膜组织，不仅能保护血管蒂免受牵拉损伤，而且通过丰富的筋膜血管网丛，能增加皮瓣的动脉血供和静脉回流，有利于皮瓣的成活。

（3）将穿支皮瓣的理念与技术应用于臂外侧下部皮瓣，可仅切取以穿支血管为蒂不带深筋膜的皮下组织皮瓣，皮瓣薄而柔软，非常适合手部创面的修复。

（4）桡神经在桡神经沟中与肱深动脉和桡侧副动脉伴行，在上臂中下 1/3 处穿外侧肌间隔至臂前区，与桡侧副动脉的前支伴行。当切开臂外侧肌间隔游离血管束时，应避免损伤桡神经。

（5）臂后皮神经和前臂后皮神经均走行于臂外侧肌间隔内，多数位于血管束的浅面，手术中往往需予以牺牲。如前臂后皮神经位于血管束的深面，则应予以保留，避免前臂后侧的麻木不适。

（6）臂外侧下部供区的筋膜皮肤，厚薄不一，不仅因人而异，而且就是同一个人，皮瓣的上部因皮下脂肪多往往较厚，而下部则很薄。该区皮肤的移动度虽较上部为大，但皮瓣超过 5～7cm 时往往亦需植皮，且暴露机会较多。为了解决皮瓣厚薄不一和该区植皮瘢痕暴露、不雅观的问题，可以不切取皮肤、皮下组织，而仅切取深筋膜，形成臂外侧筋膜瓣（fascia flap）移植（图 1-32）。筋膜瓣特别适合于受区要求较薄和对美观要求高的部位，如手、足和头面部。

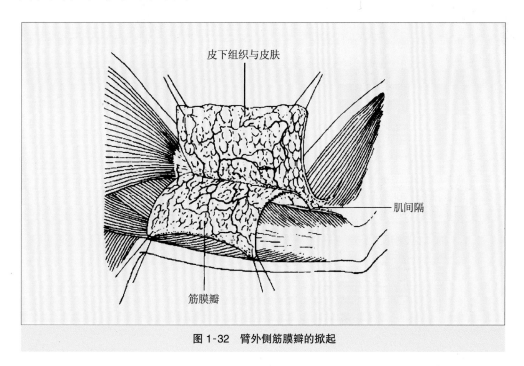

皮下组织与皮肤

肌间隔

筋膜瓣

图 1-32　臂外侧筋膜瓣的掀起

（7）臂外侧下部皮瓣在以近端为蒂顺向转移时，皮瓣内和蒂部可包含头静脉，有利于皮瓣的静脉回流。但在以远端为蒂逆向转移时，蒂部则不应包含头静脉，以防将前臂的回流静脉血导入皮瓣内，加重深静脉的回流负荷,不利于皮瓣成活。依据 Del Pinal 和 Taylor(1993)的研究,在桡侧返动脉和尺侧返动脉的伴行静脉中,其静脉瓣膜的朝向本身就是指向远侧的(肘关节),因此,即便掀起了以远端为蒂的岛状皮瓣,也并未改变其静脉回流方式,无论动脉血还是静脉血均不存在逆向血流。因此,以桡侧返动脉为蒂的臂外侧筋膜皮瓣是一符合生理性血液循环的远端蒂筋膜皮瓣。

(8)术后肘关节固定1～2周,一是保护血管蒂,二是有利于供、受区的愈合。

(二)骨间后动脉皮瓣

1. 应用解剖　骨间背侧动脉由骨间总动脉发出后,在前臂的上、中 1/3 交界处,穿过骨间膜上缘与斜索之间,至前臂背侧区。经旋后肌与拇长展肌之间,在前臂伸肌的浅、深层之间下行,伴行静脉有两条。骨间背侧动脉发出升、降两支。升支走向肘部,供应邻近肌肉和皮肤,并发出骨间背侧返动脉,与桡侧副动脉的后支吻合。降支在小指伸肌与尺侧腕伸肌之间下行,长约 14cm,起始外径 1.5mm,末端在尺骨茎突上方 2.5cm 处与骨间掌侧动脉的背侧穿支有恒定吻合,吻合处外径 0.8mm。骨间背侧动脉在前臂的下 2/3 段,沿途发出 5～13 条筋膜皮肤穿支血管,上段筋膜皮支较多(5 支)且粗长,尤以旋后肌下缘的穿支比较固定。下段筋膜皮支较少(3 支)且细小。筋膜皮支从骨间掌侧动脉的两侧发出,从肌间隔和肌间隙浅出,在筋膜层内各分支间相互吻合,形成筋膜血管网,分别可达动脉干两侧 6cm 左右,近端达肘下4cm,远端达腕横纹(图 1-33)。

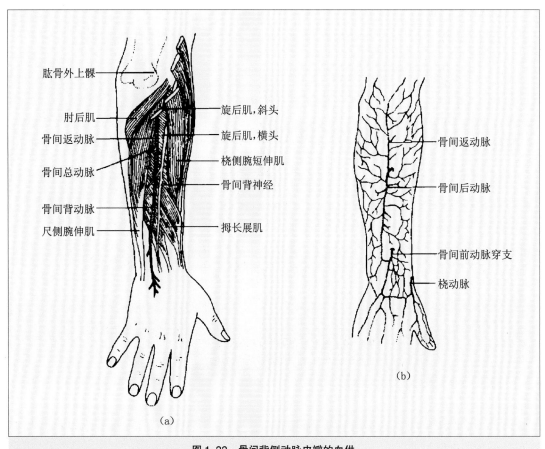

图 1-33　骨间背侧动脉皮瓣的血供
(a)骨间背侧动脉的走行与分布　(b)前臂背侧的筋膜血管吻合

静脉回流除伴行静脉外,头静脉和贵要静脉的属支也分布于此区。

皮瓣的感觉神经支配为前臂后侧皮神经(桡侧半)和前臂内侧皮神经后支(尺侧半)。

2. 适应证　临床多以远端蒂的方式,切取骨间后动脉逆行岛状皮瓣,修复腕背、虎口等部位的皮肤软组织缺损。

3. **手术方法**

(1) 皮瓣设计。在屈肘90°、腕关节旋转中立位,作肱骨外上髁至尺骨小头桡侧缘的连线,即为动脉的走行方向和皮瓣的轴心线。皮瓣的旋转轴点在尺骨茎突上2.5cm,可用超声多普勒予以确认。依据缺损的部位和大小,在前臂的中1/3段设计皮瓣,如嫌血管蒂太短,可将皮瓣向近侧延伸,至肘下4cm。

(2) 手术步骤。不驱血、在止血带下手术。先确认血管蒂。在旋转轴点近端做桡侧纵行皮肤切口,切开皮肤、皮下组织和深筋膜后,从深筋膜下向尺侧掀起,至小指伸肌与尺侧腕伸肌之间隙内,见到骨间背侧血管束存在后,顺之向远侧分离,直至尺骨茎突上2.5cm的旋转轴点,确认血管吻合弓存在。再做蒂部及皮瓣周缘切口。蒂部皮肤切开后,保留1.5cm宽的浅、深筋膜组织蒂及所连的肌间隔,防止血管受到牵拉损伤。在深筋膜下与肌膜之间将皮瓣向中央分离,注意保持深筋膜层的完整。在伸肌的浅、深群之间沿血管蒂向近侧分离出血管束的上端及附带的肌间隔,注意保护好近侧的大皮支及骨间背侧神经。皮瓣和血管筋膜蒂完全游离后,先用血管夹阻断近侧血管蒂的血流,观察皮瓣血运。待确认皮瓣血运良好后,切断近侧血管蒂,将皮瓣向远侧掀起。修整受区创面后,将皮瓣经皮下隧道或开放切口明道转移。供区皮肤拉拢缝合后,残余创面植皮封闭(图1-34)。

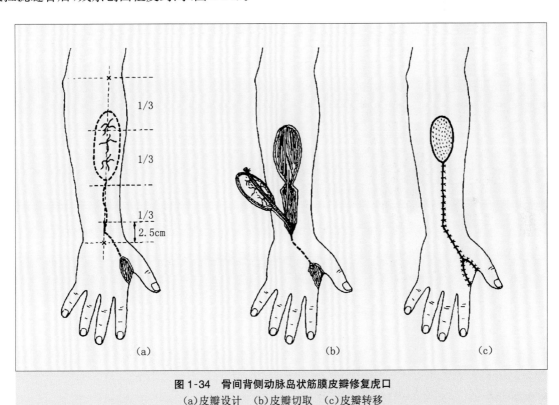

图 1-34　骨间背侧动脉岛状筋膜皮瓣修复虎口

(a)皮瓣设计　(b)皮瓣切取　(c)皮瓣转移

4. **优缺点**

(1) 优点。①骨间后动脉为前臂非主干动脉,切取之后对手部血供没有影响。②逆行岛状皮瓣旋转弧大,皮瓣厚薄与手部匹配。

(2) 缺点。如果在供区植皮,容易残留植皮瘢痕,影响美观。

5. **注意事项**

(1) 骨间背侧动脉在伸肌的浅、深群之间下行时,与骨间背侧神经相伴,该神经为纯运动神经,走行于动脉的桡侧,支配伸肌的浅、深肌肉。因此,骨间背侧神经所发出的尺侧腕屈肌的运动支向尺侧斜向分出,当它从表面跨过骨间背侧返动脉时,可将此动脉结扎;当它从表面跨过骨间背侧动脉主干时,应在保留旋后肌下的大皮支后,将动脉在神经支的近侧切断结扎,勿伤尺侧腕屈肌的运动支。

(2)皮瓣的旋转轴点,是骨间背侧动脉终末支与骨间掌侧动脉背侧穿支,在尺骨茎突上约2.5cm处的吻合弓。因此,手术掀起血管蒂时不可超过此吻合点,以免损伤血管弓;但亦不可离此点太远,导致皮瓣的静脉血逆向回流障碍。

(3)如需重建受区的感觉功能,可将前臂后皮神经带上,以供吻接。

(4)骨间背侧动脉远端的口径和走行变化较多,有时并不可靠,因此手术时以先确定血管蒂较好。如手术感到血管太细,不可勉强为之,应改换其他方法,在前臂仅留下一短的切口瘢痕,损失不大。这也是为什么在做骨间背侧动脉逆行岛状皮瓣时要有第二手准备的原因。

(三)掌背动脉皮瓣

以第2、3、4掌背动脉为蒂的手背皮瓣,是在示指背侧皮瓣的基础上发展出来的。既可顺向移位修复近侧的腕部创面,又可逆向移位修复远侧的手指、手掌创面,且可做成带伸肌腱和掌骨片的复合组织瓣移植,是治疗手部的小面积软组织缺损和进行功能重建的一种好方法。

1. 应用解剖 掌背动脉属知名小动脉,位于手背伸肌腱深面,走行于各骨间背侧肌的浅面,共有4条,其中第2、3、4掌背动脉由掌深弓的近侧穿支和腕背动脉网的交通支吻合而成,走行在背侧骨间肌的浅面,发出许多细小的筋膜皮支、肌腱支和骨膜支,在指蹼背侧向远端延续为指背动脉。这些筋膜皮支在手背筋膜内相互吻合,形成丰富的网状血管构筑,为各掌背动脉之间的血液交通奠定了血管基础,扩大了各掌背动脉的供血范围(图1-35)。在部分标本的指蹼附近尚有掌心动脉的远侧穿支注入掌背动脉。各掌背动脉末端在距指蹼游离缘1.5cm内,均有一条恒定的吻合支与指掌侧总动脉或其分支的指固有动脉相连,该吻合支外径0.4~0.8mm,可逆向供给掌背动脉血液,这是逆行岛状掌背皮瓣的解剖学基础。

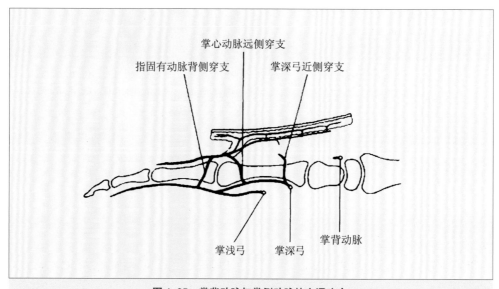

图1-35 掌背动脉与掌侧动脉的交通吻合

手背有浅、深两组静脉血管。浅组位于手背的皮下组织内,呈弓状走行,较为丰富。深组瓣各掌背动脉走行,均有两条,外径0.2~0.3mm。静脉远端在指蹼处与指蹼静脉有交通,并与指动脉的伴行静脉相连接。逆行岛状掌背皮瓣的静脉回流主要靠两条伴行静脉间的交通支和旁路侧支以迷宫式途径回流,亦可经失活的静脉瓣膜回流。

手背的皮神经分布来自桡神经浅支和尺神经手背支发出的1~4条掌背皮神经,位于皮下组织内,走行方向与同名掌背动脉相一致。切取逆行岛状皮瓣时,将皮瓣内的掌背皮神经向近侧多分离1~2cm后切断,断段可与受区的指背神经、指固有神经吻合恢复皮瓣的感觉功能,亦可做神经架桥移植重建指固有神经的功能。

2. **适应证**　顺行的掌背动脉皮瓣适用于手背、腕背的软组织缺损伴深部组织裸露者;逆行的掌背动脉皮瓣适用于指背、手掌和手指近侧的皮肤软组织缺损;尚可设计成包含伸肌腱或骨膜骨片的复合组织瓣移植,重建深部结构的缺损。

3. **手术方法**

(1) 皮瓣设计。皮瓣的轴心线即为掌背动脉的走向,在指蹼中央与各相邻掌骨基底间隙的连线上。皮瓣的近侧旋转轴点位于掌骨基底间隙,远侧旋转轴点位于指蹼游离缘近侧 1.5cm。皮瓣的范围上界腕横纹,下界达指蹼,两侧在轴心线外 2～2.5cm。依据受区的面积和形状画出皮瓣范围,一般应较实际创面大 1～1.5cm。

(2) 手术步骤。以切取第 2 掌背动脉蒂的逆行岛状皮瓣为例。不驱血,上止血带。沿术前画线切开皮瓣近侧,在第 2、3 掌骨间隙寻找第 2 掌背动脉,找到后即可结扎由掌深弓来的近侧吻合支。由于掌背动脉位于背侧骨间肌浅面及伸指肌腱的深面,故切取血管蒂时应将背侧骨间肌的肌膜一并切下,并保持此筋膜蒂宽度在 0.8～1cm,防止损伤掌背动、静脉血管束。皮瓣由两侧经深筋膜与腱周组织之间分离,可边分离边缝合固定深筋膜与皮下组织,防止撕脱。将皮瓣由近及远逆行掀起,注意勿损伤蒂部来自指掌侧总动脉的穿通吻合支。如需带有掌背皮神经,可在近端皮下组织内向近侧再解剖 1～2cm 切断备用。皮瓣完全游离后,放松止血带,观察皮瓣的颜色、渗血情况。血供良好时,即可经皮下隧道或开放切口转移至受区。手背供区创面在 3.5cm 以内可以直接缝合,大于此宽度需游离植皮(图 1-36)。

4. **优缺点**

(1) 优点。①皮肤质地好,不臃肿,有弹性,皮色与手指、手掌相一致;②供区在宽 3.5cm 以内可直接缝合而不用植皮,减少了

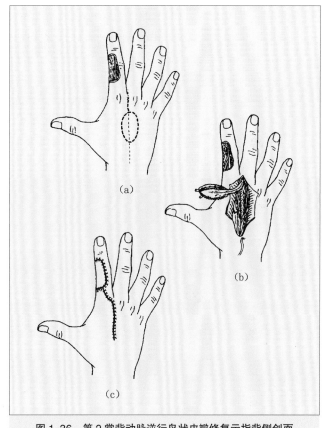

图 1-36　第 2 掌背动脉逆行岛状皮瓣修复示指背侧创面
(a)皮瓣设计　(b)皮瓣掀起　(c)皮瓣转移

手术时间,手背的外形也较美观;③带血运的示指、小指伸肌腱移植,可促进肌腱的愈合,较少瘢痕增生,有利于功能的恢复;④手背皮神经既可作为皮瓣的感觉神经,又可作为有血运的神经供体,修复指神经缺损后,能促进神经的再生,加速神经功能的恢复;⑤带掌骨块的手背皮瓣,在修复复杂创伤软组织缺损的同时,可一期恢复骨的连续性,促进骨不连的愈合。

5. **注意事项**

(1) 手背皮瓣的解剖平面在手背深筋膜与伸肌腱的腱周组织之间进行;掌背动静脉血管蒂应在背侧骨间肌的肌膜下进行,并保持切取的肌膜有一定的宽度,防止损伤血管束。

(2) 虽然 1～4 掌背动脉均可形成逆行岛状皮瓣,但以第 1、2 掌背动脉的口径较粗,变异较少,比较可靠。切取第 3、4 掌背动脉蒂的逆行岛状皮瓣,常需保留较宽的筋膜皮下组织蒂,以增加皮瓣的安全性。

(3) 对累及掌指关节背侧的创面,可将掌背动脉逆行岛状皮瓣的设计做些调整,减少血管蒂的长度而增加皮瓣的长度,如此在不影响皮瓣旋转灵活性的前提下,可修复较大的皮肤缺损(图 1-37)。

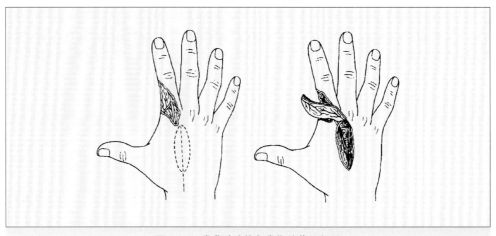

图 1-37　掌背动脉修复掌指关节处创面

（4）掌背动脉穿支皮瓣（dorsal metacarpal artery perforator flap），避免切取掌背动脉主干，而仅以其远侧穿支为血管蒂（图 1-38）。皮瓣旋转点在指蹼游离缘近侧 1.5cm，即掌背动脉远侧皮肤穿支的发出点。切开皮瓣两侧缘直至伸肌腱的腱周组织，在伸肌腱腱周组织的浅面向腱间联合游离皮瓣。在腱间联合以远确认掌背动脉远侧穿支血管。切开腱间联合以远皮瓣两侧的皮肤，在皮下组织内切断、结扎由指蹼和指背向手背走行的细小浅静脉，形成以掌背动脉远侧穿支为蒂的岛状皮瓣。

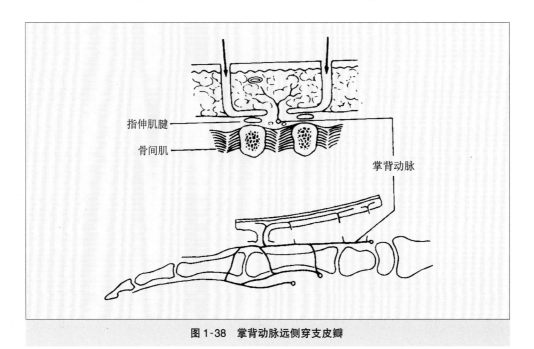

指伸肌腱

骨间肌

掌背动脉

图 1-38　掌背动脉远侧穿支皮瓣

（四）臀大肌皮瓣

臀大肌是臀部最大的菱形肌，位置表浅，临床上可根据实际需要，以其供养血管臀上动脉和（或）臀下动脉为蒂切取多种形式的臀大肌肌皮瓣（gluteal myocutaneous flap）或肌瓣，可做局部带蒂转位或吻合血管的游离移植。

1. 应用解剖　臀大肌肌腹大而厚，主要功能是使大腿伸展、外旋。臀大肌起自髂嵴后部、骶尾骨背面和骶结节韧带，肌纤维斜向外下，上半部与下半部浅层纤维止于髂胫束，下部深层纤维止于股骨臀肌粗隆。臀大肌血供主要由臀上动脉和臀下动脉供应。前者经梨状肌上缘进入臀部后即分为深浅两支。深支与臀上神经伴行，走行于臀中肌深面，支配臀中肌和臀小肌；浅支在梨状肌与臀中肌间隙穿出后分成数支呈扇形分布至臀大肌上半部。后者与臀下神经伴行经梨状肌下缘穿出后，肌支支配臀大肌下半部，皮支在臀大肌下缘浅出后供养肌后侧皮肤（图1-39）。两者在肌肉内有丰富的吻合。支配臀大肌的神经来自臀下神经。

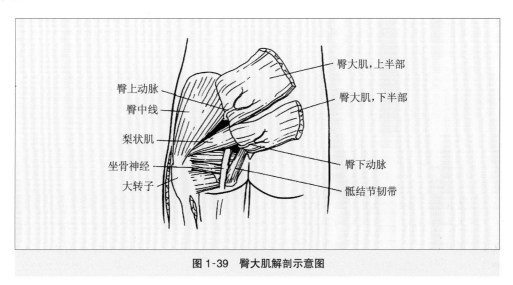

图1-39　臀大肌解剖示意图

2. 适应证　临床可根据需要形成臀大肌上部肌皮瓣、臀大肌下部肌皮瓣、臀股部肌皮瓣及全臀大肌肌皮瓣，通过旋转或推进方式修复骶尾部压疮。从臀大肌功能考虑，最好用其上半部，因下半部功能占主导地位，保留下半部术后几乎不造成髋关节伸展功能障碍。

3. 手术方法

（1）臀大肌上部肌皮瓣。以臀上动脉浅支为血管蒂的臀大肌上部肌皮瓣用于修复骶尾部压疮。由于保留了臀大肌下半部，切取后对伸髋功能影响较小。其缺点是供区创面不能一期闭合，需用游离皮片修复，增加了术后护理的困难。根据需要可形成旋转瓣、岛状瓣和推进瓣。

旋转瓣　皮瓣设计：以臀上动脉为轴设计皮瓣，先用甲紫画出髂后上棘与股骨大转子尖端的连线 ab，该线为皮瓣设计轴心线；皮瓣旋转轴 o 位于连线中上1/3交点，即臀上动脉出梨状肌上缘处。从 o 点到皮瓣最远点 c 的距离应稍大于 o 点至创面最远点 d 的距离，皮瓣内侧缘与骶部创面相连，皮瓣远端大小与形状在旋转后应能较好地闭合创面（图1-20、图1-40）。皮瓣切取：患者取俯卧位，按皮瓣设计先做臀部外上方切口，在相当于髂后上棘与股骨大转子弧形连线上注意寻找臀大肌和臀中肌间隙，两肌之间为疏松结缔组织，用钝性方法将二者分离。掀起臀大肌即能见到3～4支臀上动脉浅支血管走行于肌肉深面。用手指在臀大肌深面向皮瓣远侧分离，臀大肌上部纤维移行于髂胫束处，与大粗隆间有滑囊相隔，容易分离。远侧皮瓣切开后，根据血管走行情况做内下方切口。对于从臀下神经束来的神经分支应尽量保留，不予切断，并将其向近侧游离至臀下神经出口处。掀起肌上瓣，小心分离臀上动脉浅支血管蒂部，术中不需显露臀上动脉主干，以免损伤而造成难以控制的出血。最后做内侧切口，至此臀大肌上部肌皮瓣已完全游离，形成以臀上动脉浅支为血管蒂的岛状肌皮瓣。将皮瓣向内旋转150°。修复骶部创面，供区创面用中厚皮片覆盖。

岛状瓣　皮瓣设计：标明髂后上棘与股骨大转子连线中上1/3交点，该点为肌皮瓣的旋转轴。在连线上方根据骶部创面大小及形状设计皮瓣，注意从轴点至皮瓣最远端距离要大于至创面最远端距离。标明皮瓣与创面间切开线。皮瓣切取：先做皮瓣蒂部及上部切口，寻找臀大肌与臀中肌间隙，将两者钝性分离。掀起臀大肌显露走行于肌肉深面的臀上动脉浅支血管，确认血管进入皮瓣区后，切取岛状肌皮瓣。处理蒂部时在肌皮瓣的营养血管周围保留少量臀大肌纤维，形成窄小肌肉蒂，既保护血管蒂又方便转移。将肌皮瓣向内旋转约180°，修复骶部创面，供区创面一期缝合或用中厚皮片修复。

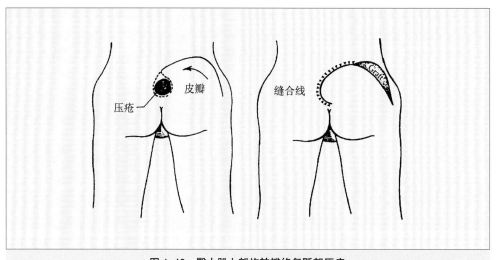

图 1-40　臀大肌上部旋转瓣修复骶部压疮

推进瓣　臀上血管和臀下血管出梨状肌上、下缘后,向外走行进入肌肉,使肌皮瓣切取后可采用 V-Y 推进方式修复骶部压疮。皮瓣内可仅包含臀上动脉浅支,亦可包含臀上动脉和臀下动脉两支血管。临床根据压疮创面范围,可切取一侧或双侧臀大肌推进肌皮瓣,全部创面可一期闭合。皮瓣设计:在骶部创面两侧设计三角形皮瓣,底边位于内侧,与创面相连,大小与创面纵轴等宽,尖端位于外侧。皮瓣切取:皮瓣切取方法同臀大肌上部肌皮瓣,皮瓣切取后向中线推进,全部创面呈 Y 形闭合。为增加肌皮瓣推进距离,可在外侧切断臀大肌(图 1-41)。

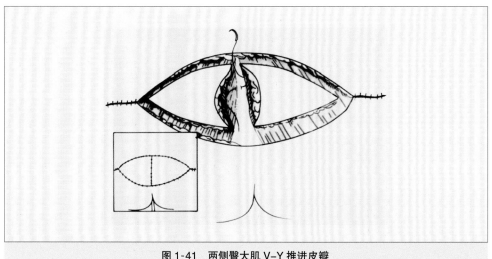

图 1-41　两侧臀大肌 V-Y 推进皮瓣

(2)臀大肌下部肌皮瓣。以臀下动脉为蒂的臀大肌下部肌皮瓣,局部转移可修复骶部、坐骨结节与股骨大转子部压疮。

旋转瓣　皮瓣设计:沿臀大肌下缘画出弧形皮瓣切口线。治疗骶部、坐骨结节部压疮,皮瓣位于外侧;治疗股骨大转子部压疮,皮瓣位于内侧。皮瓣切取:按设计做皮瓣下部切口,显露臀大肌下缘,用手指在臀大肌深面钝性分离,游离臀大肌至股骨附着处,将其切断后向上掀起肌皮瓣。术中一般不需要显露血管蒂,向内或向外旋转修复骶尾部、坐骨结节部或大粗隆部压疮,供区可一期闭合。

推进瓣　皮瓣设计:标明髂后上棘与股骨大转子连线,在连线下方设计倒三角形皮瓣,三角形底边与骶部创面相连,大小与压疮直径等宽,尖端位于外下方。皮瓣切取:做皮瓣下部切口,显露臀大肌下缘,用手指钝性分离后翻起臀大肌,辨清走行于肌肉深面的臀下血管。做皮瓣上部切口,在臀上血管与臀下血管之间劈开臀大肌,最后做邻近压疮的皮瓣底部切口,将臀大肌下半部的骶骨附着部切下,形成以臀下血管为蒂的臀大肌下部肌皮瓣,呈 V-Y 推进修复骶部压疮。

(3)臀股部肌皮瓣。以臀下动脉及其股后皮支为蒂的臀股部肌皮瓣,切取范围大,皮瓣旋转轴位于坐骨结节上方 5cm 臀下动脉出梨状肌下缘处。皮瓣切取后对臀大肌功能影响较小,供区创面通常可一期闭合。皮瓣设计:先用甲紫标明股骨大转子与坐骨结节连线中点,以该点至腘窝中点作一连线,此为皮瓣设计的轴心线,在该线两侧 5cm 范围内设计舌状皮瓣,皮瓣远端可达腘窝上 8cm。皮瓣切取:先做皮瓣远侧切口,在深筋膜下,由远而近逆行切取皮瓣。至臀大肌下缘时,应在肌肉深面向上解剖,使臀大肌下部包含在皮瓣内,以免损伤在臀大肌下缘浅出的股后血管和皮神经。部分臀大肌由内、外侧切口切断,必要时可显露臀下血管束,形成血管神经束岛状肌皮瓣,局部转移修复骶部、会阴部、大转子部创面。

(4)全臀大肌旋转肌皮瓣。切取全臀大肌肌皮瓣或全臀股部肌皮瓣。结扎、切断臀上动脉浅支,形成以臀下动脉为蒂的全臀大肌皮瓣,向内旋转修复大转子和骶部压疮。全部创面可一期闭合。皮瓣设计:沿臀大肌上及外缘设计全臀大肌肌皮瓣,皮瓣起于骶部压疮上部,沿臀大肌上缘向外,在大转子上方弯向内,至大转子与坐骨结节之间,用于修复骶部压疮。如同时合并有骶部和大转子部压疮,可将皮瓣向下延伸至股后部,形成全臀股部旋转肌皮瓣。皮瓣切取:先做皮瓣外上方切口,在臀大肌与臀中肌间隙钝性分离,由上向下掀起整个肌皮瓣。将臀大肌从其髂后上棘和骶骨附着处切下。为增加皮瓣旋转角度,需结扎、切断臀上动脉浅支,形成以臀下动脉为血管蒂的臀大肌肌皮瓣,向内旋转修复骶部创面,或同时修复骶部和大转子部创面。

4. 优缺点　优点是由于肌皮瓣包含主要血管蒂,血供丰富,抗感染力强,可一期修复巨大压疮创面。术后肌肉起到良好的衬垫作用,减少皮肤与深部结构粘连。缺点是臀大肌是髋关节的巨大伸肌,切取整个臀大肌作为供肌,对非截瘫患者不宜选用,切除后易造成较大的功能障碍。

(五)股薄肌皮瓣

股薄肌肌皮瓣位于大腿内侧,位置隐蔽,局部转移可修复会阴及坐骨结节部创面,供区创面多能一期闭合。该肌属大腿内侧肌群,有辅助内收大腿、屈曲和内旋小腿的作用,切取后对功能影响较小。可修复同侧腹股沟、会阴及骶尾部创面及坐骨结节部褥疮,且可重建肛门括约肌功能。

1. 应用解剖　股薄肌是一条扁长带状肌,位于大腿内侧皮下,位置表浅,以扁平腱起自耻骨及坐骨下支,向下逐渐变窄,经股骨内髁后方,缝匠肌止点深面,止于胫骨粗隆内侧面。主要营养血管为股深动脉的股薄肌支,其始点约在腹股沟韧带中点下方 9cm 处,自股深动脉发出后,斜向内下经内收长短肌之间,在耻骨结节下约 8cm 处(该肌中上 1/3 处),由深面入肌(图 1-42)。有两条伴行静脉,神经为闭孔神经前支。血管入肌后在肌内纵行向下,沿途发出数支肌皮动脉营养浅层皮肤和皮下组织,肌外血管蒂长 74mm,起始处动脉外径 3.0mm。肌肉两端尚有细小血管分支进入,切断这些分支,并不影响肌肉远端血供。股薄肌远端浅层有缝匠肌斜行通过,该处股薄肌到皮肤无肌皮动脉,故股薄肌肌皮瓣切取范围仅限于上 2/3 皮肤。以主要营养血管为蒂的股薄肌肌皮瓣局部转移,可修复股内侧、腹股沟、会阴及

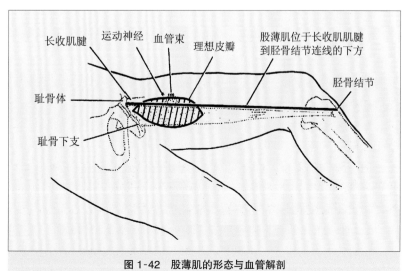

图 1-42　股薄肌的形态与血管解剖

尾骶部创面。

2. **适应证**　股薄肌能够良好地适应不规则的形状和填塞无效腔,最适合于面积不大而简单皮瓣又不能充分处理的创面。局部转移可修复同侧腹股沟、会阴及骶尾部创面、及坐骨结节部褥疮,且可重建肛门括约肌功能。游离移植可用于缺损肌肉的动力重建,如臂丛撕脱伤或缺血性肌挛缩。

3. **手术方法**

(1) 皮瓣设计。在耻骨结节与膝内侧半腱肌连线后面 10cm 范围内设计皮瓣(图 1-42)。先标明耻骨结节下 8cm 处皮瓣的血管蒂位置,此点为皮瓣的旋转轴。从该点到皮瓣最远端距离应稍大于至创面最远端距离,按创面大小、形状画出皮瓣轮廓。若拟直接转移,则皮瓣范围较大,呈长椭圆形,皮瓣近侧与创面切口线相连;若通过皮下隧道转移,则皮瓣稍大于创面,并标明皮瓣近侧与远侧切口线。

(2) 手术步骤。有顺行和逆行两种切取方法。

顺行切取　先做皮瓣近侧切口,切开深筋膜找到内收长肌与股薄肌间隙。在两肌间隙内,股薄肌中 1/3 处,小心寻找该肌主要血管蒂,此血管蒂被内收长肌和内收短肌的筋膜层包围着,勿予损伤。然后沿股薄肌深面由近向远切取肌皮瓣,注意随时将皮肤与肌膜间断缝合,以免两者分离影响皮瓣血运。

逆行切取　先做皮瓣远侧切口,找到股薄肌后用纱布条提起肌皮瓣,观察股薄肌是否通过设计的皮瓣区(图 1-42)。必要时可及时调整皮瓣设计。然后由远而近掀起肌皮瓣,当解剖到该肌中上 1/3 处,注意保护进入该肌血管蒂。肌皮瓣切取后可游离移植,也可局部转移。如进行游离移植,应向近侧游离血管蒂直至所需长度,靠远端切断股薄肌。如局部转移则可通过皮下隧道转移,亦可切开供区与受区之间正常皮肤直接转移来修复创面(图 1-42 左侧),供区创面一般可一期闭合。

4. **注意事项**

(1) 由于缝匠肌斜经股薄肌远侧 1/3 浅层,使股薄肌远侧 1/3 无肌皮穿支供应皮肤,故股薄肌肌皮瓣切取安全范围在该肌近侧的 2/3,皮肤宽度可超出肌缘 2～3cm,皮瓣设计时此点应加以注意。

(2) 当术中股薄肌位置不够确定时,尤其是肥胖病人,不要企图分离皮瓣来寻找肌肉,这将损伤肌皮血管穿支而影响皮瓣血运。此时可向远侧延长切口,先找到缝匠肌,该肌为大腿唯一由外上向内下斜行的肌肉,易于辨认,以此为标记寻找位于其深面的股薄肌,然后按逆行方法切取肌皮瓣。

(3) 股薄肌与表面皮肤联系疏松,极易分离,操作要轻柔,并将皮肤与肌缘暂做间断缝合固定,以防两者分离而影响皮瓣血运。

(4) 由于坐骨结节褥疮创面深、无效腔大,切取肌皮瓣时肌肉部分应多于皮肤部分,用多余肌肉填塞无效腔,皮肤覆盖创面。

(5) 在大腿内侧,股薄肌瓣与股内侧筋膜皮瓣可分别切取转移,二者所利用的血管不同。

(六) 股前外侧皮瓣

主要以旋股外侧动脉降支为血管蒂的股前外侧部皮瓣。1984 年,徐达传报道了股前外侧皮瓣(anterolateral thigh flap)的解剖学研究并提出用旋股外侧动脉的肌皮穿支为轴心血管的游离皮瓣。1985 年罗力生将股前外侧皮瓣游离移植应用于临床并获得了成功。Song(宋业光,1984)在国外介绍了股前外侧皮瓣的解剖与临床经验。这些先驱者的解剖研究与临床应用,使股前外侧皮瓣在国内外迅速推广,也为以后穿支皮瓣的出现打下了基础。目前,该皮瓣除被广泛应用于头面颈部、四肢、躯干、会阴等部位皮肤软组织缺损的创伤修复外,还用于尿道、阴道和肛门成形,以及阴茎再造、阴道再造、眼窝再造和舌再造等。股前外侧皮瓣以其供区隐蔽,皮瓣切取面积大,血管蒂恒定、蒂长,管径粗,切取后不影响肢体功能,并可以根据需要制成筋膜瓣、肌皮瓣或者岛状皮瓣及附带股前外侧皮神经的感觉皮瓣等众多优点被很多学者称为万能皮瓣,为临床中最为常用的皮瓣之一。

1. **应用解剖**　股前外侧皮瓣的血管蒂可分为 3 个来源:①旋股外侧动脉降支的外侧支或内侧支或主干;②旋股外动脉横支;③旋股外侧动脉主干或股深动脉或股动脉。

旋股外侧动脉　股前外侧皮瓣位于大腿前外侧,大多数以旋股外侧动脉降支及其肌皮动脉穿支为血管蒂,变异情况下可形成以横支、升支或高位皮支为血管蒂的皮瓣。综合临床及解剖所见,股前外侧皮瓣的80%～90%来自旋股外侧动脉的降支,包括其主干、内侧支、外侧支,另有10%左右血供来源于旋股外侧动脉横支、主干以及股深动脉和股动脉。旋股外侧动脉自股深动脉或股动脉发出后在股直肌深面分为升支、横支和降支。其中降支最粗大,行程最长。旋股外侧动脉的降支在股直肌与股外侧肌之间行向外下方,其体表投影为:由髂前上棘与髌骨外上缘连线中点与腹股沟韧带中点作一连线,这一连线的下2/3段即为降支的体表投影。行走至股直肌与股外侧肌之间分为内侧支和外侧支。内侧支继续下行并沿途发出很多细小的肌支供养邻近肌肉,最终加入膝关节网。外侧支行向外下沿途发出数支供养股外侧肌及股前外侧部皮肤,是股前外侧皮瓣的主要的营养血管(图1-43)。

　　股前外侧皮瓣的静脉　　股前外侧皮瓣的静脉多数有两条伴行静脉,外径分别为2.3mm和1.8mm,所有的肌皮动脉穿支都有伴行的静脉,比例约为1∶1。皮瓣区浅层还有股前外侧区的浅静脉,外径较粗大,必要时可以应用。

　　股前外侧皮瓣的神经　　股前外侧皮瓣属股前外侧皮神经所司职的范围,因此股外侧皮神经的出现率为100%。它发自腰丛,在髂前上棘内侧经腹股沟韧带深面至股部,在髂前上棘下方7～10cm处穿出阔筋膜,直径约1.5mm,沿髂前上棘与髌骨外上缘连线在皮下组织中下行,常分两支支配股前外侧皮肤。其血供呈多源性和节段性,中、下1/3段血供来源于旋股外侧动脉。找到此神经的近端,并作为皮瓣神经蒂而制备带感觉的皮瓣。

　　2.手术方法

　　术前准备:①依据旋股外侧动脉的体表投影,应用多普勒超声血流探测仪,找出动脉皮支穿出点,并加以标志。②设计皮瓣:患者平卧位,自髂前上棘至髌骨外上缘作一连线,在连线中点附近用多普勒血流仪先测出旋股外侧动脉降支发出的第一肌皮动脉浅出皮肤的位置,多数在以髂髌线中点为圆心、3cm为半径的范围内。设计皮瓣时使此点落在皮瓣的上1/3中央部位,以髂髌线为轴根据缺损部位的形状面积标出皮瓣的边界(图1-44)。上界可达阔筋膜张肌的远端,下界可达髌骨上7cm,内侧可达股直肌内侧缘,外侧至股外侧肌间隔或更大。皮瓣可设计成椭圆形、菱形及星状等各种形状。③体位与麻醉:患者取平卧位,可一次完成皮瓣的切取与供区的覆盖。成人首选连续硬膜外麻醉,老年患者或儿童视情况行合适麻醉。④手术步骤:按术前设计,沿皮瓣设计线的上端及内侧缘,切开皮肤、皮下组织及深筋膜,将阔筋膜

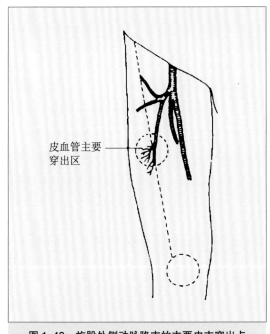

图1-43　旋股外侧动脉降支的主要皮支穿出点

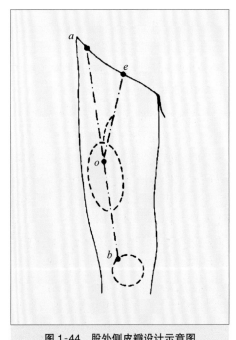

图1-44　股外侧皮瓣设计示意图

47

和皮下间断缝合数针,以防牵拉滑动而使皮下与阔筋膜分离。在股直肌与股外侧肌间隙小心钝性分离寻找旋股外侧动脉降支,向下顺降支沿途寻找发向股外侧肌的分支,若为肌间隙穿支则一目了然,若为肌皮穿支则应确认进入股外侧肌。将皮瓣的外侧缘完全切开,并掀起固定皮瓣,找到皮穿支,与前面找的肌皮穿支互相配合切断股外侧肌的肌束,直至完全暴露,可根据受区需要携带部分肌肉组织。将皮瓣的下界切开,并根据受区需要向上游离降支近段,完全游离皮瓣。

3. 注意事项

(1)术前应充分估计血管的走行及变异、皮瓣的大小、血管蒂的长短。

(2)术中解剖肌皮穿支是切取股前外侧皮瓣的关键步骤。分离肌皮穿支时要注意在股外侧肌内行走的血管束较细,为防止误伤,操作要轻柔细致,所分离的血管束暴露要良好。

(3)术中应注意识别股神经至股外侧肌的分支,切不可盲目地钳夹或缝合以防止误伤,引起股外侧肌的功能障碍。

(4)股外侧皮神经为皮瓣的感觉神经,在修复足跟、手掌等感觉敏感部位时,应该吻合皮神经,以期成为感觉皮瓣。

(5)吻合伴行静脉是皮瓣成活的基础,一般应保留两条伴行静脉作为回流静脉。如伴行静脉口径或吻接的质量不理想,应寻找皮静脉或其他皮下静脉吻接。

(七)腓肠肌肌皮瓣

由腓肠肌连同皮肤局部转移切取的肌皮瓣。腓肠肌肌皮瓣(gastrocnemius myocutaneous flap)是以腓肠血管为蒂的组织瓣,实际包括两个不同的肌皮瓣,即内侧腓肠肌肌皮瓣和外侧腓肠肌肌皮瓣。两者基本相似,但又各有特点。内侧腓肠肌肌皮瓣较长,是修复小腿软组织缺损最常用的肌皮瓣;外侧腓肠肌肌皮瓣修复范围较小,但是修复小腿的前区或侧区非常好的材料。

1. 应用解剖　腓肠肌位于小腿后面浅层,以内外两侧头起于股骨内外髁后方。二头肌腹在容纳小隐静脉及腓肠神经的沟底融合在一起,切取时可作为解剖标志。二肌腹下行至小腿中部与比目鱼肌腱膜合成跟腱(图1-45)。腓肠肌内、外侧头的滋养动脉位于膝关节水平,分别起于腘动脉内外侧。在进入近端的肌肉前,在肌外走行数厘米,然后会同胫神经发出的肌支一起进入肌肉。血管从肌肉近端深面入肌后,分出树枝状多级血管分支,遍及整个肌肉。再分出肌皮穿支进入皮下组织,供应该肌及其表面皮肤。临床上可形成内外两个独立的肌皮瓣。自腓肠内侧动脉注入墨汁,可见皮肤染色范围自腘窝至踝部,其宽度超过小腿周径的3/4。内侧头肌皮瓣切取范围上自腘窝中部,下至内踝上5cm,前至胫骨内侧缘,后至小腿后正中线。外侧头肌皮瓣范围较小,外侧至腓骨缘,远侧至外踝上10cm(图1-46)。

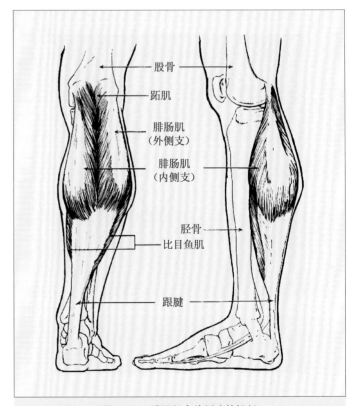

图1-45　腓肠肌内外侧头的解剖

股骨
跖肌
腓肠肌(外侧支)
腓肠肌(内侧支)
胫骨
比目鱼肌
跟腱

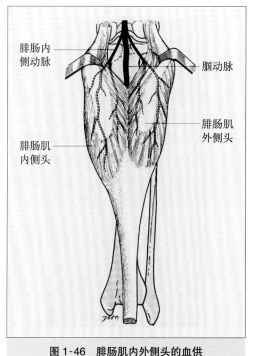

图 1-46 腓肠肌内外侧头的血供

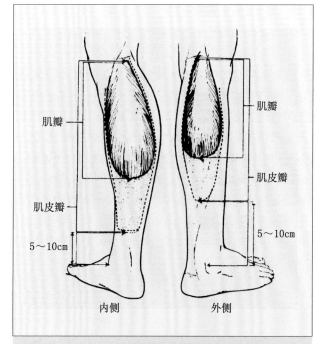

图 1-47 肌瓣与肌皮瓣的切取范围不同

2. 适应证 在小腿,由于不同的解剖特征和位置关系,腓肠肌的两个头并不能完全互换、替代。使用腓肠肌作为肌瓣或肌皮瓣重建膝关节和小腿上段创面是十分有效的。近端恒定的主要血管蒂,发出分支遍布肌肉,使得腓肠肌皮瓣成为全身最可靠的皮瓣之一。由于内侧头更大、更长、更靠近胫骨边缘,因此内侧头在修复膝部及小腿的创面中更为常用(图 1-47)。作为肌瓣,腓肠肌内侧头肌瓣可修复膝关节及小腿上 1/3 段的创面。腓肠肌外侧头肌瓣,因面积稍小,肌纤维与外侧和前肌间隔相交织,所能到达的范围较小,可用于修复小腿和膝关节外上侧的小面积创面。作为肌皮瓣,腓肠肌内侧头肌皮瓣可覆盖大腿下段、膝关节和胫骨上 2/3 段的缺损。腓肠肌外侧头肌皮瓣可覆盖大腿下段、膝关节外侧和胫骨上 1/3 段的缺损(图 1-48)。

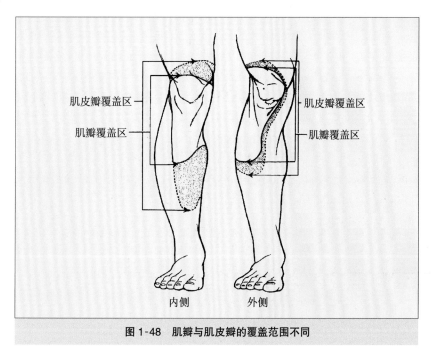

图 1-48 肌瓣与肌皮瓣的覆盖范围不同

虽然腓肠肌肌皮瓣又宽又长,但有一个显著的缺点,就是供区必须植皮,影响小腿外观。由于在供区的畸形减少,可以填充三维的创面,单独的腓肠肌肌瓣常常成为首选。

3.手术方法

(1)内外侧头腓肠肌肌皮瓣。皮瓣基部皮肤和肌肉均不切断,术中血管蒂不需显露,手术安全、简单。但肌皮瓣转移幅度较小,用于修复小腿中、上部创面或跟腱部分软组织。①皮瓣设计:以切取内侧腓肠肌肌皮瓣修复胫前创面为例,皮瓣基部位于小腿后上方,后缘位于小腿后正中线,前缘与创面边缘相连,其中无正常组织间隔,按创面的大小画出皮瓣轮廓,皮瓣远端应超过创面远端的水平线3~5cm,使其移位后能无张力地覆盖创面。②皮瓣切取:切取内侧腓肠肌肌皮瓣,患者取患侧卧位(外侧肌皮瓣取健侧卧位,双侧肌皮瓣取俯卧位),健侧在上,用无菌敷料包扎,大腿上部消毒以备切取游离皮片。在靠腘窝处做皮瓣后切口,切开深筋膜,在小腿后正中线找到小隐静脉及腓肠神经,将两者牵向外侧保护。在腓肠肌二头之间钝性分离,找到腓肠肌内侧头与比目鱼肌间隙。该间隙为疏松结缔组织,用手指易将两者分开(图1-49),然后依次做前切口及远侧切口。基部皮肤与肌肉不需切断,皮瓣掀起后,向前移位覆盖胫前创面,供区创面用中厚皮片修复。

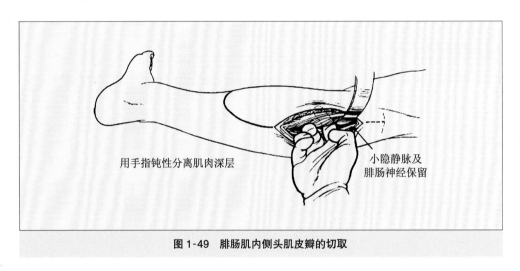

用手指钝性分离肌肉深层　　　　小隐静脉及腓肠神经保留

图1-49　腓肠肌内侧头肌皮瓣的切取

(2)双蒂腓肠肌肌皮瓣。肌皮瓣远侧皮肤保留一定宽度不予切断,可增加皮瓣远端血运,延长皮瓣长度,但限制皮瓣移动度,主要用于修复小腿远端创面。①皮瓣设计:以设计内侧腓肠肌双蒂肌皮瓣修复胫前创面为例,皮瓣前缘位于胫骨内缘,并与创面相连;后缘位于小腿后正中线,皮瓣远端向前斜行至内踝上方,保留内踝前方宽约4cm皮肤不予切断,形成皮瓣远侧蒂部。②皮瓣切取:远侧皮瓣切取时,切口要在跟腱内侧,术中需切断从比目鱼肌来的穿支,注意勿损伤屈肌支持带及胫后血管神经束,待皮瓣游离后向前移位覆盖胫前创面。皮瓣近侧基部的皮肤切断与否,视需要而定,若向前推移范围小者,基部皮肤不需切断;若推移范围较大者,则可切断基部皮肤和腓肠肌内侧头股骨附着部,仅保留血管蒂,可增加皮瓣前移距离。

4.优缺点　优点是切取一侧腓肠肌对足的功能影响不大;缺点是术后小腿留有瘢痕,影响外观。

(八)腓肠神经营养血管皮瓣

取自小腿后侧、以腓肠神经营养血管链为供血基础的皮瓣,是皮神经营养血管皮瓣的典型代表。

1992年法国Masquelet首先报道该皮瓣的血管解剖和临床应用,称其为浅感觉神经血管轴供养的岛状皮瓣(skin island flaps supplied by the vascular axis of the sensitive superficial nerves)。1994年日本Hasegawa报道以腓肠神经伴行血管(腓肠浅动脉)与腓动脉远侧肌间隔吻合支(外踝上5cm)为血供的远端蒂腓肠浅动脉皮瓣(distally based superficial sural artery flap)。1998年日本Nakajima指出小隐静脉的营养血管对皮肤血供亦有作用,提出了腓肠神经-小隐静脉营养血管筋膜皮瓣(sural lesser saphenous neuro-veno-fasciocutaneous flap)的概念。2000 年张世民等通过实验研究,提出小隐静脉血倒灌对远端蒂皮瓣的成活有不良影响,应在蒂部远侧予以结扎阻断倒灌。2001 年 Le Fourn 等和 Al Qattan 等通过解剖学研究,发现深层的腓肠肌血管与腓肠神经营养血管束之间亦有交通吻合,成功地切取带肌肉的远端蒂肌筋膜皮瓣(myo-fasciocutaneous flap)修复骨髓炎创面,充分利用了肌肉代谢率高、抗感染能力强的优点。2001 年柴益民等将宽厚的远端筋膜蒂改进为细小的穿支血管蒂,方便转移。2005 年张发惠等从血管解剖学角度提出了皮瓣旋转轴点下移的可能性。2006 年张世民等介绍了外踝后穿支的腓肠神经营养血管皮瓣(sural neurocutaneous flap)。

1. **应用解剖** 在腘窝,腓肠内侧皮神经起自胫神经,腓肠外侧皮神经起自腓总神经,二者分别由腘窝内、外侧皮动脉伴随下降。在腓肠内侧皮神经与腓肠外侧皮神经的交通支汇合成腓肠神经时,其伴行的营养血管也相应地配合汇拢,并与腘窝中间皮动脉共同形成腓肠神经营养动脉——腓肠浅动脉(superficial sural artery),口径 1.0～1.5mm。在约 1/3 的解剖标本中腓肠浅动脉很细小,仅为密集的纵向血管丛。此神经血管束在腓肠肌二头之间下降,于小腿中上 1/3 穿出深筋膜。以后腓肠神经营养血管束伴小隐静脉走行,发出皮支供应小腿后方中下 2/3 偏外的皮肤。在有腓肠浅动脉的标本中,约 65% 的腓肠浅动脉可追踪到达踝部,另 35% 在小腿下 1/3 变细,成为交织的纵向血管丛。

在远端蒂腓肠神经营养血管筋膜皮瓣掀起时,近侧的血管均被切断结扎,对皮瓣成活不起作用。皮瓣血供均来自远侧的肌间隔穿血管与腓肠神经小隐静脉营养血管链(腓肠浅动脉)的吻合支,因此对远侧穿支血管的研究最有临床意义。腓肠神经营养血管链在下行中,得到 3～5 个腓动脉肌间隔穿支血管(小腿后外侧肌间隔)的吻合加强,最低的一个吻合支约在外踝上 5cm 处(外踝后上穿动脉)。肌间隔穿血管形成的深筋膜血管丛及其与腓肠神经和小隐静脉营养血管丛的纵向链式吻合,是远端蒂腓肠筋膜皮瓣切取较长的解剖学基础(图 1-50、图 1-51)。

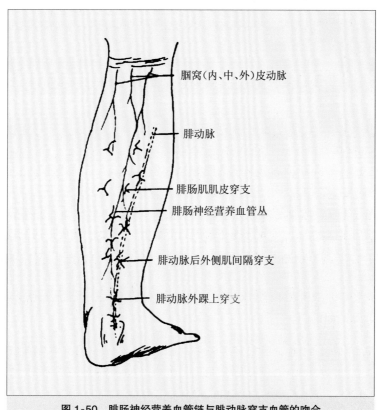

腘窝(内、中、外)皮动脉

腓动脉

腓肠肌肌皮穿支

腓肠神经营养血管丛

腓动脉后外侧肌间隔穿支

腓动脉外踝上穿支

图 1-50 腓肠神经营养血管链与腓动脉穿支血管的吻合

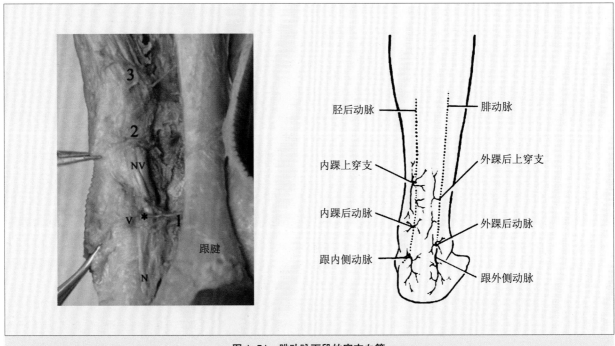

图 1-51 腓动脉下段的穿支血管
1.外踝后穿支(较大) 2.外踝后穿支(细小) 3.腓动脉后外侧肌间隔穿支 NV.腓肠神经小隐静脉;V.小隐静脉;N.腓肠神经

该皮瓣有两套静脉血管系统:一是肌间隔穿动脉的伴行静脉,有1~2条,注入深静脉;二是小隐静脉,但不少学者研究认为小隐静脉不能帮助皮瓣的静脉逆向回流。

2. **适应证** 该皮瓣主要是以远端为蒂,在小腿的中上段切取皮瓣,向远侧转移,修复足踝部创面,包括小腿下1/3段、踝部、足跟,甚至中前足。

3. **手术方法**

(1) 皮瓣设计。根据受区创面的具体部位、大小和缺损情况,按"点、线、面、弧"的原则设计这一远端蒂皮瓣(图1-52)。①点:旋转轴点即皮瓣的基底部,是皮瓣血供的来源。一般选在外踝后上方5cm腓动脉最低的一个肌间隔穿支,术前可用超声多普勒帮助确定。②线:轴心线即腓肠神经的走行线,位于腘窝中点至跟腱与外踝连线的中点上。轴心线是链式血管链的方向,是皮瓣血供的生命线。因腓肠神经与小隐静脉有良好的伴行关系,术前可在静脉止血带下以小隐静脉的走行帮助确定。③面:有两层意思,一是切取面积,以缺损创面的大小再加上2cm确定为皮瓣的面积,该皮瓣的最大切取长度可达腘横纹下,但以不超过小腿中上1/3交界处为安全;二是切取平面在深筋膜下间隙,此为皮瓣掀起的"外科平面"。④弧:根据旋转轴点至缺损远端的距离再加上2cm,在轴心线上反向画出,即为皮瓣的旋转弧,包括瓣长加蒂长之和。

随着对该皮瓣认识的提高,基础和临床工作者对该血供系统又有新的认识,对皮瓣的瓣部、蒂部和轴点等进行了改进,可有多种演变方式(表1-7、图1-53)。

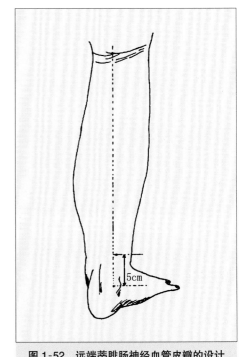

图 1-52 远端蒂腓肠神经血管皮瓣的设计

表 1-7 腓肠神经营养血管皮瓣的临床衍化

演化类型	皮瓣类型
蒂部演化	腓肠神经小隐静脉筋膜皮下蒂(宽厚) 腓肠神经筋膜皮下蒂(宽厚,不含小隐静脉) 小隐静脉筋膜皮下蒂(宽厚,不含腓肠神经) 腓动脉最远侧肌间隔穿支蒂(细小)
旋转轴点	外踝后上 5cm(4～7cm),腓动脉最远侧肌间隔穿支 外踝上 2cm(0～3cm),腓动脉终末支的外踝后穿支
瓣部演化	腓肠神经筋膜皮瓣 腓肠神经筋膜皮下瓣 腓肠神经筋膜肌皮瓣(部分腓肠肌) 腓肠神经筋膜骨皮瓣(腓骨) 有血供的筋膜蒂腓肠神经移植(桥接胫神经) 有血供的筋膜蒂小隐静脉移植(桥接胫后动脉)

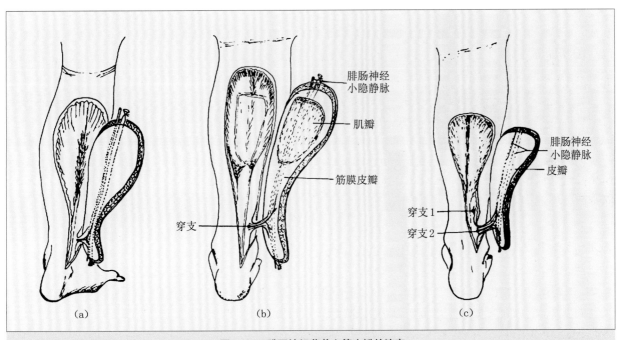

图 1-53 腓肠神经营养血管皮瓣的演变
(a)腓动脉穿支蒂筋膜皮瓣 (b)腓动脉穿支蒂筋膜肌皮瓣 (c)腓动脉外踝后穿支筋膜皮瓣

(2)皮瓣切取。患者俯卧位,患肢不驱血,抬高 3～5 分钟,在气囊止血带控制下手术。按设计画线先做蒂部皮肤切口,在真皮下向两侧翻开皮肤瓣各 1.5～2cm,使腓肠神经筋膜蒂的宽度不小于 3cm。从跟腱一侧切开深筋膜,将其向外侧掀起,观察腓动脉最远侧肌间隔穿支血管的位置(外踝上 4～7cm)和口径大小(1mm 左右),再对皮瓣切取范围作适当调整。

在小腿近侧做皮瓣末端切口。切开皮肤、皮下组织直达深筋膜下间隙。将腓肠神经和小隐静脉切断,包含在皮瓣内。在深筋膜下间隙由近及远向蒂部解剖,此间隙疏松,仅需电凝遇到的一些穿支血管。注意随时将皮肤与深筋膜缝合固定几针,防止二者脱离。至蒂部时应特别小心,辨清腓动脉在后外侧肌间隔发出的最远侧穿支血管,防止损伤。一般 30 分钟左右即可将皮瓣掀起。放松止血带,观察血循环,一般 1 分钟内皮瓣末端即有鲜红渗血。注意小隐静脉的张力,如小隐静脉因远侧足部静脉血倒灌而发生怒张,则在皮瓣旋转轴点远侧 1cm 将其仔细挑出结扎,阻断静脉血的倒灌。如远侧的足跟创面已将小隐静脉属支损伤,小隐静脉无怒张,则不必再做结扎。将皮瓣试行转移,如有张力,可将蒂部的筋膜组织做显微分离,切断紧张的纤维束带。修整受区创面后,将皮瓣无张力下转移至受区。如皮瓣宽度不超过 5cm 或小腿周径的 1/5,供区多可直接缝合。如有困难,则两端拉拢缝合后,中间行断层植皮覆盖。

4. 注意事项

(1) 切取面积。早期强调皮瓣仅能在皮神经走行于皮下组织的节段内切取,即小腿的下 2/3 段。因为尚有部分节段被蒂部占用,所以皮瓣长度多不超过 10cm。随着认识的提高,目前文献报道的皮瓣最长达到 30cm,近端临近腘窝,完全成活。

(2) 皮神经的处理。多将皮神经包含在皮瓣内切取,在供区予以牺牲;如果修复足跟,则将其与受区的神经进行端侧或侧侧吻合,以恢复保护性感觉功能。如果切取的皮瓣部位靠近外侧,且不是很宽,临床亦可将腓肠神经留在供区,仅切取筋膜皮瓣或筋膜皮下瓣,但有解剖分离神经耗时长的缺点。

(3) 小隐静脉的处理。张世民通过解剖和实验研究,提出浅静脉干在远端蒂皮瓣中有害无益,应在远端蒂部予以结扎,防止静脉血的倒灌。在受区近侧找到一条向心性的引流静脉,将小隐静脉与其吻合,建立浅静脉干的流出通道,是最好的处理方法。

(4) 旋转轴点。在血供有保证的前提下应尽可能地靠近创面。临床最常用的是外踝上 5cm 左右和 2cm 左右的穿支血管。

5. 优缺点　该远端蒂皮瓣的出现,约使足跟部吻合血管的游离皮瓣使用率减少了 2/3 以上。其优点包括:①带蒂转移,容易开展;②一次完成,手术快捷,耗时短,掀起皮瓣 30~45 分钟即可完成;③在同一肢体手术,麻醉、消毒、铺巾一次完成;④不损失肢体主要动脉,对伤肢血供破坏少,适应证较带主干动脉的逆行岛状皮瓣更广;⑤属局域性皮瓣,就近取材,转移的组织与受区相近;⑥皮瓣带有皮神经,在受区进行吻合可恢复保护性感觉功能;⑦血液循环较逆行岛状皮瓣更符合生理性,成活可靠;⑧不固定肢体,利于早期活动和功能康复,病人痛苦少;⑨不需显微外科技术吻合血管,操作简单;⑩对肢端创伤的修复重建特别适用。缺点包括:①腓肠神经痛性神经瘤;②蒂部旋转扭形明显,有的需二次修整;③供区不美观,在年轻女性皮瓣切取较大需植皮覆盖时需注意,可切取筋膜皮下瓣;④部分皮瓣肿胀持续时间长,需研究改善静脉回流的方法。

第九节　特殊创伤处理

一、电烧伤

由于电流通过人体组织,电烧伤常有"入口"及"出口",其损伤特点是皮肤及深部组织常同时受累,坏死组织范围大,呈立体状,且组织已坏死和尚未完全坏死的组织混合存在,损伤范围不清。手术的目的不仅是要用植皮或皮瓣消灭创面,修复皮肤的完整性,而且要尽量保护深部重要组织,减少损失,以利后期功能恢复。

及时有效修复创面可保护深部组织、缩短疗程,且有利于外观与功能的恢复。只要全身情况允许,应尽早手术。手术可分为几种情况:一是急救手术:危及生命及肢体的损伤需紧急处理,如肢体血管损伤,血运障碍,需急诊行血管移植,重建肢体血循环。二是早期修复:对于电烧伤造成的创面,如局部条件允许应早期修复,以免造成深部组织感染坏死。对于腕部电烧伤,关节部位电烧伤,手术可在伤后 2~10 天进行。三是择期修复:如手足肢体远端等处电烧伤,早期可在创面涂布磺胺嘧啶银(SD-Ag),待创面水肿减轻、炎症局限、坏死范围清楚、组织消肿后再行手术。四是晚期修复:创面焦痂已溶解分离,部分肉芽生长,深部组织腐烂。应在尽可能彻底清创的同时用血循环丰富的组织瓣修复创面,为深部肌腱、神经、骨关节功能重建创造条件。

二、放射性溃疡

放射性损伤是由于电离辐射对皮肤直接作用所引起的,最后可导致难愈性的放射性溃疡。自从 1895 年 Roentgen 发现 X 射线后,皮肤因射线照射引起皮炎及溃疡即有报道。随着放射线治疗广泛应用,需要外科进行修复的放射性溃疡创面也逐渐增多。

大量放射性射线照射机体后,使组织内的水分子发生电离和激发,影响细胞内正常的物质代谢。皮肤的上皮细胞多呈空泡性改变,表皮角化层变薄,真皮弹力纤维变性,正常胶原纤维被玻璃样胶原所置换。皮肤附属器官萎缩,毛发脱落。放射性损伤数分钟后,毛细血管可发生反应性扩张,局部充血,出现不同程度的破坏,导致动、静脉内膜炎,主要表现为小血管内皮细胞浑浊肿胀,变性,内膜增厚,管腔变窄甚至闭塞,引起血供障碍,影响组织的再生能力。肌肉细胞形成空泡,并被瘢痕组织所替代。神经呈脱髓鞘改变,影响传导功能。因骨组织内血管闭塞,骨组织将失去生机或呈骨质疏松,软骨可发生坏死性改变。

放射性溃疡可分为急性和慢性两类,溃疡的深度与剂量的大小、射线的性质和硬度、照射的部位、年龄、机体的功能状态等诸多因素有关。急性放射性溃疡创面边缘整齐,底部凹凸不平,被一层纤维素物质覆盖,脓性分泌物少而稠厚,不易愈合,愈合后亦易复发。

慢性放射性溃疡创面皮肤萎缩、干燥、病变皮肤破溃、坏死,由于组织再生能力差和抗感染力低,导致经久不愈的溃疡。放射性溃疡的治疗包括全身和局部两方面。首先应注意改善全身情况和提高创面愈合能力。外科修复是治疗放射性溃疡创面的主要治疗手段,处理原则是彻底切除溃疡创面、清除坏死组织,采用带血管的组织瓣修复创面,由于改善了局部血运,有利于组织修复。对于肢体远端部位严重的放射性损伤或溃疡创面伴有恶变者,应尽早行截肢术。

(侯春林　张世民　宋达疆)

参 考 文 献

[1] 钟世镇,孙博,刘牧之,等. 皮瓣血供的解剖学类型[J]. 临床应用解剖学杂志,1984,2(1):1-4.

[2] 钟世镇,徐永清,周长满,等. 皮神经营养血管皮瓣解剖基础即命名[J]. 中华显微外科杂志,1999,22(1):37-39.

[3] 侯春林,张世民. 筋膜皮瓣与筋膜蒂组织瓣[M]. 上海:上海科学技术出版社,2000.

[4] 张世民,徐达传,顾玉东,等. 链型皮瓣的血管基础及临床意义[J]. 中国临床解剖学杂志,2004,22(1):13-16.

[5] 张世民,徐达传,顾玉东. 穿支皮瓣[J]. 中国临床解剖学杂志,2004,22(1):32-33.

[6] 郑和平,徐永清,张世民. 皮神经营养血管皮瓣[M]. 天津:天津科学技术出版社,2006.

[7] 张世民,唐茂林,穆广态,等. 穿支皮瓣及相关术语的专家共识[J]. 中国临床解剖学杂志,2010,28:475-477.

[8] 徐达传,张世民,唐茂林,等. 穿支皮瓣的发展与现状[J]. 中国修复重建外科杂志,2011,25(9):1025-1029.

[9] 唐茂林,徐永清,张世民. 穿支皮瓣的应用解剖与临床[M]. 北京:科学出版社,2013.

[10] 侯春林,顾玉东. 皮瓣外科学[M]. 2 版. 上海:上海科学技术出版社,2013.

[11] McGregor I A, Morgan G. Axial and random pattern flaps [J]. Br J Plast Surg, 1973, 26(3):202-213.

[12] Pontén B. The fasciocutaneous flap: Its use in soft tissue defects of the lower leg [J]. Br J Plast Surg, 1981, 34(2):215-220.

[13] Koshima I, Soeda S. Inferior epigastric artery skin flaps without rectus abdominis muscle [J]. Br J Plast Surg, 1989, 42(6):645-648.

[14] Hallock G G. Fasciocutaneous flaps [M]. Boston: Blackwell Scientific Publications, 1992.

[15] Masquelet A C, Romana M C, Wolf G. Skin island flaps supplied by the vascular axis of the sensitive superficial nerves: Anatomic study and clinical experience in the leg [J]. Plast Reconstr Surg, 1992, 89(6):1115-1121.

［16］ Cormack G G，Lamberty B G H. The arterial anatomy of skin flaps ［M］. 2nd ed. Edinburgh：Churchill livingstone，1994.

［17］ Chang S M. The pedicle of neurocutaneous island flaps ［J］. Plast Reconstr Surg，1996，98(2)：374-376.

［18］ Chang S M，Hou C L. Chain-linked directional vascular plexuses of the integument and link-pattern vascularized flaps in distal extremities ［J］. Plast Reconstr Surg,1998,101(7)：2013-2015.

［19］ Nakajima H，Imanishi N，Fukuzumi S，et al. Accompanying arteries of the cutaneous veins and cutaneous nerves in the extremities：anatomical study and a concept of the venoadipofascial and/or neuroadipofascial pedicled fasciocutaneous flap ［J］. Plast Reconstr Surg，1998，102(3)：778-791.

［20］ Chang S M，Hou C L. Integument flaps incorporating the nutrifying arteries of cutaneous nerves and/or cutaneous veins ［J］. Plast Reconstr Surg,1999,104(4)：1210-1212.

［21］ Geddes C R，Morris S F，Neligan P C. Perforator flaps：evolution，classification and application ［J］. Ann Plast Surg，2003，50(1)：90-99.

［22］ Blondeel P N，Van Landuyt K H，Monstrey S J，et al. The "Gent" consensus on perforator flap terminology：Preliminary definitions ［J］. Plast Reconstr Surg，2003,112(5)：1378-1387.

［23］ Saint-Cyr M，Schaverien M V，Rohrich R J. Perforator flaps：History，controversies，physiology，anatomy，and use in reconstruction ［J］. Plast Reconstr Surg，2009,123(4)：132e-145e.

［24］ Sinna R，Boloorchi A，Mahajan A L，et al. What should define a "perforator flap" ［J］. Plast Reconstr Surg，2010，126(6)：2258-2263.

［25］ Hallock G G. The complete nomenclature for combined perforator flaps ［J］. Plast Reconstr Surg，2011,127(4)：1720-1729.

第二章　骨与关节创伤修复

第一节　治疗简史

四肢创伤是最常见的创伤。随着现代社会的飞速发展,四肢创伤尤其是交通伤的发生率呈逐年上升趋势。如何处理这类创伤,降低伤死率,减少致残率,是创伤骨科医生所面临的重要课题之一。

一、祖国医学对骨折治疗的贡献

在中华民族发展的历史长河中,我们的祖先很早就接触到、认识到骨的创伤,无数医学先驱为骨伤的治疗做出了巨大贡献。早在公元前16世纪的商代,甲骨文记录了骨折的名称以及小腿、肘和手等部位的损伤。公元前11世纪的西周时代,创伤骨科已成为当时医学四大分科之一,并主张对创伤骨科进行内外用药,包扎固定治疗。成书于汉代的《礼记·月令》记载了"瞻伤、察创、视听、审断"等诊断骨折的手段。1973年出土于湖南长沙的马王堆三号汉墓的医学帛书,记录了公元前168年左右,祖国医学即对骨折进行了区分。其中《足臂十一脉灸经》描述"阳病折骨绝筋而无阴病,不死","折骨绝筋"即闭合性骨折。《阴阳脉死候》记载了"折骨列肤",即开放性骨折。公元2世纪,东汉的华佗施行了骨科手术,"刮骨疗毒"即治疗开放骨折的清创术,他还创用"五禽戏"等功能锻炼方法。284—364年东晋的葛洪创用小夹板固定治疗骨折。自此,中医在小夹板固定骨折方面做出了杰出的贡献。841—846年,唐代的蔺道人著《仙授理伤续断秘方》,这是我国现存最早的一部骨伤科专著,在其中描述了骨折合并神经、肌腱损伤,"打扑伤损,骨碎筋断,淤血不散,……筋痿力乏,左瘫右痪,手足缓弱。"

时至今日,中医学上提倡的辨证论治、内外兼治、筋骨并重、动静结合等观点依然对骨折治疗起指导作用。

二、西方医学治疗骨折的历史

1. 夹板技术　在骨折处理的历史上,夹板技术出现最早。从古至今,发现了不少形式的木制夹板绑缚在受伤的肢体上。1903年,Smith教授赴埃及考察时发现了两具曾发生过骨折而且经过了处理的遗骸。一具为股骨中段粉碎性骨折,用4块长的木制夹板固定,每块夹板均用亚麻绷带包裹。公元前460—前377年,希波克拉底(Hippocrates)在著作《希波克拉底文集》描述了用小夹板治疗前臂和小腿骨折。后来,阿拉伯外科医生Zahrawi E L使用外部夹板为双层木板,从骨折处开始向上、下延伸固定复位的骨折。1517年Gersdorf非常精彩地显示了用木板捆绑的经典方法,在放置妥当的夹板周围绑扎,并用管状木制索条勒紧,在中空的索条下方穿入捆扎线,预防绳索脱落。在同一书内,他还描述了如何纠正骨折断端的重叠(骑跨)畸形。1767年,Benjamin Gooch沿袭并发展了Gersdorf的方法,设计了应被视为第一个功能支架的装置(图2-1)。病人在骨折未达到坚固愈合之前戴此装置恢复体力劳动。同时他还根据不同部位的解剖,将夹板的形状塑形。

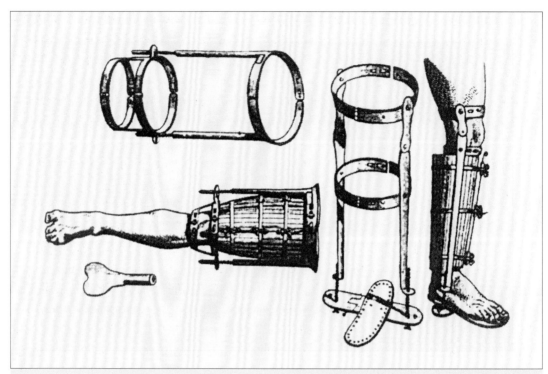

图 2-1　Benjamin Gooch 在 1767 年介绍的第一个功能支架

2. 石膏绷带　Zahrawi E. L. 很早以前就描述了由黏土、面粉和蛋清混合而成的胶状物作为骨折的固定材料。860 年,阿拉伯医师 Rhazes Athuriscus 指出,如果用作固定的材料需要较薄的话,那么蛋清更美观、更为实用。使用蛋清后可变得和石头一样坚硬,在骨折未完全愈合之前也不需将其去除。William Cheselden(1688—1752),著名的英国外科医师和解剖学家,描述了当他还是一名中学生时发生了肘部骨折,就是用蛋清固定治愈的。在 18 世纪,这种方法被介绍到法国是由 Le Dran 完成的。他用蛋清、香料、美国黏土或石膏粉混合制成包裹物和绷带,这种石膏灌注混合物沿用了很多年。19 世纪初,这种技术推广至整个欧洲。1852 年,荷兰的军医 Antonius Mathijsen 创用了石膏绷带,这种绷带能够随时使用,数分钟后变硬,与肢体形状相一致,不会被伤口分泌物损坏或潮解,重量不太重,且不十分昂贵。后来 Van Assen 准确描述了 Antonius 的技术。将棉花或亚麻布割成条,用毛线将其固定在肢体上。并在其间撒上干石膏粉,然后用水浸湿,便成为良好的固定绷带。如需要将伤口暴露,则在其相应部位切开。在皮肤容易受压的部位也切开。1876 年,Mathijsen 在一次展示会上介绍了他的石膏绷带。以后管形石膏绷带便迅速普及和传播。

3. 牵引　Galen(130—200)在其著作中曾经描述牵引治疗骨折,但随着夹板的使用,这一牵引很快被中止使用。只是到了 19 世纪中叶,作为处理骨干骨折持续牵引技术才被真正承认。最早应用皮肤牵引的当属 Josiah Crosby,他描述的方法为,使用两条英国的粘膏布粘在肢体的两侧,宽度应至少达肢体直径的一半,从膝上至踝部。然后包以螺旋绷带。后来此法被广泛用于治疗股骨骨折。1940—1950 年,George Perkins 提出放弃皮肤牵引,而用通过插在胫骨上端的钢针来行简单的直线牵引,并在牵引后立即开始活动膝关节,大大提高了治疗效果。

4. 功能支架　在 1767 年 Gooch 描述了第一个胫骨和股骨的功能支架后,许多年未被人重视。直到 200 年后,Sarmiento 发明了髌腱支撑固定治疗胫骨骨折。1970 年,Mooney 及其同事描述了铰链固定装置治疗股骨骨折。此后不同形式的固定装置和材料相继问世。随着功能支架的应用,病人免除了长期卧床或石膏固定的痛苦,可以较早地恢复功能和重新工作。

5. 开放性骨折的治疗　20 世纪之前,开放性骨折意味着截肢甚至死亡,1878 年开放性骨折患者的死亡率高达 38.5％。那时,开放性骨折的治疗主要是挽救生命。直到 20 世纪初,第一次世界大战中,股骨开放性骨折的死亡率高达 80％。随着治疗手段的进步,死亡率逐渐降低,但截肢率仍然较高,所以 20 世纪 60 年代中期以前治疗的目的是保存肢体。到 60 年代中期,治疗的目的演变为防治感染。到现阶段,治疗的主要目的是保留受伤肢体的完整功能。

6. 外固定(external fixation) 外固定治疗骨折已有 130 多年的历史。首先使用此法的是 Malgaigne,他在 1853 年介绍了一种爪形装置,用来经皮治疗髌骨骨折,对主要骨折块进行加压和固定。1893 年,Keetley 基于当时股骨骨折经常发生畸形愈合,推荐了一种方法,即经皮插入一组硬针固定在骨折处,并用特制的外固定装置将其把持住,用于骨折复位与固定。1897 年,Parkhill 介绍在长骨骨折的远、近段各插两枚"半针",并在外面用一精巧的夹子将之连接起来进行骨折的复位和固定。1909—1919 年,Freeman 发表了一系列文章,提倡采用外固定钢针来保持解剖对线,从而在拍摄 X 线片时可解除医生的负担。1912 年和 1917 年,Lambotte 与 Humphry 分别提出采用螺纹针,这样在骨折远、近段只需 1 根针。1930 年,Riedel 试图用"半针"与外夹钳相连来维持髋部 Shands 截骨术后的位置。1931 年 Conn 改进了在他之前就应用的外固定器,他报道针道感染较多,但在治疗的 20 例患者中有 15 例结果优良。1931 年,Bosworth 介绍了一种胫骨延长装置。同年,Pitkin 和 Blackfield 首先提倡将针穿过两侧骨皮质并与两个外固定夹相连。1931—1945 年,Aderson R 等发表了一系列关于应用半针和全针装置来治疗长骨骨折,以及进行关节融合和延长肢体手术的文章。因为针和外固定架的固定不够坚实,而且针道感染发生率较高,1930—1950 年,此法在北美被很多人反对。1938—1954 年,Hoffmann 发表了一系列文章介绍他的外固定方法,随后在欧洲,许多作者报道应用此法获得了优良的结果。这些报道掀起了使用和推广外固定器的高潮。这促使美国骨折和创伤外科委员会于 1950 年开始调查和评价此方法的疗效和实用价值,从此确定了其在治疗骨折中的地位。

1966 年和 1974 年,Anderson 和他的同事们报道了将横穿的钢针固定在管形石膏内而成功地处理了大批胫骨干骨折。自 1968—1970 年 Vidal 等改进了原先的 Hoffmann 装置,从单半针装置改变为四边双皮质架,从而大大增加了其强度。Jorgensen 等不少学者在以后的数年里进一步证实,在各种开放性的粉碎性骨折及不愈合中采用此法是有益的。

20 世纪 70 年代,北美的许多学者此后发表了他们应用外固定治疗长骨骨折的结果,从而又重新激发了应用此技术的热潮。开发了各种型号和结构的外固定架,制作了更坚实的钢针,材料也有明显改良,对此方法和适应证有了更深的认识。

在外固定架发展的历史中具有里程碑作用的学者是 Ilizarov(伊里扎洛夫)。Ilizarov 1944 年从克里米亚医学院毕业后在距离俄罗斯西伯利亚南部的库尔干市 150km 的多尔戈夫卡村的基层医院当医生,在那里他发明了世界闻名的 Ilizarov 外固定架,并且通过动物实验,发现了牵张成骨效应。20 世纪 80 年代,意大利、西班牙、法国、瑞士、巴西、美国、日本等国都有人到 Ilizarov 那里学习,回去后推广应用。至 20 世纪 90 年代初,Ilizarov 理论和技术即为西方国家所普遍接受,1997 年伊氏理论和技术成为美国骨科学会的骨科教程。

7. 内固定治疗 一般认为,最早的骨折内固定技术是用线结扎捆绑或缝合。据 Malgaigne 记载,首先提到用线绑扎是 1770 年,这种技术当时曾有不少争议。1827 年,纽约的 Kearny Rodgers 医生报告使用了骨缝合术。他治疗的是一位肱骨骨不连患者,首先切除骨不连处的假关节,发现骨折断端非常不稳定。在两端各钻一孔,穿入银线,使两骨折端靠拢。线尾端通过一管拉至伤口外,并保留在伤口处,尽管术后第十六天,此管连同线套均脱落掉出伤口外,但骨折部仍维持其位置,并在手术后第六十九天愈合。患者术后卧床共 2 个月。法国外科医生 Cucuel 于 1850 年介绍了 2 例骨折病人使用螺钉的情况,而用螺钉直接将骨折两端固定的是 Lambotte 医生。

Hansmann 于 1886 年报告了使用一个金属板,跨越骨折部位,将金属板的尾端弯成一直角,以使其突出在皮肤外。用一个或多个特制的螺钉将金属板贴在骨折块上。螺钉具有一长杆,以突出在皮肤外便于去除(图 2-2)。这些钉、板固定 4～8 个月后去除。他报告治疗新鲜骨折 15 例,假关节 4 例。George

Guthrie 在 1903 年讨论了当时应用直接固定的情况,介绍了镍钢板固定骨折技术,这种板带有 6 个孔,横过骨折处放置,向骨内再钻孔,用象牙栓将板与骨固定,象牙栓尾端露于皮肤外。3～4 个月后,将象牙栓拔除,而镍钢板通过一小切口去除。Steinbach 报告了用银板治疗胫骨骨折的方法,共 4 例,取得了良好的效果。他去除银板时使用了局部麻醉。作为金属置入物,银有很多优点。当时认为它有抗化脓的性质,其时在手术中第一次使用了橡皮手套。

真正称得上接骨术的是 Lambotte。他与在他之前提出线绑扎技术不同,是真正的稳定的骨固定。因此,Lambotte 被公认为是内固定的创始人。布鲁塞尔的 Albin 医生在 1908 年报告了用金属板固定治疗股骨骨折 35 例病人,得到完全恢复。他关于骨折外科治疗的专著也于 1913 年出版。William Arbuthnot Lane 使用了 Lister 的灭菌技术。Lane 还创造了骨手术的非接触技术,即用他发明的很多器械夹持植入物,而不用手直接抓持。到 1900 年,他设计了大量的不同形状的接骨板以满足特殊骨折的需要。到 1905 年,他编写了有关骨折手术治疗的著作。此书中,他图解了单个和双接骨板,还介绍了治疗股骨颈的髓内螺钉固定技术。

正如前述,骨折手术治疗的先驱者 Lane 和 Lambotte 等均使用过髓内螺钉治疗股骨颈骨折。同时,也有有关使用此法治

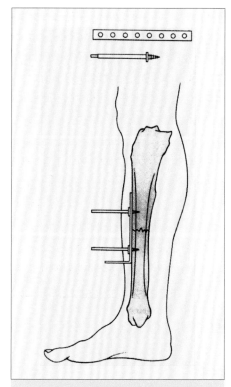

图 2-2　最初使用的固定骨折的钢板
钢板一端折弯露出皮肤外,螺钉杆很长,
也露于皮肤外,以便于去除

疗骨不连的病人。Gillette 通过经转子切口行股骨颈囊内骨折骨不愈合的病人,使用髓内骨栓。1899 年,Charles Thompson 使用银钉进行髓内固定。1906 年,Lambott 使用长的髓内螺钉处理肱骨颈和移位骨折。19 世纪末期,曾使用过髓内象牙栓治疗骨折,以求获得较牢固的固定。Hoglund 还使用过牛和人骨制成的髓内固定物。20 世纪初期,Ernest Groves 使用粗大的三棱和四棱的髓内钉治疗股骨干骨折、肱骨骨折和尺骨骨折。但初期髓内钉的应用发生了很多严重的感染,从而使其信誉受到极大的伤害,甚至称其为"化脓的 Ernie"。那时,金属髓内钉总体上并未被接受。1920 年末,Smith Petersen 创用三刃钉治疗股骨颈头下型骨折,使这种"未解决"的骨折的治疗向前迈进了一大步,大约应用了 40 多年。使用坚固的、薄的髓内钉在髓腔内固定是 1940 年 Lambrinudi 推荐的,后来被 Rush 兄弟进一步改良,之后他们又发明了可弯曲钉。有关长金属髓内固定装置的概念,即骨的内表面抓持固定(所谓弹性钉)的说法是德国 Kuntscher 于 1930 年提出的。他开始使用的是 V 形钉,后来改进为苜蓿叶形的(横切面)具有更大的强度、并能方便使用的导针。在第二次世界大战后,他写了第一本关于髓内钉固定的书。此后在欧洲掀起了使用髓内钉的热潮,并出现了"过热"。但英国对此技术热情很低,一直到 1950 年,才逐渐认识到 Kuntscher 工作的重要价值。1958 年 AO 学派在欧洲创立,为骨折的手术治疗带来了从理念到技术的革新。AO 组织还不断实践和修正其理念,在以后的几十年里积累了骨折手术治疗的丰富经验,今天成为世界首屈一指的骨创伤学术组织。

第二节　骨折分类

对骨折及局部软组织损伤进行分类有几个目的:①对损伤严重程度进行判断,使医生对高危损伤类型的病人有所警惕;②帮助医生对某位具体的病人制定治疗计划和方案;③判断预后;④便于同行间的学

术交流,使得治疗方法、结果能够相互比较;⑤为治疗方法的评价提供较可靠的基础和标准。

按照不同的依据,骨折的分类方法很多,各有其独到之处,同时也存在着不同的缺陷。而具体每一个骨折部位又都有其各自的分类。例如,依据骨折端是否和外界相通,可分为开放性骨折和闭合性骨折;依据骨折的程度,分为完全性骨折和不完全性骨折;依据骨折的形态,分为横行、斜行、螺旋形、粉碎性、压缩、爆裂、星状、嵌插、凹陷、裂纹、青枝骨折等类型;依据骨折端的稳定性,分为稳定性骨折和不稳定性骨折;依据骨折后的时间,分为新鲜骨折和陈旧性骨折。

骨折分类方法虽然多,但是其中只有一小部分能够经得起临床考验并被广为流传。Muller 等发表的AO 分类法是一项国际性努力的结果,是根据骨折的形态特征和位置而制订的,目前被大多数临床创伤骨科医生所承认和应用。这一分类系统通常由 5 位英文字母和数字组成编码表示骨折类型,第一位数字损伤定位于某块骨,第二位数字确定骨折位于骨的某个节段,第三位字母表示骨折的形态特点,分为 A、B、C三类。在长管状骨的骨干部位,A 表示简单骨折,B 表示楔形骨折,C 表示复杂骨折,在骨端部位,A 表示关节外骨折,B 表示部分关节内骨折,C 表示完全关节内骨折。第四至五位数字表示了每类骨折的组和亚组。这样,每一个骨的节段分为了 27 个亚组。当骨折损伤的严重程度增加时,造成的损坏与类型和组别的分类相关。A1 意味着损伤较为简单、治疗相对容易、预后最好,而 C3 意味着损伤严重、治疗困难、预后差。

目前国际上不少国家使用的分类法称为 OTA 分类法,它将骨折的编码与广义的 ICD-9 码相对应以利于诊断和治疗(图 2-3)。该分类法尽可能地将普遍认可的分类系统,如髋臼骨折的 Judet 和 Letournel分类及肱骨近端骨折的 Neer 分类并入其中。目前已制订了标准的随访评价格式以便进行一致的术后评估。

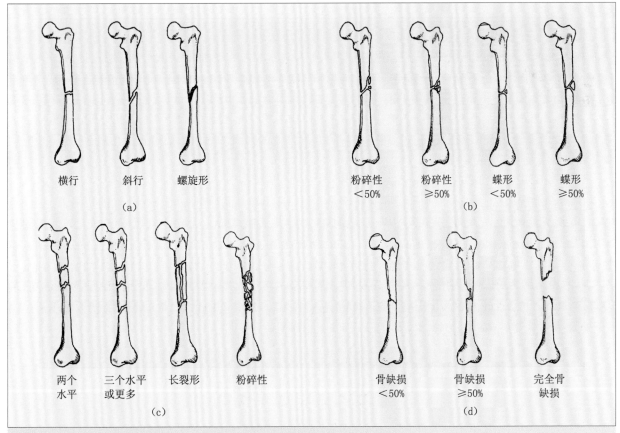

图 2-3　长骨骨折 OTA 分类法

(a)线性　(b)粉碎性　(c)节段性　(d)骨缺损

(引自:Gustilo R B:The Fracture Classification Manual,St Louis,1991,Mosby)

第三节　影响骨折愈合的因素

良好的机械稳定性、充足的血液供应和骨折端的良好接触,是骨折愈合的基本条件。因此,机械性不稳定、血供不足和骨折断端接触不良成为影响骨折愈合的三个主要原因。除此之外,还有诸多影响骨折愈合的因素,它们可分为全身因素和局部因素。Uhthoff 提出了更为详尽的影响因素分类,着重强调了医生所能控制的因素,此分类系统依据是否在受伤时即已存在、是否由损伤引起、是否与治疗有关或是否与并发症有联系划分为不同的因素,所有这些因素应当在治疗骨折时加以考虑。

一、全身因素

全身因素包括以下几种:①年龄;②活动水平;③营养状态;④内分泌因素:包括生长激素、肾上腺皮质激素,其他如甲状腺素、雌激素、雄激素、降钙素、甲状旁腺素、前列腺素等;⑤疾病:如糖尿病、贫血、神经疾病、机体衰弱等;⑥维生素缺乏;⑦药物:如非甾体类抗炎药、抗凝剂、苯妥英钠、环丙沙星、皮质激素、第八因子、钙通道阻滞剂等;⑧其他物质:如尼古丁、酒精等;⑨高氧症;⑩全身性生长因子;环境温度;中枢神经系统损伤等。

二、局部因素

1. 与损伤、治疗或并发症无关的因素　包括骨的类型、异常骨如辐射坏死、感染、肿瘤和其他病理情况、失神经支配等。

2. 与损伤有关的因素　包括局部损坏程度,如复合伤骨折、骨折粉碎程度、损伤时的速度、维生素 K_1 局部低循环水平等;骨及骨折段大血管或软组织的血液供应破坏程度和损伤的严重程度;骨折的类型及部位,一骨或两骨骨折,如胫、腓骨或单纯胫骨骨折;骨缺损;软组织嵌入;局部生长因子。

3. 与治疗有关的因素　包括手术创伤的程度(血供破坏、热损伤等);内植入物引起的血流改变,内或外固定物的刚度、种类与治疗时机,由负荷引起的骨和软组织变形的程度,持续时间和方向;骨端接触情况如断端间间隙大小、错位程度、有无过度牵引;刺激骨生成的因素如植骨、骨形态发生蛋白(BMP)、电刺激、外科技术、间歇性静脉淤血等。

4. 与并发症有关的因素　包括感染、静脉淤血、金属过敏反应等。

在诸多影响因素中,机械性不稳定和固定不足、骨折端分离、复位不良和骨缺损、骨的质量差、血供不佳、严重创伤、血管损伤、过度软组织剥离、软组织嵌入等,是影响骨折愈合较为直接的因素。其他起间接作用的因素包括:感染、尼古丁、某些药物、年老、全身性疾患、功能活动状态差、静脉淤滞、烧伤、辐射、肥胖、酒精成瘾、骨代谢性疾病、营养不良、维生素缺乏症。

以上提到的有关影响骨折愈合因素临床创伤骨科医生均应熟悉,特别是对医生能控制的因素,应努力发挥利于骨折愈合的因素的作用,而减少或避免不利于骨折愈合的因素,以提高和完善治疗效果。

第四节　现代骨折治疗方法选择的原则

尽管目前在创伤骨折治疗方面积累了大量的经验,具备了成套设备,具有熟练的技巧,但如何正确选择方法,处理好每一个骨折,仍是摆在每个创伤骨科医生面前的一个课题。例如,在美国每年发生大约560 万例骨折,虽然其中大部分在接受了标准治疗后能正常愈合,但仍有 5%～10%发生延迟或不愈合,这些问题出现的原因可以是治疗上的问题,如固定不恰当、骨折断端分离、骨膜剥离过多等,但也有一些骨折出现问题并没有确定的原因。

作为现代骨科医生在处理创伤时,必须考虑创伤所致的全身系统效应,包括免疫损害、营养不良、肺和胃肠道失调等,必须选择对软组织和骨组织仅造成最小限度损伤的治疗方法。

一、骨折的非手术治疗

很多骨折可以用非手术方法获得成功的治疗,而且具有并发症低、治疗费用低廉、肢体功能恢复好等优点。例如,临床经验证实,胫骨的闭合骨折使用非手术、功能支架治疗,其愈合率在98%以上,90%以上的畸形角度少于8°,8°的成角畸形在肢体外观与功能上几乎总是可被接受的。一般短缩均在1cm以内,愈合后,其步态、姿势等均不能发现有任何异常。长期随访也未发现有不良的后遗症出现。

从经济方面考虑,非手术治疗要比其他手术方法便宜、廉价得多。

(一)骨折非手术治疗的适应证

非手术治疗是处理骨折的一种无创伤的方法。主要方法为使用夹板、石膏、支具、牵引等,为骨折提供外部的支持,直至骨折愈合。对于轻微骨折或无移位骨折,非手术疗法是一种适宜或正确的选择。很多有移位的骨折,只要经闭合复位能获得满意对位,也都是非手术治疗的适应证。

在上肢,锁骨、肩胛骨、肱骨近端、肱骨干、尺骨干、桡骨远端等骨折,应主要使用非手术疗法予以处理。绝大多数骨盆骨折和很多脊柱骨折、胫骨骨折用非手术治疗均取得了优良的效果。

(二)骨折的闭合复位与固定

有移位的骨折需要给予复位以获得可接受的对位。可以使用手法复位或牵引复位。一旦获得满意对位,外部固定便是维持骨折对位的关键因素。这些固定必须是在正确的方向并且具有足够的力量使骨折稳定,在整个骨折自然愈合进程中均能获得一稳定的环境,直至提供骨折处的固有稳定性。管形石膏、某些类型夹板、骨牵引等均可给移位骨折提供必要的固定。

非手术治疗需要注意临床愈合往往先于放射线显示的完全愈合,固定时间的掌握一般可根据病人的症状、骨折的类型,而不主要依据放射线表现,避免过度固定带来损害。

应该注意减少肌萎缩、关节僵硬和肢体末端水肿的最早的机会,以获得最大的功能恢复。软组织在骨折手法复位及维持骨折对位中具有重要作用。如果软组织损伤严重,则非手术治疗可能就不会获得适当的复位和较好的功能效果。

(三)骨折闭合复位的原则

1. 适宜的镇痛或麻醉 可减轻疼痛,使肌松弛。最简单的麻醉是骨折部位血肿内麻醉,这在踝部和桡骨远端骨折时使用得最多。此法麻醉不能使肌松弛,但止痛是充分的。另一缺点就是使闭合骨折变为开放,但直到目前尚未有临床上由此引起不良结果的报告。腰麻、硬膜外麻醉或全麻适用于那些需要完全肌松的骨折。腰麻或硬膜外麻醉时应使用短时作用药物,以免引起复位后较长时间的神经功能受阻,感觉障碍,难以发现某些并发症,如筋膜间隙综合征等。儿童骨折复位和成人关节脱位复位可能需要肠道外镇静及麻醉药。

2. 牵引及肢体长度恢复 肌痉挛和成角畸形引起肢体短缩,可使用手法或静力外固定支架牵引。牵引方向可沿骨折移位方向,或者沿骨折骨的纵轴。可以通过装在手指或足趾的挽具牵引,同时以身体重量作为反牵引或加用反牵引力量。个别情况下,也可用临时的骨牵引代替挽具牵引。

3. 复位手法 很多骨折在恢复肢体长度后,成角和旋转移位便同时被纠正。骨折周围软组织的牵引和附着韧带的牵引便可使骨折复位。必要时可加用局部轻柔手法进一步纠正残留移位或成角。在维持肢体长度的情况下,加大骨折局部成角畸形,以消除畸形凹侧的皮质嵌插,使远侧骨折端与近断端凹侧皮质对合后向成角相反方向提拉,恢复肢体轴线。如骨折复位后不稳定或满意复位后位置不能维持,可能提示骨折断端间有软组织嵌入,需要行手术复位。有时某些类型的骨折需要多种不同手法方能复位。

4. **适宜的固定** 目的是维持骨折闭合复位后骨折的对位,有两种基本形式。对于稳定性或无移位骨折,不需要过多的塑形,固定物作用只是为防止失去骨折位置。而需要维持骨折闭合复位后位置者,则需要用良好塑形的固定物,这是决定骨折解剖恢复效果的最重要因素。常用的固定材料包括石膏、夹板、高分子材料等。

5. **骨牵引** 骨牵引是通过穿在骨质的钢针来对骨折部位施予牵引力量。骨牵引有很多方式,但几乎全部需要病人一定时间的卧床,带来对肺脏、血管和骨骼系统的不利影响。因此这种治疗方式不适合老年病人以及大部分多发伤病人。存在严重疾患不能耐受手术者、拒绝手术者以及某些骨折经牵引后获得复位者,均为骨牵引适应证。对使用此法治疗的病人尽量减少卧床时间,在骨折获得早期稳定性后,及时去除牵引。需注意应用抗血栓预防药物,积极地做所有肢体和躯干部的功能练习活动。在整个牵引过程中,病人应给予积极配合。

(四)非手术疗法的失败率

任何治疗骨折的方法都存在一定的失败危险。导致失败的因素很多,主要有以下几方面。

1. **病人** 包括不配合治疗、系统疾病、肥胖。从某种角度上说,骨折的非手术治疗较手术治疗需要病人有更多的耐心和配合。糖尿病、周围血管疾病或其他影响软组织的疾患,均可成为某些潜在问题的根源。对固定的塑形必须十分注意,不要压迫皮肤,更应注意发现有无神经受压。对这类病人,选择使用夹板或支架固定可能比石膏更为适宜。对于肥胖病人,应视作是非手术治疗的相对禁忌证。因为这些病人用石膏或夹板固定是非常困难的,而且病人不舒服,效果极差。试图通过肥厚的软组织层来控制骨折的位置,从生物力学来讲是不可能有效的。这种情况下,骨牵引较为适宜。吸烟与饮酒对非手术治疗的骨折之愈合有不利影响,这在胫骨骨折中很明显。对大多数骨折来说,这些不良习惯对其愈合均有一定影响。

2. **骨折的特点** 骨折不稳定、软组织损伤、骨折断端软组织嵌入均可导致治疗失败。低能量骨折,像间接暴力骨折,软组织损伤轻微,具备固有的骨折稳定性。这时用非手术治疗,即便是伴有粉碎的骨折,常取得令人满意的结果。高能量骨折,如汽车、摩托车车祸损伤,或严重的开放骨折,肢体遭受严重外力,骨严重粉碎,明显的软组织损伤,这种骨折应用闭合复位是很困难的,临床效果差,一般不主张选择非手术治疗。

肌、肌腱、骨膜等软组织嵌插在骨折两断端间是可能发生的。一是长骨骨干骨折,如果在骨折断端间持续存在间隙,常提示有此问题存在。另一征象就是在骨折闭合复位时,会有"橡皮摩擦"样感觉,同时伴有持续移位。如对此有高度怀疑,则有必要及时行开放复位,以避免发生骨不连。

3. **因治疗技术引起的失败** 包括不适当的闭合复位、固定及塑形差,固定方式选择不当或持续时间不够等。大部分闭合复位失败均是因为恢复肢体长度不足,对骨折不稳定性认识不足。成角畸形以及横切面上的移位只有在肢体长度得以恢复后方能予以正确纠正。勉强的复位在固定后很少获得进一步改善,几乎总会引起复位丢失,特别是当肢体进行功能锻炼时。双侧骨皮质粉碎,如某些 Colles 骨折和高能损伤所致的桡骨远端骨折,基本排除稳定闭合复位的可能性,因为这些骨折缺乏维持骨长度的完整的骨支撑,发生塌陷是必然的。固定时使用过多的衬垫也给骨折在其内的活动提供了较大的空间。固定材料如果太厚,将产生较多的不必要的热量,同时塑形也比较困难。如果维持复位比较困难,应使用管形石膏,因石膏塑形远较其他材料容易。

如果固定形式不合适,会导致骨折复位丢失。伴有严重的旋转不稳定的骨折必须要对近侧关节进行固定,但过长时间的关节固定则会带来不良后果。

固定时间的长短对肢体最终的功能效果有较大影响。由于周围肌的纤维化,可发生骨折相邻关节的僵直。故在可能的情况下,应尽快将固定关节部分拆除,鼓励病人做肌的主动活动锻炼。

骨折初始的肿胀消退后,肢体在固定物内便不再完全匹配。需要维持骨折位置的作用力将会减少,随之而来的就是复位丢失。此时需及时更换适当的固定物。

移位骨折很少能经闭合复位达到解剖对位,存在某些残留移位是不可避免的。如果复位改变超出了应有范围,则应立即放弃非手术疗法。在很多情况下,大部分畸形愈合的骨折均是由于医生在发现有复位丧失的情况下,仍继续使用保守治疗造成的。非手术疗法的优点之一就是改为手术治疗相对较简便,一旦发现复位丢失便可很快实施手术。

非手术治疗的骨折愈合,通常是由外骨痂形成来完成的。各种部位及类型的骨折临床愈合时间均有所不同,但有大家所共同认可的范围。一般说来,病人症状、功能水平、X线片显示愈合情况等应是相互关联和协调一致的。如果病人诉说持续疼痛,功能差,缺少骨痂形成,可能发生延迟愈合。

综上所述,闭合复位、功能治疗可以用于很多不同的骨折,对病人的危险性较少。病人可较早地恢复日常活动,即使非手术治疗失败,改用手术治疗也很方便和容易。

需要特别指出的是,我国在骨折的非手术治疗方面是走在世界最前列的。诸如前臂骨折使用手法整复、小夹板加分骨垫固定治疗,其效果较手术治疗明显为优。

二、骨折的外固定器治疗

外固定器固定骨折,具有悠久的历史,对于某些类型的骨折,外固定器几乎是临床医生的唯一选择。随着时代的发展,更多优秀的外固定器被设计出来,成为骨科医生治疗骨折的重要工具之一。

(一)外固定的优点

骨折的外固定可为那些不适合应用其他固定形式的骨折提供坚强固定,最常见于Ⅱ型和Ⅲ型开放性骨折中,可以对骨折断端进行加压或撑开,可方便地对肢体和伤口的情况进行观察和治疗,如换药、皮肤移植、骨移植和伤口灌洗等。允许早期活动,包括患者离床活动和受伤部位远、近侧关节的功能活动锻炼、方便抬高肢体、可在局麻下穿针,适用于某些关节融合术。

(二)外固定的主要缺点

骨折的外固定对穿针技术要求高,存在针道感染的可能。外固定支架较笨重,有些患者不愿使用。有时会发生经针道的骨折,固定强度不如某些内固定,费用较昂贵。固定后如患者不配合可能会干扰装置的调整,影响其固定效果。如果跨关节固定,则易发生关节僵硬。

(三)外固定治疗的常见并发症

1. 针道感染 约发生于30%的患者。轻度炎症仅需局部伤口处理即可治愈;浅表感染需应用抗生素和局部伤口处理,个别的则需要拔除钢针,如有骨髓炎发生则需行死骨摘除等手术处理。

2. 血管、神经损伤 骨科医生必须熟悉肢体的横断面解剖及穿针的相对安全区和危险区。易伤害的结构包括上臂远侧半和前臂近侧半的桡神经,腕近侧的桡神经背侧感觉支,小腿近侧3/4与远侧1/4交界处的胫前动脉和腓深神经。血管穿破、血栓形成、晚期腐蚀、动静脉瘘和假性动脉瘤形成等均可发生。

3. 肌腱损伤 钢针穿过肌腱或肌腹时会使肌的正常伸缩幅度受到限制,可导致肌腱断裂或肌纤维化。

4. 骨延迟愈合 有文献报道,长期使用坚强固定器时,骨折延迟愈合率达20%~30%,有时高达80%。

5. 筋膜间室综合征 钢针穿过肌筋膜间室时,在已紧张的间室内压力可增加数毫米汞柱,从而造成较严重的筋膜间室综合征。

6. 再骨折 骨愈合不良者在去除外固定器后,有可能发生再骨折。

7. 限制了将来的其他方法选择 如针道发生感染,其他方法如骨折切开复位等就变得很困难或无法实施。

(四)外固定治疗骨折的适应证

1. 公认的适应证

(1)严重的Ⅱ型和Ⅲ型开放性骨折。

(2) 伴有严重烧伤的骨折。

(3) 需要做交叉小腿皮瓣、游离带血管组织移植或其他组织重建手术的骨折。

(4) 需要牵开的特定骨折,例如有明显骨缺损的骨折或同一肢体的双骨折,后者保持双骨等长是很重要的。

(5) 延长肢体需要。

(6) 关节融合。

(7) 感染性骨折或骨折不愈合。

2. 可能的适应证

(1) 特定的骨盆骨折和脱位。

(2) 开放性感染的骨盆骨折不愈合。

(3) 重建性骨盆截骨术。

(4) 根治性肿瘤切除并用自体或异体骨移植后的固定。

(5) 儿童的股骨截骨术后。

(6) 需同时行血管、神经修复或重建的骨折。

(7) 肢体再植后。

(8) 多发性骨折的早期临时固定,例如浮动膝骨折的固定。对于不适合切开复位内固定的骨折,作为永久固定措施。

(9) 纠正先天性关节挛缩或先天性蹼状关节。

(10) 作为非坚强内固定的补充治疗,如在粉碎骨折时,将大骨折块使用克氏针、螺钉等固定后,骨折维持复位尚不稳定和坚固者。

(11) 韧带整复术,此乃指某些关节内骨折利用韧带牵拉进行复位。

(12) 头部损伤患者的骨折固定。对于因颅脑严重损伤而引起癫痫发作或持续性痉挛,无法用牵引、石膏等其他方法固定者,可用坚固的外固定做临时性骨折固定。一旦脑外伤情况获得改善,便可拆除外固定架,换用其他形式的骨折固定方法。

(13) 需要频繁转运的患者进行骨折固定。用外固定可以在不影响骨折复位的情况下运送患者。

(14) 当骨折同时存在韧带断裂需做修复或重建手术时,外固定器可以用来固定骨折和修复韧带。

3. 采用外固定器时必须认真权衡其利弊   外固定技术对长骨骨折的治疗只适宜那些用常规方法不能复位和固定的患者。对既往治疗情况必须予以充分考虑。

(五)外固定的结构与种类

外固定器的主要结构为钢丝或钢针、纵向支撑杆、连接关节三部分。可组成单侧单平面、单侧双平面及双侧双平面等不同构型。

环式固定器由棒或关节相连接的整环或半环组成。用直径 1.5～2mm 的半针或高张力钢丝将环连于骨上,除能固定新鲜骨折外,还可制成铰链式框架来治疗骨折不愈合和畸形愈合。

为了防止针松动、感染和穿针时可能造成的神经、血管损伤,有人专门设计了无针外固定器,它是通过直接固定在骨皮质上的钳夹,而不是通过横穿髓腔的钢针进行连接,是一种理想的急救固定工具。

混合外固定技术把钢针固定和半针外固定结合起来。这些装置最常用于伴有软组织损伤、延伸至骨干以及有小的关节内粉碎骨折的胫骨近端或远端骨折。

(六)外固定器治疗操作方法

1. 半针外固定的一般操作方法   沿安全区纵行短切口锐性切开皮肤。钝性轻柔剥离到达骨质,在套管下用手摇钻或低速间停电钻钻孔、攻丝(必要时)或穿针。固定完成后每日用毛巾和肥皂水清洗钢针处,通常用淋洗,再用消毒纱布敷盖好,并稍加压,以减少针—皮肤间的活动。

2. 环形钢针固定器的一般操作方法   直径 1.5～1.8mm 的钢针不需要切开皮肤和使用套管。如需穿入较粗的 2mm 钢针再做切开和应用套管。钻孔时应该用间停低速电钻或手摇钻。在预定的横断面水平确定钢针角度后，将其经皮、肌等穿刺至骨。然后钻入骨并通过两侧骨皮质。当针穿过对侧骨皮质后，用锤轻轻敲击穿出对侧软组织及皮肤。应注意在皮肤－针界面没有压力或张力。钢针固定在外固定架上时不能弯折。一般大的骨折块需要在两个平面固定，每一水平面需要用两根针，小骨块可用一个环和一个针固定，或者用一根与主环有数厘米偏距的钢针来固定。

三、骨折的内固定治疗

（一）手术复位固定适应证

1. 骨折手术复位固定绝对适应证

（1）移位的关节内骨折。

（2）经适当的非手术治疗失败的不稳定骨折。

（3）伴有重要肌－肌腱单元或韧带断裂并已显示非手术治疗效果不佳的大的撕脱骨折。

（4）非临终病人的移位性病理骨折。

（5）已知经非手术治疗功能会很差的骨折，如股骨颈骨折、盖氏骨折及孟氏骨折脱位等。

（6）具有阻碍生长倾向的移位的骨骺损伤。

（7）伴有筋膜间室综合征，需行筋膜切开减压者。

（8）非手术治疗或手术治疗失败后的骨折不愈合，尤其是复位不佳者。

2. 经手术复位固定后会有中等程度可能性使功能获得改善的骨折

（1）不稳定的四肢长骨骨折和不稳定的骨盆骨折，特别是多发性创伤患者。

（2）适当地试用非手术治疗后发生的骨延迟愈合。

（3）即将发生的病理性骨折。

（4）不稳定的开放性骨折。

（5）伴有复杂软组织损伤的骨折。

（6）患者如长期制动会导致全身并发症增加的骨折，如老年人髋部和股骨颈骨折。

（7）不稳定的感染性骨折或不稳定的感染性骨不愈合。

（8）伴有需要手术修补的血管或神经损伤的骨折。

3. 手术后改善功能可能性较低的骨折

（1）以在不损害功能的情况下使骨折畸形得到外观上的改进为目的的骨折。

（2）因经济上的考虑而进行手术固定以便让病人尽快脱离急救病房，尽早出院，但在功能上与非手术疗法相比较效果相近者。

（二）手术复位内固定的禁忌证

当预计手术发生并发症和失败的概率超过成功的可能性时，建议采用非手术治疗，这也就是手术复位内固定的相对禁忌证。主要为：

（1）骨质疏松严重，骨质脆弱，不能很好地支持内固定物者。

（2）由于瘢痕、烧伤、活动性感染或皮炎等致手术部位软组织不能良好覆盖骨折处，手术易导致软组织感染加重或坏死等。

（3）活动性感染或骨髓炎。

（4）已不能成功进行重建的粉碎性骨折。

（5）病人全身情况差。

（6）无移位骨折或稳定的嵌入骨折在位置可以接受时不需要做手术复位。

（7）外科医生没有充分的设备条件，技术不熟练，经验缺乏，人力不足等。均不宜盲目进行手术复位内固定。

（三）手术复位内固定的缺点

（1）增加创伤，发生感染的机会增加，使受伤部位血管遭受进一步损坏，影响骨折的愈合，甚至造成骨折延迟愈合或不愈合。同时手术尚可造成局部肌、肌腱的损伤，影响肢体功能的恢复。

（2）患者及手术人员发生血源性感染的机会和风险增加，输血会带来肝炎、艾滋病、免疫反应等危险。

（3）内固定植入物经常需要去除，从而会有第二次手术带来痛苦和伴随的危险。有少数病人尚可发生去除内固定后再骨折。

（4）医疗费用较高。

（四）常用的手术内固定方法

1. 钢针和钢丝固定 Kuntscher 曾介绍过用作骨折固定的针、棒和钉之间的生物力学差异。钢针仅能对抗对线变化，棒能对抗对线和移位变化，钉则能对抗对线、移位和旋转变化。克氏针和斯氏针通常既可用作临时性骨折固定，也可用作确定性骨折固定。由于它们对抗弯曲负荷的能力很差，单独应用时应辅以支架或石膏外固定。用作确定性固定时，可经皮或通过有限的小切口切开插入。对于干骺端或骨骺部位的小骨折块仅用钢针和钢丝固定就足够了。钢丝固定可以单独应用或与其他植入物联合使用。

2. 螺钉固定 螺钉是常用的内固定物。钉分为头、体、螺纹和尖四部分。用螺钉固定后，将经过骨折处的扭转力转变为压缩力。欲达此目的，需要使螺钉近端部分在入口处骨皮质内可以滑动，同时螺纹紧紧抓持住对侧的皮质。这样螺钉头将发挥负荷作用而使骨折两端靠近。使用时应注意螺钉与骨折线之间的角度，以免在加压时造成骨折滑移。

非自攻螺钉在拧入螺钉前，必须用攻丝锥在钻孔内攻出螺纹。螺钉分为用于皮质骨、松质骨和踝部骨折的不同类型的钉。选择适宜的钻头型号并将钻孔攻丝是确保此类螺钉牢固固定的关键。同时，常需要使用塑料或金属垫圈，以提供较大的皮质接触面，增加骨折面间的压力。

对于横行或短斜行骨折，螺钉必须与钢板或其他内固定物结合使用。如螺钉作为位置固定，可使用全长螺纹螺钉。如欲将其作为拉力固定时，需将近侧骨皮质上骨孔扩大。松质骨螺钉螺纹仅占一部分长度，靠近钉头的部分没有螺纹，故本身就具有拉力固定作用，但必须保证螺纹部分完全超过骨折线。手术时先将骨折复位，用持骨钳保持复位状态或用克氏针做临时固定，设计好螺钉放置位置，然后植入螺钉。空心螺钉常用于固定小骨折块。操作方便，创伤小。但需用空心钻沿导针钻孔。

3. 钢板螺钉固定 近 1 个世纪内，对骨折的钢板螺钉固定一直进行着设计上的改良。其中 Pauwels 提出的张力带原则是一大进步。他认为在偏心负荷骨的凸侧将张力转变为压力，即张力带原则，会大大提高骨折的固定效果。

钢板固定的好处是能在开放手术时使骨折得到解剖复位，并能为肌-肌腱单位和关节的早期功能活动提供稳定的固定。钢板的不利之处主要为创伤大，需二次手术，去除钢板后可发生再骨折，由应力遮挡效应造成骨延迟愈合或不愈合，钢板的刺激作用以及少见的免疫反应。使用钢板固定时，钢板与骨轮廓应相符，以维持骨折复位的最大稳定性。螺钉的应用也有严格要求，如放置的位置和顺序不正确将导致移位或形成剪力以及复位的丧失。任何类型的钢板都需要有足够的螺钉将其固定在骨组织上。除支撑钢板（buttress plate）外，通常需要有 6～8 处的皮质咬合。有些特殊设计的钢板，包括半管形钢板、1/3 管形钢板、1/4 管形钢板、T 形钢板、C 形钢板、匙状钢板、动力加压钢板、关节融合眼镜蛇样钢板、梯形加压钢板等，均有其特殊功能及需要。对于大长管状骨，如股骨，使用带偏洞的阔钢板，可以减少应力集中。不同类型和设计的钢板按功能可分为四类：中和钢板、加压钢板、支持钢板和桥接钢板。

中和钢板与断端间螺钉固定联合应用可抵消扭转力、弯曲力和剪力。此钢板常用于有蝶形或楔形骨片的骨折。将楔形部分骨块用螺钉固定后再用钢板固定。中和钢板固定除不经螺钉孔进行加压外，其技术操作要点与加压钢板固定相同。

加压钢板消除了扭力、弯曲力和剪力外还能在骨折部加压。加压是通过一定装置或通过螺钉拧入时使钢板发生轻微位移而形成。固定时先拧入两个距离骨折最近的螺钉,通过钢板进行加压,然后自骨折处和钢板中部开始,偏心拧入其余螺钉。

支持钢板消除了骨骺-干骺端骨折时常产生的压力和剪力,如胫骨平台骨折和胫骨远端骨折。它常与断端间螺钉联合应用。与其他钢板不同,此类钢板固定在主要的稳定骨折块上,必须有正确的构形,防止在负荷作用下发生轴向变形。

桥接钢板用于粉碎性不稳定骨折或骨缺损。此种情况下骨折不能获得解剖复位及坚强固定。用桥接钢板固定后可以做自体植骨来进行生物学加强。

4. 髓内钉固定　在过去的50年中,骨折的髓内钉固定技术得到了广泛的应用和发展。在大多数创伤中心,闭合交锁髓内钉固定是治疗股骨干骨折的首选方法,尤其是对多发性创伤患者。在下列情况下使用髓内钉可获得满意的固定。

(1)髓腔狭窄段的非粉碎骨折可考虑用非交锁钉,即普通髓内钉。它不仅能消除侧向力和剪力,也能较好地控制扭转力。如果骨折一端髓腔较另一侧髓腔大得多,需要用交锁髓内钉。一般说来,交锁螺钉应放在距骨折线至少2cm以上。对于轴向不稳定骨折,应进行骨折远、近端两端交锁。

(2)在选择钉的类型和决定扩髓的程度时,应注意到骨存在的生理弧度。如果弧度不匹配的程度较大,则需要较多的扩髓。对所有髓内钉固定来说,钉入口都是关键,应根据髓内钉的设计、患者髓腔形状和骨折的类型及移位方向选择髓内钉的正确入口。

(3)髓腔有足够的直径和连续性是应用髓内钉技术的前提。应避免扩髓过度,否则会增加热坏死的危险和使骨质过薄而变得脆弱。

截至目前,尚未设计出完美的髓内钉。由于骨的形状、轮廓各异,因而很难设计出一个类型的髓内钉来满足大多数或全部骨折的需要。对每一块骨、每一类骨折或同一骨不同部位的骨折都要设计出专门的钉。髓内钉应达到下列要求:①具有足够的强度并提供足够的稳定性以保持骨折的对线和对位,包括防止旋转。必要时应有交锁螺钉。②它的结构应能使骨折面受到接触压力,这是骨愈合所需要的生理性刺激。③髓内钉应放在容易取出的位置,其附件也应容易取出。

在选择髓内钉固定之前,临床医生应认识到髓内钉与任何其他内固定一样,可能会发生并发症。它不是一种可随意采用的固定方法,术前应考虑到以下几点:①要求有适当的术前计划,以确保在髓内钉固定后使骨折获得稳定;②患者能耐受髓内钉固定的整个操作过程;③手术前必须具备适宜长度和直径以及多种型号的髓内钉;④必须具备合适的髓内钉配套器械及其他相应设施和条件,具备训练有素的助手;⑤髓内钉并非是骨愈合的替代物,如在恢复期发生过度的应力变化,将造成钉的弯曲或折断;⑥应尽可能使用闭合穿钉方法,该法骨折愈合率较高且较少发生感染。

髓内钉的类型:髓内钉可按解剖部位和功能进行命名。中心髓内钉沿髓腔直线进入骨内,通过纵向多点与骨接触,依靠恢复骨折段间的接触和稳定性来避免骨折的轴向和旋转变形。此类钉包括传统的克氏三叶钉、Sampson钉、Ender钉等。

交锁技术进一步改进了传统的髓内钉,增加了交锁型中央髓内钉和交锁型头髓钉。由于附加了交锁螺钉,使髓内钉适应证明显扩大。因其有较长的作用范围,可用以对抗骨折的轴向和旋转畸形。交锁钉为Modney和Kilntschner首先设计,以后Klemm和Schellman及再以后由Kempf和Grosse以及其他人进行了改进。这些技术和植入物为现行的Russell-Taylor、Uniflex、Alta和AO/ASIF等的设计奠定了基础。交锁髓内钉是为治疗复杂骨折而设计,其应用现今已扩展到股骨近段以及有轴向和旋转不稳定的复杂骨折。

第五节　肩与上臂创伤

一、肩胛带损伤

肩胛骨和肩胛带骨折脱位:肩关节结构特殊,只有肌组织把肩胛骨和锁骨连接于身体中轴骨。肩部运动是由肩胸、胸锁、肩锁及盂肱关节共同参与的复杂运动。肌止点围绕着肱骨头排列构成了肩袖。肩带损伤治疗的关键就是要保护肩袖的功能。

1. *肩胛骨骨折与脱位*　人与其他灵长类动物的上肢,具有力量与灵活性的组合,这部分归因于将肩胛骨连接于脊柱、胸廓上以及将肱骨连接于肩胛骨上的 18 块肌(表 2-1)。

表 2-1　起止于肩胛骨的肌

肌肉名称	肌肉名称
斜方肌	肩胛提肌
三角肌	肱二头肌长头
冈上肌	肱三头肌长头
冈下肌	喙肱肌
小圆肌	胸小肌
肩胛下肌	前锯肌
大圆肌	肱三头肌长头
大菱形肌	背阔肌
小菱形肌	肩胛舌骨肌下腹

(1)骨折分类。肩胛骨骨折最好按其解剖学基础分类。

可以把骨折分为 4 类(表 2-2,图 2-4)。最常见的骨折是肩胛体部骨折,一般仅需要对症治疗。肩胛颈部骨折发生率位于其次,肩胛冈、肩胛盂和肩峰骨折发生率大致相似,而复杂的多发性骨折也常见。

表 2-2　肩胛骨骨折的分类

骨折分型	具体描述
Ⅰ-A	肩峰骨折
Ⅰ-B	肩峰基部,肩胛冈骨折
Ⅰ-C	喙突骨折
Ⅱ-A	肩峰、肩胛冈外侧肱骨颈骨折
Ⅱ-B	延伸到肩峰、肩胛冈的肱骨颈骨折
Ⅱ-C	横行肩胛颈部骨折
Ⅲ	肩胛盂关节内骨折
Ⅳ	肩胛体部骨折

(2)诊断。这类骨折常常是多发伤病人拍胸片时顺便得以诊断。多发伤病人有肩部疼痛主诉时应仔细检查是否有肩胛骨骨折。前后位拍片可以诊断多数病例,复杂骨折时需 CT 检查。肩胛骨骨折合并肋骨、肺部、颅脑、脊柱等部位的损伤多见,注意勿漏诊。

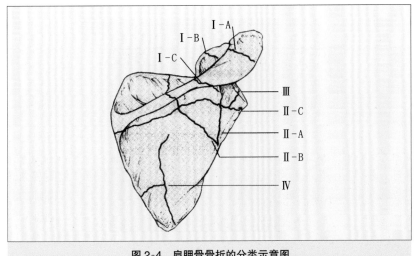

图2-4 肩胛骨骨折的分类示意图

（3）治疗。多数肩胛骨骨折可通过保守治疗获得较好疗效，但部分病人出现后遗症，与骨折位置、存在粉碎和移位相关，骨折不愈合者则易于发生。主要问题是闭合治疗后的疼痛与功能缺失。移位的肩胛颈骨折常引起外展无力和肩峰下疼痛，后者在行患侧卧位时更为明显。肩胛盂骨折病人关节活动度减小，部分病例活动疼痛。

（4）肩胛骨骨折后肩袖功能障碍。在肩关节外展小于90°时，横向走行的肩袖肌向肩胛盂施加一种横向压缩力，从而中和了三角肌引起的肱骨头向近侧移位的倾向（图2-5）。

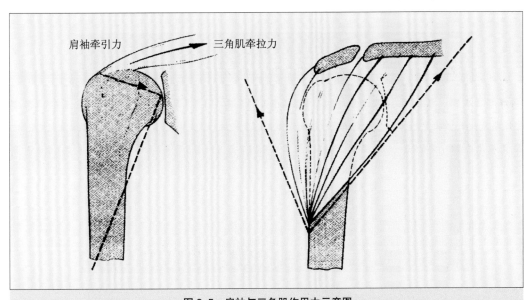

图2-5 肩袖与三角肌作用力示意图
肩袖的牵拉力令肱骨头与肩胛盂相对称，无肩袖调节时，三角肌产生的剪应力

骨折移位引起肩胛盂旋转或成角，从而改变了肩袖肌所产生压力的杠杆力臂。当肩胛盂倾斜度增大时，肩袖的压缩力则变成了剪切力或滑移力。肩胛冈的骨折也可以引起肩袖功能障碍，当肩胛颈部和体部合并骨折时，肩胛冈部可以产生Z形畸形与肩胛骨的折叠，这也可以引起肩袖肌的损伤。

一些移位的肩胛骨骨折需要手术治疗。包括引起关节紊乱的移位的肩胛盂骨折、水平面或冠状面成角大于40°的肩胛颈部骨折或颈部骨折移位大于或等于1cm时。在肩峰基部的肩胛冈骨折和移位大于5mm有可能引起骨不连的骨折也应该考虑手术治疗（表2-3）。

表 2-3　肩胛骨骨折手术指征

骨折类型	移　位
Ⅰ-A, Ⅰ-B	7.5～8mm
Ⅱ-A, Ⅱ-B, Ⅱ-C	成角＞40°,肩胛盂移位≥1cm
Ⅲ	关节面移位 3～5mm

（5）手术入路与方法。肩胛盂前部骨块可以经肩关节前入路清楚地显露。肩胛盂关节面在前入路更为清楚。对肥胖或肌丰富的病人,为了更好地显露肩胛颈内侧部分,可能需要做喙突截骨或切断牵开其上肱二头肌短头和喙肱肌起点。固定可以使用 3.5mm 皮质骨螺丝钉,一些病例也可能需要使用小钢板做内固定。

大多数损伤必须使用后入路才行。常见的是肩胛颈、肩胛盂骨折合并肩胛冈或肩胛体部骨折。显露应该充分,建议对复杂骨折行 Judet 切口广泛显露（图 2-6）。即使广泛的软组织剥离,肩胛骨丰富的血供足以使骨折愈合（图 2-7）。

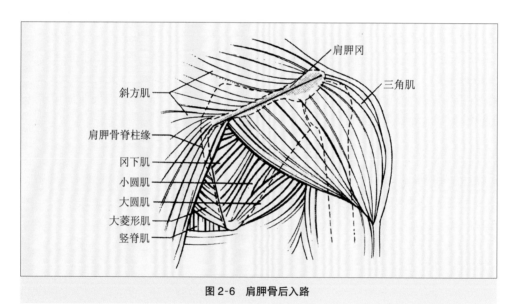

图 2-6　肩胛骨后入路

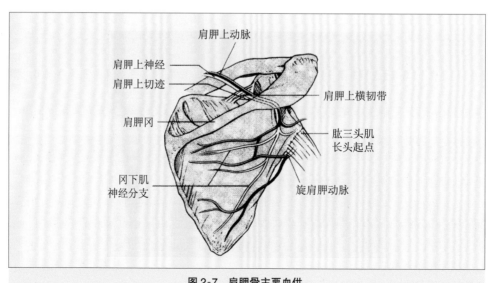

图 2-7　肩胛骨主要血供

后侧手术入路(图2-8)。可以显露到肩胛冈下部、肩峰基部、肩胛骨外缘和肩胛颈。如果需要,切开关节囊即可见到肩胛盂后缘。

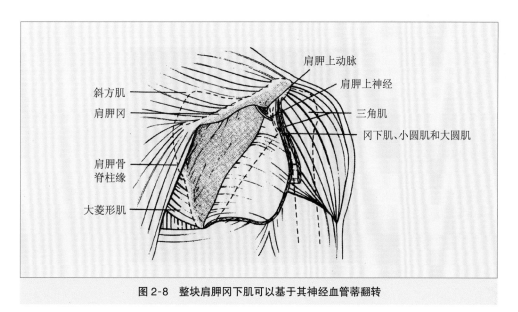

图2-8　整块肩胛冈下肌可以基于其神经血管蒂翻转

复位方法与固定形式依骨折种类而异,但应注意几点:一是手术要有两个助手;二是肩胛冈上缘两骨折端人为地钻两个小骨洞有助于复位;三是由于肩胛骨肌附着很多,骨折块的复位必须有耐心,而且要适当麻醉松肌。

单纯肩胛颈部骨折可用一块钢板来固定。尽管肩胛骨外缘的皮质骨,足以承载3.5mm AO皮质骨螺丝钉。复杂的骨折也许需要在肩胛骨两侧上两块钢板固定。同时累及肩胛盂、肩胛颈、肩胛冈和锁骨骨折及特别复杂的骨折可能需要固定锁骨。肩胛冈骨折的固定应选在肩胛冈下面,以避免损伤肩胛上神经、血管束或损伤冈上肌。

关闭切口时要在冈下窝放置引流管,背部筋膜用0#可吸收缝线间断缝合,常规缝合切口。一旦能够耐受,应该鼓励病人行主动的力所能及范围的练习。

2. **肩胸脱位**　肩胛骨由于高能量创伤可能发生脱位,典型的是胸腔内和侧方肩胸脱位(scapulothoracic dislocation),均不常见。肩胛骨胸腔内脱位是肩胛骨下角插入肋间隙引起的,复位时外展上臂并直接推挤肩胛骨而取得复位,复位后控制活动3～6周。

肩胸外侧脱位发生较多,这种损伤可以是上肢神经、血管破裂的表现,X线片发现肩胛骨向外移位。建议行动脉造影及急诊修复血管损伤。

3. **胸锁关节脱位**　胸锁关节脱位(sternoclavicular dislocation)并不常见,可以分为前脱位与后脱位两种类型。另外,25岁以下的年轻人可以发生骺板的骨折脱位。

(1)胸锁关节前脱位。病人常主诉外展或外旋时胸锁关节部位疼痛。切线位X线片有助于诊断,CT能准确描述损伤特征。25岁以下的病人的损伤可以是Salter I型或II型骨骺损伤。

治疗:胸锁关节前脱位在骨折复位后是十分不稳定的。在治疗急性、慢性或复发性胸锁关节前脱位时主要考虑症状和美容需要。

闭合复位:复位技巧是患侧肩应当处于外展位,应用麻醉。如果复位后是稳定的,肢体应当用Velpeau绷带固定6周,并逐步开始肘关节和盂肱关节的旋转练习。如果肩胛带需要向后的力来维持复位,用石膏背心或"8"字绷带进行外固定。外固定无法维持复位时有3种选择:遗留畸形并有一定的功能丧失;切除锁骨内侧端;用手术固定锁骨内侧端。

(2)胸锁关节后脱位。诊断:损伤机制是肩部的冲击力或直接损伤锁骨。由于相邻的颈部结构,这类损伤有更严重的潜在危险性。

诊断主要依靠物理方法和放射方法。病人常常因压迫食管和气管而出现吞咽困难和呼吸困难。重要的血管也有受压的危险,因此需要充分估计神经血管的情况。

闭合复位:用巾钳或尖嘴持骨钳经皮复位锁骨到理想的位置,大部分病例复位后是稳定的。用三角巾悬吊固定大约 3 周,然后开始活动锻炼,12～16 周后开始充分的活动和锻炼。

手术处理:当胸锁关节后脱位无法闭合复位时,可以应用手术切开复位和固定急性或慢性胸锁关节脱位。克氏针固定引起并发症较多,不主张使用。

Booth 和 Roper 在他们关于固定方法的回顾中,报道了将锁骨内侧端与胸锁关节的胸骨柄用胸锁乳突肌胸骨头肌腱固定。Byrriws 报道了用锁骨下肌腱转移固定。然而,从美观的角度,Booth 和 Roper 认为:"瘢痕看起来比肿块更难看。"

如果患者由于持续性疼痛而选择锁骨内侧端切除,避免切除过多的锁骨,以防肋锁韧带分离。锁骨内侧端切除应当不超过 1～1.5cm。

因为锁骨内侧端骺板是最后闭合的骺板之一,任何年龄小于 25 岁、患有胸锁脱位的应当怀疑有骺板的分离。而且,年轻的病人有望锁骨重新塑形。

二、锁骨骨折

(一)解剖和功能

在妊娠的第 5 周,锁骨最早在胚胎中骨化,而且是腔内化骨的唯一长骨。在女性锁骨胸骨端骨骺通常一直到 25 岁时才闭合,男性则在 26 岁左右才闭合。

锁骨呈 S 形弯曲,弯曲部位大约在锁骨中 2/3,即在喙锁韧带附着的内侧缘到锁骨滋养动脉孔。锁骨外侧段的弧度允许肩胛骨和锁骨通过肩锁关节大约有 30°的活动。这个运动通过肩胛骨内侧部分的下移,和锁骨在纵轴上 50°的旋转运动,使喙锁韧带的附着点连同肩胛骨一起下移到锁骨外侧段凸起的后方,类似曲轴运动。

锁骨由高度致密的骨小梁组成,骨髓腔界限不明显。锁骨逐渐由外侧的扁平状变成中间的管状最后到内侧变成粗大的三棱棒状。

锁骨全长均在皮下,对于颈和上胸的外形有重要的美容价值。锁骨上神经丛斜行由锁骨上跨过,位于颈阔肌的浅部。术中暴露时,对锁骨上神经应当分出并加以保护,以防损伤后引起感觉过敏或感觉迟钝。

锁骨与躯干的关节由坚强的肋锁和胸锁韧带加固,在这段范围内,锁骨下肌也参与加强其稳定性,肩锁和喙锁韧带加强了锁骨外侧端和肩胛骨的稳定性。斜方肌的上部附着部和三角肌的前部附着于锁骨的后面和前面,进一步加固锁骨外侧部的稳定性。

有移位的骨折和骨折不愈合中,最常见的畸形是肩胛带的短缩、下垂、内收和内旋畸形。骨折后形成或加重畸形的因素包括肩部重量通过肩锁韧带传达到锁骨外侧段以及附着肌和韧带的牵拉力。其内侧部分被胸锁乳突肌的锁骨头牵拉向上。

锁骨畸形凸起一般向上,钢板固定于锁骨上部可视为张力带固定,不仅有益于骨折的稳定,而且有助于骨折的愈合。

锁骨中段是锁骨最容易发生骨折的部位,因为锁骨中段是骨的最窄最细的部分。而且是骨的移行部,两个解剖弯曲的交接处,从而成为力学薄弱部位;并且也是锁骨没有韧带和肌附着的唯一部位。

锁骨与臂丛神经、锁骨下动、静脉以及肺尖的关系密切,在锁骨骨折中可能合并有这些组织的损伤。臂丛神经瘫痪可在伤后数周或数年由肥大骨痂的压迫引起。骨折对线不佳、畸形愈合或不愈合可引起肋锁间隙减小,导致动态的胸腔出口狭窄。

(二)骨折分类

对锁骨骨折应将锁骨中段骨折与内、外侧段骨折加以区分。Neer 认为位于斜方韧带外侧附近的骨折是锁骨外侧段骨折并且分为两型。Ⅰ型骨折中斜方韧带和锥状韧带保持完整并且附着于骨折内侧段[图2-9(a)]，因此骨折复位后是稳定的。Ⅱ型骨折锥状韧带完整地附于外侧骨折段而斜方韧带损伤且不再使内侧段复位后维持稳定。在Ⅱ型骨折中，喙锁韧带损伤使内侧段不稳，最终导致骨折端显著移位[图2-9(b)]，在 Neer 治疗经验看，这类骨折不愈合的可能性增加。

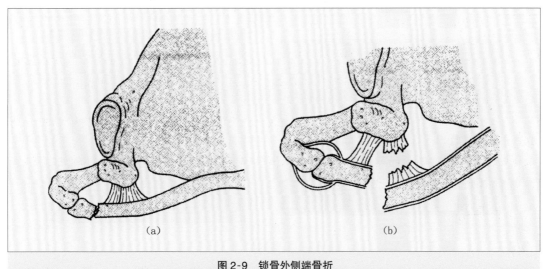

图 2-9　锁骨外侧端骨折
(a)韧带完整维持对位　(b)韧带断裂时骨折移位

当喙锁韧带全部附着于骨折碎片时，既没有附着于内侧骨折段，也没有附于外侧骨折段，这样的锁骨外侧段骨折是不稳定的。

在儿童和青少年，内侧和外侧骨损伤最常见的是骨骺损伤。在锁骨外侧骨骺损伤和干骺端骨折中（称为肩锁关节假脱位），骨折近端移位并和周围的骨膜分离，外侧骨骺较小，可附有或不附有外侧干骺端骨折片，仍保持与肩峰和肩的残余部分的正常解剖关系。肩锁韧带和喙锁韧带保持完整并附着于骨膜袖，类似的损伤也可发生于胸骨端。

锁骨内侧段骨折不常见。Craig 将之分为：不明显移位骨折（Ⅰ型）、移位骨折（Ⅱ型）、关节内骨折（Ⅲ型）、骺端骨折（Ⅳ型）和粉碎骨折（Ⅴ型）。

位于喙锁韧带内侧缘和肋锁韧带的外侧缘之间的骨折是最常见的锁骨中段骨折，但通常没有进行再分类。锁骨中段骨折的最重要因素是移位和畸形的程度，我们要把无移位或不明显移位骨折（包括儿童的青枝骨折和弓形骨折）与移位骨折加以区别。前者只是对症处理，而很少考虑美观或功能，然而后者可导致畸形、肩关节功能障碍和较高的不愈合危险。

病理性锁骨骨折的发生是不常见的。Rowe 报道了嗜酸性肉芽肿、畸形性骨炎以及转移癌可引起锁骨骨折。另外，由内生软骨瘤和血管畸形引起的骨折也有报道。

（三）创伤机制

在青少年和成人，几乎所有部位锁骨骨折一般均是遭受中等或高能量的创伤所致，在儿童和年龄较大的人群中，骨折通常由低能量引起。直接损伤作用于肩是锁骨所有部位骨折机制中最常见的。

（四）流行病学

锁骨骨折的发生率约占全部骨折的 4%，占所有肩部骨折的 35%。锁骨中 1/3 段骨折占锁骨骨折的76%，锁骨中段骨折病人的平均年龄为 21 岁。无移位锁骨骨折的平均年龄是 11 岁；单纯移位骨折平均年龄为 25 岁；病理性骨折的平均年龄为 43 岁。锁骨外侧段骨折占锁骨骨折的 20%，其平均年龄为 47 岁。

锁骨内侧段骨折仅占全部锁骨骨折的 0.5%～3%，平均年龄是 51 岁。锁骨外侧及内侧段均骨折的发生率在 75 岁以后急骤上升,表明这些区域在骨质疏松时明显易于骨折。

(五)诊断

锁骨骨折后出现明显的畸形和肿胀,骨折的部位可通过仔细的视诊和触诊而发现。病人拒绝同侧肩关节的各种活动,骨折部位有触痛,特征性体位是固定患肢于躯干旁。

开放骨折不常见,通常由于暴力直接作用于锁骨所致。锁骨骨折引起臂丛神经功能后期障碍常发生于中内侧损伤。急性臂丛损伤通常与上颈段神经根牵拉伤相似。锁骨骨折合并气胸的报道约有 3%。血管损伤并不常见,常是血管内膜损伤或小的刺伤并且使损伤的动静脉以动脉瘤或假动脉瘤或栓塞的形式存在数周至数年。严重血管损伤极为罕见,如果肢体有预兆或者存在不明原因的持续性出血,血管造影能帮助发现和确定血管损伤的部位,并对采取具体的措施有帮助。

锁骨前后位 X 线片可以确诊和定位大部分锁骨骨折,但在拍摄 X 线片时,应要包括肩锁和胸锁关节以及肩胛骨和上肺野。必要时拍摄锁骨斜位 X 线片。Neer 建议用应力位(每只手拿 4.5kg 的重量)来分析喙锁韧带的完整性和用 45°前后斜位两张垂直位 X 线片来了解移位情况。

(六)锁骨中段骨折的治疗

1. 保守治疗　对无移位或轻度移位的锁骨中段骨折仅需对症处理,最好的办法是仅仅用三角巾固定。大多数这类无移位的骨折均发生于儿童,愈合快。一般情况下,儿童锁骨骨折在 3～5 周内可临床愈合,在年龄较大的儿童需要 4～6 周,成人则需要 6～8 周。

移位的锁骨中段骨折闭合复位方法是病人采取坐位,医生膝部或拳头放在两肩胛骨之间来控制躯干的位置,向后上推挤病人肩部而复位。复位后可用许多器具来保持复位减轻畸形,目前在临床上常采用的"8"字石膏、"8"字绷带或"8"字绷带合并使三角巾悬吊外固定取得了较好的效果。

2. 手术方法　近年来,大量文献报道采用切开复位钢板内固定治疗锁骨中段骨折可得良好结果。锁骨骨折合并成角畸形能阻碍闭合复位,合并有多处创伤的锁骨骨折,尤其是上肢损伤或两侧锁骨骨折的病人不适合闭合复位,锁骨移位合并肩胛颈骨折,严重移位和软组织嵌入、闭合复位失败等都被认为是锁骨骨折切开复位钢板螺丝内固定的重要指征。

锁骨的髓内固定在技巧上难度大,而且无法控制锁骨的旋转,而致骨不愈合率增高。在使用钢板螺丝钉内固定时,每端最少要使用 3 枚螺丝钉,如果骨折情况许可,斜行骨折经过骨折端打 1 枚螺丝钉可大大增加骨折的稳定性。如骨对侧皮质骨粉碎或有裂隙,自体髂骨骨移植可增加其固定稳定性和骨愈合率。

手术后的最初 7～10 天用三角巾悬吊固定。吊带使用 6～8 周,证明骨折已愈合时才能去掉。循序渐进的功能锻炼,直到手术后的 3 个月,才允许从事所有职业性工作和娱乐活动。

大多数情况下,不必取出钢板。在特殊情况下,如突出的钢板使皮肤疼痛,至少要在伤后 12～16 个月,经 X 线片证实钢板下骨重建已完成才能取出钢板。

(七)锁骨远端骨折

对无移位或轻度移位的锁骨远端骨折仅采用悬吊的方法对症处理,此类骨折不愈合发生的机会是很少的。有移位的锁骨远端骨折被通常认为需要手术处理。这是基于 Neer 和别人的研究,他们发现经非手术处理后这类骨折有 22%～33% 的骨不连,另外,有 45%～67% 需要 3 个月以上才能愈合。经手术治疗,术后 6～10 周内 100% 愈合,并且很少有并发症。

Neer 推荐用两根克氏针穿过肩锁关节和肩峰。两根克氏针可很好地控制锁骨的旋转活动,有利于骨折的愈合。手术固定锁骨远端骨折的其他方法还有喙锁螺钉固定、钢板螺钉固定和张力带固定。常用的钢板包括肩锁钩钢板、锁骨远端解剖锁定板等。其中锁骨远端解剖锁定板在外端设计有多枚锁定螺钉固定锁骨远骨折端,在骨折块足够大时可以应用。如果发现喙锁韧带撕裂,应同时进行缝合修补。术后患者应至少维持三角巾悬吊 4～6 周。

(八) 锁骨近端骨折

这类骨折较少见,仅有的文献报道大多数描述的是内侧骺分离损伤。开始时用非手术治疗,如果症状持续存在,可切除锁骨内侧段。移位骨折必须用 CT 扫描以明确骨折端向后移位后是否有损伤颈部血管神经的危险。

(九) 锁骨骨折的并发症

1. **畸形愈合与不愈合**　应用非手术治疗锁骨骨折导致伤后 6 个月内不愈合的发生率为 0.1%～2.2%。导致不愈合的危险因素有:严重的创伤、粉碎性骨折、骨折端的移位大和再骨折。锁骨骨折应用初次手术治疗并发骨不愈合率报告为 3.7%。

由于畸形的加重,锁骨不愈合的病人可能会出现特殊的症状。如肩的内收、短缩、内旋畸形,由于畸形和疼痛使肩关节功能改变,或是对其下方的臂丛或血管组织造成局部压迫。锁骨不愈合可伴随血管神经的问题,包括胸廓出口综合征、锁骨下动脉或静脉受压或血栓形成和神经麻痹。锁骨骨折不愈合,造成血管问题发生率在不同的报告中相差甚大,从最小 6% 到最大 52%。

在锁骨不愈合的治疗中,考虑锁骨切除的唯一情况是锁骨的慢性感染或者是极外侧型锁骨骨折不愈合。小的锁骨外侧骨折块可以切除,但喙锁韧带必须确保附着于内侧骨折段的外侧端,必要时可进行喙锁韧带重建术。锁骨不愈合的治疗经历了从腓骨和髂嵴移植到髓内钉固定到目前流行的钢板螺丝钉固定。

在骨折端有大量骨痂增生肥大型骨折不愈合,过度增生的骨痂切除后可用来做骨移植。不愈合的部位无需清创,因为在坚强的内固定后会发生纤维软骨连接。

萎缩性骨折不愈合出现骨端硬化,中间由纤维组织连接,而假关节形成时出现类似滑膜的关节,这种情况下需要切除骨折端和嵌入的软组织。骨质缺损部位采用切取带双侧皮质的移植骨块切取后加以修剪成两端呈刺状突起,将它嵌入锁骨骨缺损处髓腔内。

畸形愈合主要影响美观,也有肩关节活动困难、神经出口狭窄致臂丛神经和锁骨下动静脉受压等并发症。如有上述症状,则需进行外科处理。将畸形部分水平切除,重新复位,然后用钢板、螺丝钉固定。

2. **血管神经并发症**　并发急性血管、神经损伤的情况是罕见的,具有代表性的是发生在合并有肩胛胸壁脱位或臂丛神经牵拉伤等。血管神经功能障碍还可因胸廓出口变小引起,如果是骨折畸形愈合引起的,一般发生在伤后的最初 2 个月内,如果是骨折不愈合时由于肥大增生的骨痂引起,一般在几个月至几年以后才出现。

腋动脉或锁骨下动脉或静脉的血栓形成以及假性动脉瘤形成,均发生在损伤后相当长的一段时期里。症状是上肢的萎缩和肢体发冷。大多数是由急性血管内膜损伤引起,但少部分也许是由于血管、神经走行中由于空间的变小而压迫所致。

3. **再骨折**　锁骨再骨折通常发生于过早全部恢复正常活动的患者,尤其是需要锁骨参与的体育活动。因为习惯上认为强有力的功能性锻炼,会导致疼痛的明显减轻和肩关节功能的迅速恢复,过分热情活动的病人通常忘记了医生的忠告:在骨折愈合的至少 2～3 个月内应避免需要锁骨参与的体育运动。钢板取出后发生再骨折的不常见,在骨折愈合后钢板至少要保留 12～18 个月。

4. **手术的并发症**　尽管锁骨下面接近重要的解剖组织,手术中的并发症很少报道,如锁骨下静脉破裂、气胸、空气栓塞和臂丛神经麻痹。另外,有资料显示在 112 例新鲜的锁骨骨折病人在行钢板内固定后,浅部的感染有 9 例(7.4%),深部感染 2 例(1.6%)。

三、肱骨近端骨折与脱位

(一) 基本原理

盂肱关节脱位(glenohumeral dislocation)和肱骨近端骨折(proxiamal humerus facture)是肩带损伤的主要组成部分。

1. 应用解剖

（1）一般解剖。肱骨近端由 3 个骨化中心发展而来。婴儿时肱骨近端呈半圆形,肱骨头骨化中心在出生后 4～6 个月出现,大结节骨化中心出现于 3 岁时,小结节骨化中心出现于 5 岁时,三者在 4～6 岁时融合,在 20～25 岁时与肱骨干融合(图 2-10)。

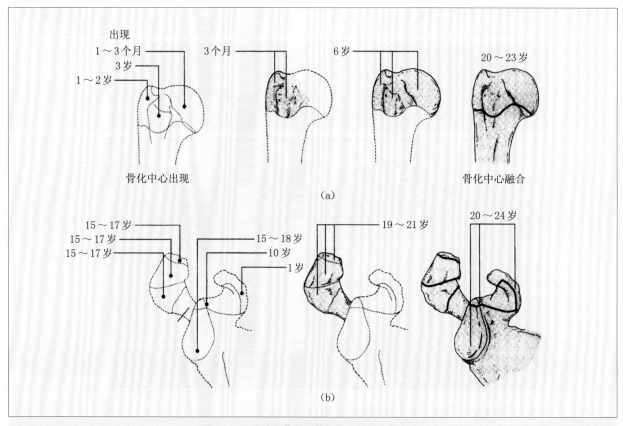

图 2-10　盂肱关节周围骨化中心的出现与闭合
(a)肱骨近端　(b)肩峰,喙突与肩胛盂,肩峰基部一出生即有

Codman 认为成人肱骨近端骨折发生在骨骺瘢痕上,可引起肱骨头骨折,连于肩胛下肌腱的小结节骨折,连接于冈上肌、冈下肌与小圆肌肌腱的大结节骨折和肱骨干骨折(图 2-11)。

肱骨头相对于肱骨干正常有 35°～40°的前倾角,肩胛骨在冠状面上向前旋转 35°～40°。成人肱骨头半径为 22～25mm。关节面上部在大结节顶部稍上。诸如头凹陷或大结节上部的骨不愈合等小的变化都会导致关节运动特别是抬臂的异常。任何时候只有 25%～30%的肱骨头关节面与肩胛盂相接触。

肩胛盂唇是一个连接于肩胛盂边缘的楔形软组织,松散地连接于肩胛盂,而且与肱二头肌长头肌腱相毗连。下部边缘较钝并与肩胛盂缘紧密相连。盂唇增加了肩胛窝深度约 50%。

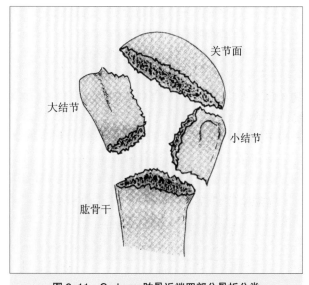

图 2-11　Codman 肱骨近端四部分骨折分类

完整的肱骨头是个支点，三角肌、肩袖、肱二头肌长头固定其于关节腔并提供其运动的力量。肩袖的力量可以增加关节韧带的强度以防过伸与撕裂。

肱骨头由丰富的骨膜网状血管提供血液。肱骨头的直接血供主要由旋肱前动脉分支而来，旋肱后动脉也发出分支到大结节的后内侧（图 2-12）。

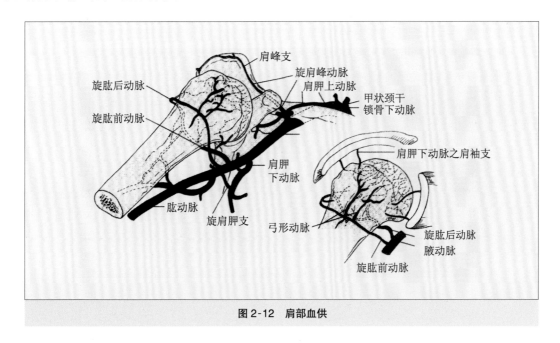

图 2-12　肩部血供

肩袖肌腱在大、小结节上的止点通过关节囊也可提供少量血运。在外展型四部分骨折时，内侧关节囊血管有可能维持关节部分血供。由于骨折或手术引起的腋动脉及其分支损伤与骨坏死发生率的升高有关。

盂肱关节是全身活动范围最大的关节。松弛的韧带限制了关节的不稳定，在关节运动接近极限时它才起作用，盂-肱间的韧带是关节囊组织增厚而形成的，其中最重要的就是盂肱联合韧带，分为前后两束。前束自肱骨颈下部到肩胛盂前缘，在肩胛盂内下1/4与前部肩胛盂交汇，当外展或外旋拉紧时，它首先限制过度活动。盂唇与前下方盂肱联合韧带损伤是创伤性盂肱关节前下方脱位最常见的原因。由肱骨到关节盂后缘连接于盂唇后部的后束发育较差。这一复合组织在肱二头肌长头起点的盂上结节处上方交汇（图 2-13）。

盂肱上韧带连接盂唇顶部、二头肌长头肌腱和喙突基部。盂肱中韧带则连接到肩胛颈的前部。上部盂唇裂伤与上、中盂肱韧

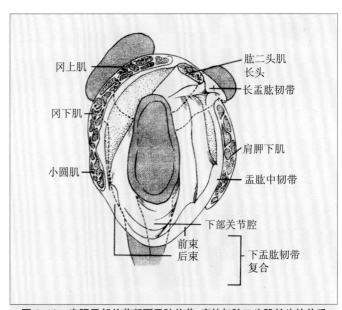

图 2-13　肩胛盂部关节断面盂肱关节、肩袖与肱二头肌长头的关系

带损伤可引起肩关节不稳。肩袖与喙肱韧带、盂肱上韧带不仅对抗了内收时关节下移而且防止了关节屈曲或外展外旋时后脱位。喙肱韧带在防止向下不稳定和限制外旋时起重要作用。副作用则常见于粘连性关节炎。

当用关节镜观察时,下盂肱韧带轮廓最明显,盂唇是下盂肱韧带的起点。中盂肱韧带连接于盂唇内侧和肩胛颈上部。上盂肱韧带则不能全部看到。

上臂举过头顶的运动约有 2/3 在盂肱关节,1/3 在肩胸关节。关节或关节面的破坏会丧失肱骨头支点,从而影响关节的旋转、外展与屈伸运动。肱骨头支点的完整对抬臂过头、外旋活动是必需的。

肩关节正常运动的力量至少由 26 块肌协调作用来完成。这些肌包括肩到胸、肩到臂和胸到臂的肌。通过盂肱关节的肌所产生的力量是很大的。当上肢外展 90° 时,关节部位所承受的力可达体重的 90%。当举臂过头顶时,三角肌与肩袖肌大约各承受 50% 的动力。这些肌与肩胛稳定肌一起维持上臂的位置与精细运动。盂肱关节的动态稳定性首先由肩袖肌及其肌腱与肱二头肌长头来维持(图 2-14)。

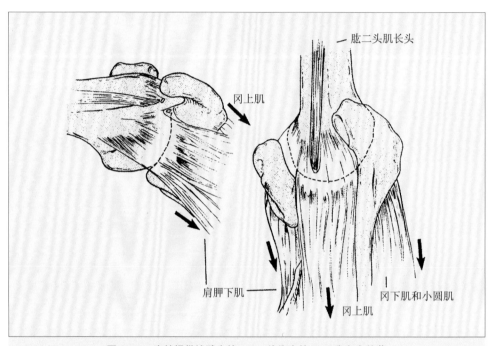

图 2-14　肩袖提供抬臂力的 50%、外旋力的 90% 稳定肩关节

肱骨头与三角肌止点间距的微小变化可以严重影响三角肌的长度与张力比率。若有减少,三角肌的有效收缩可以用来纠正肱骨头向下半脱位,而剩下用来抬臂的力量就很少了。

肩带肌可以影响骨折块移位的方向与程度。冈上肌、冈下肌和小圆肌的牵引可引起大结节向上和向后移位。肩胛下肌则牵拉小结节向内移位。三角肌、胸大肌、背阔肌和大圆肌则引起肱骨干骨折的移位。

(2) 神经血管解剖。臂丛及其分支与盂肱关节和肩带亲密相关,并存在一定变异。Burkhead 等证明腋神经到肩峰中点的平均距离,女性为 5.4cm,男性为 6.2cm。Glousman 发现在肩峰下 5cm 劈开三角肌时,44% 的女病人可能碰到腋神经。肌皮神经可以在喙突下 2～8cm 间任何一处进入喙肱肌。冈上肌的运动支大约在盂上结节内侧 3cm 走行,而冈下肌运动支距肩关节盂后喙约 2cm。

肩带的血供来自锁骨下动脉和腋动脉,包括肩胛上动脉、胸肩峰动脉、肩胛下动脉、旋肱前动脉与旋肱后动脉。肩胛上动脉和旋肱后动脉分别与肩胛上神经和腋神经伴行。

2. 急性肩部损伤的评估

(1) 病史。要问及病人的年龄、性别、职业以及伤肢日常使用情况,病人一般健康状况,如是否有骨质疏松等,及是否发生过肩部损伤,先前的肩部不稳定或肩袖异常增加了新鲜损伤的复杂性。还有必要评估病人的治疗要求与心理健康状况,以及依从性。

(2) 物理检查。脱位或骨折移位时常有畸形。前脱位时,肱骨头在前下内方,肩峰下后外侧则可见到或触及凹陷;后脱位时,喙突则显得凸起,肩前部凹陷,后部饱满,上臂常处于内收内旋位,上臂不能外旋是典型的体征。在少见的肩胛冈下肩关节后脱位时，上臂则固定在外展位；骨折合并脱位时，有可能不如单一脱位表现明显，肩部变平或轮廓消失不明显，上肢可以悬吊在身旁正常位置。三角肌与软组织可以掩盖严重的骨折移位或脱位。肿胀和肥胖也可以使骨性标志变得模糊。脱位时很难旋转上臂，患手不能触及健侧肩部。

肱骨短缩情况可测量肩峰到尺骨鹰嘴尖的距离得到上臂长度，并与对侧进行对比。三角肌起止点之间的缩短尤其有意义，需进行尺神经、桡神经与正中神经的功能检查，检查肱二头肌、肱三头肌、三角肌前中后部、冈上肌、冈下肌、胸肌、背阔肌和菱形肌等肌情况和皮肤感觉状况，但是上臂外侧腋神经支配区感觉的存在并不足以表明腋神经运动功能良好。肱骨近端复杂骨折合并神经血管损伤的发生率是5%～30%。肱骨头向下半脱位时常见的肌不能活动必须和腋神经损伤鉴别开来。及时的肌电图与神经传导速度的测定，可以排除早先的损伤，而且为以后评估神经损伤范围提供了基础对比资料。

患肢远端的色泽、毛细血管充盈和脉搏也应该检查，并且可以和未受伤肢体进行对比。若怀疑血管损伤则需要进一步的检查。肩带损伤时血管损伤比神经损伤要少见。不断增大的腋部血肿或广泛出血可以提示血管损伤，应及时行多普勒检查，发现问题时应进一步行血管造影检查。静脉损伤较少见且探讨不多，而静脉撕裂可引起局部出血。

（3）影像检查。X线片盂肱关节的方向处于身体的矢状面与冠状面之间。在有可能的情况下，可拍5张X线片：肩胛骨前后位与侧位、腋位（图2-15）。

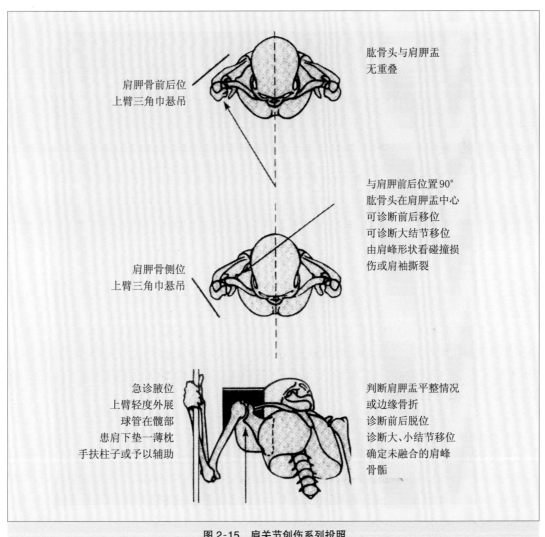

肩胛骨前后位
上臂三角巾悬吊

肱骨头与肩胛盂
无重叠

肩胛骨侧位
上臂三角巾悬吊

与肩胛前后位置90°
肱骨头在肩胛盂中心
可诊断前后移位
可诊断大结节移位
由肩峰形状看碰撞损伤或肩袖撕裂

急诊腋位
上臂轻度外展
球管在髋部
患肩下垫一薄枕
手扶柱子或予以辅助

判断肩胛盂平整情况
或边缘骨折
诊断前后脱位
诊断大、小结节移位
确定未融合的肩峰骨骺

图2-15　肩关节创伤系列投照

内、外旋状态下前后位。为了更细致地检查,可以行CT扫描、三维图像重建、超声检查和磁共振检查。

肩部创伤的准确诊断需要清晰的 X 线片。肩胛骨前后位以盂肱关节为中心,考虑到肩胛骨有向后 30°倾斜。在没有半脱位或脱位时,肱骨头与关节盂不重叠,这就可以与在内旋、外旋时进行的身体矢状面上的前后投照进行对比。

腋侧位像是重要的投照方式。肱骨头劈裂骨折、肱骨头凹陷骨折、肩胛盂骨折、喙突基部骨折、锁骨远端骨折和肩峰在此位投照时均为好的成像。Bloom-Obata 改进的腋侧位投照,专门设计用来诊断是否有向后脱位或骨折脱位(图 2-16)。

另一种改进是 West Point 腋侧位投照(图 2-17),可以看到肩胛盂的前下缘和前缘骨折。

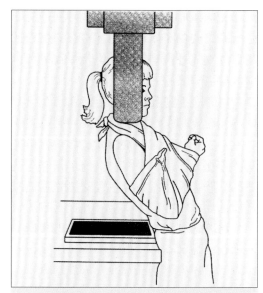

图 2-16 Bloom-Obata 改良腋位投照

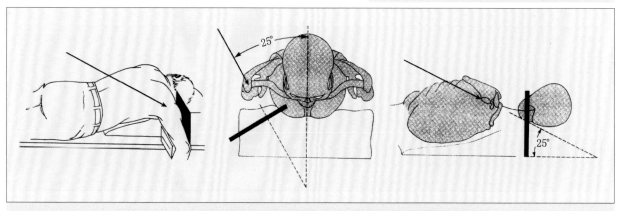

图 2-17 West Point 腋位投照可显示肩胛盂前下缘的情况盂唇撕裂或盂缘骨折

肩胛骨侧位像与肩胛骨前后位像呈直角关系,X 线与肩胛冈相平行,最后形成了一个 Y 形的图像。肱骨头与肩胛盂重叠居于 Y 形的中心交叉处,肩胛冈与喙突构成上方两支,而肩胛体构成下面一支。这种投照很容易发现前脱位。大结节撕脱骨折移位很严重时在 Y 形图像上表现很明显。

旋转前后位投照:肩关节内旋与外旋位行身体前后位拍片,与三种创伤系列投照构成了肩关节常规检查的五种投照。内旋前后位是最有可能发现肱骨头凹陷骨折(Hill-Sachs lesion)的投照方法。

CT 扫描:评价复杂的肱骨近端骨折,CT 是最准确的方法。与标准的 X 线片相比,CT 对骨折块移位、肱骨头关节面旋转情况和头、盂部骨折的定位更准确。CT 还可以评估盂肱关节不稳定,包括肩胛盂边缘骨折和 Hill-Sachs 损伤。当行关节造影时还可观察到关节囊和软骨的病理情况。CT 还可以提供三维重建图像,并可以三维重建。

肩袖评估:大小结节的移位意味着肩袖有撕裂损伤。40 岁以上病人的肩关节脱位外旋肌腱撕裂最常见。肩袖损伤的影像学检查有超声图、关节造影和磁共振(MRI)检查。

(4)鉴别诊断。肱骨近端骨折和盂肱关节脱位的鉴别诊断有肌挫伤或扭伤、肩袖撕裂、臂丛神经损伤、感染、腋动脉损伤、神经病变和腋静脉、血栓等。只要对病史、体检与影像检查细加分析是不难鉴别这些损伤的。

3. 肱骨近端与盂肱关节损伤的手术处理　肩部损伤很少需要急诊手术。多数情况下,需充分准备后才施行手术。

气管插管麻醉或肌间沟阻滞麻醉。使用透X线的手术床以便透视。病人取仰卧位或半卧位,后入路时也可取侧卧位。常用的入路包括:三角肌胸大肌间隙入路适用于多数骨折。单纯大结节骨折,三角肌侧方上部劈开入路一般就足够了,上部入路不需要切断三角肌起点或做肩峰截骨。肩胛盂后下方骨折和大结节骨折畸形愈合偶尔需要后侧手术入路,但是急性肱骨近端骨折内固定和肩关节置换则很少应用这种切口。三角肌胸肌入路起于锁骨外侧1/3,经过喙突延伸到三角肌止点(图2-18)。头静脉需要

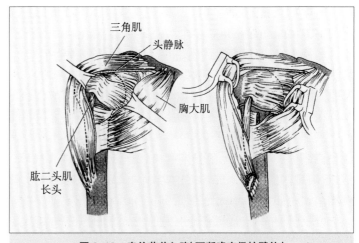

图2-18 肩关节前入路(不断喙突保护臂丛)

妥善保护,可以和三角肌一起牵向外侧,分开胸锁筋膜,显露肩胛下肌腱与小结节。三角肌下与肩峰下间隙钝性分离扩大显露,牵开三角肌与喙肱肌。必要时可切断三角肌止点前部1cm与胸大肌上半部分以扩大显露。喙肱肌不切断,也不用行喙突截骨。尽管可以切断喙肩韧带以改善显露,但是建议尽量保留。腋神经在肩胛下肌内下方和三角肌下面可以触及,手术过程中要加以保护。肱二头肌长头肌腱是肱骨近端入路的一个关键标志。

对一个两部分肱骨外科颈骨折来讲很少需要打开关节。肱骨头关节面损伤小于20%时,肱骨头不后脱位可以经肩胛下肌进入关节,但是损伤在20%～40%时常需要做小结节截骨显露关节。

三部分骨折时,由于撕裂了一个结节,关节实际上已经被打开。肩胛下肌与冈上肌之间的肩袖纵向撕裂可以向近侧延伸。这时,可以通过肩袖间的裂口到达盂肱关节。

四部分骨折时,大小结节常已分开,偶尔会在二头肌腱沟处相连接,这时就在腱沟处截骨分开大小结节就可充分显露。术后,用5-0不吸收丝线缝合肩袖于结节部止点,这个部位皮质骨较硬,不易撕裂。相对而言,缝合部位选择结节嵴中部时,似乎容易撕脱,因为这部位骨质较松,也易碎裂。缝线的张力可以辅助结节部分与肩袖的固定。

上部入路:这是一个劈开三角肌的入路[图2-19(a)]。

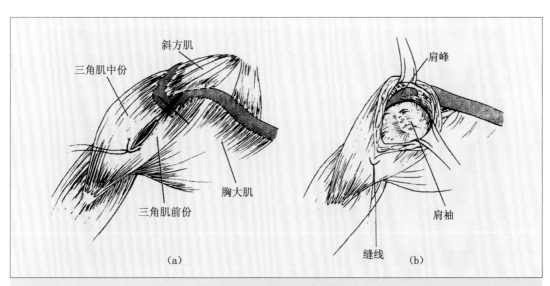

图2-19 肩关节上部入路

(a)劈开三角肌的肩关节上部入路 (b)前部肩峰成形术入路,皮肤切口在肩峰顶部垂直于三角肌劈裂口

术中不行肩峰成形时,切口顺着皮肤张力线在肩峰外侧缘走行。两侧皮肤与皮下组织充分游离,在肩峰前外侧角稍后三角肌前中份之间纵行劈开,胸肩峰动脉的肩峰支切断结扎或电凝。切除积血的滑囊。肩峰下5cm三角肌劈开处缝合一针预防腋神经损伤。这一手术入路常用来处理大结节骨折。

当术中行前肩峰成形术(anterior acromioplasty)时,切口经过肩峰中点并在前后方向上平行于肩峰[图2-19(b)]。

肩上部切口可用于大结节骨折,一些三部分骨折和四部分外翻移位骨折的内固定。

后部入路:采用后入路时(图2-20),病人应取侧卧位,腋下垫起。常采用后侧直切口,起自肩峰后外侧角内侧2~3cm,向下延伸接近腋窝处,如果需要,切口可以沿肩胛冈延伸或向肩上部延伸。皮下游离后,自肩胛冈起点向下劈开三角肌6~8cm,小心避免损伤腋神经。为了扩大显露,可以自肩胛冈向内、外侧剥离三角肌起点,或者外展上臂向头侧牵开三角肌下缘。后者可能协助显露肩胛后部。但是,术后难以修复关节囊。切断肩胛下肌或肌腱或在冈下肌和小圆肌间显露盂肱关节后面。后入路一般用于肩胛体或肩胛盂骨折。也有报道使用这一切口行肩关节成形术。

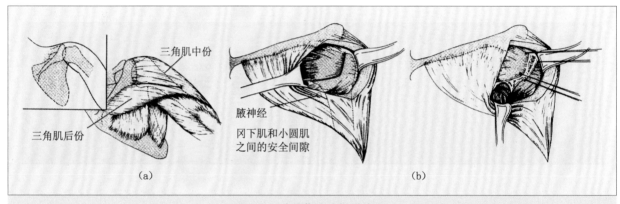

图2-20　肩关节后入路纵行切口
(a)劈开肩峰下三角肌后份8cm,显露冈下肌和小圆肌　(b)横断冈下肌,分离冈下肌和小圆肌

4.结果评估　Neer评分法用来评价肩关节成形效果,Rowe评分法评价肩关节不稳定修复效果。美国肩肘外科医师协会肩关节评估方式提供了一个记录主客观数据的模板。

(二)肱骨近端骨折与骨折脱位

肱骨近端骨折发病率约占骨折病人的4%~5%。在较大的中年人及大年龄组发病率明显增高。女性发病率是男性的4倍。男性大多数病人集中在30~60岁期间,而女性在闭经后有明显的增加。肱骨近端骨折与骨质脆性的关系更加密切。

1.损伤机制　前侧、外侧或后外侧直接撞击可引起骨折。应力沿轴向传导,肱骨头颈部可以撞击在肩峰上发生骨折和骨折脱位,于周围骨与韧带的应力作用而发生脱位。骨折远端的移位方向取决于损伤时轴向负荷施加于手和肘的位置。机动车事故、高处坠落、高速摔倒(如滑雪)和高速弹丸伤等常引起广泛合并损伤。病理性骨折主要由代谢性疾病和局部肿瘤如多发性骨髓瘤、骨转移瘤等引起。

2.损伤结果　不良结果包括肩部疼痛、无力、强直和功能缺失。肱骨短缩、继发三角肌无力和创伤性关节炎、急性或慢性脱位、结节骨块移位的肩袖撕裂、神经和少见的腋血管损伤,骨不连、畸形愈合和创伤性盂肱关节炎。

3.相关损伤

(1)肩袖撕裂。结节骨折块的移位意味着肩袖的撕裂。附着在大、小结节上的肌止点是移位的力学基础。冈上肌与肩胛下肌间肩袖的纵向撕裂,可以导致两个结节的移位。严重的肩袖撕裂并不常见。

(2)合并同侧上肢骨折。不常见。但在多发伤的病人之中可经常遇见。在肱骨干或更远处发生骨折时,肱骨近端骨折或骨折脱位则容易漏诊。合并同侧肱骨干骨折的治疗是一个具有挑战性的问题。骨质条件差的老年人没有很好的手术方法获得骨骼稳定性。在一些情况下,闭合治疗是最好的选择,并能获得满意疗效。对于骨质条件较好的年轻病人则需行手术治疗。

(3)神经损伤。在盂肱关节前脱位、肱骨头脱位合并肱骨近端骨折时更易发生神经伤。可由骨折块直接损伤或牵拉致伤。肩关节前脱位与下脱位是多数孤立性腋神经损伤或后来损伤的致病原因。肩关节剧烈的向下或向后移位可以引起臂丛牵拉伤。最常见的损伤是腋神经在四边孔处断裂,肩胛上神经在喙突附近的肩胛上切迹处的断裂和肌皮神经在喙肱肌入肌点处撕裂。在肌电图诊断中,盂肱关节脱位和肱骨颈骨折腋神经与其他神经损伤的发生率是20%~30%。由于疼痛和制动妨碍了创伤后早期的检查,所以神经损伤很容易漏诊。腋神经损伤不常合并感觉障碍。多数神经损伤可在数周内恢复。但仍有部分病人神经损伤后其功能不能完全恢复。

(4)血管损伤肱骨近端骨折。很少并发血管损伤。然而,忽视血管损伤可引起极其严重的后果。老年人动脉粥样硬化时易合并动脉损伤。肱骨近端骨折可以引起腋动脉的断裂、栓塞和假性动脉瘤。肱骨近端四部分骨折合并肱动脉损伤的发生率约为5%。肿胀和侧支循环可以掩盖血管损伤的程度。如果怀疑血管损伤,推荐行血管多普勒检查或动脉造影。如果需要手术,先行骨折内、外固定,再行血管修复。

4. 骨折分类 Neer 根据骨块的解剖移位和成角情况把 Codman 的四部分分类法应用于临床(图2-21)。

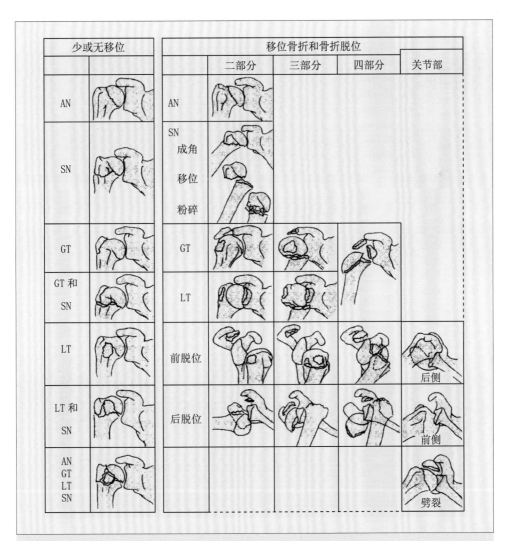

图 2-21 肱骨近端四部分骨折、骨折脱位分类
AN:解剖颈;SN:外科颈;GT:大结节;LT:小结节

Neer 的分类是基于关节部分、大小结节和肱骨干所处的位置而进行的。一部分是指关节面；二部分是指大结节与其肌、肌腱联合，包括冈上肌、冈下肌和小圆肌；三部分包括小结节及连于其上的肩胛下肌腱；四部分是位于结节下或外科颈水平的肱骨干。

1970 年提出这种分类时，强调使用准确的 X 线片进行研究，把肱骨近端骨折分为移位型和非移位型。任何一个主要部分移位超过 1cm 或成角大于 45°就被认为是移位骨折。

在一般情况下，移位小于 1cm 的多发性骨折软组织损伤不重，关节部分血供损伤较轻。这种情况称为一部分骨折或轻微移位骨折。

二部分骨折则有一个骨块移位。二部分大结节骨折和肱骨外科颈骨折最常见。二部分小结节撕脱骨折和孤立的解剖颈骨折则很少见。累及单个结节的二部分骨折常常有关节脱位与骨块分离。发生孤立的二部分小结节骨折时，应考虑肩关节后脱位。

三部分骨折包括了 3 个主要骨块的移位：肱骨头、外科颈处和一个结节。肌牵拉结节骨块，肱骨头被牵拉向反方向旋转致使关节面面对撕脱的结节骨块。例如，在三部分大结节移位骨折病人，肩胛下肌连于未骨折的小结节牵拉肱骨头后旋。这类骨折最好拍腋位 X 线片或肩胛骨侧位片，这时关节面朝后、骨干分离（图 2-22）。

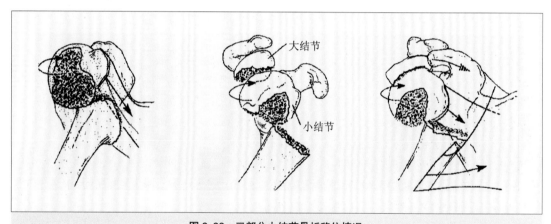

图 2-22　三部分大结节骨折移位情况
胸肌牵拉肱骨干向前内侧移位，冈上肌、冈下肌与小圆肌牵拉大结节向后上移位，肩胛下肌牵拉关节部分后旋

在小结节骨折的三部分骨折，连接于完整大结节的冈下肌和小圆肌旋转关节面向前（图 2-23）。

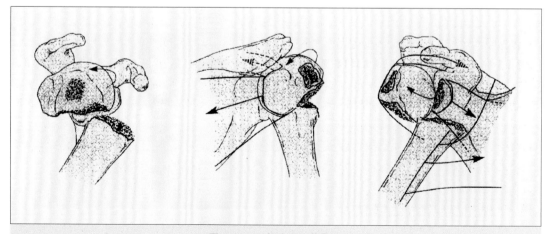

图 2-23　三部分小结节骨折
完整的大结节肩袖肌牵拉肱骨头前旋，小结节与肱骨干丧失平衡

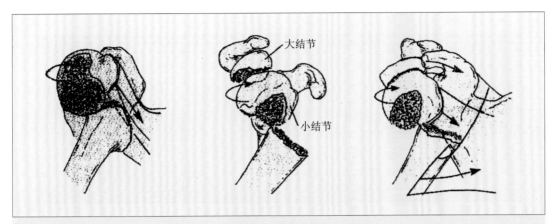

四部分骨折时所有骨块都移位。关节骨块有可能受骨干上部撞击向外侧脱位到三角肌下间隙,或者向前、后脱位。外旋肌向后上牵拉大结节,其合力可以牵拉大结节到肩胛冈基部。小结节则被牵向前内侧。胸大肌向内侧牵拉肱骨干,而止于外科颈下的三角肌牵拉骨干到内收位(图 2-24)。

图 2-24　四部分骨折
肱骨干与大、小结节因其肌止而移位,关节部分可以向前后、下、外侧脱位或半脱位(箭头示移位方向)

骨折脱位时,关节部分无论是否与大、小结节相连,均从肩胛盂脱出。二部分骨折、三部分骨折或四部分骨折都可以伴有关节面的前、后或侧方脱位。关节前下方移位最常见,在此位置肱骨头位于臂丛神经与腋动脉之间,这就显著增加了神经血管损伤的可能性。肱骨头后部关节面凹陷骨折,又称 Hill-Sachs 损伤,由盂肱关节前脱位时,后关节面撞击在肩胛盂前缘引起。相似地,肱骨头前部关节面凹陷骨折是由于关节后脱位肩胛盂后缘与肱骨头前面撞击所致,又称反 Hill-Sachs 损伤。

头劈裂骨折,包括关节面的碎裂。如在平片上看到双关节影则预示着更严重的关节损伤。Bigliani 扩展了 Neer 分类法,增加了肱骨头劈裂骨折和凹陷骨折。Jakob 认为外翻嵌入四部分骨折可能仍会有成活的可能,即便出现缺血性坏死,尚有可以接受的功能。

AO/ASIF(内固定研究学会)将肱骨近端骨折脱位分为 3 类:A 类、B 类和 C 类。A 类指单线关节外骨折(二部分),B 类指双线关节外骨折(三部分),而 C 类是解剖颈或关节部分骨折。每类又分 3 种类型,进而又细分为 9 种亚型。亚型分类法说明了移位的程度。与 Neer 分类比较,这个分类系统允许对许多骨折及其变异进行详细的研究,但并未解决前者存在的问题,使用起来却更加复杂与困难。

5.肱骨近端骨折的治疗　早期治疗常用牵引、悬吊石膏和外展石膏。近来的治疗方法有闭合复位三角巾悬吊,闭合复位内固定、外固定,各种各样的切开复位内固定技术(髓内针、钢板、螺丝钉、U 形钉和骨圆针)、关节置换和很少使用的肱骨头切除一期关节融合术。

肱骨近端骨折有 50%～80% 是非移位或移位很小的稳定骨折,这些骨折用非手术方法治疗。一般情况下,在肱骨外科颈的二部分骨折有可能闭合复位,除非软组织嵌入阻碍骨折复位,可能闭合复位的骨折不包括肩袖严重撕裂和大结节撕脱骨折。骨折开放复位时要注意保护肱骨头残留的血供,而多数四部分骨折和骨质疏松病人的三部分骨折需应用假体置换。

畸形愈合、不愈合与骨缺血坏死是非手术治疗最常见的并发症,可以引起无力、持续疼痛和肩关节功能障碍。这些可以由成功的手术治疗预防。然而,手术治疗也存在许多最严重的并发症。

在多发伤病人只能卧床时,对肱骨干上段粉碎性骨折可采用尺骨鹰嘴牵引。可以取上臂屈曲、内收位牵引,也可以把骨折肢体放在体侧牵引。

肱骨近端骨折的治疗方法可见表 2-4。选择治疗方法时要考虑到病人的需要与骨折的特点,包括病人的健康状况和愿望,治疗的风险、优点和方法比较。骨折在急性期很难处理,然而后期的重建更加困难,要进行早期复位,但避免反复手法操作。

表 2-4　肱骨近端骨折的治疗方法

三角巾悬吊

闭合复位悬吊

接骨夹板

悬吊石膏

经皮穿针

外固定

开放复位内固定

缝合或绳缆简单缝合加张力带固定

髓内针

Rush 针

Ender 针

Mouridian 针

肱骨交锁针

张力带和髓内 Ender 针

螺丝钉

钢板加螺丝钉

关节置换术

现将各种肱骨近端骨折的治疗措施介绍如下。

(1) 一部分骨折。一部分骨折是非移位骨折或移位小于 1cm 的骨折(大结节骨折移位则小于 0.5cm),而且成角小于 45°。其发病率占肱骨近端骨折的 47%～85%。肩袖、骨膜与肱二头肌长头维持了骨块的对位。

处理:上肢放于三角巾中悬吊,或在悬垂位用绷带包扎支持。一旦证实肱骨头与肱骨干能够一起活动,就可以进行早期轻微的小范围练习,可以先进行钟摆样练习。嵌插的稳定性骨折训练可以立即开始。

适应证:所有的肱骨近端稳定性非移位骨折治疗指征是一样的。对不稳定骨折经闭合复位转变成非移位或轻微移位骨折的病人,活动练习要适当延后。

肱骨外科颈的非嵌插性骨折,肩袖不能维持对位,这时上臂就需要悬吊在胸旁使胸大肌等肌放松直到骨折愈合。旋转活动开始得过早有可能引起骨折移位或不愈合。上肢本身可能提供 4～7kg 的牵引力,三角巾悬吊就能恢复骨折对位。

后期处理与康复:用吊带支持上肢,加上三角肌早期等长收缩可以提供肱骨向上的力量,从而预防肱骨头向下半脱位并可促进骨折愈合。第一阶段被动训练常于伤后 4～5 天开始,7～8 天后可以开始外旋活动,3 周后添加等长练习,6～8 周时如果愈合允许可进行主动训练。

最常见的远期问题是关节活动度受限,由碰撞肩、肩峰下瘢痕、间隙变窄等因素引起。康复练习至少应坚持到创伤后 6 个月。尽管这类骨折损伤不重,但是常有上肢功能损失,尤其是老年人。

合并脱位的一部分骨折:当非移位或轻微移位的一部分骨折合并关节脱位时,要小心避免关节复位时引起骨折移位。全麻或肌间沟臂丛麻醉松弛肌有利于复位。

(2) 二部分骨折和骨折脱位。

解剖颈骨折:很少有机会治疗单纯的解剖颈骨折,其发生率仅占肱骨近端骨折的 0.54%。移位的解剖颈骨折导致肱骨关节面部分血供的完全破坏。手术治疗的指征是骨折移位或脱位。

在年轻病人可以考虑行切开复位骨圆针固定。最好是尽早治疗、准确对位,待骨折稳定允许时早期关节活动,以恢复关节功能。

手术采用三角肌胸大肌入路,术中需保留完整喙肱肌以保护臂丛神经。在距小结节止点 1cm 处切开肩胛下肌腱与关节囊以便充分显露肱骨头,必要时显露肩胛盂。肱骨头放于可直视位置。从肱骨大、小结节部位旋入螺丝钉、斯氏针或克氏针。直视下外旋肩关节以确认内固定物没有穿透关节面。

如肱骨头有脱位,可以用骨拉钩向外牵拉肱骨上段,上臂一定程度屈曲并外展肩关节令三角肌松弛,这就为移位或脱位的肱骨头复位提供了充足的空间。如果不能取得牢固固定或关节面发生碎裂,就得放弃固定治疗而改用关节置换术。在术中有骨质疏松或创伤引起的关节面下骨支持不良时,可应用自体骨或合成骨行干骺端植骨。保留在皮下或透过皮肤的骨圆针应在术后6～8周取出。除了肱骨头发生缺血坏死并塌陷外,螺丝钉可以永久放置。

外科颈骨折:移位的肱骨近端骨折最常累及肱骨外科颈。成年人结节下骨折占所有肱骨近端骨折60%～70%。

闭合复位,内翻成角骨折,可纵向牵引,由外向内加压并屈曲内收上臂复位。如果骨折不能嵌插,可以在肘部施加一个纵向的叩击力以使骨折部位获得稳定。上肢悬垂,肘部放于胸腹部,用三角巾与绷带固定。如果骨折复位不能维持,可选择闭合穿针或其他内固定。为了避免复位后移位和早期康复,稳定的闭合复位也可以考虑行经皮穿针固定。穿针时应通过大结节外上方向内下穿过内侧骨皮质以增加固定的稳定程度,避免针穿透关节面。

一旦骨折取得稳定,必要的后期处理包括三角巾悬吊2～3周,之后行轻微摆动练习。固定持续4～6周,直到骨愈合到足以进一步加强被动活动为止。大约6周后病人可以逐渐伸展与主动抗阻力练习,可能需要9～12个月才能恢复肩关节活动和力量。

切开复位,少数病人由于肌嵌入等原因不能复位时,就需要开放复位固定。固定方法有许多种,包括经皮穿针、"8"字钢丝、绳缆与髓内针等。钢板螺丝钉固定需要广泛的软组织分离,最常见3种切开复位内固定的并发症是固定物与肩峰碰撞、固定松动复位丢失和骨缺血坏死。骨缺血坏死发生的原因是广泛的软组织与骨膜剥离,尤其是骨折块损伤了腋动脉或关节分支。钢板螺丝钉应该应用于骨质条件较好的年轻病人。

髓内针加用不吸收缝线"8"字缝合固定和切开复位经皮穿针固定。二者避免了置放钢板的软组织广泛剥离和螺丝钉从肱骨头松质骨中拔出,而且还保留了供应肱骨头关节面的弓形动脉。

Ender针与张力带联合应用:改进的Ender针或改进的Rush针内固定。在肱骨头关节面与大结节交界处钻两个骨洞以便髓内针通过(图2-25)。

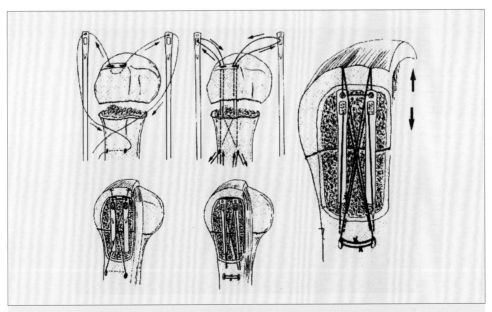

图 2-25　改进 Ender 针加张力带治疗二部分或三部分外科颈骨折
上部骨洞用"8"字张力带骨折,钻孔内丝线防止针尾移位到肩峰下间隙

从肱骨远端逆行穿 Ender 针也可以作为另一种疗法,但是这种方法不能维持骨折部位的解剖复位,特别是有骨折塌陷时。顺行穿针还容易解除软组织的嵌入。

开放复位和经皮穿针固定:经肩关节前入路显露,用末端有螺纹的 2.5mm 骨圆针从三角肌结节钻入到肱骨头,方法同闭合复位经皮穿针术。外科颈与干骺端粉碎性骨折是这一技术的相对禁忌证。

伴有肱骨干粉碎骨折:肱骨外科颈骨折伴有肱骨干骺端粉碎性骨折意味着创伤严重且处理困难。粉碎可以向肱骨干不同长度延伸。闭合穿针常不可行,而牵引又有不愈合的危险。使用悬吊石膏可导致畸形愈合或不愈合。对多发伤病人建议行早期切开复位内固定,而不能在出现旋转畸形、短缩、重叠、骨不愈合或畸形愈合后再行更困难的二期重建术。顺行髓内针结合张力带缝合较理想。使用可吸收缝线把胸大肌与背阔肌相连的骨块与中间骨块固定在一起。可用的内固定有髓内针加肱骨头螺丝钉,AO 三叶形或支持钢板螺丝钉、锁定板和逆行 Ender 针。

肱骨外科颈骨折合并盂肱关节脱位:表明有严重的关节囊损伤。屈曲、内收位过头顶牵引有可能完成闭合复位,多数情况是肱骨头前脱位,有可能用指尖按压就可复位。应该避免增加臂丛神经的损伤,如足蹬腋窝提供反作用力。

如果闭合复位失败或有神经损伤,就要进行开放复位固定。肱骨头前脱位时可能需要将肱骨头从中分离出来。用一骨拉钩向外牵拉肱骨干,上臂屈曲,轻柔复位肱骨头。

年龄大于 40 岁的脱位病人,很有可能发生肩胛下肌向前撕裂或冈上肌、冈下肌向后上方撕裂。如果发现撕裂,就应该在其骨止点处钻孔,用不吸收缝线缝合撕裂肌腱。

康复期较长。最初是轻微被动活动,继而进行渐进主动伸展练习,8~16 周骨愈合后进行加强练习。有可能发生长期的强直与疼痛,不推荐麻醉下手法处理。必要时术后 6~12 个月手术松解并取除内固定。

二部分大结节骨折:二部分大结节骨折占肱骨近端移位骨折的 14%。肩关节前脱位有 10%~33% 发生大结节骨折。Codman 认为它是肱骨近端骨折最坏的一种,因为冈上肌随骨折撕脱。

解剖上,大结节上分别是冈上肌、冈下肌和小圆肌的止点。任何一个或所有这些止点骨质严重撕脱都可以引起肩袖纵向撕裂。老年人最常见的是冈上肌撕脱,并把小骨块牵拉到肩峰下间隙。年轻人则是冈上肌、冈下肌和小圆肌撕脱整个大结节并牵拉其到肩胛冈与肩胛盂切迹处。手术指征定在移位大于 5mm。由于瘢痕形成,晚期的碰撞肩可以发生在接近解剖复位的大结节骨折。

如无禁忌证,移位的大结节最好及早手术。因为移位的大结节骨折可能和关节面愈合,因而妨碍抬臂、外旋,引起肩部的强直、无力和疼痛。晚期治疗则可能需要行肱骨头或全肩关节置换并前部肩峰成形术。

急性大结节移位骨折手术通过肩上部三角肌劈开入路,切除出血滑囊。两个皮肤拉钩牵开肩袖,肩关节外展并适当旋转,令骨折块恢复解剖对位。在骨折远端肱骨干上钻孔,用缝合方法固定大结节,缝合物可以是丝线、钢丝或绳缆。应将大结节骨折块准确、牢固地固定于肱骨头关节面下方(图 2-26)。由于大结节骨质条件不好,使用螺钉固定常有失败。另外,螺丝钉还有穿透关节面的危险。

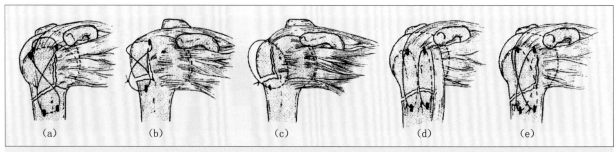

图 2-26　大结节骨折的缝合固定
(a)通过肩袖软组织缝合　(b)通过骨、肩袖缝合　(c)通过肩袖止点与大结节缝合
(d)双股缝合　(e)交叉缝合,不带肩袖止点硬骨时有可能切断骨质

大结节撕脱骨折晚期治疗,可使用三角肌胸大肌入路或肩上部劈开三角肌入路。如果没有合并肩关节骨性关节炎而不需要行关节置换时,可选用肩上部入路,这时处理大结节的空间较大。回缩的大结节和连接其上的肩袖肌要与肩峰、三角肌分开,深层关节囊要从肩胛盂松解而不要干扰盂唇或损伤肱二头肌长头。打开肩袖在喙突基部松解喙肩韧带与喙肱韧带。牵拉大结节对合肱骨近端予以修复,缝合肩胛下肌与冈上肌之间的肩袖间隔。术后 6 周内使用外展支架或石膏,以便修复处松弛、愈合。

当结节部与关节面愈合或盂肱关节变性时,偶尔需要行肩关节置换术。如果术前可以确定,就可以使用三角肌、胸大肌入路移除肱骨头并行结节部截骨。如果有内旋挛缩,可在冠状面行 Z 形成形术延长肩胛下肌(图 2-27)。一旦移除肱骨头,大结节和挛缩的肩袖就可以活动。如果肩袖仍挛缩活动不佳,可以选择短头假体。

二部分大结节骨折合并肩关节前脱位:大结节骨折可以有 1/3 的病人合并有肩关节前脱位,但在急诊处理和影像检查以前盂肱关节脱位常已自动复位。多数情况下大结节会随肩关节的复位而复位。垂直方向脱位合并大结节骨折时,神经损伤发

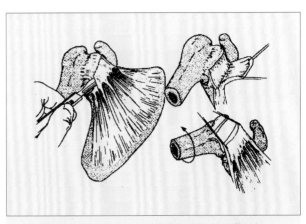

图 2-27 肩胛下肌和关节囊冠状面 Z 形成形术

病率较高。屈肘、抬臂牵引可以使肩关节复位。术中手法要轻柔,肱骨需要支持,不要施加大的扭转力。

肩关节前脱位合并结节骨折,其骨折块的位置有图 2-28 中几种情况。大结节骨块可以从肩关节脱位的关节囊裂口处进入关节囊,复位时结节骨折又回到其解剖位置,这种情况下,可以没有肩袖的撕裂,而且复位后撕裂口闭合[图 2-28(a)、(b)]。

如果有肩袖撕裂,大结节有可能一直移位。肱骨头复位后,单独累及冈上肌时,结节骨块向上移位,累及冈上肌、冈下肌和小圆肌时骨块向后移位到肩胛冈肩胛盂切迹处。要恢复有用的肩关节功能就要早期复位处理肩袖与结节损伤[图 2-28(c)、(d)]。

大结节骨折块随肱骨头前脱位移位较少见。关节复位时,结节部不能准确复位[图 2-28(e)]。这种情况可以发生在肩袖从大结节上撕裂时,需要对肩袖损伤情况做进一步检查。

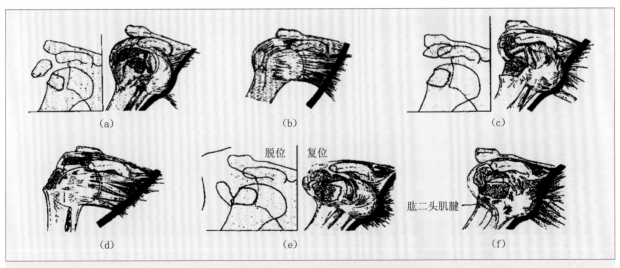

图 2-28 肩前脱位时二部分大结节骨折不同病理变化
(a)关节囊撕裂,肩袖未撕裂,关节前脱位 (b)关节复位后关节囊闭合,结节骨折复位
(c)肩袖在冈上肌与肩胛下肌间撕裂 (d)关节复位后连接撕裂冈上肌的大结节仍有向上脱位
(e)大结节上肩袖撕裂,骨折部分移位 (f)大结节骨折合并肱骨头横韧带撕裂致肱二头肌长头肌腱嵌入不能闭合复位

如果骨折发生在肱二头肌腱沟处,肱二头肌腱就有可能向后脱位并妨碍复位[图2-28(f)]。这时需要进行手术切开复位。

二部分小结节骨折:孤立的小结节撕脱骨折很少见,只占肱骨近端骨折总数的0.27%,或移位骨折的0.5%。这种骨折有可能与软组织的钙化相混淆。尽管不伴关节后脱位时这种骨折没有多少临床研究价值,但是有可能引起肩关节内旋乏力、晚期强直和内旋活动受限。

不伴关节后脱位时,治疗有早期三角巾悬吊保护,继而轻柔活动避免强直。移位大于1~1.5cm时,就要考虑手术治疗。

骨折复位后,关节面部分也可用埋头螺丝钉固定,钉尾在关节面以下1~2mm,关节囊外小结节部分用一松质骨螺丝钉固定。如果关节面部分累及较小,可用缝合法固定。用缝合法固定时,没有必要分开肩胛下关节囊(图2-29)。手术可采用肩关节前入路。

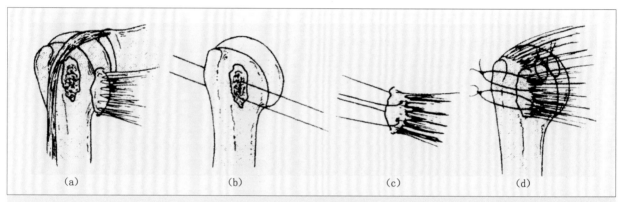

图2-29　小结节骨折缝合固定
(a)、(b)、(c)穿过肩胛下肌止点与头部骨质缝合　(d)修复肩袖间裂伤

术后用三角巾悬吊4~5周,术后第一天就可以开始摆动练习,前3周练习辅助抬臂、外旋,6~8周骨折愈合后再开始大强度练习。

二部分小结节骨折合并肩关节后脱位:肩关节后脱位合并小结节骨折占所有移位肱骨近端骨折的1.3%,因而比孤立性小结节骨折发病率高。不幸的是除非在轴位像上进行仔细观察,这种脱位有可能漏诊。如同其他脱位,并发神经损伤的概率要比单纯骨折时高。

若不合并外科颈骨折可以试行闭合复位。复位后上臂放在胸旁固定在15°外旋与15°后伸位置利于关节囊后部裂伤的愈合。如果小结节骨块移位明显,处理方法有两种:一是暂时不管,以后出现症状时行对症治疗;二是进行如前面所述的内固定处理。

术中如果发现肱骨头前部关节面压缩已达到整个关节面40%时,治疗有两种选择:第一种方法是移位小结节骨块用螺丝钉固定在凹陷缺损处(图2-30);第二种方法是用自体软骨移植的方法治疗。大于40%的肱骨头缺损,可以进行一期关节置换术。

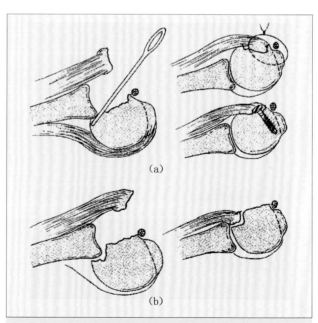

图2-30　二部分小结节骨折并肱骨头后脱位的治疗
(a)撬拨复位肱骨头,缝合或螺丝钉固定小结节
(b)小结节移位到肱骨头凹陷骨折处,用缝合法或螺丝钉固定

（3）三部分骨折。不合并关节脱位时其发病占肱骨近端骨折的 3％～21％不等。

治疗方法有忽略不管与早期活动,闭合复位制动 3～4 周,切开复位内固定和关节置换。闭合治疗适用于不能接受麻醉的病人,要求不高的老年病人以及术后不能配合的病人。闭合治疗的满意率小于50％。疼痛、肩关节活动与功能受限是常见的晚期后遗症。

手术治疗适用于健康有活力的病人。

三部分大结节骨折:用前入路显露肩关节,肱二头肌长头肌腱作为辨认肱骨近端解剖的标志。小心避免剥离肌腱保护关节部分血供。移位的大结节复位,同时复位移位外科颈骨折。有几种内固定方法供选择:经皮穿针,髓内针加不吸收丝线或钢丝缝合,钢板螺丝钉内固定。缝合或钢丝固定方法,如图 2-31(a)。

术中可能遇到需要修复的肩袖条件差或骨质较疏松不能承受充分的复位力等问题。这时就可以用髓内针加张力带缝合固定[图 2-31(b)]。三叶形和 T 形、L 形钢板为年轻病人的内固定提供了更多的选择。然而,术后碰撞的可能与伴随增加显露而带来的缺血性骨坏死发生率提高,影响了钢板的应用。当骨折发生在老年人时钢板螺丝钉应慎用。因而,当复位后不能获得牢固固定和早期肩部活动时,假体置换更适合这些老年骨质疏松病人。

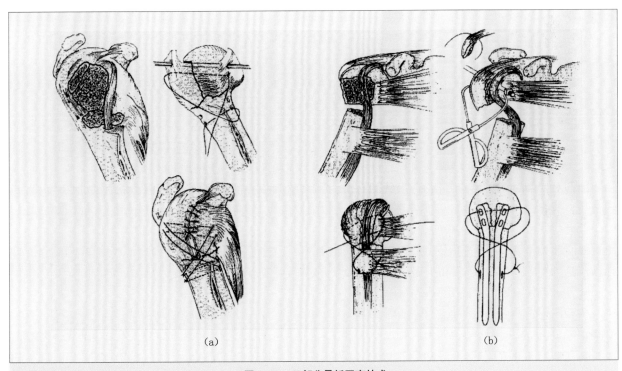

图 2-31　三部分骨折固定技术
(a)张力带固定　(b)张力带合并髓内针固定

三部分小结节骨折:三部分骨折小结节移位比大结节移位更少见。手术指征及方法与三部分大结节骨折和外科颈骨折相同。

肩关节假体置换:在骨质松变严重的老年病例,假体置换可以获得更牢固的固定,从而能够进行早期关节的活动,减少关节强直发生。对于复合三部分骨折与干部骨折,手术可以使用长柄假体,用切除的肱骨头做植骨。这样简化手术与术后处理。同时也消除了骨缺血坏死的危险和手术再次移除内固定,还有钢板螺丝钉固定引起的松动与碰撞。

三部分骨折脱位:三部分骨折脱位有两种形式,即前脱位合并大结节骨折与后脱位合并小结节骨折。这类损伤合并急性神经血管伤与复位后晚期骨缺血坏死机会较大。

对于移位的三部分大结节骨折前脱位,肩胛下肌与前部关节囊仍能为关节面提供一些血供。而进入二头肌腱沟的弓状末梢血管常因移位而损伤。前屈轻微外展位进行闭合复位有可能成功。而开放复位内固定不但能一期修复结节部损伤,同时可修复撕裂的肩袖和纠正肱骨头与肱骨干间的旋转。三部分小结节骨折的后脱位常不易判断,通常需要腋位片或 CT 助诊。

术后处理与康复:三部分骨折修复的牢固程度取决于术中内固定或假体置换的情况。多数情况下,上肢放三角巾悬吊于体侧,术后不久就可能摆动训练。前 3 周内要避免上肢的伸展练习,否则,结节与肩袖很有可能再次发生撕脱。如果结节部骨折没有采用缝合或张力带固定,可以使用 45°外展支架外固定4～6周,然后逐渐开始功能练习。

结果:三部分骨折闭合治疗常出现疼痛和肩部功能较差。由于复位不良的大结节凸起和外科颈成角可以引起抬臂受限。粘连与外科颈旋转畸形可引起上肢旋转受限。再手术包括骨缺血坏死后假体置换,去除断裂或凸起的钢丝,矫正钢板螺丝钉拔出引起的固定失败。

钢板螺丝钉治疗三部分骨折,肱骨头畸形、缺血坏死、畸形愈合、不愈合均有一定的发生率。骨缺血坏死在三部分骨折的闭合治疗中大约有14%,而在手术治疗可高达25%以上。开放复位采用针或张力带固定技术比钢板螺丝钉固定,其骨坏死的发生率明显降低。

(4)四部分骨折与骨折脱位。多数四部分骨折关节部分已完全丧失了血供。关节部分小骨块有可能向前、后、侧方或下方移位或碎裂。大、小结节均从肱骨头与肱骨干分离而且彼此分开。少数情况下,大、小结节在二头肌腱沟处有连接,但仍需按四部分骨折处理。三部分或四部分骨折时肩袖撕裂相对少见。有的伴有纵向的肩袖撕裂。

Neer 第一个明确证明了用保守方法治疗四部分骨折与骨折脱位常导致差的疗效。大量的病例已经表明假体置换可能达到稳定的满意效果,功能恢复有所不同,预防疼痛却很好。

四部分骨折或骨折脱位是否使用内固定治疗尚有争议。对较年轻病人,还是使用这一有一定困难的手术方法。使用传统内固定方法的报告多数表明约有 50%的满意率。最近强调的使用损伤小的 AO 技术能改善疗效。特别是外翻移位骨折有可能通过内侧关节囊保留了关节部分的血供。

推荐对四部分骨折治疗方法有:多数四部分骨折与老年人全部四部分骨折脱位采用肱骨头置换;年轻有活力的病人骨质条件好,基于活动水平、职业和康复潜力,外翻嵌插骨折和有选择的其他四部分骨折可以考虑切开复位内固定。很明显,个体化治疗对四部分骨折很重要。四部分骨折应用切开复位内固定的主要问题是不能取得牢固固定、复位丢失和骨缺血坏死。传统内固定方法至少有 50%疗效不满意。肱骨近端解剖锁定板的出现,使得一部分四部分骨折的患者可通过内固定方法获得良好的效果。

肱骨头置换:使用肩关节前入路(图 2-32)。

小心保护臂丛与周围神经。移除骨折的肱骨头和关节骨块,保存以备植骨用。检查肩胛盂是否有关节面异常、骨折或盂唇病变。如果肩胛盂不能修复,可使用肩胛盂假体。同时探查外科颈部位粉碎情况,内侧肱骨结节部作为肱骨头假体放置的骨性标志。肱骨干用手工扩髓,放入试用假体,侧翼在肱二头肌腱沟的稍后方,头部的内下缘至少要在内侧距的高度。可用松质骨植入骨髓腔帮助维持假体的位置。

常要避免的错误包括:移除了太多的骨质,假体放到肱骨干上而没有给大、小结节留下足够的空间;三角肌功能性松弛而引起肱骨头向下半脱位;假体过度后倾就会使大结节重新固定困难,过小时又会引起前方的不稳定。

如果需要使用骨水泥,则在准备放骨水泥前,肱骨上要做好大、小结节的固定准备。然后行假体复位,连接肩袖的大小结节应对合在假体关节面颈部之下,这样就可避免大结节与肩峰碰撞。另外,在骨水泥凝固期间,大小结节不要向肱骨头假体施加过大的压力,否则在骨水泥凝固前假体有可能向内下倾斜移位成内翻位。

假体与肱骨中间的空间充填以大、小结节,肱骨头自体骨可以填于大小结节与肱骨干间隙中以加强植骨愈合。一般病人切口缝合后上臂可以放入三角巾吊带,当大结节需要特别松弛时,用枕垫、支架或石膏固定上臂外展45°位置。

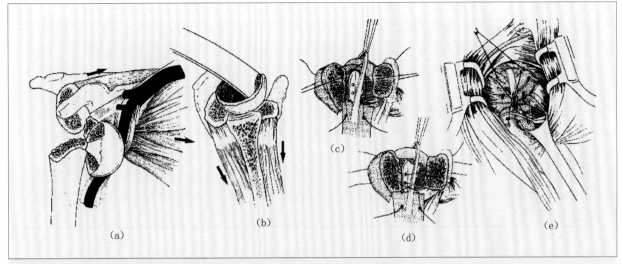

图 2-32 四部分骨折肱骨头假体置换

(a)关节部分丧失血供且可能压迫臂丛,肩袖肌令大、小结节移位,胸肌、三角肌与重力令肱骨干移位
(b)轴位像示大、小结节分别移位,头已复位 (c)肱二头肌长头便于辨认移位的大、小结节并指示其固定
(d)假体方向与高度确定后着手固定大、小结节 (e)缝合于肩袖上的线予以打结

术后护理与康复:术后处理有充分的保护和医生指导下的被动活动。术后 6 周初步愈合后可以开始主动辅助训练。等长训练开始于 6 周,等张训练 12 周开始,当使用骨水泥时,训练应尽早进行。

结果:治疗四部分骨折或骨折脱位,闭合治疗优良结果很少。切开复位内固定满意率一般低于 50%。假体置换后有 90% 以上的病人减轻了疼痛,但是在功能恢复、活动范围与力量的恢复有所不同。

(5)肱骨头劈裂骨折。可伴或不伴肱骨头脱位,但是它常常伴有肱骨近端其他骨折。必须区别连接于结节部的肱骨头部分骨折和关节部分的粉碎性骨折。手术治疗是要恢复结构的完整性。第一种情况按前面提到的技术治疗;而第二种情况最好采取假体置换避免骨缺血坏死,取得稳定固定并开始早期活动。

病理性骨折:多数病理性骨折是肿瘤骨转移引起的。累及肱骨外科颈以上时最好使用骨水泥型肱骨头假体置换,外科颈以下肱骨骨折使用骨水泥填塞交锁髓内针固定。一般 4 个月后可以愈合,敏感的肿瘤术后可进行局部放射治疗。

6. 结果评价 对肱骨近端骨折和骨折脱位诊疗结果进行评估,各个作者使用的评价方法有很大不同。

Neer 1970 年提出了一个 100 分的评价方法,美国矫形外科医师协会在评价肩部骨折假体置换术时采用了这一方法。结果优秀的标准是:病人要求手术,主动臂活动范围与健侧差别小于 35°,旋转达到健侧的 90% 以上,没有明显的疼痛。结果满意的标准是:病人满足,只有偶尔疼痛或天气相关的疼痛,满足日常使用要求,主动抬臂超过 90°,旋转范围在健侧的 50% 以上。任何一项指标达不到满意要求则定为不满意结果。

一般来讲,非移位骨折闭合治疗可达到 90% 的满意疗效。可以达到这一效果的还有:75%~85% 可复位的二部分外科颈骨折,50% 的大结节骨折和低于 10% 的四部分骨折与骨折脱位。

移位骨折闭合治疗常引起令人失望的结果。成年人闭合复位神经血管损伤的发病率较高,而牵引治疗骨不连的发生率则较高。进行短期随访时要注意,尽管 1 年时 X 线片表现可能很满意,但是其后有可能发生肱骨头的塌陷,最终结果却很差。

7. 并发症 肱骨近端骨折的并发症较常见,由于许多骨折用任何疗法处理都是困难的。

(1)骨不连。肱骨外科颈骨折后骨不连的发生比以往想象的要多。诱发因素有骨折部位的过度牵引、不恰当的固定或制动、在骨愈合前早期超范围的运动、软组织嵌入、不能维持对位、骨缺血坏死后的塌陷或内固定、缝合失败等。

骨不连的治疗取决于所累及的部位和是否已并发创伤性关节炎。外科颈骨不连最好用内固定加植骨术。肱骨头长期不愈合时经常被切除，切除后使用骨水泥的关节置换。三部分或四部分骨折治疗失败后的骨不连比急性骨折更难处理。最常见的成功治疗措施是使用骨水泥型假体置换和肩袖与大小结节重建。如果累及肩胛盂，应当考虑人工全肩关节置换。

(2) 畸形愈合。在结节部位畸形愈合较常见。原因可以是复位不充分，或因固定不当而导致了复位的失败。

关节强直、活动受限、创伤性关节炎和关节部位重叠缩短等均是畸形愈合可引起的问题。没有关节炎时，大结节畸形愈合的手术治疗经常是双平面截骨并在关节平面以下更近于解剖部位处重新固定。手术后采用外展夹板固定于肩外展45°位3～4周。

外科颈畸形愈合采用截骨术治疗，其技术上要求极为严格，而且必须游离并保护腋神经。为了取得满意疗效，还需要做到以下几点：①楔形截骨；②解剖平面的变动；③固定肱骨于适当的长度；④充分固定以便早期活动。如果已经发生了创伤性关节炎，最好采用肱骨头置换，以便早期进行康复训练。

(3) 缺血坏死。骨缺血坏死很少发生在非移位骨折或二部分骨折，偶尔发生于三部分骨折，最多见于四部分骨折闭合或开放治疗以后。复杂的三部分骨折或四部分骨折内固定时软组织剥离增加了缺血坏死的机会。钢板螺丝钉内固定时骨坏死的发生率是单纯骨圆针或张力带固定时的5倍。

关节面塌陷、螺丝钉穿入关节可加速创伤关节炎的发展。肱骨头坏死，大部分病人均有致残的疼痛。对其治疗最好是早期行肱骨头置换术，因为长期肱骨头缺血坏死、塌陷将会增大手术的难度。

(4) 神经损伤。神经损伤可以发生在骨折时，也可发生于闭合复位，特别是多次复位不成功者或在手术中损伤。如果伤后3个月还没有恢复迹象，就要进行手术检查，并修复损伤的神经。陈旧神经损伤，可采用肌瓣移位治疗。

(5) 血管损伤。早期诊断和处理是成功治疗血管损伤的关键。随着年龄的增大，动脉硬化增加了血管损伤的危险。当有血管损伤时，应及时修复，以最大限度地减少其严重的并发症。

(6) 关节强直和粘连性关节炎。骨折一旦稳定，就要进行必要的关节功能锻炼。如果关节强直和粘连性关节炎已发生，可在麻醉下施以手法改善关节活动功能。但在麻醉下促进关节活动功能恢复的手法操作有很大的危险性，有可能导致新的骨折发生或肩袖的撕裂。因此，如骨折已愈合，可在取除内固定的同时，进行挛缩肌和瘢痕组织的松解。

(7) 肩袖损伤。早期没有保护的主动活动、愈合前过度的被动活动、麻醉下手法操作或畸形愈合大结节凸起部与肩峰下部慢性碰撞均可再次引起肩袖的损伤。因而，对于通过肩袖的关节手术时要对肩部进行保护3周。垂直于纤维走行的肩袖修复在主动活动前要保护5周。广泛而严重的肩袖撕裂，肩部的运动在数月内均需要在辅助下进行，以免引起肩袖的再次损伤。

(8) 盂肱关节向下半脱位。肱骨近端骨折后10%～20%的病人可发生向下半脱位。多数病例可以完全恢复。上臂可用三角巾支持以减轻向下半脱位。尽早开始三角肌与肩袖肌的等长练习均可降低或避免盂肱关节向下半脱位的发生。手术引起的向下半脱位有腋神经损伤和三角肌起止点、肱骨长度的短缩，术中应尽量减少上述情况的发生。

(9) 异位骨化。据报道肱骨近端骨折有近10%的发生率。在骨折合并脱位病人更为常见。与多次闭合复位不成功和延迟治疗有一定关系。异位骨化的切除只有在其成熟时才能考虑，活跃时则不予考虑。成熟的特点是有锐利的皮质骨边缘，活动期的特点是X线片表现为棉絮状。切除后小剂量放疗有可能防止复发。

(10) 复发性肩关节脱位。引起肩关节不稳定的常见因素有肱骨长度的短缩、所用肱骨头假体太小、肱骨头畸形愈合和置换的假体有旋转畸形等。另外，肩袖及其支配神经损伤也可以引起肩关节的半脱位。

(11) 假体置换并发症。假体头太大时肩袖可能缝合困难，而假体头太小时关节囊与肩袖松弛又可引起肩关节不稳定。松动的柄可引起疼痛。还有迟发的假体下陷和松动。使用不适当的假体或柄固定不充分时均可引起肱骨头的旋转畸形。头放在大结节以下的较低位时将会引起肩关节的碰撞与运动度的减少。假体返修是最困难的矫形手术之一。如果假体用骨水泥固定在一个异常的位置上，失败假体的翻修尤为困难。假体置换的并发症见表 2-5。

表 2-5 肱骨头假体置换并发症

假体松动致下陷、旋转或活塞样活动

位置异常

倾斜：前倾致前部不稳定；后倾至后部不稳定

低位：不稳定

高位：碰撞肩

内翻：头低、柄穿出干；柄细干粗

软组织与骨

结节部、肩袖与三角肌撕裂

脱位与半脱位

感染

异位骨化

神经损伤

肱骨干骨质缺少，长度减小

结节部切除

结节部畸形愈合

挛缩

术中或术后假体柄远端肱骨干骨折

术后处理与康复不适当

四、盂肱关节脱位

这里要涉及的是急性盂肱关节脱位损伤的机制、分类、病理变化、相关损伤、并发症和治疗。

（一）脱位的方向

前脱位：大量的盂肱关节脱位属于前脱位。在 Rowe 的病例中，98％的脱位属前脱位，后脱位占 2％。肱骨头前脱位还有不同的位置可细分。喙突下脱位最常见，其后是锁骨下、肩胛下或进入胸部，进入胸腔的脱位极其少见。

后脱位：肩关节后脱位可以是在肩峰下、肩胛盂下或肩胛冈下部。肩峰下后脱位最常见。

下脱位：盂肱关节向下脱位不常见，常是严重创伤所引起。

上脱位：盂肱关节向上脱位极为少见。由于肱骨头向上移位，可有肩峰、锁骨、喙突和大、小结节骨折或肩锁关节分离。

（二）盂肱关节前脱位

1. 损伤机制 多数首次发生的盂肱关节前脱位是一个严重损伤的结果，年轻病人常见运动伤，而较老病人常由跌伤引起。多数脱位是由间接暴力引起。

2. 病理变化 Perthes 和 Bankart 认为肩胛盂唇与前盂肱关节囊从肩胛盂前缘分离起着重要作用（图 2-33）。

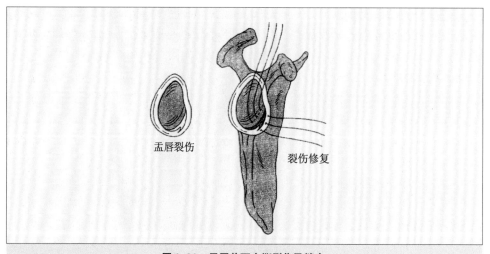

图 2-33　盂唇前下方撕裂伤及缝合

盂唇的损伤较为常见(图 2-34)。

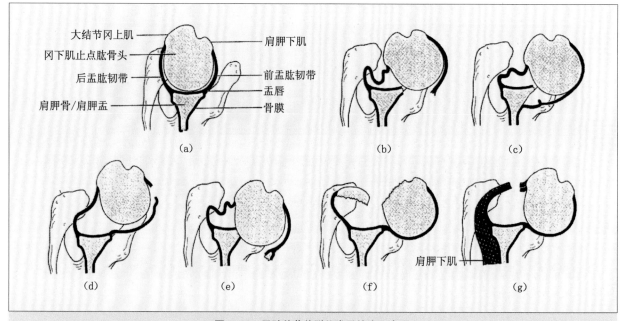

图 2-34　盂肱关节前脱位常见的病理表现

(a)正常解剖　(b)盂唇前部撕裂　(c)盂唇撕裂仍与前肩胛颈骨膜相连　(d)关节囊与盂肱前韧带撕裂
(e)前肩胛盂缘骨折　(f)大结节撕裂　(g)后关节囊与肩胛的撕裂

盂肱间各韧带与肩胛盂唇对关节稳定性起着极为重要的作用。下盂肱韧带前部分对限制前下方移位与不稳最为重要。肱骨头后外侧关节部分损伤常见,但不需要特殊处理。然而 Hill-Sachs 损伤预示着脱位的复发率有明显增加。

3. 相关损伤与并发症

(1)骨折。伴随盂肱关节前脱位的大结节和关节盂骨折最常见,喙突骨折不常见。

大结节骨折:大结节骨折与肩袖撕裂是盂肱关节脱位的后部病理变化,它们的发生占前脱位的10％～33％,在老年病人中更常见。

关节闭合复位后大结节常能回到其解剖位置。复位后用三角巾制动。2 周可开始悬垂摆动练习与被动外旋训练。为了避免大结节移位,肩带主动活动或使用要延迟到6周待骨折愈合后再进行。盂肱关节前脱位合并大结节撕脱骨折愈合后一般不发生习惯性脱位。大结节碎裂、肩袖撕裂和软组织嵌插是闭合复位失败的原因。

肩胛盂边缘骨折:肩胛盂边缘骨折占初发盂肱关节前脱位约5%。小的边缘撕脱更常见。大的肩胛盂骨折常来自肩侧方直接创伤使肱骨头撞到肩胛盂所致。年轻病人引起这种骨折的致伤力常相当大,在年龄较大的病人同样的机制更常引起肱骨近端骨折。

移位的肩胛盂边缘骨折更容易导致脱位的复发。大骨块的畸形愈合可以导致严重的盂肱关节不完整和创伤性关节炎。存在大移位的前部肩胛盂骨折块需要行切开复位内固定手术。

手术治疗的目的是恢复肩胛盂关节面的完整性,而且重新连接盂唇与韧带。通过三角肌胸大肌入路最容易完成。按照 Bankart 描述,从关节囊前面打开肩胛下肌腱,自内侧打开关节囊,就可以达到移位的肩胛盂骨块。可使用小的自攻螺丝钉和可吸收螺钉固定。如骨折块为粉碎性而无法用螺钉固定且骨折块又小于肩胛盂关节面部分的20%,可以切除并修复盂唇与关节囊到剩余的肩胛盂上。另一种方法是关节囊盂唇复合体与骨块一起用缝合固定的方法连接到肩胛盂上。

喙突骨折:为肱骨头直接撞击喙突或喙肱肌强烈收缩引起。常是喙突尖部骨折。除非有其他肩部损伤需要手术时才给予一并处理。

(2)肩袖撕裂。盂肱关节前脱位合并肩袖撕裂比一般想象的要常见得多。较老年病人肩袖肌腱是比较软弱的组织。因此,盂肱关节前脱位时在年轻人引起盂肱韧带内侧连接的损害,而在老年人肩袖撕裂常见。常常引起冈上肌和冈下肌肌腱完全撕裂。肩胛下肌腱损伤较少见。肱二头肌腱可以撕裂或脱位。

不能主动抬臂和外旋无力,则高度提示肩袖有严重的撕裂。如果需要手术修复,早期修复效果要比延期修复好。早期手术的最佳适应证是外旋无力和主动抬臂受限的年轻病人。

磁共振能明确诊断损伤的范围,包括撕裂的大小、肌腱回缩的程度、肩胛下肌与肱二头肌腱以及肌组织情况。

最严重的长期问题是无力,其次才是疼痛。尽管存在无力甚至丧失外旋力量,但患者借助于三角肌力量仍可以抬臂,因为冈下肌提供了90%的外旋力,而三角肌提供了50%的抬臂力量。肩胛下肌腱与前部关节囊的损伤可以引起复发性肩关节前脱位。

腋神经损伤与肩袖撕裂表现很相仿。然而,即便在三角肌无力或疼痛时也不能忽略肩袖撕裂。有人称肩关节脱位合并肩袖撕裂和腋神经损伤为不快三联征(unhappy triad)。

早期积极的康复训练对老年人和合作不佳的病人是可取的治疗方法。年轻有活力病人偶尔采取非手术治疗也可以取得满意的疗效。康复过程中如果功能不能改善就不要延误了手术治疗时期。多数学者建议对健康有活力的病人,应早期手术修复急性严重肩袖撕裂,而且早期修复效果比延期修复要好。

(3)神经损伤。臂丛与腋神经在盂肱关节脱位时损伤的危险很大。关节脱位复位前后有必要进行细致的临床检查以排除神经损伤。

腋神经发自臂丛后束穿过四边孔分支支配三角肌,上臂外展的肱骨头向下移位以及肱二头肌长头腱的挤压令腋神经紧张。牵引、内旋肩关节复位尤其危险。内旋时由于腋神经绕过肱骨近端走行其张力自然增加,而上臂外旋可以使腋神经松弛。

神经损伤发生率从32%～65%不等,在老年病人与伴发骨折时更多见。老年病人合并神经损伤时应该考虑是否有肩袖撕裂。老年病人神经损伤的愈合比年轻病人差。有神经损伤的病人随访中常有活动受限和其他症状。与锁骨下臂丛神经损伤相比,肩关节脱位合并神经损伤恢复往往比较好。

(4)血管损伤。虽然盂肱关节脱位很少伴发血管损伤,但如果漏诊有可能导致上肢截肢的后果。在有动脉粥样硬化的老年病人相对多见。

4.治疗

(1)闭合复位。盂肱关节前脱位闭合复位方法很多,有些已经有几百年的历史。有文字记载古代埃及人就有治疗肩部骨折脱位的经验。

希波克拉底复位法(Hippocrtic technique)主导了大约 2000 年(图 2-35)。这种方法在上肢施加一个纵向牵引力,同时在腋部对肱骨头施加另一个反作用力,通常是用足跟部来实施。目标是把肱骨头从关节盂边缘松解开。

Rames 二世墓的壁画上则被理解为用 Kocher 法复位肩关节脱位。肩关节脱位 Kocher 复位法(Kocher maneuver)要求病人仰卧,医生站在其患侧(图 2-36)。一手抓住患侧肘部施行牵引,右侧用右手、左侧用左手。肱骨外旋,并将肘部逐渐移向胸前,一旦复位患手可以放到健侧肩部。尽管复位成功率很高,Kocher 复位法有可能并发神经血管损伤和肱骨骨折并发症,一般不予推荐。

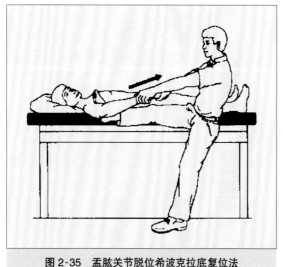

图 2-35 盂肱关节脱位希波克拉底复位法

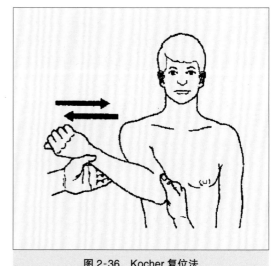

图 2-36 Kocher 复位法

Rockwood 更推崇牵引与反牵引复位法(图 2-37)。病人仰卧位,用一床单绕过其胸部做对抗牵引,上肢小心地顺着畸形方向牵引。轻柔地旋转上臂有助于松开肱骨头与关节盂的嵌压。

Stimson 复位法(Stimson technique)是治疗肩关节后脱位的较好方法(图 2-38)。病人俯卧位,患肢加重物悬吊在床旁,一些作者推荐使用约 5kg 重的牵引,通常需要肌放松才能复位。

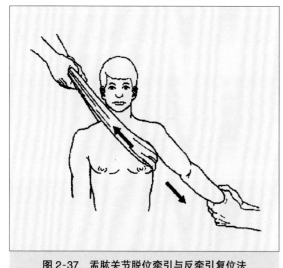

图 2-37 盂肱关节脱位牵引与反牵引复位法

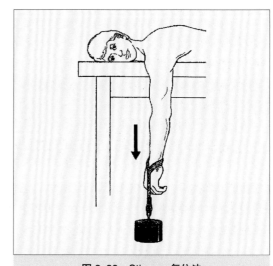

图 2-38 Stimson 复位法

有研究认为 Milch 复位法(Milch technique)优点较突出(图 2-39)。创伤较轻,复位成功率高,病人容易接受。病人俯卧位,医生用右手放在右肩脱位病人的腋部,左手握住病人手部,病人上臂轻轻外展并向肱骨头施加压力,上臂充分外展时施以外旋,施以牵引手法使肱骨头复位。脱位时间超过 4 小时,用 Milch 复位法复位的成功率就会大幅度下降。

使用肩胛骨复位法(scapular manipulation)(图 2-40)。病人取俯卧位,上臂施行 3～8kg 的牵引力。一旦肌放松,抬起肩胛骨向下的成角并内旋肩胛骨。这一技术需要肌彻底松弛。Anderson,Kothari 和 Pronen 分别报告复位成功率为 92%～96%,而且没有并发症。

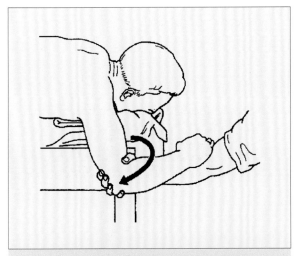

图 2-39　盂肱关节前脱位 Milch 闭合复位法
(仰卧时也可以按同样方式操作)

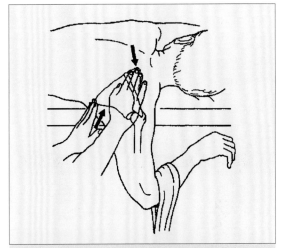

图 2-40　盂肱关节前脱位闭合复位
(肩胛骨复位方法)

从脱位到治疗的时间是决定复位难易程度的重要因素。复位的目的是尽快使肩关节重新对位而不要引起附加损伤。在发生肿胀以前复位对操作者来讲是快而易行,对病人来讲是疼痛较轻。

关节内注射 1% 利多卡因 20ml 可以避免静脉用药的并发症(沉睡、恶心和呕吐),而且能大大缩短在急诊室的时间。用轻柔的牵引加上手部对肱骨头的按压常能达到肱骨头复位。个别病人需要进一步的肌松弛时,可用肌间沟阻滞麻醉。慢性脱位和怀疑合并有未移位的肱骨近端骨折时就应考虑肌间沟麻醉或全麻。

偶尔盂肱关节前脱位麻醉下也不能复位。延期复位时需要在麻醉下闭合复位或行切开复位。陈旧性前脱位常发生在老年衰弱等漏诊病人。陈旧性脱位闭合复位时必须在麻醉下保持肌完全松弛,血管神经损伤与骨折的危险相当大。如果不能闭合复位,则可施行切开复位。开放复位也有很大风险。当脱位时间太长或有关节面严重损伤时应当考虑行一期假体置换术。

(2)固定。多数作者建议年轻病人要制动 6 周以上。老年病人制动时间相应减少。然而,其他的一些研究则反对肩关节初次脱位后固定。积极的康复训练可以减轻粘连,降低再脱位的发生率。

笔者处理初发创伤性盂肱关节脱位方法如下:30 岁以下的年轻病人肩部固定 3 周;45 岁左右或更大的病人只进行短期的固定。需要考虑的问题包括损伤的程度、活动水平、是否为主要动力肢体和对侧盂肱关节撕裂程度等。使用渐进的康复计划,强调恢复和加强肩袖与肩胛部肌的力量。固定期间便开始肌等长练习,然后逐渐加强抗阻力练习。12 周内要避免外展和外旋活动。

5. **复发**　初发盂肱关节前脱位最常见的后遗症就是复发性盂肱关节不稳定。大多数发生在首次脱位后 2 年以内。复发率与病人的年龄成反比。小于 20 岁的病人复发率可达到 64%～100%。在创伤引起的脱位中 100% 的复发与骨骼发育不成熟有关。相对而言,年纪很轻的非创伤性复发脱位常能愈合。61% 的复发发生在初次脱位后 6 个月以内。随着年龄的增加复发率有稳定的下降趋势。

6. **不稳定早期修复**　初次盂肱关节前脱位极少需要早期手术修复。职业的需要是早期重建稳定的主要指征,包括重体力劳动者和需要举臂的劳动者。盂唇或韧带的修复或行关节囊紧缩是可行的修复方法。

(三)盂肱关节后脱位

盂肱关节后脱位与后侧不稳定并不常见。后脱位约占盂肱关节脱位的 2%。临床上主要的问题是后脱位的漏诊或误诊而导致延迟治疗与残疾发生。

后脱位一般发生于肩内收时轴向受力或肩前部直接受力。50% 以上的后脱位是由癫痫大发作所引起。

后脱位可以是肩峰下的、肩胛盂下的或肩胛冈下的。其中肩峰下后脱位最常见。多数后脱位肱骨头前部关节嵌于肩胛盂后缘,肱骨头前部产生 Hill-sachs 损伤。肩后部不稳定手术修复时发现 10%～15% 的病人有明显的盂唇撕裂。

1. 诊断 体征是很明显的:关节向后凸起,肩前部变平,喙突突出,盂肱关节抬起时,上肢不能外旋和手掌不能旋转向上等。应当考虑到双侧损伤的可能。诊断需要得到腋部侧位 X 线片。如果不能拍片,则需要行 CT 检查。在陈旧性脱位病人,活动受限、功能障碍是其主要问题。常被按冻结肩治疗而无效。

2. 治疗 当肱骨头缺损少于 20% 时,在适当局部麻醉、静脉用镇静剂或全麻下试行复位。上肢前屈、内旋、内收从关节盂后缘的肱骨头解脱。纵向牵引加以肱骨头后部的按压就可以完成复位。然后外旋放低上肢到胸部,并用石膏或绷带固定肩部在后伸 15°外旋 15°位 4～6 周。闭合复位的禁忌证是不易复位的交锁的脱位和伴有非移位的外科颈或结节部骨折。

闭合复位的并发症包括不能复位、头部缺损的扩大、肱骨干骨折和复位后后侧不稳定。

切开复位经由肩关节前入路,这可以检查前部凹陷性骨折情况。肱骨头用一个平的撬骨器从关节盂后缘解脱出来即可复位。

当用闭合或切开方法治疗向后的骨折脱位时,应当考虑到再脱位、术中骨折、损伤神经和术中或其后可能需要行肱骨头置换等情况。当肱骨头压缩骨折在 20%～40% 时可以试行复位闭合。然而,骨折面越大再脱位的机会也越大。小结节移位的效果比单纯行肩胛下肌移位要好(图 2-41)。肱骨旋转截骨是另一种选择,截骨使肱骨头缺损在正常活动时总在关节盂的前方。然而,这一手术的副作用是外旋运动受到了限制。当肱骨头缺损大于 40% 或关节面有严重变性时,就有进行肱骨头置换或全肩置换来恢复肩袖平衡的指征。

在陈旧性脱位病例,由于关节面的变性似乎更需要关节置换。当需要延长挛缩的肩胛下肌时,肩胛下肌腱冠状面 Z 形成形可以保留小结节完整,而不做小结节截骨(图 2-41)。

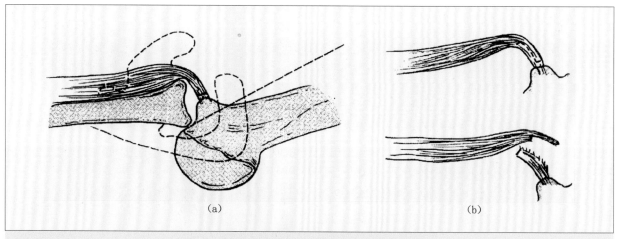

(a)   (b)

图 2-41　预防肩关节再脱位、增加关节活动度的两种方法

(a)小结节截骨后移位于前部肱骨头缺损处

(b)肩胛下肌腱 Z 形成形延长调整张力恢复外旋功能,肌腱与关节囊挛缩时,延长 1cm 可能增加外旋 20°

　　假体置换恢复稳定后,被动悬垂练习和外展、外旋可以早日开始。后部关节囊不要受力太早。肩部固定在悬垂外旋约 15°位置。主动练习开始于术后 4~6 周,3 个月时进一步进行等张练习。常需要 9~12 个月才能达到最大范围的运动与力量恢复。

五、肱骨干骨折

　　肱骨干骨折占全部骨折的 3‰,处理这种损伤有各种各样的选择。

(一)肱骨干解剖

　　肱骨干近段呈圆柱形,远端 1/3 近三角形。3 个边缘将肱骨干分成 3 个面(图 2-42)。

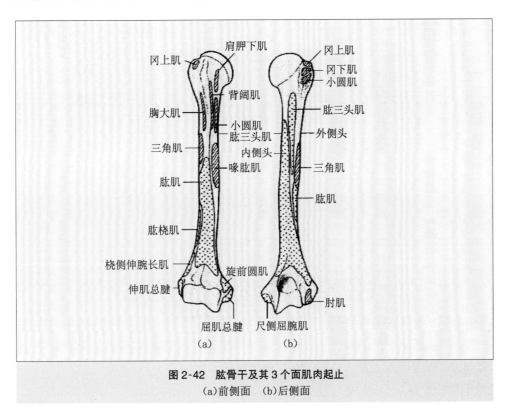

图 2-42　肱骨干及其 3 个面肌肉起止
(a)前侧面　(b)后侧面

　　内侧肌间隔与外侧肌间隔将上臂分为 2 个筋膜间室(图 2-43)。

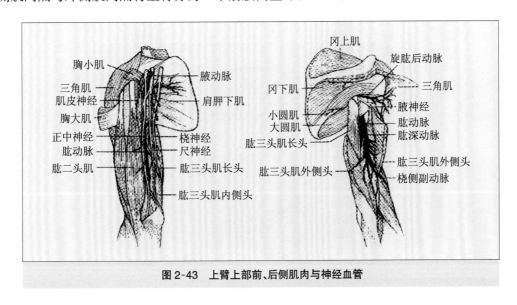

图 2-43　上臂上部前、后侧肌肉与神经血管

肱骨干的血供起自肱骨脉的分支,一支或多支营养血管来自肱深动脉或旋肱后动脉,向远端分布并提供髓内血运。还有骨膜支、肌支血管以及肘关节附近的动脉吻合。

(二)肱骨干骨折的一般情况

肱骨干骨折在不同部位由于肌力作用会产生不同的移位。如果骨折发生在胸大肌止点以上,近侧端由于肩袖肌作用使骨折发生外展外旋移位。骨折如果发生在近侧的胸大肌止点与远侧的三角肌止点之间,近侧端骨块则会内收,而远侧端的骨块则向外侧移位。若骨折发生在三角肌止点以下,则会引起近端骨折块外展和远端骨折块短缩移位(图2-44)。

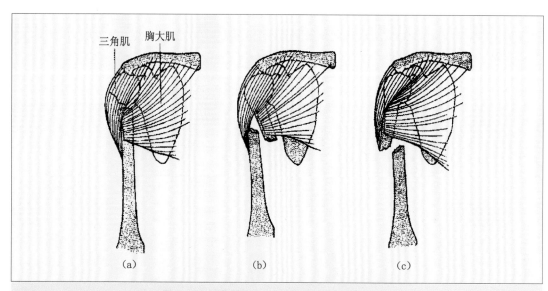

图2-44 肱骨干肌肉止点及其所引起的骨折移位
(a)肩袖作用致近端外展外旋 (b)远端外上移位 (c)近端外展

肩关节和肘关节正常活动度的情况下,肱骨15°的旋转畸形可以很容易被接受而且功能正常。肱骨骨折在没有重要功能丧失的情况下可以接受的短缩长度是3cm。

(三)肱骨干骨折分类

肱骨干骨折的分类系统(表2-6)。

表2-6 肱骨干骨折分类

解剖部位	胸大肌止点以上
	胸大肌与三角肌止点之间
	三角肌止点以下
骨折个性方向与骨折特点	横行骨折
	斜行骨折
	旋转形骨折
	多段骨折
	粉碎性骨折
相关软组织损伤(Gustilo)	开放性:1级、2级、3级
	关节旁损伤:盂肱关节、肘关节
	神经损伤:桡神经、正中神经、尺神经
	血管损伤:肱动脉、肱静脉
骨原有情况	正常
	病理:代谢异常、转移瘤、感染、不全骨折

（四）肱骨干骨折的诊断

砸伤、扭伤、工业事故、贯通伤和交通事故是常见的致伤原因。病人会表现出所有骨折的基本特征：疼痛、肿胀、畸形和功能障碍，上臂短缩和骨折部位的异常动度。另外，还要特别注意整个肢体的神经血管状况。

X线片检查要求两个互成90°的投照，每张片都要包括肩和肘关节。

（五）肱骨干骨折的治疗

影响肱骨干骨折治疗的几种因素：①螺旋斜行骨折和粉碎性骨折比横行骨折、多段骨折和开放性骨折愈合快；②接近关节或合并关节骨折的骨折治疗满意率相对较低；③移位显著的闭合性骨折，软组织嵌入可引起复位困难；④神经血管损伤时功能恢复较差；⑤病人的配合情况影响治疗结果。

图2-45是这类损伤的治疗方案。

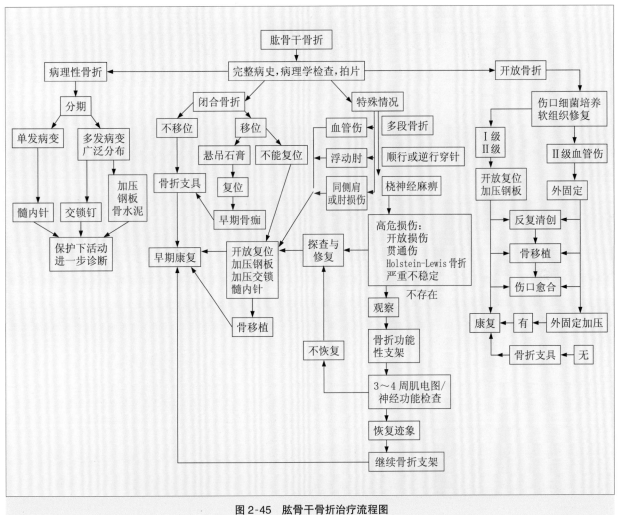

图2-45 肱骨干骨折治疗流程图

1. **肱骨干骨折的保守治疗** 大多数肱骨干骨折可以行非手术治疗，愈合率可达到90%～100%。功能支具可以作为治疗肱骨干骨折的主要方法。多数病例可以使用悬吊石膏，一般3～7天后再改用功能骨折支具直至骨折愈合。非手术治疗的其他方法还有Velpeau包扎、吊带包裹、外展支具、肩人字石膏和骨牵引等。

（1）上臂悬吊石膏。1933年Caldwell创用的上臂悬吊石膏（hanging arm cast）一直是肱骨干骨折治疗的基本技术。常用在短缩的斜行、螺旋形和横行骨折复位上,需小心控制预防骨折分离移位和不愈合(图2-46)。

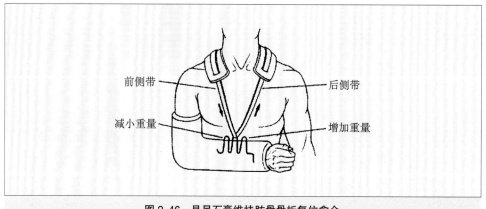

图2-46　悬吊石膏维持肱骨骨折复位愈合

悬吊石膏治疗肱骨干骨折的局限性包括上臂短缩、成角和旋转畸形以及骨的延迟愈合与不愈合。这些并发症在极肥胖病人与不配合治疗的病人中更常见。

(2)使用吊带和布贴胸包扎。既简单又可靠,最适用于8岁以下或老年病人、仅有移位或轻微移位的骨折。

(3)外展支具和肩人字石膏(shoulder spica cast)。虽不常用,但对一些特殊类型的肱骨干骨折将上肢固定在外展位还是可行的。缺点是上臂位置不舒适、肩关节长期固定和肩袖肌的受压。

(4)骨牵引。可以通过尺骨鹰嘴的克氏针来进行。在其他方法不允许的情况下,某些肱骨干粉碎性骨折可以由骨牵引临时制动。

(5)功能支具(functional bracing)。由一个前片和后片组成,二者夹持上臂提供适当的压力与侧方支持力保持骨折对位,应作为保守治疗首选。病人应当尽量保持上身直立位,骨折愈合前肩关节外展要限制在60°~70°内。支具最少要戴到骨折后8周,当病人肩关节主动外展90°以上而又没有疼痛时就可以去掉。报告中利用此支具治疗的愈合率达96%~100%,并发症主要为成角畸形。

(6)外固定。外固定可以有效地使用于特定的肱骨干骨折(图2-47)。外固定手术的主要适应证有:①合并广泛软组织和骨缺损的开放性骨折;②粉碎性骨折而病人又需要活动关节的;③骨折合并烧伤而烧伤部位又需要反复处理的;④肱骨干骨折同时伴有尺、桡骨骨折的(浮动肘)。这一操作主要的并发症是神经血管伤,其他问题有针孔感染和骨折不愈合。如果近1/3有粉碎骨折或骨折线延伸到肱骨头时,肩峰可以作为一个支点打固定针。外固定的主要优点是为软组织损伤的处理提供了方便。

2.肱骨干骨折的手术治疗　手术适应证有:①闭合复位失败;②合并关节损伤;③合并神经血管损伤;④合并同侧前臂骨折;⑤多段骨折;⑥病理性骨折;⑦双侧肱骨干骨折;⑧多肢体损伤;⑨在运动活跃的个体由于横行骨折和短斜行骨折容易发生延迟愈合,也可以作为相对手术适应证。手术可以使用髓内针或钢板螺丝

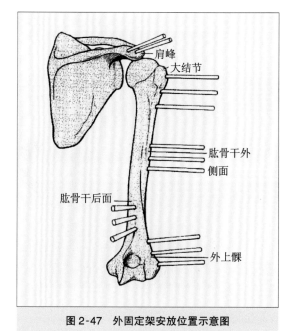

图2-47　外固定架安放位置示意图

钉固定骨折。

（1）手术入路。肱骨干显露有3种基本入路。肱骨骨折内固定手术最常用前外侧入路和后侧入路。

前外侧入路：肱骨干近中2/3骨折最常用前外侧入路（图2-48）。

后侧入路：肱骨后侧入路是在肱骨后中2/3劈开肱三头肌显露肱骨干。这个入路适用于肱骨干中、远2/3骨折或探查、修复桡神经损伤（图2-49）。

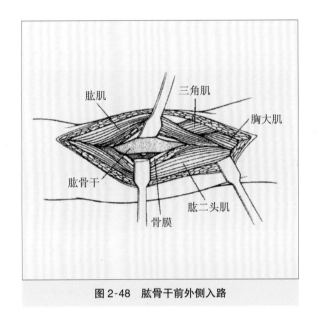

图2-48 肱骨干前外侧入路

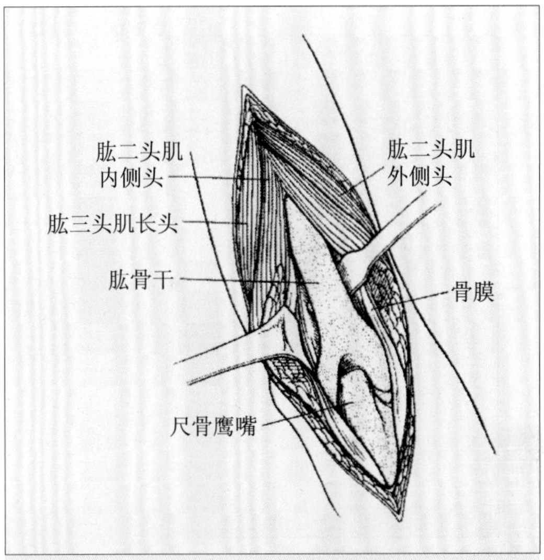

图2-49 肱骨干后侧入路

前内侧入路：由于有并发严重神经血管损伤的风险，前内侧入路很少用（图2-50）。

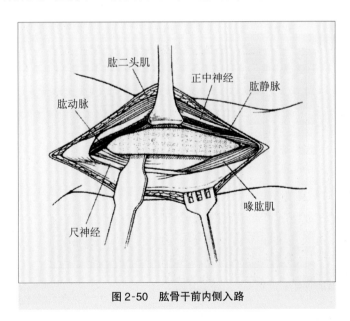

图2-50 肱骨干前内侧入路

（2）钢板内固定技术。钢板内固定过程是骨折显露、探查、血肿清除和解剖复位内固定。如果有多个骨折块，要逐块复位。横行骨折使用加压模式固定，其他类型骨折则使用中立位固定。所有的肱骨干骨折手术内固定均需要至少6枚，最好8枚皮质骨螺丝钉钢板来达到足够的固定。钢板内固定面临的问题是显露广泛、损伤桡神经的危险（尤其是在取出钢板时）大。不主张使用双钢板固定。对于骨质质量差的病人可使用功能支具或石膏保护。钢板固定的愈合率可达92％～97％。

（3）髓内针固定。肱骨髓内针有两种：界面接触型（如 Seidel 针）和交锁型（如 Alta 针，Russell Taylor 针，加压交锁针）。肱骨闭合髓内针固定的手术指征是：①闭合复位不能达到满意的对位；②肱骨中部横行骨折；③多段骨折；④病理性骨折；⑤延迟愈合与不愈合；⑥合并骨质疏松时；⑦移位的中段横行、短斜行或螺旋形骨折；⑧浮动肘（肱骨与前臂均骨折）；⑨多发伤病人任何类型的肱骨干骨折。闭合髓内针治疗的禁忌证是：①合并神经血管损伤的肱骨骨折；②Gustilo Ⅲ级骨折；③已确诊的萎缩性骨不连。

可顺行穿针或逆行穿针。肱骨髓内针近端有一定角度，利于控制旋转，最常用于顺行穿针，逆行穿针则损伤较大。如果选用梅花针，就必须认识到近端稳定性较差，中段张力大，远端易引起骨折。

髓内针治疗可以选择近侧入路进行顺行穿针固定，也可以选择远侧入路进行逆行针固定。

顺行穿针（近侧入路，图 2-51）：这个入路用于中远段肱骨干骨折。在肩峰前外侧做切口。三角肌纵行劈开，切开冈上肌肌腱。在肱骨头外 1/3 和关节软骨面外侧交界处打入一导针，扩髓。不扩髓髓内针要用手置放或加以轻微敲击。插入髓内针后如果针与骨折段接触不好不能控制旋转，就必须加用交锁钉。有骨质疏松的病人，建议每端使用两枚交锁钉。顺行穿针做远端交锁钉固定时有可能损伤骨间掌侧神经。这种损伤一般为暂时性的，持续 10 周到 4 个月后会自动恢复。交锁钉尾部要沉于肱骨头骨面以下以便腱袖的缝合和避免碰撞。

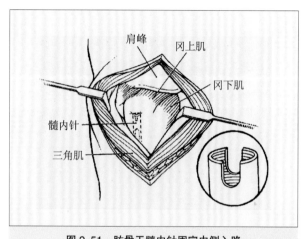

图 2-51　肱骨干髓内针固定内侧入路

逆行穿针远侧入路（图 2-52）：肱骨干与近侧 1/3 骨折最好用逆行髓内穿针固定。劈开肱三头肌显露尺骨鹰嘴近侧的肱骨。在鹰嘴窝上 1.5～2cm 用 4.5mm 钻头钻入肱骨后侧皮质，然后扩髓。不扩髓髓内针在骨折复位后才能打入，以避免损伤桡神经。髓内针穿过骨折端到达距肱骨头 1～1.5cm 处即可停止。必要时使用交锁钉以阻止髓内针退出。

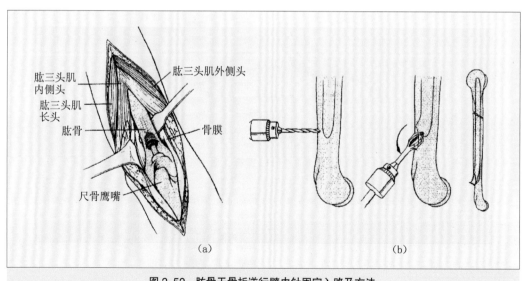

图 2-52　肱骨干骨折逆行髓内针固定入路及方法

在需要扶拐行走的多发伤病人或骨本身有异常的病人，髓内针固定是一种有效的方法。并发症主要是骨质疏松严重病人螺钉退出。

（4）弹性髓内固定。诸如 Ender 针、Hackethal 针（Hackethal nails）和 Rush 针（Rush rods）等弹性髓

内固定曾用于肱骨干骨折的治疗。为了获得骨折足够的稳定常需要多根针使用。优点包括插入容易和有关并发症少。缺点是骨折固定不足、控制旋转能力差。这些固定也许适用于病理性骨折和某些开放性肱骨干骨折。功能支具与之联合应用可以防止骨折移位。

（5）特殊情况。

开放性骨折：开放性骨折属骨科急诊，必须进行急诊手术清创与固定，详见相应章节。

病理骨折：非手术疗法治疗这种病理骨折常引起骨折延迟愈合或不愈合。为了清除病变和早期达到骨愈合，内固定常常是必要的。扩髓的髓内针不管交锁与否，通常是病理骨折的最好内固定。

在多系统损伤病人，尽早行长骨骨折的固定，可大大减少并发症的发生和早期较好的功能恢复。

桡神经麻痹：肱骨干闭合性骨折桡神经麻痹的发生率可达18%，最常发生在肱骨干横行骨折。当然，90%以上的病例是神经牵拉伤，伤后3～4个月以内一般都会自然恢复。如果是神经卡在了骨折块之间，应该立即手术探查。桡神经损伤6周，如果仍无神经功能恢复迹象时，肱桡肌和桡侧伸腕长肌与伸腕短肌如果有动作电位（AP）存在，可以继续保守治疗。相反，如果表明去神经性纤颤或完全失神经支配时，就应手术探查修复。对于开放性骨折和肱骨干中远1/3骨折（Holstein-Lewis骨折）合并桡神经损伤时，则应行一期手术探查与修复。

术后处理与康复：施行牢固的内固定后，肘关节和肩关节可以立即活动。肘关节活动度可在两周内达到30°。增强负重练习可以在能忍受时开始，但是重阻力训练必须推迟到骨愈合后，通常在术后6周。

（六）肱骨干骨折的并发症

1. 骨折畸形愈合　20°的向前成角，30°的旋转或3cm的短缩可以通过肩、肘关节正常活动来矫正。但是，更大程度的移位畸形就需要切开复位内固定。

2. 骨不愈合　在非手术治疗中发生率为2%～5%，在一期开放复位内固定治疗中发生率达到25%。常发生在开放性骨折、高速损伤、多段骨折、复位差的骨折和手术固定不适当等情况。早先存在的肩或肘关节强直，可以引起骨折部位应力增加，从而易于发生骨不连。其他致病因素有软组织覆盖差、严重肥胖、转移癌、酒精中毒骨质疏松、皮质类固醇治疗和多发伤。

治疗目标是复位、牢固固定和松质骨植骨。交锁髓内针固定适用于骨质疏松与病理性骨折，而加压钢板固定适用于有充足骨质储备的病人。如果计划用接骨板治疗，最短要用8孔钢板。钢板对侧向使用皮质骨加松质骨植骨。

髓内针固定也是治疗肱骨干骨折不愈合的常用方法，是病人使用拐杖、步行器或手杖等辅助行走时首选的治疗方法，尤其适用于肱骨远、近1/3处骨折。交锁髓内针不但能提供旋转稳定性，而且还能维持长度。

无论是使用钢板还是髓内针固定，所有骨不连手术都要进行骨移植。

肱骨干骨不连使用稳定固定可以获得满意疗效。大量报道骨愈合率接近90%。

3. 感染性骨不愈合　治疗中要做到彻底清除感染的不能存活的骨与软组织、伤口彻底的引流和全身或局部应用抗生素。髓内针或钢板螺丝钉固定对感染病人是禁忌证，但在感染根治后可以使用。

少数肱骨干不愈合病人感染长期不愈则需要截肢，包括：有危及生命的感染时，肢体严重损害以致恢复后功能还不如假肢时，有局部或全身治疗都不能控制的感染。

4. 伴有骨缺损的骨不愈合　合并有5cm以上骨缺损的骨不愈合应当考虑重建治疗。骨缺损的重建方法有：全厚皮质骨、松质骨自体移植、带血管的骨移植和异体肱骨移植。手术切除包括骨端的失活组织，两侧端的髓腔再通和稳固内固定下的支撑植骨和自体松质骨植骨。Jupiter和Ackerman报道了用腓骨移植治疗上肢损伤取得了良好效果。

5. 神经并发症　桡神经损伤是肱骨干骨折最常见的并发症。横行或短斜行骨折一过性神经牵拉伤最常见。桡神经断裂则常见于开放骨折和肱骨远段螺旋斜行骨折（Holstein-Lewis骨折）。骨间掌侧神经、正中神经和尺神经一过性麻痹较少见。如果出现则往往在10周内会自行恢复。肱骨髁上骨折合并的正中神经损伤常需要手术探查修复。

6. 血管并发症　肱骨干骨折合并血管损伤不常见,多发生在开放性骨折。动脉造影可确定损伤部位,进而进行血管修复。

(七)总结

应用恰当的技术,肱骨干骨折一期愈合率可望高于90%。闭合复位使用功能骨折支具利于早期康复和骨折愈合,应作为非手术治疗方法的首选。手术治疗效果与非手术治疗一样好,而且还有早期恢复功能等优点。

六、肘关节创伤

(一)桡骨头骨折

桡骨头骨折(radial head fractures)约占全肘部创伤的20%。对这类骨折的治疗仍存在争论。

1. 损伤机制　研究表明桡骨头骨折多由手过伸、前臂旋前着地时造成,软组织和骨骼损伤具有多样性。30%的桡骨头骨折合并腕骨骨折、远端桡尺关节和骨间膜损伤、孟氏骨折脱位、肱骨小头骨折以及肘部软组织损伤(特别是内侧副韧带损伤)。

2. 骨折分类　Scharplatz 和 Allgower 根据不同受力方向将肘部损伤分为两个主要部分:①单纯来源于轴向的作用力;②造成内翻和外翻移位的次要作用力(表2-7)。Bakalim(图2-53)和 Mason(图2-54)的早期分类仅仅根据 X 线片并且没有涉及相关损伤,之后又增加了第Ⅳ型到 Mason 分类法中,该方法已被许多医者沿用。

表 2-7　Scharplatz 和 Allgower 肘部创伤分类

轴向作用力的骨折及骨折脱位
　　横行鹰嘴骨折
　　粉碎性鹰嘴骨折
　　横行或粉碎性鹰嘴骨折伴有尺桡骨前脱位
　　横行或粉碎性鹰嘴骨折伴有桡骨头前脱位(非典型孟氏骨折)
　　尺骨干骨折伴有桡骨头前脱位(孟氏骨折)
　　冠状突骨折伴有鹰嘴后脱位
横向及侧方作用力的骨折
　　桡骨头边缘骨折
　　桡骨头边缘骨折伴有远端尺桡关节损伤

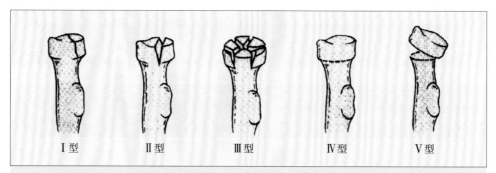

图 2-53　Bakalim 桡骨头骨折分类
Ⅰ型:桡骨头纵向骨折,关节面无移位;Ⅱ型:桡骨头纵向骨折,关节面有分离;
Ⅲ型:桡骨头纵向多骨折线,关节面有或者无分离;Ⅳ型:桡骨颈骨折,桡骨头无移位;
Ⅴ型:桡骨颈骨折,桡骨头移位

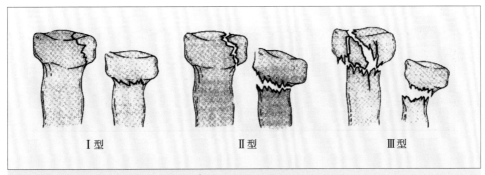

图 2-54　Mason 桡骨头骨折分类
Ⅰ型:桡骨头骨折但无移位;Ⅱ型:桡骨头骨折并有分离移位;Ⅲ型:桡骨头粉碎性骨折

由于常规 X 线片只能以二维构型投射桡骨头,某些重叠可能对这些分类法的权威性造成限制。理想化的分类方法应该是可重复的,并直接关系到治疗和预后。然而在现阶段还没有理想的分类方法。近年,通过与手术治疗对照,对关节骨折内固定术的兴趣已扩展到桡骨头,更加证明了分类系统的价值(图2-55)。

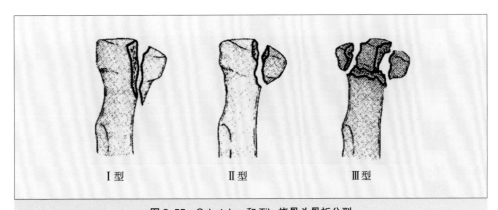

图 2-55　Schatzker 和 Tile 桡骨头骨折分型
Ⅰ型:楔型。有移位或无移位;Ⅱ型:压缩型。部分头和颈仍保持完整。骨折有倾斜和压缩,可有粉碎;Ⅲ型:完全粉碎。头和颈完全没有连续性;严重粉碎

3. 诊断　肘外侧肿胀或紧张,肘部或前臂主动、被动运动受限。常规前后位和侧位 X 线片上前后脂肪垫和关节内积血的高度比可能是无移位桡骨头骨折的唯一线索。关节内渗出时,脂肪垫发生移位并且在 X 线片上可见(图 2-56)。桡骨头最佳观察是通过与肩成 45°角侧位 X 线片,病人应对腕部和远端尺桡关节进行检查。关节内血肿抽吸和局部麻醉注射后进行检查,发现骨块阻挡活动可作为外科手术指征。

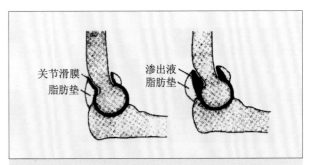

图 2-56　X 线片上观察到的关节内渗出时脂肪垫移位

4. 治疗

(1) 无或有轻度移位的桡骨头骨折。更多的学者建议对稳定性骨折应早期活动肘关节和前臂。然而当骨折线通过关节面的大部分时,应慎重早期活动。骨折移位和肘关节活动丧失也可以发生在一些稳定骨折中,包括累及大于 1/3 的关节面骨折。

对于损伤小于 1/3 关节面的稳定性骨折,要求较低的老年患者应给予早期活动。对于活动多的患者

和超过 1/3 关节面的患者固定至少 2 周,再进行 7~10 天的保护性活动。这类骨折预后较好。

(2) 两处移位的桡骨头骨折。骨折涉及较大的关节面,并在一定程度上压缩造成桡骨颈破碎和软组织损伤。如果没有运动阻挡和未涉及关节面,保守治疗会取得良好效果。反之有明确的运动阻挡则进行手术治疗。

(3) 无其他损伤的两处移位的桡骨头骨折。适于开放复位内固定术(ORIF),虽然有报道桡骨头切除术可获得较好疗效,但某些研究显示有近端桡骨移位和握力减退现象发生。

手术入路通过鹰嘴和尺侧腕伸肌之间的常规切口。通过纵向的关节囊切口,可清除骨折血肿以及显露骨折端。可用克氏针临时复位固定。1 枚或 2 枚 2.7mm 或 2.0mm 螺钉或自体加压 Herbert 螺丝钉可以提供足够的稳定力,形成骨折块间的压力,并能够在桡骨头关节面边缘钻孔打钉(图 2-57)。如果关节被压缩,需要撬起骨块以恢复关节面高度,在撬起的骨块下产生的空隙可取肱骨外上髁的松质骨进行移植填充。

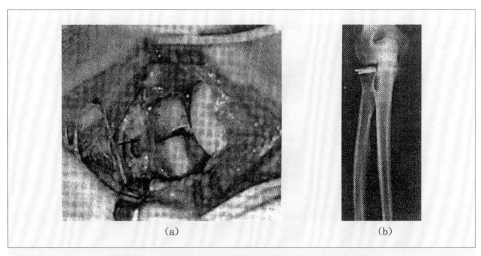

(a)　　　　　　　　　　　　　　(b)

图 2-57　两处移位的桡骨头骨折,查体明显阻挡前臂旋转
(a)术中示关节移位程度　(b)两个 Herbert 螺钉固定骨折。术后 1 周内即可完全恢复运动

(4) 软组织损伤的移位骨折。当桡骨头发生两处移位合并肘关节脱位或远端尺桡关节和骨间膜损伤时,应优先考虑保留桡骨头。如果骨折不能施行内固定术,对于桡骨头表面损伤小于 1/3 的骨折,骨块切除术为方法之一。但对于较大骨折块,部分桡骨头切除术的疗效比桡骨头全部切除术差。其他方法有桡骨头假体置换术或肘部内侧副韧带探查修复术合并桡骨头切除术。

桡骨头骨折手术并发症主要为骨化性肌炎,所以对于实施桡骨头切除或修复术易发生感染的患者(例如肌广泛损伤或伴发桡骨头损伤者)应考虑采取预防措施来防止骨化性肌炎(例如吲哚美辛、放射治疗)。

(5) 桡骨头粉碎性骨折。常与高能量创伤有关,几乎不能实施内固定术。虽然桡骨头切除术是桡骨头粉碎性骨折的最普遍的治疗措施,但在内侧副韧带或骨间膜损伤的病例中可发生术后不稳定及创伤后关节炎(图 2-58)。如果诊断出两种软组织损伤的任意一种,则禁忌只行切除

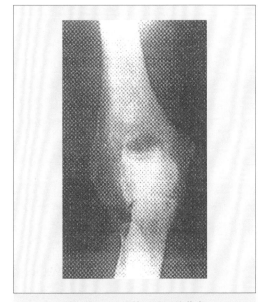

图 2-58　X 线片示肱尺关节炎
桡骨头切除术 2 年,有疼痛、不稳定及尺神经损伤

术。在这些病例中可行置换术或重建术。对于低能量损伤,老年患者或物理检查未见软组织损伤者,仅做桡骨头切除术便可,并且多数病例没有长期后遗症。对于内侧副韧带不稳定或远端尺桡关节损坏者(Essex-Lopresti 损伤),治疗方法应包括桡骨头内固定术及桡骨头置换术(图 2-59)。在桡骨头重建或置换后,若存在外翻不稳定,建议暴露并修复内侧副韧带。若存在远端尺桡骨不稳定,最好在前臂旋后位通过尺骨向桡骨穿一克氏针固定。将克氏针保留 4~6 周,并开始做肘部屈伸运动。

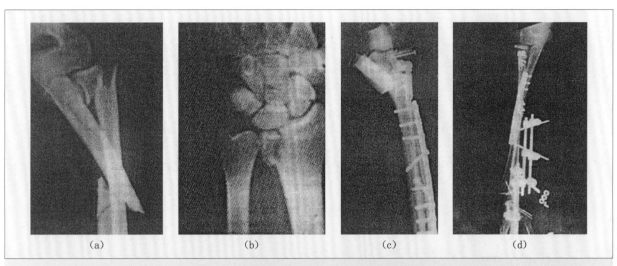

(a)   (b)   (c)   (d)

图 2-59 因严重摩托车事故受伤的上肢多发性骨折
(a)X 线片示复杂桡骨头及颈骨折 (b)骨折涉及尺骨干、远端桡骨、舟状骨及头状骨,同时存在远端尺桡关节损伤
(c)用 1 个 2.0mm 骨段间螺钉、2 个克氏针和小段 T 形钢板对桡骨头和颈行开放复位内固定术 (d)对前臂损伤采用内、外固定术

5. 并发症 活动障碍及疼痛、屈曲活动丧失是最为常见的并发症。有关桡骨头切除术后并发症的报道很多,其中包括握力丧失、腕部疼痛、外翻不稳定、异位骨化、鹰嘴滑车创伤后关节炎。

(二)鹰嘴骨折

鹰嘴参与组成尺骨近端关节。冠状突和鹰嘴构成乙状切迹然后和肱骨远端滑车形成关节。三头肌肌腱止于鹰嘴并从内外侧延伸至尺骨近端骨膜。尺神经通过肱骨内上髁与尺骨鹰嘴之间的肘管。

直接创伤易损伤鹰嘴部皮下组织。伸肘位落地造成的直接撞击或高能量损伤,可伴发桡骨头骨折或肘关节脱位。

鹰嘴骨折(olecranon fractures)是关节内损伤,经常发生肿胀、疼痛和渗出。侧位 X 线片可明确骨折平面、碎片数目和关节损伤的程度。

鹰嘴骨折有很多分类方法。Coiton 将鹰嘴骨折分为两类:Ⅰ型是无移位骨折,指分离小于 2mm 和屈曲 90°时无上升移位者,且病人能在伸肘时对抗重力。Ⅱ型是移位骨折(图 2-60),进一步分为:ⅡA 型,撕脱骨折;ⅡB 型,斜行并横行;ⅡC 型,粉碎骨折;ⅡD 型,骨折脱位。

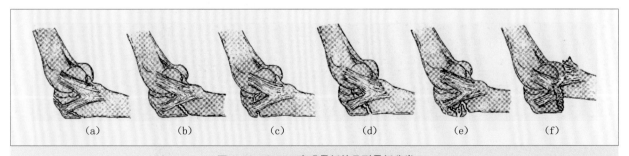

(a)   (b)   (c)   (d)   (e)   (f)

图 2-60 Coiton 鹰嘴骨折的Ⅱ型骨折分类
(a)撕脱骨折(ⅡA 型) (b)斜行骨折(ⅡB 型) (c)横行骨折(ⅡB 型) (d)斜行并粉碎(ⅡC 型) (e)粉碎骨折(ⅡC 型) (f)骨折脱位(ⅡD 型)

Schatzker认为粉碎性骨折包括冠状突骨折、从滑车切迹中心向远端延伸的骨折、桡骨头骨折或脱位。根据骨折形态并考虑骨折后内固定选择问题，将鹰嘴骨折分为：A型为横行骨折；B型为横行压缩型骨折；C型为斜行骨折；D型为粉碎性骨折；E型为远端斜行骨折；F型为骨折脱位（图2-61）。

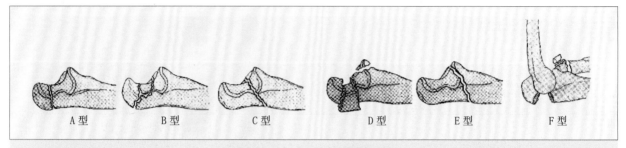

图2-61 Schatzker鹰嘴骨折分类
A型：横行骨折；B型：横行并压缩骨折；C型：斜行骨折；D型：粉碎性骨折；E型：远端斜行骨折；F型：骨折脱位

无移位骨折较少见，可在肘关节屈曲90°肢体长夹板或石膏制动4周来达到有效治疗。移位骨折需手术治疗。近端鹰嘴撕脱骨折，实际上是关节外骨折，因其损伤了三头肌的附着点，应采取手术治疗。这类骨折常见于老年人，手术方法是用坚强的不吸收线通过钻孔做三头肌和近端尺骨的缝合。可用张力带钢丝加强修复。对于移位的关节内鹰嘴骨折有两类治疗方法：切开复位内固定术或者骨块切除三头肌重建术。鹰嘴切除术不适用于肘部不稳定，冠状突撕脱或者向鹰嘴远端延伸的粉碎骨折和有高功能要求的年轻患者的骨折。

横行骨折时，不论是单纯性还是粉碎性或是关节面凹陷者，都能用张力带钢丝固定技术达到疗效。2个克氏针从近端背侧到远端前侧平行放置，在距离骨折线远端2.5～3cm处尺骨横行钻一2.0mm的小孔放置张力钢丝。张力钢丝应通过三头肌肌腱的深面（图2-62）。

关节面凹陷的横行骨折在恢复关节面的同时尽可能地用骨折段间螺钉进行固定。此时需用松质骨来支持关节面重建。松质骨就地取于肱骨髁上。张力钢丝可有效地保护抬起的关节面并能进行早期术后功能锻炼。

对于斜行骨折，可用骨折段间螺钉固定骨折，能抵消由张力钢丝或背侧钢板造成的旋转或平移力（图2-63）。

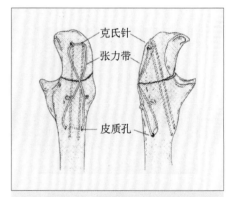

图2-62 横断鹰嘴骨折适用于张力带钢丝固定技术
从近端背侧到远端前侧平行放置的克氏针加固前面的骨皮质，这可减少克氏针移位的发生

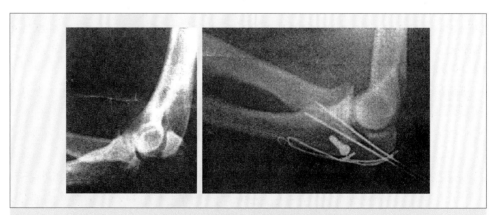

图2-63 骨折段间延长螺钉固定骨折
鹰嘴斜行骨折用1枚骨折段间延长螺钉、1个张力钢丝和2个克氏针固定

移位的粉碎性骨折,包括冠状突骨折,是所有鹰嘴骨折中最难使用内固定的,肘关节常有不稳定。张力钢丝固定技术对这类骨折的作用不大,有必要在背侧面使用钢板固定,可选 3.5mm 动力加压钢板(DC)、重建钢板或塑形的 1/3 管形钢板(图 2-64)。运用松质骨螺钉有助于关节重建并且弥补钢板下骨皮质的不足。对于老年患者的粉碎性骨折,可考虑鹰嘴切除和三头肌重建术。相对于肘部活动要求较低者,可切除多至 2/3 鹰嘴。

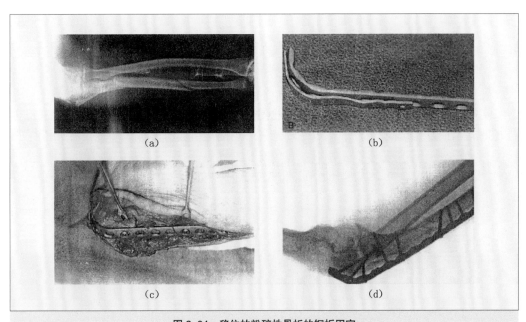

图 2-64 移位的粉碎性骨折的钢板固定

(a)因交通事故致尺骨干骨折合并严重鹰嘴粉碎性骨折
(b)术中所用波浪形 LCDC 钢板模型。钢板在螺钉和螺孔间均制成波浪形,可以提供无尖锐角的光滑侧面
(c)术中照片示在近端尺骨使用钢板固定　(d)术后侧位 X 线片示近端尺骨上的波浪形 LCDC 钢板

并发症:鹰嘴骨折特有并发症包括屈肘伸肘受限、骨不连和创伤性关节炎。

短缩畸形作为少见的并发症一般常见于被误诊为单纯鹰嘴骨折的孟氏骨折合并尺骨近端骨折。在这种情况下,张力带无法抵抗骨折端所处的成角力量,经常发生再次移位,改用背侧钢板疗效显著。

骨不连并不常见,可用背侧钢板治疗,取得良好效果。

滑车关节的创伤性关节炎的处理仍是一个难题,所幸它并不经常发生。

(三)肘关节脱位

肘关节脱位(dislocation of the elbow)占所有关节脱位的 20%(图 2-65),仅次于肩关节和指关节脱位。肘关节脱位大多数发生在青少年,高峰期在 5~25 岁。常伴有骨骼损伤、韧带破裂、关节囊前部及前臂肌广泛损伤,还有血管、正中神经和尺神经牵拉伤。

尺桡骨一起脱位是最常见的类型,并能向肱骨远端的后方、内侧、前方和外侧脱位。尺桡骨也可分别脱位,但极少见。

后脱位及后侧方脱位占所有的肘关节脱位的 80%。肱骨远端作用于前侧关节囊。真正的外侧和前脱位非常少见。前脱位和尺桡骨分散型脱位,导致严重的软组织损伤。

1. 治疗　肘关节脱位在复位前必须进行血管和神经检查。最好在麻醉下复位以减少所需力量。

对于后脱位有几种复位方法,最常用的方法是前臂对抗上臂进行柔和牵引。内外侧脱位可通过牵引后前臂轻微伸展复位。对于不常见的内侧和外侧脱位,需要较长时间的维持和对抗牵引,前臂旋转也能帮助减少横向移位。

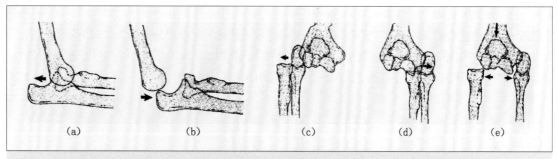

图 2-65　肘关节脱位分类
(a)后脱位　(b)前脱位　(c)外侧脱位　(d)内侧脱位　(e)分离脱位

2. 复位后处理　肘关节屈曲 90°外固定,对于复位后稳定者只需制动 7～10 天,然后进行主动锻炼。对于有脱位倾向者,最好持续制动 2～3 周。制动超过 3 周则会引起肘关节运动丧失甚至屈曲挛缩。

单纯性肘关节脱位(无骨折)很少采用开放复位且长期疗效较好。

伴有桡骨头、鹰嘴或冠状突骨折的肘关节脱位疗效较差。5%～10%的肘关节脱位伴有桡骨头骨折,比单纯脱位预后较差。

通常,有移位倾向的关节周围骨折可导致关节不稳,应当进行固定和早期活动。其并发症有关节活动丧失、创伤性关节炎、关节不稳和尺神经炎、骨化性肌炎。

对伴有复杂关节内骨折者,关节重建和早期活动是主要目标。

伴有冠状突骨折的肘关节脱位占肘关节脱位的 10%～15%,作为鹰嘴滑车切迹前壁支持物,冠状突为内侧副韧带前束和前侧关节囊中央部提供附着点。Regan 和 Morrey 将此类损伤分为三种类型(图 2-66):Ⅰ型,顶端撕裂;Ⅱ型,小于 50%的冠状突单纯或粉碎性骨折;Ⅲ型,大于 50%的冠状突单纯或粉碎性骨折。

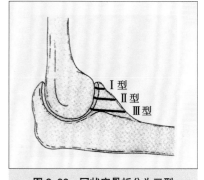

图 2-66　冠状突骨折分为三型

伴有冠状突骨折的肘关节脱位更不稳定且并发症更多。对于移位的冠状突骨折初步治疗应首先考虑手术,术后 5～7 天进行保护活动,应用铰链矫正法可避免韧带早期修复后发生内外翻不稳定。

并发症:肘关节脱位能引起功能障碍包括再次失稳(急性或慢性):强直、骨化性肌炎、异位骨化及血管神经功能紊乱。

虽然大多数肘关节脱位能通过闭合复位和早期活动获得满意疗效,但少数严重的脱位会较早地出现再次不稳。表现为复位后 X 线片显示缺乏中心性复位,应手术重建关节的稳定性并进行早期活动。铰链外固定器是值得推荐的方法。

反复性和习惯性脱位虽少见却很难治愈。许多因素都是引起慢性不稳的基本条件,包括副韧带变弱,滑车和半月切迹的关节缺损,冠状突骨折后骨不连或前部关节囊未愈合等。外侧副韧带功能不全引起肘部旋转不稳,并导致桡骨头和近端尺骨向后侧方旋转,应直接修复和重建外侧副韧带。

七、肱骨远端骨折

(一)应用解剖

1. 功能解剖　肘关节只有一个旋转轴,是一个铰链关节。尺骨以横轴绕肱骨旋转,尺骨近端半月切迹连接于肱骨远端位于中轴上的滑车(图 2-67)。

滑车更像一个线轴,被夹于两个圆柱体的骨柱之间,非常像线

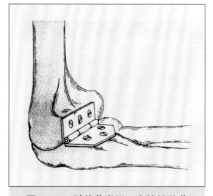

图 2-67　肘关节类似一个铰链关节

轴的两端被捏在拇指和示指中间。肱骨骨干的末端分裂开,形成两个圆柱体来支持滑车,这样肘关节末端看上去就像一个三角形。三角形三条边中有任何一条边受到破坏,将导致整个结构的不稳定。

从机械力学角度,肱桡关节参与前臂的旋转与肘关节的伸屈是独立的。对肘关节施行关节融合术,前臂仍然具有完全的旋转功能。同时,如果这个关节被去除(就是桡骨头切除),肘关节的伸屈也不会受到影响。

滑车轴与肱骨长轴的夹角男性大约是94°,女性大约是98°(图2-68)。此外,滑车轴与内上髁和外上髁之间连成的夹角为3°~8°。这就意味着在肘屈曲90°时前臂处于一个轻度外旋的位置。肘关节这种正常生理上的外翻位通常被称为肘关节的提携角。

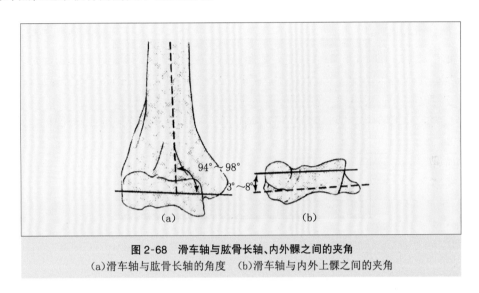

图2-68 滑车轴与肱骨长轴、内外髁之间的夹角
(a)滑车轴与肱骨长轴的角度 (b)滑车轴与内外上髁之间的夹角

2. **外科解剖** 肱骨干分成纵行的内柱(髁)和外柱(髁),这两部分向远端终止于横位的滑车,由滑车将其连在一起。内柱(髁)终止于滑车远端近侧约1cm处,而外柱(髁)一直延伸到滑车的远端(图2-69),其软骨覆盖的前表面形成肱骨小头。

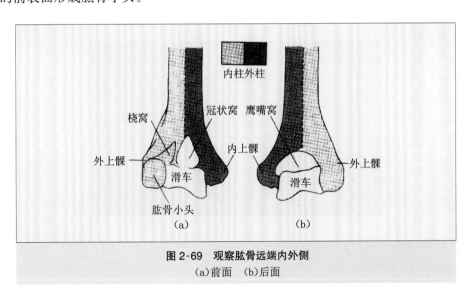

图2-69 观察肱骨远端内外侧
(a)前面 (b)后面

鹰嘴窝在肘完全伸直时容纳鹰嘴近端。鹰嘴窝内通常有一层脂肪组织,即后脂肪垫。当关节内渗出时,脂肪垫就会向后方移位,在侧位X线片上就能看到,称之为所谓的后脂肪垫征(图2-56)。创伤或手术之后,脂肪垫有时可能会纤维化或粘连,与肘部创伤后伸肘功能的丧失有密切的关系。

肱骨远端的内柱(髁)偏离肱骨干约45°,该柱近端2/3是皮质骨,远端1/3则形成内上髁。内上髁的内侧及上表面,为前臂屈肌群和尺侧副韧带的起点。

肱骨远端外柱(髁)偏离肱骨长轴约20°,外柱(髁)近端1/2为皮质骨,其后面宽且平,可用来固定钢板。其远端1/2为松质骨。在最远端,肱骨小头软骨由此起始。

桡骨头窝下方肱骨小头向前方突出,如同一个被软骨覆盖的玻璃球。在矢状面小球的中心位于前方,其圆弧只有180°。相对于滑车关节活动弧度为270°。而肱骨小头的旋转中心向前偏离肱骨干长轴12~15mm,且位于滑车轴的轴线上,所以尺、桡骨的屈伸是同轴的。

滑车是两柱(髁)间的连接杆,由内外柱(髁)突出的唇边和中间的凹槽组成,与尺骨近端的半月切迹相连接。两侧的唇边为滑车关节提供了内外侧的稳定性。在肘关节做屈伸运动时,在外力作用下有3°~4°的内翻或外翻倾向。如图2-70所示,当滑车在透视状态下,原本看不到的外上侧和后内侧唇填充之后,滑车看上去就像一个对称的轴了。

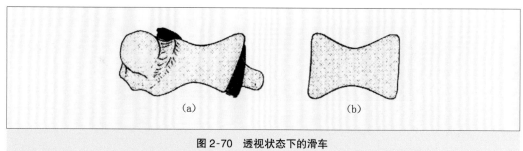

图2-70 透视状态下的滑车
(a)从尾部观察滑车　(b)填充外上侧和后内侧唇,滑车表现为对称轴

分类:传统的肱骨远端骨折的分类(表2-8)是以肱骨末端髁突的解剖结构为基础的(所以就有髁上、髁间、双髁骨折三类)。

表2-8　肱骨远端骨折分类

一、关节内骨折	②外侧柱
(一)单柱骨折	5.多平面型
1.内侧柱	(三)肱骨小头骨折
①高位	(四)滑车骨折
②低位	二、关节囊内外骨折
2.外侧柱	1.通柱骨折
①高位	2.高位
②低位	①伸展型
3.分裂骨折	②屈曲型
(二)双柱骨折	③外展型
1.T形	④内收型
①高位	3.低位
②低位	①伸展型
2.Y形	②屈曲型
3.H形	三、关节外骨折
4.人字形	1.内上髁骨折
①内侧柱	2.外上髁骨折

（二）单柱骨折

单柱骨折（single-column fractures）很少见，约占肱骨远端骨折 3%～4%，外侧柱骨折要比内侧柱多见，骨折位置越高，滑车骨折范围就越大（图 2-71）。

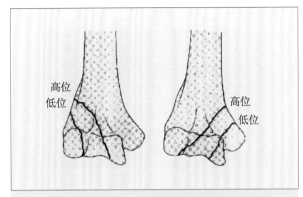

图 2-71　肱骨远端单柱骨折
高位骨折涉及较多的滑车并不稳定；低位骨折，内在稳定

1. 单柱骨折分型 Ⅴ　Milch 将这类骨折分为两型，以滑车的外侧壁与肱骨主体相连（Ⅰ型）还是分离（Ⅱ型）为标准，他认为 Ⅱ 型是一种脱位型骨折。

高位骨折有以下共同特点：①骨折的柱状体包括滑车的大部分；②尺、桡骨髁骨折块移位；③可以进行内固定且技术上没有难度，因为骨折远端有足够的骨骼来进行内固定。而低位骨折，具有相反的特点。

2. 病史及查体　肘关节有肿胀疼痛及活动受限。高位骨折在临床上要比低位骨折更不稳定，可能发生明显的内翻或外翻畸形。骨折可能引起副韧带的损伤。必须评估和记录神经血管状况。

标准的肘部正侧位 X 线片，对于诊断单柱骨折就已足够。在区分外侧柱骨折和肱骨小头骨折时，对桡骨头和肱骨小头必须进行检查。这一检查还可能发现隐性的桡骨头骨折。X 线片断层摄影和 CT 扫描在精确判断骨骼和关节囊损伤上具有辅助意义。

3. 处理　虽然这类骨折，无论是高位还是低位，都是关节内骨折，发生移位的单柱骨折最好行开放复位内固定术治疗，不适合行内固定术病例，可以考虑闭合复位石膏固定于屈肘 90°。对于外侧柱骨折，前臂应保持在旋后的位置。而对于内侧柱骨折，前臂应保持旋前。当无法进行复位时，可以考虑进行牵引。

（三）双柱骨折

双柱骨折（bicolumn fracture）是肱骨远端骨折最常见的一种类型，也是最难治疗的一种。

1. 发病率　约占肱骨远端骨折的 5%～62%，但就所有骨折来讲，并不常见，约占 0.31%。

2. 损伤的机械动力学　虽然很多学者都认为双柱骨折是鹰嘴撞击所致，但肘关节屈曲超过 90°时才产生双柱骨折。

3. 相关损伤　闭合性双柱骨折可发生相关的神经或血管损伤，但都不常见。开放性的双柱骨折不少见，其发生率从 20%～50% 不等。

4. 分型　1936 年 Reich 描述了 T 形和 Y 形分型。在 1969 年，Riseborongh 和 Radin 又将上述两型分为 4 种。AO/ASIF（内固定研究协会）的分型虽然扩展了关节内组成部分的定义，但它同样在鉴别柱状体复杂的解剖上存在不足。

以下的分型系统有助于内固定的术前设计。

（1）高位 T 形骨折。横行的骨折线在两柱的近端或在鹰嘴窝上限［图 2-72（a）］。

（2）低位 T 形骨折。这种骨折是最常见和最难治疗的。横行的骨折线通过鹰嘴窝在滑车的近侧，仅留下相对很小的远端骨折块［图 2-72（b）］。

（3）Y 形骨折。斜行的骨折线以及具有宽大断面的大骨折块使得这种骨折成为一种进行内固定治疗相对简单的骨折类型［图 2-72（c）］。

（4）H 形骨折。在这一型中，内侧柱分别在内上髁以上和以下发生骨折，外侧柱则为 T 形或 Y 形的骨折。滑车因此而成为一个游离的骨折块并有发生缺血性坏死的危险。这可能是最难治疗的一种类型［图 2-72（d）］。

（5）内侧人字形骨折。骨折线外低内高，在外侧只为内固定留有有限区域［图 2-72（e）］。

（6）外侧人字形骨折。这一型骨折类似于 H 形骨折。虽然这在技术上不是一种真正的双柱骨折（因为内侧柱没有改变),但它仍然需要类似于双柱骨折的固定方式[图 2-72(f)]。

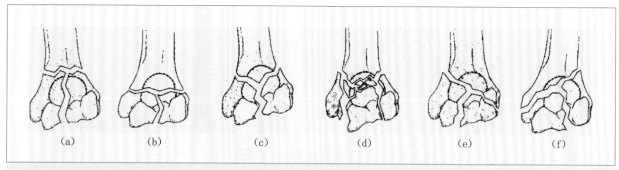

图 2-72 双柱骨折分型
(a)高位 T 形骨折 (b)低位 T 形骨折 (c)Y 形骨折 (d)H 形骨折 (e)内侧人字形骨折 (f)外侧人字形骨折

(7)多平面骨折。这种复杂的骨折由标准的 T 形肱骨远端骨折外加冠状面上的骨折线组成。在标准的固定术之外,通过关节软骨用抗塌陷的 Herbert 螺丝钉来辅助固定。

5.临床表现 通常肘部会肿胀、变形,上肢可能出现短缩。神经血管的情况必须仔细检查,应仔细探查是否有开放性损伤。

需拍摄标准正侧位 X 线片。上肢牵引下的正侧位 X 线片检查可以进一步查清这些骨折在关节内的情况,尤其是有高位粉碎性骨折发生时。

6.治疗 外科治疗成功的关键在于术后早期活动有足够的稳定性。术后长期制动(3~4 周以上)可导致无法接受的关节僵直。

(1)术前设计。手术应越早越好,最好在骨折发生后 2~3 天之内。

术前应对骨折类型进行判断。要具备完善的外科手术设备,包括不同尺寸的钢板及螺钉在内的各种器械、无菌止血带、优良的手术器及锋利的骨刀等。

全麻是比较适宜的,侧卧位是适用的体位。可以用一个由布折成的卷筒塞于上肢和胸壁之间,将上肢支撑起来利于操作。

(2)手术技术。切口由鹰嘴尖近侧 10~20cm 开始纵行越过上肢的后面向下,延伸至鹰嘴尖远侧 5cm 处。如果在肘管和内上髁附近进行内固定,游离松解尺神经。

用摆锯或薄骨刀进行鹰嘴截骨。如选择摆锯,最后也得使用骨刀,为以后的复位和固定提供一个不规则的断面。截骨既可以横行垂直于尺骨长轴,也可以是尖朝远端的 V 字形。后者的优点是利于肱骨远端固定后的重新定位,以及为更快愈合提供了较大的松质骨断面。可以考虑预先在鹰嘴上钻孔。

当鹰嘴截骨完成后,鹰嘴和三头肌要包裹于湿纱布中牵向近侧暴露骨折。要轻柔地清除骨折面和碎骨块上的血肿。然后考虑复位和内固定。另一种方法是进行三头肌的分离。这种技术的好处是避免了鹰嘴截骨术带来的诸多问题。但是,要暴露肱骨远端的前面更为困难。

由于一些解剖上的原因而难以进行安全可靠的固定。其原因如下:①远端骨块大小限制了螺钉的数量;②远端骨块是松质骨,螺钉不宜拧紧;③应当避免坚硬器械撞击关节表面及 3 个窝,以保护关节软骨;④复杂的骨骼和关节几何形状使得安装钢板很困难。

图 2-73 所示为标准的固定术。滑车的骨折可以用压力螺钉固定。应用钢板可以重建内、外侧柱。内上髁可用远端 90°弯曲钢板进行支撑,

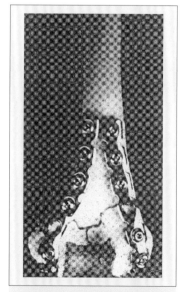

图 2-73 3.5mm 重建钢板固定内外两柱

这样远端的两个螺钉就成了相互垂直的,提供了一个机械内锁结构,其力量超过了螺钉产生的拉伸力量。

外侧钢板尽可能向远端放置,可到达肱骨小头软骨的后缘。最远端的螺钉要朝向近侧以避开肱骨小头并形成一个机械的内锁结构。

固定的顺序是多种多样的。另一个原则是由远向近地改变钢板形态和固定。预塑形钢板能支撑远端碎小的骨折块或在骨质和螺钉的拧紧程度不佳时保持骨折块的位置有所帮助。

高位 T 形骨折固定:由于远端骨折块相对较大,高位 T 形骨折固定最简单。一般先用一个横向的螺钉固定垂直骨折线(图 2-74)。

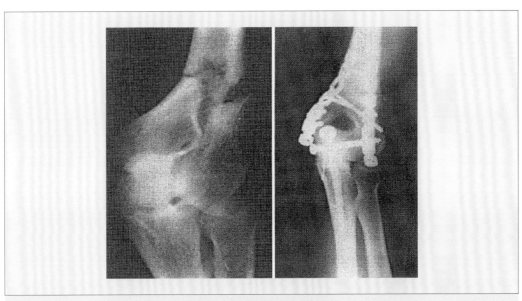

图 2-74 高位 T 形骨折固定
高位 T 形骨折是应用内固定最简单的类型,因为骨折块较大

低位 T 形骨折固定:低位 T 形骨折是常见的类型,其特殊的问题是外侧骨折块的固定。一般先进行内侧骨折块的固定。可以用一个长的髁螺钉穿过钢板远端的螺孔向外侧柱拧紧,使内侧柱固定于外侧柱上。外侧柱可以用一块外侧柱钢板来固定(图 2-75)。

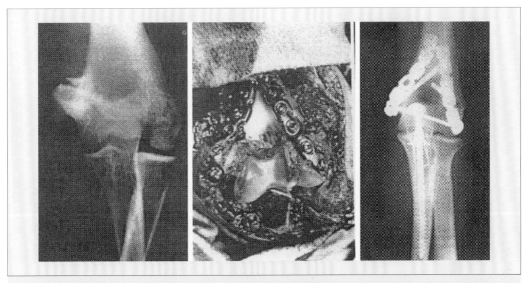

图 2-75 低位 T 形骨折固定

Y形骨折:斜行的骨折面可以应用骨块间加压螺钉。在Y形骨折中,钢板仅起到中和作用(图2-76)。

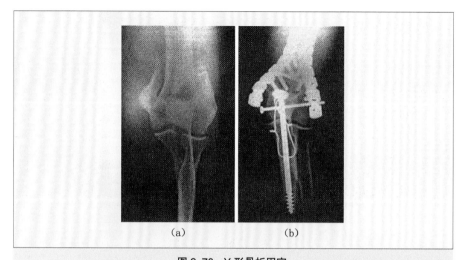

图2-76　Y形骨折固定
(a)Y形双柱骨折,使用骨块间加压螺钉穿过斜行的骨折线　(b)Y形骨折的内固定

H形骨折固定:原则上,滑车的骨折块必须重新连接于柱状体远端。可以用一个锐利的复位钳将3块远端骨块复位于两个柱上。可以临时用一个横行的克氏针帮助稳定滑车防止骨块移位,然后上4.0mm或6.5mm的骨折块间螺钉(图2-77)。

内侧人形骨折固定:难点是在外侧骨折块上只有很小的地方可用来拧紧螺钉。外侧柱可以用2个4.0mm的螺钉固定,这既将肱骨小头固定在内侧柱上,也固定了远端的横行骨折。然后2个外侧的4.0mm螺钉将同一块骨折固定在外侧的钢板上,这就将整个外侧柱进行了固定。内侧柱用一块标准的3.5mm塑形钢板进行固定(图2-78)。

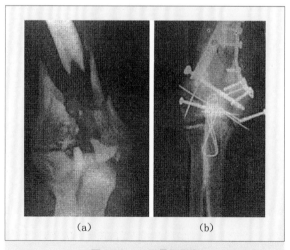

图2-77　H形骨折固定
(a)H形骨折　(b)H形骨折内固定

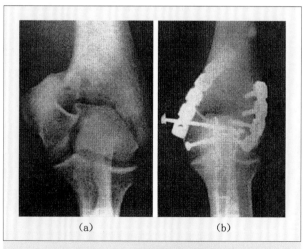

图2-78　内侧人形骨折固定
(a)内侧人形骨折　(b)内侧人形骨折的内固定

外侧人形骨折固定:在外侧人形骨折中,滑车就像H形骨折中那样是一个游离碎块,但内侧柱却是完好的。因此,力争将滑车骨块固定在内侧柱上。内侧柱钢板远端可以在矢状面上塑形,以使远端的两个螺孔恰好在内侧柱。2个4.0mm螺钉直接穿过钢板上的螺孔进入滑车和肱骨小头。将远端的骨折块拉在一起,钢板的近端部分则以标准方式固定于内侧柱上。此型中的外侧柱骨折用标准的钢板固定技术较

为容易地固定(图 2-79)。

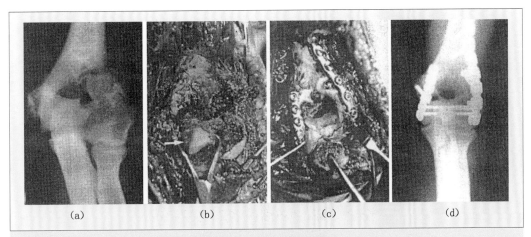

图 2-79　外侧人形骨折
(a)、(b)外侧人形骨折　(c)术中见滑车(箭头)用巾钳夹持　(d)外侧人形骨折的内固定

多平面骨折固定:由肱骨远端 T 形骨折和滑车前面的冠状突骨折共同组成。所以,在水平面、矢状面及冠状面上都存在骨折线。骨折冠状面的部分用 Herbert 螺钉固定于滑车的关节软骨内。骨折的矢状面部分用骨块间螺钉进行固定,关节部分则用 3.5mm 重建钢板固定于骨柱上。

肱骨远端骨折的全肘关节置换术。全肘关节置换术在处理骨质疏松症和有病理改变的粉碎性骨折上有很多优点。它允许尽早地活动,提供了稳定性,并且消除了骨不连、畸形愈合和坏死等并发症。对于年老的、要求低的病人,术前的 X 线片显示骨质不良,或骨折的粉碎程度使得常规的固定术极为困难时,就应考虑这种选择。如需要全肘关节成形术,那就应选择三头肌反折的方式而不是鹰嘴截骨术。

鹰嘴截骨处既可以用带垫圈的 6.5mm 螺钉并辅助以一个张力钢丝,也可用两根克氏针来固定。放置细的负压引流管放在伤口的深层。一旦伤口稳定之后,病人就能开始积极的锻炼。病人可以将肘部放在平坦的桌面上,放松肱二头肌,使肘关节伸展 15~20 秒的时间,伸展和主动的屈曲交替进行。

通常 4~6 周内,当 X 线片显示骨已在愈合,病人就可以进行主动的伸展锻炼,并慢慢增加主动屈伸锻炼的阻力。应告知病人仅仅伸到不舒服而不是疼痛出现的时候。

7. 效果评估　通用的肘关节运动参数包括活动范围和肌力。日常生活中大部分的活动多在 30°~130°范围内。伸肘功能缺陷要比屈肘功能缺陷更易补偿。

8. 预后　高能量损伤,诸如撞击损伤、交通事故及枪伤都引起大的软组织损伤,导致肘关节活动范围减小。对低能损伤患者的成功疗效一般是 15°~140°的活动范围。屈曲功能先恢复,伸展功能恢复较慢,直到 4~6 个月才能达到最后效果。旋后及旋前功能在双柱骨折中基本不受影响,尤其是在骨折早期就得到及时治疗。大约有 25% 的患者用力时出现疼痛。

9. 并发症

(1)固定失败。是手术时钢板和螺钉固定不牢的结果。通常伴有疼痛、活动范围减小以及骨不连。如果内固定出现了断裂或移位,或者骨折块发生移位,应当考虑尽早再次手术。但是如果松动仅仅处于轻微的程度,没有完全破坏已重建的结构,可以考虑管形石膏制动。

(2)骨不连和畸形愈合。骨不连不常见,却可以因疼痛、活动丧失和相关的尺神经损伤导致残疾。它很可能发生在高能量创伤引起的骨折中,或是没有充分内固定而导致固定失败者。修复这类损伤技术上要求很高。骨移植重建就是较好的方法。于复杂的关节内畸形愈合和肱骨远端骨不连进行成功的重建之后,肘关节平均活动弧度超过 100°,达到疼痛减轻和尺神经功能恢复的效果。没有发现创伤后关节炎的发生。

对于老年人、低要求患者、伴有骨干薄弱或晚期关节炎改变的患者,全肘关节置换术是可以考虑的选择。但必须估计到感染是否存在。半限制假体具有一定的优势。

(3)鹰嘴截骨术后的骨不连。V形截骨术的应用应可以降低其发生率。可沿尺骨皮下的边缘行钢板固定,还可能需要骨移植。如果骨不连的骨块比较小,可以考虑骨块切除和三头肌腱的重建。

(4)感染。感染较少见。文献报道中感染发生率为0～6%。在Ⅲ级开放性损伤中感染发生较多,但却与治疗方式无关系。

(5)尺神经麻痹。手术中针对神经的操作,不充分的游离,碎骨块或器械造成的撞击或创伤,以及术后的纤维化(特别是长时间肘关节制动)都能引起这一问题,然而很少有神经断裂。最早手术时应充分地保护神经。而一旦发生,可行尺神经松解术。

(四)肱骨小头骨折

肱骨小头骨折(capitellum fractures)极其少见,据估计,仅占肘部骨折的1%,肱骨远端骨折的6%。该损伤实际上是冠状面上的切线性骨折,使肱骨小头从肱骨远侧端外侧柱分离。女性多于男性。肱骨小头骨折可以合并桡骨头骨折和肘关节后脱位。少见的骨折类型是肱骨小头前面的软骨层带一薄层软骨下骨,这种损伤叫作Kocher-Lorenz骨折。

Bryan和Howey提出,Ⅰ型为完全性肱骨小头骨折;Ⅱ型为Kocher-Lorenz骨折;Ⅲ型为粉碎性骨折(图2-80)。肱骨小头骨折的第四种类型为冠状面的切线性骨折。

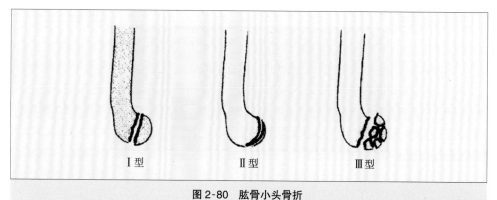

Ⅰ型　　　　　　　Ⅱ型　　　　　　　Ⅲ型

图 2-80　肱骨小头骨折
Ⅰ型为完全性肱骨小头骨折;Ⅱ型为Kocher-Lorenz骨折的更为表浅的损伤;Ⅲ型为粉碎性骨折

1. 临床表现　多见于老年人和中年妇女,其临床表现是肘部软组织肿胀,前臂旋转时疼痛。

标准的侧位X线片可以初步诊断肱骨小头骨折,有时此种骨折易与移位的外上髁骨折相混淆。Ⅱ型骨折更难诊断,断层X线片及CT也可以清楚地显示这些骨折。

2. 治疗

(1)Ⅰ型骨折。采取闭合复位。助手牵引前臂使掌心向上并保持肘部弯曲90°,然后医生用拇指下压患者肱骨小头的碎骨片。如果解剖复位取得成功,肘部应用夹板或石膏固定3～4周,然后开始适应性功能训练。

如果闭合复位失败或骨折后延误了几天,就应考虑进行ORIF,建议取外侧切口,切开伸肌的附着处并向远侧分离,暴露肘关节的侧面,将肱骨小头骨折碎片复位后用2.0mm的小螺钉或4.0mm松质骨螺钉从后向前固定,也可使用Herbert螺钉。注意不要损伤位于肱桡肌和肱肌之间的桡神经。如果内固定不牢固,就需要用夹板石膏固定3～4周。

(2)Ⅱ型和Ⅲ型骨折。切线性和粉碎性骨折不易内固定。多数病例应切除骨折碎片。手术入路同Ⅰ型骨折,直接暴露并切除碎骨片,另外仍建议伤后尽快手术治疗,早期手术切除疗效较为理想,晚期效果不令人满意,可能丧失运动功能或稳定性。

（3）Ⅳ型骨折。建议内固定。如果解剖复位失败，将会使肱骨远端前面不适应，并因外侧滑车嵴移位使肘部不稳定。通过侧入路的固定最易完成，Herbert 螺钉放置在相应软骨内能加强固定效果。

3. 并发症　肱骨小头骨折最常见的并发症是肘关节运动功能的丧失。较少见的并发症是骨折片的缺血性坏死，需要延迟切除骨碎片。如果骨碎片不愈合产生疼痛或肘关节运动受限，经侧方切口入路将骨碎片切除，同时将肘部软组织松解可以改善肘部功能。

（五）髁上骨折

1. 病理解剖学　髁上骨折横穿肱骨远端整个骨柱，而没有损伤关节面。虽然骨折线可能在鹰嘴窝以上，但这种骨折通常位置较低，实际上是一种囊内骨折。柱间骨折有 4 种类型：高位、低位、外展型、内收型。

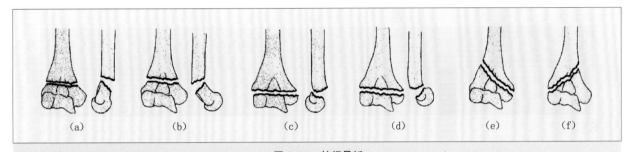

图 2-81　柱间骨折
(a)高位伸直型　(b)高位屈曲型　(c)低位伸直型　(d)低位屈曲型　(e)外展型　(f)内收型

高位及低位骨折可进一步分为伸直型和屈曲型。可以把这些骨折再分为以下几种类型（图 2-81）：①高位伸直型骨折，斜行的骨折线从后上延伸到前下并向后面移位；②高位屈曲型骨折，骨折线斜行，从前上移行到后下，并向前面移位；③低位伸直型骨折，骨折轻微斜行或横行并向后面移位；④低位屈曲型骨折，骨折轻微斜行或横行伴向前移位；⑤外展型骨折，骨折线由外上向内下方向，伴外侧移位；⑥内收型骨折，骨折线斜行，骨折线从内上至外下，伴内侧移位。

发生率：儿童多见，成人少见。高位伸直型骨折是髁上骨折中最常见的。

2. 诊断　髁上骨折常常是由于跌倒所致，通常认为伸直型骨折由于跌倒时手处于过伸位，力直接作用于肱骨远端所致。而屈曲型骨折是由于由前至后的力作用于肱骨远端。内收外展型骨折是因为肱骨远端受到了带有一定内翻或外翻性质轴向载荷。屈曲型骨折的病人常有肱骨远端后侧直接创伤且肘部屈曲的病史。

经常出现肘部明显肿胀，如果骨折移位可出现畸形，伸直型骨折向后明显移位，屈曲型骨折向前明显移位。

这种骨折可能出现肱动脉损伤，应迅速完成末端血供的检查。尤其是伸直型骨折，如果骨折处明显肿胀且动脉末端搏动消失，应考虑动脉造影。同时必须对前臂的肌间隙进行评估，伸直型骨折易发生桡神经和正中神经损伤，而尺神经受损易发生于屈曲型骨折。

常规的正侧位 X 线片足以诊断髁上骨折，正位 X 线片可以区分高低位骨折。侧位 X 线片可以区别出屈曲型和伸展型，也能辨别出骨折线的斜行程度，断层摄影和 CT 扫描也是有助于诊断的，但通常是不必要的。

3. 治疗　闭合复位的指征包括有手术风险和有影响内固定稳定性的病理性骨折。

闭合复位如果满意将肘部过度屈曲 10°～20°，然后用石膏固定或塑形夹板固定。屈曲型骨折使用管形石膏技术可能更有效。相关的并发症包括肱动脉损伤，如果发生类似情况必须使肘部伸展到可以触及远端动脉搏动为止，假如无动脉搏动，动脉损伤的可能性增加，需进行行术中动脉造影。

如果闭合复位未能成功或不能保持复位状态，鹰嘴牵引在儿童患者中应用成功，但在成人中尚未大规模应用。

4. 经皮穿针固定　经皮固定的指征包括伴骨质疏松的低位髁上骨折或不能复位和患者条件或临床状况不适合 ORIF 的任何髁上骨折。此种方法可能的并发症是尺神经损伤。

术后肿胀消退后,把石膏托换为长臂石膏固定,4～5 周后拔出钢针。根据骨折部的稳定性及 X 线片上的愈合表现决定是否需进一步石膏固定,如果稳定,可用悬吊带保护。

开放复位内固定:在大多数情况下,计划周密和有效的内固定可为患者提供良好愈合和功能恢复的机会。这种治疗适用于所有的成人移位性髁上骨折,除非患者一般状况不能耐受手术或医生认为不能获得稳定的目的。髁上骨折的手术时间、技术、术后护理与双柱骨折一样。

八、尺桡骨骨干骨折

前臂是支持连接上臂和手部的中间结构。前臂损伤可视为关节内的骨折,前臂"关节"提供旋前、旋后运动。

闭合复位和管形石膏治疗前臂骨折的疗效并不令人满意。成人前臂骨折治疗中主张手术治疗方法。

加压钢板是 1947 年发明的,应用于前臂后比想象的效果好。1975 年内固定研究协会(AO/ASIF)加压接骨板治疗前臂骨折,桡骨 97.9% 愈合,尺骨 96.3% 愈合。

前臂分为三部分(图 2-30)。桡骨近端 1/3 是桡骨粗隆到桡骨弓的起始部,中间的 1/3 从桡骨弓到骨干开始变直的部分,远端 1/3 从骨干变直的部位到桡骨远端 2～3cm 开始扩大的部位。尺骨相对较直,在桡骨的同一水平分为三部分(图 2-82)。

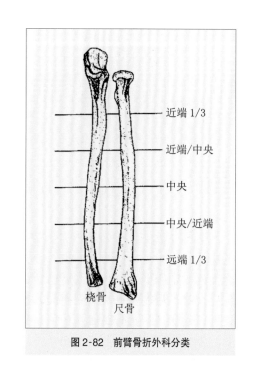

图 2-82　前臂骨折外科分类

（标注：近端 1/3、近端/中央、中央、中央/近端、远端 1/3、桡骨、尺骨）

(一)闭合骨折治疗

1. 非手术治疗　尺骨干的单骨折,即便骨折移位达到 25%～50%,用长管形石膏固定 8～10 周或功能支架固定可达到稳定的效果。对于发生在尺骨远端 1/3 骨折移位,特别是短缩移位,可致下尺桡关节(DRUJ)畸形,有手术指征。对于无移位的桡骨干骨折用非手术方法可取得成功,并要求维持桡骨的解剖弓(即骨间膜张开状态),由于完整的尺骨使桡骨骨折端不能紧密嵌插,愈合时间可能延长。

2. 手术治疗　所有移位的尺骨和桡骨干骨折及双骨折都建议采用开放复位内固定术。

进行尺骨手术是采取前臂旋前,处理桡骨时前臂旋后。注意,该位置可产生神经麻痹。

可用气压止血带,时间最好在 90～120 分钟,放松止血带后,彻底止血后关闭伤口。

手术入路:

(1) 桡骨。桡骨干有两个常用入路:Henry 描述的前入路和 Thompson 的背侧入路(表 2-9)。

表 2-9　桡骨的外科入路

入路	优势	缺点	暴露部位
前入路(Henry)	可延伸,可切开筋膜	近端血管神经结构	近端 1/3,远端骨折
背侧入路(Thompson)	容易,钢板在张力侧	不能延伸	中央近端 1/3 骨折

前入路或 Henry 入路。前入路,病人仰卧,上肢外展,前臂旋后。要到达近端桡骨,切口开始于肱二头肌腱外侧间沟,延伸通过肘横纹向下至前臂中段。沿着肱桡肌边缘切开筋膜[图 2-83(a)]。侧面的皮神经要加以保护,牵开肱二头肌腱和肱肌腱,可发现桡神经。在该处神经分为深浅支[图 2-83(b)]。前臂

尽量旋后,此时旋后肌与桡骨贴附最紧,骨间背侧神经被保护在肌之间。分开旋后肌,在肱桡肌和桡侧伸腕长短肌之间进入桡骨干[图2-83(c)]。需要远端更长的切口,可从肱二头肌外侧沟一指宽到桡骨茎突贯穿整个桡骨[图2-83(c)]。

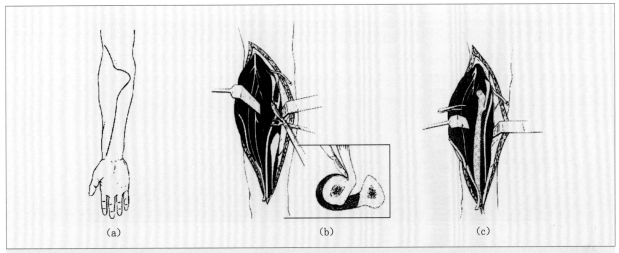

(a)   (b)   (c)

图2-83 桡骨前入路

(a)切口开始于肱二头肌腱外侧间沟,延伸通过肘横纹向下至前臂中段,沿肱桡肌内侧向远端延伸
(b)前臂尽量旋后,骨间背侧神经被保护在肌肉之间 (c)分开旋后肌,在肱桡肌和桡侧腕长短伸肌之间进入桡骨干

背侧入路或 Thompson 入路。背侧入路最适用于桡骨近端和中 1/3 处骨折,切口起于肱骨外上髁,沿桡侧伸腕长、短肌和肱桡肌的背侧边缘向桡骨茎突方向,在桡侧伸腕长、短肌和肱桡肌、伸指肌之间切开深筋膜,可在前臂近端 1/3 暴露旋后肌[图2-84(a)]。

在桡骨头下三横指处分开旋后肌可见骨间背侧神经[图2-84(b)],桡骨旋后可鉴别出旋后肌。一般骨间背侧神经由近端进入,肌掀起可使神经得到保护。

远端 1/3 桡神浅支在肱桡肌和伸指肌之间穿过,拇长展肌和拇短伸肌在该水平斜行跨越桡骨。上桡骨末端仅仅是皮下组织。要关闭背侧切口,仅仅缝合皮下组织和皮肤。

(2) 尺骨。尺骨全长都位于皮下组织下,唯一重要的结构是尺骨茎突上 6~8cm 跨越尺侧屈腕肌的尺神经的背侧皮神经。

暴露尺骨干,切口沿尺骨背侧可触及的骨嵴切开,并向两端分开伸肌。钢板安置在屈肌下或伸肌下,需保护尺神经(图2-85)。

(3) 复位固定技术。前臂为双骨结构,复位和固定与其他骨有明显的不同。仔细地暴露两个骨折端,首先复原粉碎的骨折,临时用

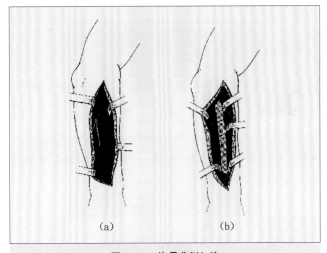

(a)   (b)

图2-84 桡骨背侧入路

(a)切口在桡侧腕短伸肌和伸指肌之间,在近端 1/3 暴露旋后肌
(b)进入桡骨近端和中央 1/3

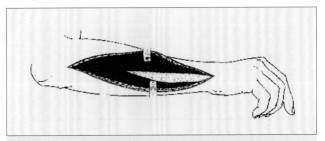

图2-85 暴露尺骨干,切口沿尺骨背侧可触及
的骨嵴切开,并向两端分开伸肌

持骨钳固定,保持长度就容易使另一骨折复位。然后用持骨钳临时固定另一骨折。粉碎性骨折复位是较困难的,可利用间接复位技术进行复位。

临时固定两骨折端,进行前臂旋前和旋后活动,前臂旋转完全,复位可接受。如前臂旋转不完全,必须重新复位和重新进行旋转检查。

目前广泛接受和应用的钢板是3.5mm动力加压(DC)钢板。一般要求使用8孔左右的钢板,除非是横行骨折可用6孔钢板。在粉碎性骨折中可用10孔或12孔钢板。

可通过钢板或在骨片间增加螺丝钉。斜行骨折,钢板预先弯成一弓形弧度,高于骨面1mm[图2-86(a)],骨折复位后,在骨折斜面的另一侧安装1枚螺丝钉[图2-86(b)],在骨折斜面一侧第二孔安置1枚载荷螺丝钉[图2-86(c)],然后拉力螺丝钉通过骨折斜面加压[图2-86(d)、(e)]。

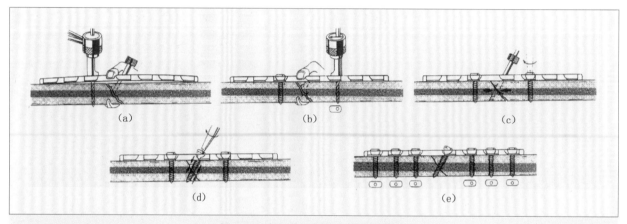

图2-86　斜行骨折放置DC钢板示意图
(a)骨折部位,钢板预先完成一弓形弧度,高于骨面1mm　(b)骨折复位后,在骨折斜面的另一侧安装一枚螺丝钉　(c)骨折斜面一侧第二孔安置1枚载荷螺丝钉　(d)然后拉力螺钉通过骨折斜面加压,入孔为3.5mm,出孔为2.5mm　(e)安装其他螺丝钉

螺旋形骨折最佳的固定是用骨折片间的拉力螺钉,并超过螺旋骨片的长度。这些螺丝钉主要起到骨折加压的作用。钢板要用中位钢板,钢板要足够长,至少是6孔钢板。

粉碎性骨折,应当保护骨折碎片与软组织的连接,利用钢板维持长度和保持力线,而不是试图对所有的骨折片进行复位。在这种情况下钢板起到一个桥梁的作用。对于更广泛的粉碎性骨折,提供足够长度的钢板以维持骨折的稳定性。

多段骨折如果钢板长度不够,可以利用两个钢板进行固定。两个钢板的固定不能在同一纵轴方向。另外尺骨骨干可用髓内针固定。

尺骨的内侧面比较平坦,适合于钢板放置。而桡骨钢板局部需要一定的角度,对于中间和近端骨折,钢板一般放置在前面或背侧面。桡骨中间到远端骨折钢板安置在平坦的前面。

假如骨缺损大于皮质层1/3,有指征进行松质骨移植。髂前上棘仍是松质骨移植的最佳供体。特别小心避免放置移植骨通过骨间膜,尤其是在同一平面的前臂双骨折。

伤口关闭前,松止血带并彻底止血。如伤口张力过大,避免强行闭合,应延迟48~72小时,待张力减小后闭合伤口,或进行中厚皮片移植。

软组织缺损较大时,要求进行皮片移植。在前臂开放骨折治疗中,尽量应用内固定而避免用外固定器。

(4)术后处理。伤口关闭后,即便是内固定治疗的骨折也需要前臂石膏托固定。通常术后3~5天开始前臂旋转活动。

一般内固定治疗前臂骨折愈合时间为3~4个月。在这期间,在外功能带的保护下进行日常活动,避免提重物和体育活动。待放射诊断愈合时,病人可恢复各种活动。如果放射诊断发现骨痂、骨折端骨吸收、植入物松动则可能内固定不稳定。

（二）开放性骨折治疗

开放性骨折的处理需行清创术，切除所有的坏死组织，包括游离的小骨块。骨折复位钢板固定后，选择具有活性的组织覆盖于钢板之上。术后应用抗生素 2～5 天。

Gustilo Ⅰ度或Ⅱ度伤口需延迟关闭或中厚皮片移植。软组织严重缺失或钢板外露，则需进行游离皮瓣及带血管蒂皮瓣移植。如有骨缺损或钢板接触面粉碎性骨折，可进行植骨。

范围广的软组织缺损，严重的粉碎性骨折或多发伤，先用外固定或进行掌骨牵引以保持骨骼长度和力线，条件成熟后给予坚强内固定。

（三）特殊类型骨折治疗

1. 远端 1/3 骨折　属不稳定骨折，处理比较困难，开放复位，钢板固定可达到满意效果（图 2-87）。

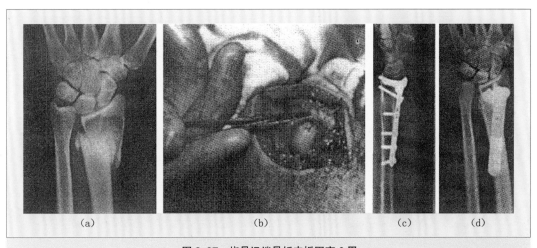

图 2-87　桡骨远端骨折夹板固定 6 周
(a)正位 X 线片示桡骨远端斜形骨折伴远端尺桡关节功能障碍　(b)尺侧腕伸肌嵌入尺骨头和远端桡骨之间
(c)、(d)T 形钢板固定，远端尺桡关节恢复 30%

2. 盖氏骨折　盖氏骨折并不常见，发生率占前臂骨折的 3%～6%。一般认为是在极度旋前时遭受轴向载荷引起的。男性多见。临床表现包括疼痛、DRUJ 畸形伴桡骨干骨折，骨折大多数位于中间到远端 1/3。桡骨骨折常见一个短斜面骨折，侧位片可见成角，前后位片可见短缩。一个单纯的桡骨干骨折并有以下情况说明有 DRUJ 破坏：①尺骨茎突基底部骨折；②前后位 X 线片见 DRUJ 间隙变宽；③在标准的侧位片见桡骨相对尺骨脱位；④桡骨相对尺骨远端短缩 5mm。

治疗：Campbell 在 1941 称之为"必须手术的骨折"。非手术治疗的不满意率达 92%，石膏固定无法控制一些导致畸形的力。

经前路（Henry），小的 5 孔或 6 孔加压钢板可达到稳定作用。髓内针和小的普通钢板不能控制畸形的力，易发生延迟愈合和不愈合。解剖复位后，放射检查 DRUJ 是否复位，如果达到复位并能进行前臂旋转功能，术后不需石膏固定并可早期进行功能恢复。

如果 DRUJ 达到复位，但前臂旋转不稳定，可有两种选择。一种情况是尺骨茎突基底部骨折，开放复位后用克氏针或小螺丝钉固定 DRUJ。如仅仅达到临床稳定，术后旋后位过肘石膏固定 4～6 周。另一种是无尺骨茎突基底部骨折，用 1 枚 2mm 克氏针穿过尺桡骨远端固定 4 周。在此期间需过肘旋后石膏固定。

如果 DRUJ 复位不可靠，应怀疑软组织阻挡。通过尺骨远侧的切口到达 DRUJ 并去除阻挡的软组织。在许多报告中描述尺侧腕伸肌导致 DRUJ 不能复位[图 2-87(b)]。

盖氏骨折并发症包括不愈合、骨不连、感染、DRUJ 不稳定、钢板取出后再骨折、医源性桡神经损伤。

不愈合和骨不连多见于钢板固定不良的病人和应用不适当的内固定。

3. 孟氏骨折（Monteggia lesion） 尺骨近端骨折伴有桡骨头脱位命名为孟氏骨折,Monteggia 于 1814 年在米兰首次描述了这种损伤。

孟氏骨折的分类根据桡骨头脱位的方向:前方、后方和侧方。尺骨骨折的特征是发生在上、中 1/3 的交界处附近。尺骨骨折的成角和桡骨头的移位方向是一致的(图 2-88)。Bado 把孟氏骨折分类扩展为第四种:桡骨头前脱位伴有前臂近端 1/3 处的尺桡骨双骨折。

前脱位(Bado 的 Ⅰ 型)是最常见的类型,在一些报道中占孟氏骨折的 60%~80%[图 2-88(a)],而后脱位和侧方脱位认为较少见。

后脱位比以前认为的常见[图 2-88(b)]。这种损伤是由 3 个部分组成:①尺骨近端接近冠状窝的部位粉碎性骨折,时常产生一个三角形或四边形的骨折块;②桡骨近端向后移位;③桡骨头前面见一三角形的骨折片,这是由于剪切损伤对抗肱骨小头引起的(图 2-89)。该损伤类似于一个变异的肘关节后脱位。

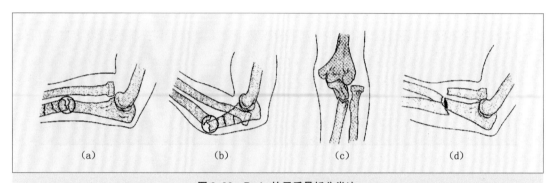

图 2-88　Bado 的孟氏骨折分类法
(a)Ⅰ型:骨折向前成角,桡骨头前脱位　(b)Ⅱ型:骨折向后成角,桡骨头后脱位
(c)Ⅲ型:近端尺骨干骺端骨折桡骨头外侧移位　(d)Ⅳ型:桡骨头前脱位,尺桡骨骨干双骨折

孟氏骨折的Ⅲ型是桡骨侧方移位,既可发生于成人也可在儿童。主要是内收力或一个成角和旋转的力造成的,往往伴有桡神经损伤。

所有孟氏骨折的临床表现是肘关节抵抗屈曲、伸直和前臂旋转时疼痛。必须对血管神经筋膜间隙情况进行检查。

孟氏骨折容易被误诊。如果临床发现前臂单骨骨折,必须要预测相邻骨损伤的可能性。

大多数儿童骨折应进行闭合治疗,而成人孟氏骨折要求进行开放复位和稳定的内固定治疗。尺骨骨折必须解剖复位和稳定以便使桡骨头重新复位。大多数情况下用髓内针可取得良好的结果,但最好的结果还是钢板固定,放置在尺骨背侧表面。

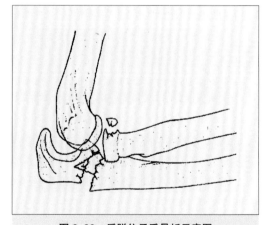

图 2-89　后脱位孟氏骨折示意图

术后需检查桡骨头的稳定程度。桡骨头不稳定或没有完全复位,表明尺骨骨折复位不良,特别是后脱位的情况下。

尽管尺骨解剖复位,也有桡骨头不能完全恢复(小于 10% 的病人),需要延长切口至肘部,分开尺侧伸腕肌,从尺骨分开旋后肌暴露肱桡关节。解除嵌入的软组织,包括关节囊、环状韧带或在某些情况下骨间背侧神经卡压。桡骨头骨折片也可能阻挡复位和影响肘关节活动。长的和单一的骨折片段最好是内固定,小的骨折片予以切除。粉碎的桡骨头是进行关节成形术的指征。

孟氏骨折的并发症比较严重甚至可致残,包括运动减少、不愈合、骨不连和神经瘫痪,最常见的是骨间背侧神经,预后较好,损伤后 6～8 周逐渐恢复。如神经无任何恢复的迹象,神经探查是比较明智的。对于晚期的神经瘫痪,进行神经探查和桡骨头切除神经恢复良好。

骨不连与尺骨骨折复位不充分和内固定不稳定有关。应给予尺骨截骨术和钢板固定。畸形影响活动者可考虑切除桡骨头。

(四)并发症

1. 钢板取出和再骨折　前臂钢板去除后再骨折的发生率最低为 4%,最高达到 25%。钢板去除过早(小于 1 年)、延迟愈合、不愈合和不恰当的技术是引起再骨折的原因。不要求常规取出钢板。假如要取出钢板,要求拍片发现皮质骨愈合充分,这一般需要 2 年的时间。对于运动员,取出钢板后,前臂需用功能带进行 6 周保护,3～4 个月后才能恢复运动。

2. 骨性交叉连接(synostosis of fractures)　通过研究 2 381 个前臂骨折的文献,确定前臂骨折交叉愈合的平均发生率为 2%。孟氏骨折的发生率较高。

高能量损伤伴开放骨折、感染、多发伤伴小头损伤和延迟(几周)内固定、非解剖复位伴骨间膜空间减少、镶嵌与两骨之间的骨移植和螺丝钉过长超越骨间膜等是交叉愈后的原因。

处理较为困难,手术处理后无论是否有肌、脂肪或硅胶树脂嵌入,都可能在 1～2 年再次出现骨性连接。

3. 神经血管损伤　前臂骨折致正中神经、尺神经和桡神经瘫痪已有报道,而最常见的是孟氏骨折脱位所致的骨间背侧神经瘫痪。大多是神经挫伤和牵拉伤并会自动地恢复。神经被挤压在骨折部位或被锋利的骨折片横断是很少见的。开放损伤在最初的清创和冲洗中即可完成神经探查。待伤口干净清创彻底后进行神经修复。

良好的血液供应可改善神经功能。例如出现两个主要动脉损伤伴随神经损伤,为了得到最佳的神经恢复,要求修复两动脉。

血管的修复一般在骨折得到稳定后进行,以使修复的血管得到保护。血管重建后要检查间隔的压力,必要时切开筋膜。

当切开近端桡骨时,桡神经浅支可随着肱桡肌受到牵拉,引起桡神经浅支的功能性瘫痪。桡骨前侧切口(Henry)和背侧切口(Thompson),骨间背侧神经进入和通过旋后肌;前臂旋后、从骨膜下掀起旋后肌可避免神经损伤,或行背侧切口时要暴露出神经在直视下保护,否则存在神经损伤的可能。

4. 感染　闭合性前臂骨折的手术治疗感染率很低。开放性前臂骨折内固定治疗感染发生率为 0～3%。假如感染发生,根治感染并不依赖于内固定物的去除。当骨组织和软组织具有良好的血液供应,骨折端稳定性良好,可在不干扰治疗感染的情况下,促进伤口愈合和帮助维持骨的长度、力线、活动范围和全部功能。当彻底消除感染后(应用广谱抗生素和局部伤口处理)伤口能够清洗和关闭。

5. 不愈合　早期尝试用各种髓内针和髓内钉治疗前臂骨折,其结果令人失望。伴有软组织损伤的骨折用克氏针治疗和延期处理都增加不愈合的危险性。

AO/ASIF 钢板增加了骨折块间的压力,唯一遗留的棘手问题是骨缺损和粉碎性骨折。骨移植进一步减少了不愈合的危险性。

当正确的技术应用在合适的病人,其不愈合率降低到 2%。不愈合可归咎于技术错误,例如钢板宽度不合适(如半管形钢板),长度不合适,复位不充分,粉碎性和开放性骨折植骨失败。

6. 畸形愈合　畸形愈合的尺桡骨相互撞击、旋转骨不连、交叉性骨连接和由于骨间膜挛缩引起的骨间膜变窄都可出现前臂旋前和旋后受限。

在严重的成角畸形愈合,特别是在成角的尖部,就可产生尺桡骨相互撞击。增加畸形角度将大大减小前臂旋转角度。闭合复位伴小于 10°尺骨和桡骨联合畸形,减少旋转运动(小于 20%)是可以接受的。恢复桡骨解剖弓的程度和功能结果存在重要的相关性。

（五）结果的评估

Anderson 等的评估标准提供了可靠的鉴别结果的方法和能够与其他研究的不同结果有更精确的对比（表 2-10）。

表 2-10　结果评估标准

等级	结　果
优良	愈合，肘关节、腕关节屈曲伸直受限<10°，旋转受限<25°
满意	愈合，肘关节、腕关节屈曲伸直受限<20°，旋转受限<50°
不满意	愈合，肘关节、腕关节屈曲伸直受限>30°，旋转受限>50°
失败	骨连接不正，骨不连或无法治愈的慢性骨髓炎

244 个病人 330 例骨折中，Anderson 等记录了 85% 满意或良好。桡骨骨折平均 7.4 周愈合率为 97.9%，尺骨骨折平均 7.3 周愈合率为 96.3%。感染为 2.9%，不愈合率 2.9%，在这些病例中，大多数应用 4.5mmDC 钢板。

应用相同的标准系统 Chapman 等对 129 例前臂骨折进行总结，用 3.5mmDC 钢板，愈合率为 98%，92% 功能得到满意和良好，感染率为 2.3%。

在其他应用钢板固定而发生高并发症的报告中强调，许多并发症的根源是对病情了解不够，病情的判断错误和技术失误。

第六节　下肢创伤

一、髋部创伤

（一）转子间骨折

转子间骨折是指从股骨颈关节囊外部分至股骨小转子之间区域所发生的骨折。

老年人发生髋部转子间骨折后，全身健康状况和精神上受到严重的损害，成为公众健康问题。骨科医生必须与内科医生、老年病医生、麻醉医生、康复专家和社会福利部门密切协作，以获得骨折的治疗成功。

1. 发病情况、原因、预防　随着我国老龄化社会的到来，转子间骨折的发病率呈逐年上升趋势。以美国为例，每年大约为 25 万例次，花费约 100 亿美元。大约 90% 的髋部骨折病人为 65 岁以上老年人，3/4 为女性患者。90 岁以上老年人，1/3 的女性会发生至少一侧的髋部骨折，而男性的骨折发生率约 1/6。转子间骨折的患者年龄一般较股骨颈骨折患者高。这些老年人往往患有严重的骨质疏松症及全身疾患，发生的转子间骨折常为粉碎性，或不稳定性。死亡率较股骨颈骨折患者高。

绝大部分为单纯的跌倒损伤造成。50% 髋部骨折的老年病人患有心肺疾患、衰老、其他神经系统疾患、耳聋、失明或有数种疾患。

汽车撞伤和从高处坠落是造成高能转子间骨折的主要原因。年轻病人当遭受能导致转子间骨折的足够暴力时，往往出现反转子间斜行骨折或转子下骨折。

对此类骨折的预防目前集中在骨质疏松症的治疗，防止跌倒，万一跌倒时尽量减少髋部骨质的损害等方面。雌激素替代疗法对绝经期女性预防骨质疏松有效，但有增加乳腺和子宫内膜癌发生率的可能性，故在使用时慎重权衡其利弊。钙剂和维生素 D 也有一定的预防骨折的效果。其他治疗骨质疏松症的药物包括氟制剂、降钙素、双磷酸盐类药物等。

除进行药物治疗以外，防止跌倒也是预防髋部骨折的措施。

2. 骨性解剖 髋关节是由髋臼和股骨头组成的一个球窝关节。股骨颈与股骨干之间有一倾斜角，即颈干角。成人此角为 120°～135°。研究发现，颈干角随年龄增长逐渐变小。75 岁以上老年人，平均颈干角一般均小于 125°。另外，除颈干角外，股骨颈还有一前倾角，与股骨髁水平面或股骨横断面大约成 15°角。

在股骨上端内侧有一支撑股骨头和颈的板层骨结构，这一结构在 1838 年首

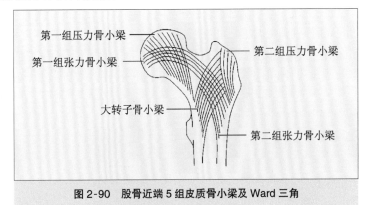

图 2-90 股骨近端 5 组皮质骨小梁及 Ward 三角

先由 Ward 发现并描述。在骨小梁之间存在一相对薄弱或空白区，称为众所周知的 Ward 三角（图 2-90）。

Singh 根据未受损伤侧髋关节正位 X 线片将骨质疏松分为 6 等级。Ⅵ级为正常骨质，含有全部 5 组骨小梁结构；Ⅰ级为严重的骨质疏松，所有的骨小梁均消失。Singh 的分级方法目前广泛用于骨质疏松的总体分类。

3. 放射学判定 拍摄前后位 X 线片时最好将患肢轻轻牵引并使其内旋。前后位 X 线片可明确显示骨折线走行、位置以及内侧股骨矩是否完整。髋关节侧位 X 线片有助于了解后侧骨折块位置及移位情况。个别病例需做 CT 扫描。有时转子间骨折在原始 X 线片上显示不清晰。但如果病人的病史、症状、体征均与转子间骨折相符，则可考虑锝[99]骨扫描或磁共振检查。一般在伤后 48～72 小时行骨扫描检查，如首次骨扫描结果为阴性，而疼痛持续存在，则可在 7～10 天后复查骨扫描。

在隐匿型骨折的诊断方面，磁共振优于骨扫描。磁共振可以在骨折后 24 小时内明确诊断，还可以同时发现其他病理改变，包括缺血性坏死、转移癌等。

4. 转子间骨折的分类 转子间骨折分类（intertrochanteric fractures）中比较重要的一点是能将转子间骨折确定是稳定的还是不稳定的。稳定骨折是指转子间后内侧皮质只有一处发生骨折，或解剖复位内固定后可达到只遗留一处骨折，并在加压负重时不产生移位。不稳定骨折一般为粉碎骨折、后内侧皮质塌陷或移位者。

1949 年，Evans 对转子间骨折复位进行了分类，并将反向骨折单独列为一种骨折。1975 年，Jensen 和 Michaelsen 对 Evans 分类进行了改进。ⅠA 型（无移位型）和ⅠB 型（移位型）骨折均为单纯的两部分骨折（图 2-91）。

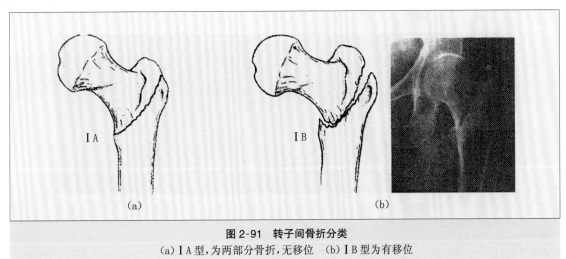

图 2-91 转子间骨折分类
(a) ⅠA 型，为两部分骨折，无移位 (b) ⅠB 型为有移位

　　Ⅰ型骨折为稳定型骨折,94%的病人可获得解剖复位(任何平面的骨折缝隙均小于4mm),而随访中只有9%的病人对位丧失。ⅡA型骨折为三部分骨折,同时伴有大转子单独骨折块。此型骨折病人中,只有约33%的病人可获得解剖对位,在固定后,约有55%的骨折出现再移位,这主要是因为在侧位平面上骨折不能得到良好复位。ⅡB型骨折是三部分骨折合并小转子分离,此型骨折病人只有21%可获得解剖复位,其主要问题是内侧皮质不完整,或复位不能恢复其稳定性(图2-91)。Ⅲ型骨折为同时有大转子和小转子分离的四部分骨折(图2-92)。这种粉碎严重的骨折只有8%可获得复位,78%可发生再移位。

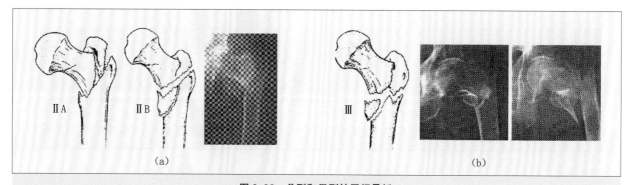

图2-92　Ⅱ型和Ⅲ型转子间骨折
(a)Ⅱ型转子间骨折为三部分骨折,累及大转子为ⅡA,累及小转子为ⅡB
(b)Ⅲ型为累及大、小转子,复位困难且不稳定

　　后来AO倡导了新的分类系统,转子间骨折分为三型,每一型分三个组,每一组又分为三个亚组(图2-93)。

　　第一组为简单(二部分)骨折,累及内侧皮质,但大转子向下延伸的外侧皮质尚完整。根据骨折线的几何形态再分成亚组。第二组为多块骨折,骨折线起于大转子,向内延伸分为二个或更多骨折线。这样便会出现包括小转子在内的第二个骨折块,外侧骨皮质仍保持完整。根据内侧骨折块的大小,这组骨折总体说来是不稳定的。依据骨折块的数目及几何形状,该组骨折再分为亚组。第三组骨折为内、外侧骨皮质均发生骨折,依据骨折的方向与粉碎程度再分为亚组。此分类目前已被多个国际组织所接受。

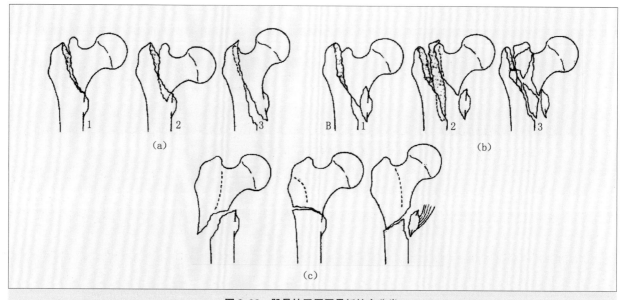

图2-93　股骨转子周围骨折综合分类
(a)简单(二部分)骨折　(b)多块骨折　(c)内外侧骨皮质均发生骨折

　　5.病人评估　大多数病人诉说有轻微创伤史,如跌倒。应注意询问有无其他部位受伤。

　　大多数病人经治疗行走功能或多或少会有某种程度的降低,应对病人及其家属讲清楚,以求得他们良好的配合。

　　在给予转子间骨折病人确定手术治疗之前,应首先确定其存在的各种疾患,主要是肺部、心脏、消化系统及脑部的疾患以及这些重要脏器的功能状况,对引起病人跌倒的原因也应予以确定。

　　6. 查体　典型的转子间骨折可出现下肢短缩及外旋畸形。在大转子后外侧可出现局部血肿或皮肤青紫。应全面检查,避免漏诊。

　　7. 治疗　髋部转子间骨折的治疗目标是尽早使病人活动,并尽快恢复病人伤前的功能状态。对于移位骨折,如不进行手术治疗是很难达到上述目的的。

　　传统治疗髋部转子间骨折的内固定材料有许多种,包括直钉、螺钉、固定钉板、髓内针等。在1970年,滑动螺钉问世。这种内固定物一方面可保持骨折对线,又允许骨折端嵌插在一稳定的位置。手术后局部的薄弱点不是内固定物,而是病人的骨质脆弱(骨质疏松症)。目前这种技术已作为治疗转子间骨折的标准治疗方法。

　　(1)非手术治疗。转子间骨折的非手术治疗适应证包括伤前不能行走的病人,精神狂躁无疼痛表现者,化脓感染、切口部位有明显皮肤撕裂及感染的病人,临终状态的病人,合并有其他严重疾患且不能纠正者以及年龄太大没有明显骨折疼痛表现者。

　　骨折闭合治疗可以采取两种方式:一种为伤后让病人尽早开始活动,不求恢复骨折部位的复位;另外一种为牵引固定,力图使骨折在解剖位置愈合。第一种方式适于那些无望行走的病人。如病人有望恢复行走能力,则可使用胫骨结节牵引,一般牵引重量为体重的15%,一般牵引维持8～12周。

　　(2)手术治疗。手术治疗的目的是使骨折获得稳定的良好复位和坚强的内固定。手术后应达到早期行走要求,迅速恢复功能,这对于老年人来讲是关键性的。

　　(3)手术时机。对于转子间骨折手术固定时机的掌握曾开展过广泛的讨论。Kenzora及其同事注意到入院后24小时内进行手术固定者死亡率增加。他们认为应在手术前12～24小时对病人的全身健康状况进行较详细的检查与评估。Sexson和White也证明在病人入院1天后行手术治疗会增加死亡率。因此,在病人入院后12～24小时内,除仔细检查与评估全身情况外,给予输液、给氧、恢复水电解质平衡等是较为妥善的处理方法。然后在有充分的手术和麻醉准备的情况下进行外科治疗。这将加快术后康复速度,减少并发症的发生。

　　(4)骨折复位。影响骨折固定有5种因素(骨质量、骨折类型、骨折复位情况、内固定物设计、内固定物放置技术),而医生所能控制的是复位的满意程度和内固定放置技术。

　　稳定性骨折,即Ⅰ型转子间骨折,没有后内侧皮质的粉碎,良好的解剖复位可以恢复内侧皮质的压力承重功能。欲达解剖复位,只需简单地纵向牵引,同时轻度外展,再轻微地内旋,使远折端与近折端紧密对接。由于骨折具有本来的稳定性,Ⅰ型转子间骨折对任何形式的固定技术结果都满意。

　　Ⅱ型和Ⅲ型转子间骨折不能强求解剖复位。复位后用滑动髋螺钉固定,可以在内侧皮质产生很高的压应力,而外侧皮质张力较低。即便是后侧小转子骨块不予复位,也是如此。

　　(5)手术方法。条件具备,应尽快实施手术。麻醉成功后,将病人放置在骨折复位床上,健侧肢体要放在能自由活动的位置,以便术中拍摄髋部侧位片。患肢足踝部适当固定,便于术中进行牵引及骨折复位。还应注意安置好C臂X线机位置,使其能在术中对骨折复位情况及导针位置等进行监视,并便于拍X线片。

　　有时骨折近侧骨折块与远端接触不良,复位时始终处于外旋位,则需要过度外旋患肢以对近端。骨折处向后成角畸形可以抬高该侧臀部或垫以支架纠正之。另外,抬起足部使髋部轻度屈曲也常有助于骨折侧位平面上的复位。如闭合复位难以达到理想程度,可先切开,行开放复位,即直视下复位。

　　做髋部外侧直切口,与股骨干平行,近侧起于股外侧肌在大转子上的附着缘,向远侧延伸15～18cm。切口长度利于侧方钢板的安放。切开皮肤皮下组织和阔筋膜,切开股外侧肌,直达股骨外侧。如复位不满意,可在一名助手辅助下,进行进一步的直视下复位。有时骨折粉碎较严重,骨折块较多,复位后可临时用克氏针固定,必要时也可将骨块用克氏针固定在髋臼上,以获得满意的对位。如果骨折粉碎非常严重,不能复位,则可考虑行截骨术或假体置换。对不能复位的骨折不能进行内固定治疗。

导针的插入:对于一135°的髋滑动螺钉钢板,导针进针点应选在股外侧肌上缘下2cm。此处有两个标志辅助定位:此点正好与小转子相对;此平面相当于臀大肌腱性部分在股骨干后侧的止点处。如果使用大角度的滑动螺钉钢板,则按每增加5°进针点下移5mm计算。在股骨前后缘中点进入。为保证导针在冠状面上与股骨颈前倾角一致,可安放一辅助定向针,即紧贴股骨颈前表面放置一克氏针,直插入髋关节囊前侧或轻击入股骨头内,然后按其平行方向插入导针。应特别注意针一定在股骨颈前侧表面,方向错误易损伤股部大血管。导针深度应达股骨头中心顶点的软骨下骨质。位于股骨头中心、足够深度的滑动螺钉可减少内固定失败的可能。螺钉尖端距离关节面5mm。

三联钻扩孔,如图2-94。

年轻病人需攻丝,骨质疏松较重的病人则不用。螺钉孔道准备完成后,用一带套筒扳手拧入滑动螺钉。

大多数转子间骨折使用的滑动螺钉之侧方钢板均不多于4孔,足以固定骨折远端。

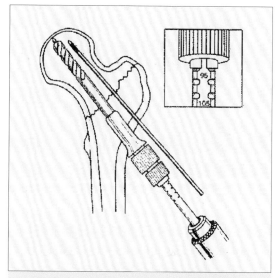

图2-94 加压螺丝钉固定时三重钻头的使用
在电视X线机监视下沿导针钻入。一次同时准备好螺钉,钢板套筒孔道,并对进口下缘成形,以利侧方钢板与骨质良好接触,贴紧

滑动螺钉与钢板套筒之间,有的是能自由转动的,有的则是限定方向的。如为后者,则在拧入滑动螺钉后需注意其卡口或锁定方向,务必使侧方钢板套筒装入后使钢板方向与股骨长轴平行并紧密贴附。钢板与股骨外侧皮质贴附严密,则拔出导针,去除所有牵引。不稳定骨折两断端间的稳定性靠两种方式得以牢固,一是股骨干相对近端的移位嵌插,二是在侧方钢板固定在股骨后,滑动螺钉钉杆部分在钢板套筒内的滑动(图2-95)。

轴向动力加压钢板该内固定物系由滑动髋螺钉与组合式侧方钢板组成,它不仅使滑动螺钉进行轴向嵌插骨折端,而且能在股骨干方向进行轴向嵌插,使其在严重不稳定性转子间骨折和伴有转子下骨折的治疗中,显示了更多的优越性(图2-96)。手术操作技术与前述滑动髋螺钉相似。

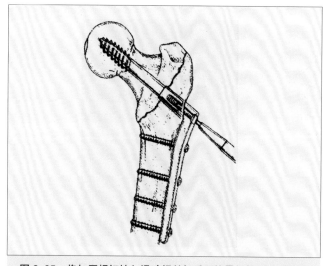

图2-95 将加压螺钉拧入滑动螺丝钉后可使骨折得到有效加压

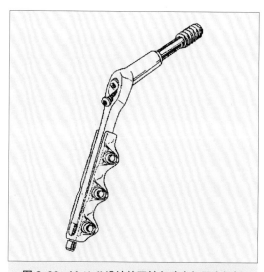

图2-96 Medoff 设计的双轴向动力加压力钢板

髓内钉将股骨干的固定从其外侧皮质移至髓腔内,减少了它的杠杆力臂。另一优点为它可以行闭合固定,创伤小。通过大转子尖部即可以穿入髓内钉。

Gamma 钉临床应用较多,其髋螺钉直径为 12mm,尾端带一槽杆与髓内钉连接。同时有 6mm 直径的远端套锁螺钉。

手术操作较简便,髋关节轻度内收,并牵引透视下骨折复位。在大转子近端切 1 个 2～3cm 小切口,在大转子尖端内侧凹陷处找准进钉点。然后用髓腔钻扩大髓腔,打入髓内钉。髓内钉完全打入后连接安装定向器,打入导针至股骨头。导针尖端应位于股骨头中心距离软骨下骨质表面 5～10mm 处。然后沿导针拧入髋螺钉。去除牵引,检查骨折处稳定性,如果骨折处有旋转时的不稳定,或有不稳定倾向,则拧入远端交锁钉。有时骨折处粉碎严重并有短缩可能,则有必要拧入 2 个远端交锁钉。

8. 可弯曲髓内针　与硬性髓内针相同,从理论上讲,可弯曲髓内针的固定位置接近于股骨力学轴线,因此与固定在股骨外侧皮质的钢板相比,承受较小的力学应力。Ender 针是弯曲针中最早介绍并在临床应用的。临床报告该针几乎没有折断情况发生,但是其他并发症如针后退等发生率较高。因针的长度较长,固定后随着骨折端的嵌插,常发生近侧针尖穿通骨质或远侧针尾突出而造成软组织损伤和膝关节痛。一般说来,该针只对稳定型转子间骨折有良好效果。

针的尖端在股骨头、颈内应呈扇形散开状(图 2-97)。一般打入 4 根 Ender 针便足以充满髓腔并维持骨折对线。如病人股骨髓腔较窄,2～3 根也足够,如病人骨质疏松严重,髓腔宽大,则需打入 5 根或更多。总的说来,Ender 针固定效果较差,此项技术目前在临床上的应用是非常有限的。

转子间反斜行骨折和 95°角钢板转子间反斜行骨折和转子间骨折合并转子下骨折,均不能使用前述滑动髋螺钉固定。对于反斜行骨折,这种滑动不仅不能使骨折端嵌插,反而可使其分离,所以失败率很高。对于这些骨折,较为适宜的方法是使用髓内钉。它可以对抗向外侧的移位,减少内固定物的屈曲应力。如骨科医生喜欢用钢板固定技术,则 95°角钢板或髁加压螺钉较为适宜。与 135°髋螺钉相比,此 95°角钢板可以很稳定地控制近侧骨块,减少旋转或横向不稳定性(图 2-98)。该钢板固定后应避免早期负重,直至出现早期骨折愈合征象。

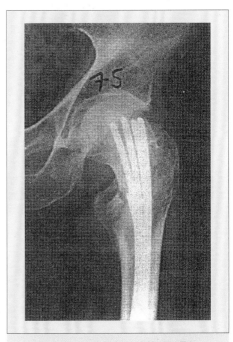

图 2-97　Ender 钉治疗转子间骨折

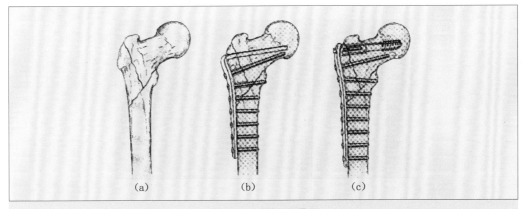

图 2-98　反转子间骨折
(a)反转子间骨折多伴有外侧粉碎骨块　(b)使用 95°角叶片钢板固定可达解剖对位
(c)使用 95°髁加压钢板达解剖复位及固定

手术时病人体位、切口等与前述髋滑动螺钉相同,先打入导针,并经 X 线片透视证实其位置、方向正确,便可打入角钢板叶片(图 2-99)。仔细核查对位情况,拧入钢板固定螺钉,依次关闭伤口。

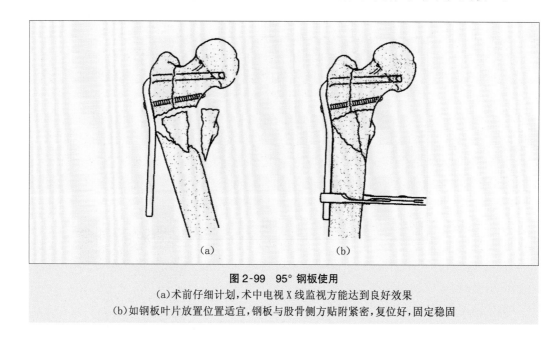

图 2-99 95° 钢板使用
(a)术前仔细计划,术中电视 X 线监视方能达到良好效果
(b)如钢板叶片放置位置适宜,钢板与股骨侧方贴附紧密,复位好,固定稳固

如果骨折粉碎严重,软组织剥离较多,尤其是骨折部位内侧皮质缺损较多,应在复位内固定的同时给予骨移植,最好是自体骨移植。因为内侧皮质承受很大的应力,是维护骨折复位固定后稳定的重要部位,如此处存在骨缺损,骨移植是必要的。

骨水泥辅助固定常用于骨质疏松较严重的病人,不少医生使用骨水泥在骨髓腔内和骨内侧壁。钙磷水泥是一种具有生物相容性的晶体结构,与骨的力学性质相似,可与骨结合并最后塑形。实验证明,此物质可以恢复松质骨螺钉的拔出强度,将来有可能替代原来使用的骨水泥(PMMA),增加固定强度和骨折固定后的稳定性。

假体置换:有人曾提出应用假体置换来代替骨折内固定物,特别是对严重粉碎、骨质软化的骨折。类风湿病人发生的转子间骨折是行假体置换的另一适应证。假体置换后病人可以早期活动和负重,减少因卧床引起的各种并发症的发生。很多学者报告假体置换者一般平均术后 5 天便可以无限制性地负重活动,大大缩短了住院时间。假体选择时必须选用足够长柄的假体,特别是骨折处存在后内侧皮质缺损时。目前多使用组合式假体,操作容易,效果良好。

9. 几种特殊情况及其处理

(1)累及转子下的转子间骨折。一般表现为后内侧皮质严重粉碎,不能试图将所有骨折块均予以复位,如果存在单个的大骨块,则需行单独固定。对于较多的骨块,可使用直径 3.5mm 小皮质骨螺钉固定。如螺帽影响滑动螺钉钢板的固定,可将螺帽拧入皮质内。此外,钢丝固定对于后内侧骨折块是实用的,且可避免过多的软组织损伤。

(2)多发伤病人。实践证明,对于多发伤病人进行早期股骨骨折固定(伤后 24 小时以内),可以明显减少并发症和死亡率。如果是转子间骨折伴有同侧或对侧下肢其他长骨骨折,应首先固定转子间骨折。如果股骨干靠近近侧骨折,可以同时用滑动髋螺钉固定,手术简单,固定可靠,效果良好。如果股骨干骨折距离转子间较远,加长髓内钉固定是较为理想的选择。也可将股骨骨折使用逆行髓内针固定,而近侧的转子间骨折使用加压螺钉和侧方钢板固定。

如果股骨骨折发生在髁上部位,则可与转子间骨折分别处理。

(3)病理性骨折。临床多见为转移癌所致。发生骨折前大多数已有局部疼痛不适等症状。骨扫描检查,往往可发现全身多处转移灶。保守治疗并发症多,疼痛难以控制,骨不愈合率高,所以手术治疗仍是处理该种骨折的标准方法。如果为单纯转子间病理骨折,可使用滑动髋螺钉或长柄髓内髋螺钉固定,一般可以达到牢固固定和解除疼痛的目的。对于骨质破坏严重的病人,也可使用前述注入骨水泥方法,如病灶累及股骨头、颈,则为假体置换的适应证,多使用双极假体,术后应给予局部放疗。

10. 术后处理 抗生素的使用:麻醉诱导时开始给予抗生素,术后持续使用不超过 24～48 小时。所有的病人术后第二天鼓励其下床坐轮椅活动。第三天拔除导尿管。鼓励病人多做深呼吸活动。酌情使用预防血栓形成的药物。如果固定是牢固、稳定的,术后第二天或第三天便可扶拐或行走辅助器负重行走。如果骨折处固定不十分稳定,则需限制病人每天的行走距离和时间,一般 6 周后,绝大部分转子间骨折均可无负重限制行走。个别情况下,可拄一手杖。如有康复中心,术后 3 天病人可转入中心恢复。如无中心,则可回家进行物理治疗,帮助恢复。术后 2 周应检查伤口愈合情况,拆除缝线。术后分别在第六周与第十二周拍 X 线片检查,以了解固定及骨愈合情况。

11. 并发症

(1)近端固定脱落。是滑动髋螺钉的最常见并发症,发生率一般均高于 4%。通常发生在固定后 4 个月,与病人年龄、骨质疏松程度、骨折类型、复位质量以及螺钉在股骨头内的位置等因素有关。医生能控制的因素是力争良好的复位和准确的螺钉位置和深度的置入。偶尔可发生术后螺钉与钢板的套筒分离(图 2-100)。

(2)骨不连。无论使用何种治疗方法,转子间骨折的骨不连发生率为 1%～2%。如果骨折粉碎严重又选用很复杂的固定方法,破坏局部血运,不愈合率则可高达 10%。

骨不连的诊断一是患者诉说髋部疼痛,二是手术固定后 4～7 个月 X 线片显示骨折线仍清晰。多伴有内固定滑出、脱落等。因为常有局部较多的骨痂形成和明显的骨硬化,故诊断往往不易确定。如已确定为骨不连,还应确定和排除有无局部潜在感染。

骨不连的治疗主要包括外展截骨、再次内固定、植骨等。如内固定物已损伤髋关节,则需行关节成形术。如病人虽然有骨不连发生,但骨折处对位对线尚稳定,症状可以耐受,则可进一步随访观察,不急于再次手术处理。

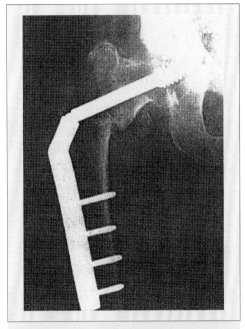

图 2-100 滑动髋螺钉自钢板套筒内脱出

(3)血栓形成。静脉血栓是老年人髋部骨折最常见并发症。如果不应用预防药物,髋部骨折后深静脉血栓(DVT)的发生率为 40%～90%。Froehlich 报告加压超声是最可靠、无创伤的监视方法,现已在髋部骨折病人中应用。该方法检查显示在骨折手术治疗之前,45% 的病人靠近骨折静脉内已有凝血块形成。此外,病人尚需做胸部拍片、动脉血气分析、心电图等检查,以确定有无肺栓塞。

DVT 的预防包括使用阿司匹林、低剂量肝素、低分子量肝素等药物,但预防性药物的使用并不十分普及。一般临床上更侧重于出现后的治疗。

(4)伤口感染。术后伤口感染率报告为 0.15%～15%。术前使用预防性抗生素者,感染率低。多数感染系金黄色葡萄球菌或其他球菌感染,故主张使用头孢类抗生素,术后再加用 24～48 小时。

伤口感染分为深、浅两种。浅层感染给予适当抗生素、清创、引流、控制后延期或二期缝合,深层感染可发生在骨折愈合前或愈合后,少数可在术后数年内发生,表现为髋部不能解释的疼痛,活动度减少,白细胞计数上升,全身发热不一定出现,需要手术清创及抗生素治疗。如果固定位置稳定,骨折未愈合,无须取出内固定;如果感染累及髋关节,则考虑取出内固定并做成形术处理。

12. 结论 髋部转子间骨折是老年人常见骨折,其治疗取决于骨质量、骨折类型、复位满意程度、内固定物选择及内固定物安放位置五个因素,治疗成功率可高达98%。随着对全身系统疾病治疗水平的不断提高和手术技术的不断进步和熟练,相信效果还会进一步提高,死亡率会逐渐降低。

（二）股骨颈骨折

1. 应用解剖　股骨头直径与身高有关系,一般在40～60mm。股骨头关节软骨面的厚度在其上方约4mm,其他处约3mm。股骨头前方被滑膜完全覆盖,后方只有最上一半被覆盖。股骨颈的长短与形状可有较大变异。在股骨近端有一致密的、垂直方向的骨板,称为股骨矩。它起始于股骨干上端后内侧,向大转子方向延伸,与股骨颈后侧骨皮质融合为一体。股骨上部骨密度随年龄增大而降低。

发自旋股内侧动脉的外侧骺动脉供应股骨头大部分的血运,在股骨颈上方走行。干骺下动脉发自旋股外侧动脉的升支,它穿过关节囊前侧的中部,主要供应股骨头稍远侧的干骺端前、下部分血运。第三支血管主要来自闭孔动脉的圆韧带内的内骺动脉。

股骨颈骨折后,使股骨头血运供应受损。骨折移位程度与主要血供损害程度有关。股骨颈骨折造成外侧骺动脉损伤后,包含在圆韧带内的内骺动脉可以通过爬行代替成为股骨头再血管化的一个来源。如在再血管化过程中受到任何力学因素干扰,便可以发生股骨头坏死。有些学者提到股骨颈骨折后形成的血肿使髋关节囊内压力增高,使静脉回流受阻,静脉内压力增高,也是造成股骨头坏死的重要原因之一。因此,骨折应尽早复位,行关节内穿刺抽血,更好的措施是行关节囊切开减压,有利于预防股骨头坏死。另外三翼钉固定可造成关节囊内压力增加,应避免使用。

2. 发病率　发病年龄随人口老化逐年增高。男性发病平均1965年约71.7岁,1981年为74.3岁。女性1965年为72.6岁,1981年为79岁。

90%以上股骨颈骨折最常见原因为站立位跌倒。此为"低能量"型损伤,在骨质正常的人群中并不发生股骨颈骨折。而"高能量"型损伤见于汽车撞击、下肢处于外展位造成。

3. 股骨颈骨折容易出现的问题

（1）骨不愈合。无移位的或嵌插型股骨颈骨折发生骨不连很少。但有移位的股骨颈骨折骨不连发生率则较高。应用牵引或石膏治疗者,骨不连发生率高达50%～60%,使用内固定治疗者为4%～33%。如果病人骨质密度正常,内固定牢固,则较少发生。多数研究认为骨不连主要与病人年龄和骨折移位关系密切。

（2）缺血性坏死。无移位或嵌插型股骨颈骨折发生缺血性坏死率为10%～15%,有移位的高达30%～35%。年轻人、骨密度正常者,坏死发生率较高。这主要是因为这些病人往往造成骨折的暴力更大,骨折移位更严重。

（3）运动功能受限。运动功能受限多与疼痛相伴随。骨折后期受限主要由骨不连与缺血坏死所致,也可因关节囊挛缩和骨赘形成引起运动受限。

（4）全身系统并发症。包括尿路感染、伤口感染、精神异常、昏迷、心肌梗死、肺炎、深静脉血栓、肺栓塞,甚或死亡。如果伤后给予早期手术与固定,则可大大减少系统并发症的出现。

（5）死亡率。股骨颈骨折后死亡率较普通人群为高。手术后第一个月死亡率男性为13.3%,女性为7.4%。术后1年,骨折组死亡率为13%,正常人群为9%。

4. 常见的合并损伤　伴发头、胸、腹部伤或四肢其他骨折、脱位等达50%～60%。同侧上肢(多为桡骨远端)骨折为1%～2%。

5. 股骨颈骨折的分类

（1）无移位股骨颈骨折。包括真正的无移位骨折和外展型嵌插骨折。不造成股骨头的动脉血供给中断,也不会引起关节囊内压力明显升高。

（2）有移位股骨颈骨折。可造成股骨头主要的动脉供给血管断裂,易形成骨不连和股骨头坏死。

（3）股骨颈疲劳骨折。Devas又将其分为两个亚组,即横型(张力型)与压缩型。横行骨折多开始于股骨颈上方,在下肢内旋位骨盆正位X线片上可以良好显示。压缩型骨折的特点是在股骨颈下方出现雾样内骨痂。此型骨折行挂拐行走治疗即可。

（4）病理性股骨颈骨折。

（5）年轻人股骨颈骨折。青少年和小于 50 岁成年人的股骨颈骨折多由高速创伤所致，多有明显移位。预后差，股骨头坏死和骨不连发生率高。

6. 诊断　股骨颈骨折的诊断并不困难，主要依据病史、查体、影像学检查等。外伤史明确，查体可见明显的下肢短缩、外旋畸形，移动下肢疼痛剧烈。正位 X 线片通常可清楚显示骨折及其类型。拍摄 X 线片时，取下肢内旋位较清晰。对极个别怀疑骨折又不能在 X 线片上显示者，在伤后 48～72 小时内行磁共振或同位素锝[99]扫描对诊断有较大帮助。

7. 治疗　无移位或外展嵌插型骨折（Garden Ⅰ、Ⅱ型）应选择内固定方法。保守治疗（卧床 7 周）效果差，发生骨折移位者达 10%～27%。内固定可选择多根钢针或螺钉。但对于 80 岁以上的老年病人，大多数学者主张无移位骨折仍宜用人工股骨头置换治疗。

对于有移位的股骨颈骨折可采用内固定与假体关节置换。两种方法的选择目前尚有争议。病人年龄、全身健康水平、活动功能要求、骨质质量等为需考虑的因素。闭合或开放复位内固定手术创伤小，失血少，一旦出现骨不愈合或股骨头坏死等并发症再做关节置换手术很容易，成功率高。缺点为仍需一定时间卧床及不负重，并发症较多。关节置换术后恢复快，卧床时间短，并发症较少。缺点为手术创伤较大。晚期尚可发生假体松动、下沉，如做翻修术则成功率较低。

用于治疗股骨颈骨折的内固定物种类颇多，约有 100 余种。目前认为较好的方法为多根针固定（Knowles，Gouffon），或一些空心或非空心松质骨螺钉（Asnis，Richards 及 AO/AisF）等。多数医生喜欢用空心螺钉，将其沿导针打入，位置易掌握且准确，固定效果好。多根钢针或螺钉数目一般不超过 3 根。

8. 复位　有闭合与开放复位两种。闭合复位方法为：在髋关节轻度外展的情况下，使髋屈曲、外旋 45°，在轻轻牵引的同时，伸直髋关节，然后内旋 30°～45°，保持下肢完全伸直位。粉碎和骨质疏松者，复位往往是不稳定的，也可能遗有外翻或复位牵拉过度，增加股骨头坏死机会，应予以再纠正复位。在侧位 X 线片上应该无成角，如存在则予以纠正。如侧位向前或向后成角超过 20°，则严重影响治疗效果。如果复位不成功，宜改用开放复位。开放复位常选用 Watson-Jones 切口（图 2-101），即外侧切口，在阔筋膜张肌与臀中肌之间进入，暴露前侧关节囊。切开关节囊，暴露股骨颈前方，骨折处便可清晰见到。直视下复位，可临时固定 2 根克氏针。然后打入 1 根中央导针，放上多孔导向器，打入 3 根导针，并用空心钻钻孔，再用丝锥锥透骨皮质，拧入螺钉（图 2-102）。

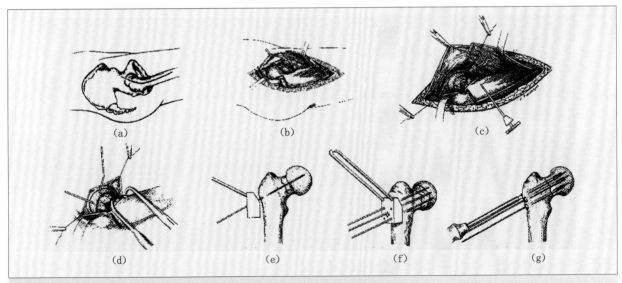

图 2-101　股骨颈骨折开放复位固定

（a）Watson-Jones 切口　（b）在阔筋膜张肌与外展肌之间钝性分离，股外侧肌在转子间嵴切断　（c）关节囊切开
（d）牵开骨折远端，近端放置钢针或其他器械，使骨折复位　（e）插入导针　（f）插入数根导针　（g）沿导针拧入固定螺钉

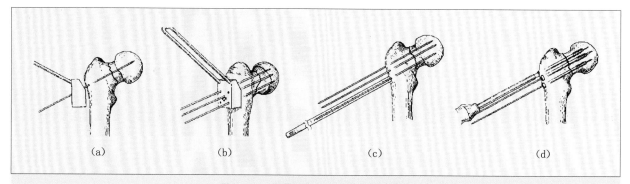

图 2-102　股骨颈骨折闭合复位螺钉固定
(a)复位满意后,在股骨近端外侧做切口,放入导向器,打入第一根导针　(b)打入其余导针
(c)打入 3 根理想导针后,确定钢针适宜长度　(d)沿导针拧入适宜长度螺钉

滑动髋螺钉和交叉螺钉,对于股骨颈骨折治疗不提倡作为常规方法使用。

9.半髋关节成形术(hemiarthroplasty of hip,关节置换术)　股骨颈骨折病人如伤前已存在髋关节病理改变、全身状态差、骨质疏松严重、年龄大对功能要求低等,可考虑用半髋关节置换治疗。该方法可避免出现诸如骨不连、股骨头坏死等并发症。双极人工股骨头的出现是一较大进步。减少了对髋臼磨损的程度,适于 65～79 岁的病人。活动量多的患者可用全髋关节置换代替半髋置换,现在临床使用的假体有骨水泥型与非骨水泥型(生物骨长入型)两种。现代骨水泥技术包括:①髓腔扩大应较假体柄大、粗;②骨水泥注入前彻底清除出血和脂肪组织;③使用远端髓腔塞;④骨水泥枪注入;⑤真空搅拌骨水泥;⑥中置器,使假体周围骨水泥分布均匀。对于年龄较大、骨质差、髓腔宽大的病人倾向于选用骨水泥型假体;而年轻病人,活动量大,骨质基础好,宜选用骨长入型假体。

10.手术入路　半髋关节置换的手术入路常用的是后外侧切口、外侧直接切口、前外侧切口。

后外侧切口一般采用改良 Gibson 入路。患者取侧卧位。切口近端起于髂后上棘下 6～8cm,沿臀大肌肌纤维方向向远端延伸至大粗隆的前缘,然后沿股骨轴线切开 15～18cm(图 2-103)。

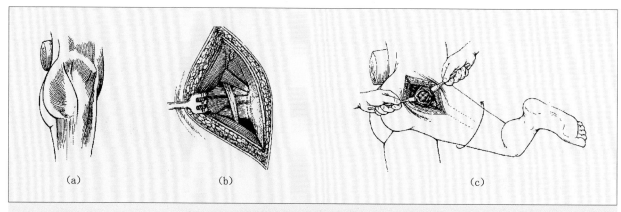

图 2-103　显露髋关节的后外侧切口(Kocher-Gibson)
(a)后外侧皮肤切口　(b)切断外旋短肌群　(c)切开关节囊,暴露髋关节

切开皮肤、皮下后,髂胫束,分离臀大肌,将下肢内旋,切断梨状肌、上下籽肌、闭孔外肌等外旋肌群,切开关节囊,屈髋屈膝并内收内旋下肢,使髋关节脱位。

髋关节外侧切口有 Watson-Jones 切口、Harris 切口、Hardinge 切口等,目前应用较多的是 Hardinge切口,方法为:患者取侧卧位,以大转子为中心做外侧直切口,切开皮肤、皮下及阔筋膜,显露臀中肌的止点及股外侧肌起点(图 2-104)。

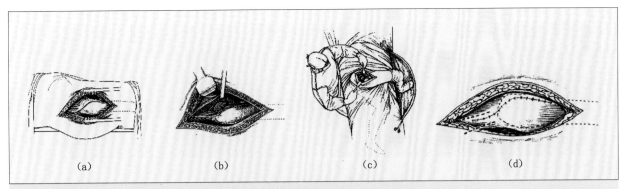

图 2-104 髋关节直接外侧切口 (Hardinge)
(a)外侧直切口,切开皮肤、皮下、阔筋膜后暴露大转子及其附着其上的臀中肌及股外侧肌,分离切开臀中肌前部纤维
(b)切开关节囊 (c)将患肢屈曲、内收、外旋 (d)将外展肌做良好缝合修复

沿臀中肌中、后 1/3 处肌纤维方向钝性分开。沿股外侧肌纤维方向切开至股骨,分离之。并与臀中肌止点剥离纤维相连续,然后屈髋、屈膝并内收、外旋下肢,充分暴露关节囊前、上方,切开关节囊,髋关节、股骨头及股骨颈骨折处便能良好显露。

暴露髋关节及股骨颈骨折后,先用股骨头取出器取出股骨头,测量其直径大小,并观察髋臼软骨面状况。然后处理股骨髓腔,分为骨水泥与非骨水泥固定的两种股骨柄假体。用骨水泥固定假体时,打通至股骨髓腔中心,扩髓,终极髓腔锉打入至股骨颈截面下约 2mm。安装试模并复位,去除试模,置入髓腔远端塑栓塞,它应位于欲用假体柄末端以下 2~3cm,然后彻底冲洗髓腔,准备骨水泥,真空搅拌,用骨水泥枪注入髓腔,植入股骨柄假体。

无骨水泥股骨假体先用髓腔钻扩髓,然后用精确的髓腔锉,逐渐增大锉型号。锤击不再前进时,手动检查锉的稳定性。打入假体柄,安装完毕后,选择适宜股骨头装入,依次关闭伤口。

11. 股骨颈骨折常见并发症

(1)股骨头缺血性坏死。年轻病人、骨质良好者坏死发生危险性大。CT 与磁共振检查对早期发现缺血性坏死有参考意义。如果年轻病人缺血性坏死部分小于头的 50%,截骨方法有一定疗效。比较理想的方法只有做全髋或半髋人工关节置换。

(2)内固定失败。与骨折移位、粉碎程度以及复位满意程度、患者骨质量、内固定的选择与设计、放置的位置有直接关系。出现内固定失败后,根据不同情况可选择相应的处理。

(3)骨不连接。发生率较高。有些与内固定失败有关。老年病人一般采用关节置换处理,年轻病人可采用外展截骨及植骨等方法处理。

(4)假体置换失败。包括感染、髋臼磨损、假体松动、脱位等。根据情况采取不同措施处理,必要时需做关节翻修手术治疗。

二、股骨干骨折

股骨是人体最坚固的骨。造成股骨干骨折(femoral shaft fractures)的暴力一般是很大的。40% 的单纯股骨干骨折均会造成 2~3 个单位的失血,需输入 2.5 个单位的红细胞。股骨干骨折可以威胁生命,尤其是多发伤病人。

治疗的目的应为允许病人早期活动,恢复肢体长度及对线,恢复髋、膝关节功能活动,通常要求髋膝二关节运动总幅度应达到 160°,使能达到日常生活如上、下楼等的需要。

(一)股骨应用解剖

股骨是全身最大的长管状骨,由三部分组成:股骨干、远干骺端、近干骺端。近侧干骺端包括股骨头、股骨颈、大小转子;远侧干骺端参与膝关节的构成。股骨干有一轻度的向前弯曲,中部最狭窄。

股骨的血供主要来自干骺动脉。另外尚有一单独的营养动脉,为股动脉的分支,提供骨皮质内层 2/3 血供。骨膜动脉从骨的筋膜附丽处进入骨,供应骨皮质外层 1/3。股骨干髓内针固定可破坏髓内血管,但只要在髓内针固定后针与骨皮质之间有一定的间隙,固定 6~8 周后髓内供血便可重新建立。

（二）创伤机制与骨折分类

股骨骨折通常是由强大外力所致,以车祸、交通事故、枪伤等多见。直接、与股骨纵轴垂直暴力引起股骨横行骨折或短斜行骨折;垂直暴力引起膝、髋关节合并伤(如高处坠落);老年人一般易遭受扭转外力,产生长斜行或螺旋形骨折。

根据骨折发生的部位可分为上、中、下 1/3 三类,根据骨折线的形态可分为横行、短斜行、长斜行、蝶形、粉碎性等。瑞士内固定学会(AO学会)及骨创伤学会(OTA)的分类方法较为精确,股骨干骨折可分为 A、B、C 三类,各类又分为 1、2、3 三个亚型。A 型为简单骨折。A1 为螺旋形,A2 为≥30°斜行,A3 为 <30°横形。B 型为楔形或蝶形骨折。B1 为楔形或螺旋楔形骨折,B2 为弯曲楔形,B3 为粉碎楔形骨折。C 型为复杂骨折。C1 为螺旋粉碎骨折,C2 为多段粉碎性,C3 为无规律的严重粉碎性骨折(图 2-105)。

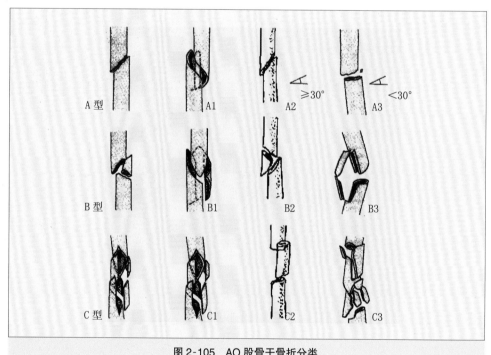

图 2-105 AO 股骨干骨折分类

（三）股骨骨折治疗的历史回顾

19 世纪末,Thomas 联合使用骨牵引和夹板固定,在全世界范围内推广(图 2-106)。

1940 年 Kuntscher 报告用自己设计的髓内针治疗股骨干骨折的经验,股骨干骨折治疗有了重大进步。目前多数学者认为,小转子平面以下至膝上 6~8cm 的股骨干骨折,如果骨已发育成熟,均宜用闭合髓内针固定,但对于粉碎严重或其他特殊类型的骨折选择方法时需慎重。对于 12~18 岁青少年股骨干骨折,均考虑使用髓内针治疗,远端骨骺尽量勿损伤,股骨上端骨骺在 12 岁时已发育良好,大转子骨骺已完成发育,髓内针固定对发育影响不大。对于长斜行、螺旋形、粉碎性股骨骨折在选用髓内针固定时必须加用交锁。目前认为静力交锁固定几乎适于每个股骨骨折。

（四）股骨干骨折目前常用的治疗方法

股骨干骨折目前常用的治疗方法包括骨牵引加石膏固定、外固定架、加压钢板固定、标准闭合髓内针固定。

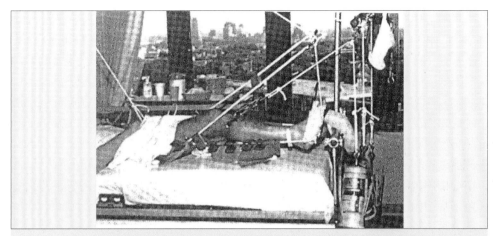

图 2-106 Thomas 架及其 Pearson 附件用于股骨干骨折、平衡悬吊和骨牵引

1. 骨牵引加石膏固定 骨牵引方法常用于股骨干骨折其他终极治疗的前期准备阶段。不主张单纯使用骨牵引治疗。目前应用较多的方法是骨折先行骨牵引 1～2 周,纠正骨折的重叠移位,然后行闭合髓内针治疗。

2. 外固定器固定 大部分股骨干开放性骨折,可以采用立即清创、彻底冲洗、交锁髓内钉固定,但面积大、污染重的骨折伤口经清创覆盖后,可给予外固定支架固定、复位。基于损伤控制理念,对于严重多发伤的病人,首先给予外固定支架治疗,方法简便,创伤小,时间短,具有明显的优点。外固定常用 6 针单平面单侧或多平面单侧外固定架,均放在大腿外侧。

3. 钢板螺丝钉固定 骨折块间加压及钢板螺丝钉固定可获得非常精确的复位。但钢板固定的骨折有较高的感染及固定失败率。愈合过程中均有骨痂形成。钢板固定不破坏骨内膜的血供,对愈合有利,但对钢板下的皮质影响较大。可选用动力加压钢板(DCP)或自动加压钢板(ACP)。一般应选用宽钢板。钢板需有足够的长度,以便在骨折远、近断端均拧入 4 枚或 5 枚螺钉。股骨的远端应使用松质骨螺钉以增加其把持力。如果骨折已完全愈合,钢板可在伤后 2～3 年取出。

手术方法:通过外侧入路显露骨折端。用持骨钳钳夹骨折断端,清理断端间血块及组织碎块,观察髓腔,用抗生素液冲洗。骨折远、近断端用持骨钳夹持,使骨折复位。将钢板置于骨折部位平坦的后外侧面。首先在靠近骨折部位拧入两枚动力加压螺钉,然后拧入钢板最近端和最远端的两枚螺钉,再将其余的螺钉依次拧入,逐层关闭切口。术后处理:术后当天允许患者坐起,术后 48 小时拔除引流管。术后 24 小时使用头孢类抗生素。允许病人跟趾点地负重,鼓励患者主动进行膝关节活动锻炼,不鼓励进行肌力锻炼,因为过分的应力将作用于钢板—骨或螺钉—骨界面,并且应力的方向难以控制,不利于固定的稳定性。一旦 X 线片显示骨折愈合,此后 1 个月内允许部分负重,并逐渐开始肌力锻炼,然后允许非限制性负重。

4. 髓内钉固定 目前最为常用的有以下几种:①标准髓内钉,如国内常用的梅花形髓内钉,Kuntscher、AO、Schneider、Sampson 等钉。②交锁髓内钉,最新设计的第三代交锁钉是由钛合金制造的,包括空心钉和实心不扩髓钉。但交锁钉的材料到底是不锈钢好还是钛合金好,对此尚有不同观点。③逆行交锁髓内钉,这种钉主要经膝关节髁间入口插入。④弹性髓内钉,Rush 钉和 Ender 钉,预弯的弹性钉插入髓腔后,可获得三点支撑,达到固定骨折的目的。⑤其他类型髓内钉,如我国部分医院使用的鱼嘴形髓内钉、远端膨胀叉状髓内钉、记忆合金髓内钉等。髓内钉固定分为开放与闭合两种,应具备相应的设备,特别是闭合髓内钉固定。关于髓内钉固定实施的最佳时机仍有争论。目前报告的资料支持股骨骨折早期(伤后 24 小时以内)采用髓内钉固定。但 Lam 等的观点则认为股骨干骨折延迟至伤后 1～2 周再行切开复位内固定,骨折不愈合率明显降低,这是因为:术前骨折部位的血肿已经机化;皮肤和软组织损伤已愈合;手术之前骨折部位的血运已增加。关于髓内钉应用时扩髓与否,目前尚不一致。

(1) 开放髓内钉固定。即在显露骨折部位后插入钉,主要优点为与闭合髓内钉固定相比,需要的特殊器械少,易于推广;透视少,较容易获得完全解剖复位;通过手术中直接观察,可发现影像学检查未显示或显示不清晰的无移位和易被忽视的粉碎性骨折,并可做相应合理处理;对于节段性骨折,可以很好地稳定中间骨折块,避免闭合复位时经常发生的扭转和扭曲畸形;对于已发生骨不连者,容易打开硬化的、闭塞的骨髓腔,咬除坏死硬化的骨折端。开放髓内钉也具有切口大,失血量较多;清除了对骨折愈合有利的骨折处的血肿,损失了扩髓时产生的利于骨折愈合的骨屑和髓屑;感染率较闭合者为高;骨折愈合率较闭合者低等缺点。确定使用开放髓内钉固定后,术前必须确定髓内钉合适长度。理想的髓内钉长度为从髌骨上极延伸至股骨颈上缘近侧 1.3～1.9cm 处。手术通过后外侧切口显露骨折。将骨折复位,骨折远近端逐渐扩髓,最好能达到 11mm。向近端髓腔插入导针,钻透股骨上端,直至其尖端位于皮下,通过皮肤小切口穿出皮肤。空心的髓腔锉沿导针钻好股骨转子区或股骨颈上部的骨孔,将髓内钉沿导针插入大转子,并使其拔出孔朝向后内侧。在进入髓腔峡部之前拔出导针及中心定位器。直视下将骨折复位。将钉打入骨折远段。此时可将膝关节屈曲并向上抵压,以维持骨折复位并防止骨折端分离。髓内钉打入至适宜深度。常规缝合伤口。术后处理:用 Thomas 架支持 5～7 天,及早进行腘绳肌和股四头肌收缩锻炼。一旦股部肌能够控制下肢活动,年轻病人术后 7～10 天即可扶拐行走,但不允许患肢着地负重,待桥形骨痂出现后逐渐增加负重,年轻病人最早可在 12 周允许弃拐完全负重行走。

(2)闭合髓内钉固定。Kuntscher 于 1940 年首先提出不显露骨折部位的闭合髓内钉固定技术。该方法具有很多优点,包括减少感染、创伤小、出血少、病人可早期活动、功能恢复快等。缺点为必须有较复杂的配套设备,包括全套的髓内钉、髓腔锉、拔出器、影像增强器、合适的骨折床等。手术方法:麻醉成功后,取侧卧位,患侧在上。在股骨大转子近测沿臀肌纤维走行方向做一长约 7.5cm 的切口,切开皮肤、皮下及深筋膜后向两边牵开,显露股骨大转子。用特制尖锥或硬性髓腔锉在转子尖端内侧开孔。经此孔插入球形导针,将其推至骨折部位。然后用髓腔锉逐渐扩大髓腔至 9mm 或 10mm。插入相应型号髓内钉,用它作为杠杆控制近侧骨折段,设法使骨折端复位。复位后先将导针推入至骨折远段,取出近侧骨折段髓内钉,然后用髓腔锉扩大远骨折段髓腔。用导针准确测量髓内钉最佳长度。拔出球形导针,换直导针,沿导针插入髓腔。再次检查骨折对位情况,将髓内钉沿导针轻轻击入。助手可轻轻抵压或叩击屈曲的膝关节,以使骨折处进一步嵌插紧密。缝合伤口,拔出胫骨牵引针。

(3)交锁髓内钉固定(Russell-Taylor 钉)。用仰卧位较多。患髋屈曲 15°～30°。用牵引床牵引足部。透视下旋转足部及股骨远侧骨折段,使其与近侧骨折段对位。常规消毒、铺巾。起于股骨大转子尖近侧,做一斜行皮肤切口,长约 6～8cm(图 2-107)。

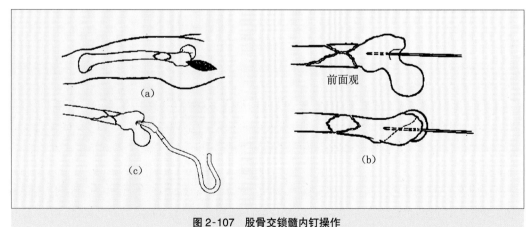

前面观

图 2-107 股骨交锁髓内钉操作
(a)股骨大转子部位皮肤切口 (b)由大转子窝插入螺纹导针,确定入口部位 (c)用尖锥穿透入针点

沿臀大肌纤维方向切开臀大肌筋膜,触及梨状窝,用开孔尖锥钻孔或在此点插入一根 3.2mm、尖端有螺纹的导针,X 线片透视检查,务必使导针位于股骨中心。用空心锉扩大入口,然后插入导杆。将导杆插至骨折部位,扩髓。推进导杆进入骨折远段髓腔中心直至骺板线。透视证实导杆位于股骨内。远段扩

髓,然后插入髓内钉。安装钻孔导向器髓内钉进入到干骺部位后,抽出导针或导杆。接着安放交锁钉。远端交锁钉安装有一定的难度,透视真正的侧位影像,插入尖锥(图 2-108)。打入锁孔,透视确认后,用钻头钻透对侧骨皮质,拧入螺钉(图 2-109)。

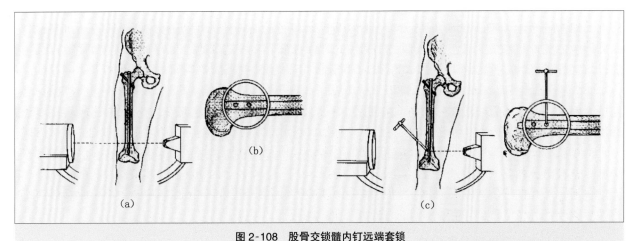

图 2-108 股骨交锁髓内钉远端套锁
(a)下肢及 X 线监视机位置 (b)C 形臂一定准确显示为圆形孔 (c)用骨锥标记切口水平

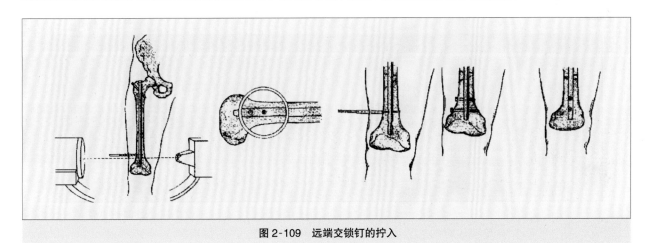

图 2-109 远端交锁钉的拧入

术后处理:术后第一天即允许患肢点地负重,鼓励进行髋、膝关节活动范围锻炼。伤口愈合后开始练习髋外展活动。出院前开始进行股四头肌收缩及直腿抬高锻炼。有骨痂形成时,逐渐增加负重。

5. 复杂股骨骨折及其处理

(1)开放性股骨骨折。造成股骨开放骨折的暴力均很强大,常伴有其他多发伤。需要尽快清创,并给予预防性抗生素。闭合伤口,给予骨牵引,大约 10 天后再行闭合髓内钉固定。目前有些学者倾向于清创后立即行闭合髓内钉固定。清创后行钢板螺钉固定,但由于感染率高,目前较少应用。严重污染的ⅢB、ⅢC 型开放骨折伴有多发伤者,可考虑使用外固定架治疗。但外固定架作为永久固定,并发症较多。

(2)伴有多发伤的股骨骨折。伴有多发伤的病人,给予立即固定(即伤后 24 小时内)是最佳治疗措施。这样病人能早期活动,提高远期功能效果,预防深静脉栓塞和褥疮发生,便于护理,减少止痛药物用量,明显改善肺部状况,预防脂肪栓塞的发生,避免发生成人呼吸窘迫综合征(ARDS),对预防多脏器功能衰竭也有较大益处。

(3)"漂浮膝"(floating knee)。是指股骨骨折合并同侧胫骨骨折,是 1965 年 McBryde 提出的。此类损伤并发症发生率高,病残率高达 60%～70%,死亡率 5%～15%。此类损伤的处理主张在初期治疗时即同时给予手术固定。如为开放性损伤,先给予清创,然后行股骨闭合髓内钉固定,再处理胫骨骨折。

（4）同侧股骨骨折合并股骨颈骨折。股骨颈骨折容易漏诊需特别注意。可用2个平行加压松质骨螺钉固定股骨颈骨折加股骨髓内钉固定，或股骨颈骨折固定加逆行股骨髓内钉，或股骨颈骨折螺纹钉加股骨闭合髓内钉固定，或股骨交锁髓内钉同时固定股骨颈骨折与股骨骨折，髓内钉近端，通过其锁孔拧入固定股骨颈骨折的松质骨螺钉。但这种方法复位与固定均较困难。

（5）伴有同侧转子间骨折的股骨骨折。目前有两种流行的处理此类骨折的方法：一种为动力髋螺钉、侧方钢板。此方法需要广泛切开，创伤大，失血多，对骨折愈合有一定影响。另一种方法为前述的交锁髓内钉，在近端锁孔拧入螺钉至股骨头，固定转子间骨折；远端锁孔交锁固定后固定股骨骨折。

（6）伴有远侧干骺端骨折的股骨骨折。较少见。如果干骺端骨折移位严重，最佳的治疗方案为开放复位内固定。用加长的钢板或分别用钢板固定。干骺端无移位可用髓内钉固定，空心螺钉经皮固定髁部骨折块。

（7）火器性股骨骨折。处理与开放骨折的处理相似。立即清创，延期或一期行髓内钉固定。伤口大，污染严重者可选外固定架。

三、膝与小腿创伤

（一）髌骨骨折和伸膝装置创伤

1. **历史发展** 20世纪前髌骨骨折治疗主要为伸膝位石膏固定，治疗结果差，后来出现了钢丝固定和髌骨切除术，远期疗效不满意。开放复位内固定逐渐成为髌骨骨折治疗的首选方法。张力带固定在横行骨折中可获最牢固的稳定，是唯一可允许早期活动的方法，逐渐为横行骨折的首选。目前有三种手术方法：各种形式的内固定，常用张力带钢丝；髌骨部分的切除；髌骨全切除。

2. **应用解剖** 髌骨位于筋膜和股直肌的腱性纤维层下面。类似扁平的卵圆形，前下缘形成尖状。近端称为基底部。股四头肌腱可分三层：浅层的股直肌，中层的股内外侧肌，深层的股中间肌。股部深筋膜内外扩张部分与来自股内、外侧肌的腱膜结合，形成髌支持带。骨外侧肌外侧部分和髂胫束加厚髌外侧支持带。髌腱坚韧、扁平，止于胫骨结节。平均长度小于5cm。髌前有来自腘动脉的骨外动脉网，骨内血供由来自骨外血管网的两组血管供应，分别进入髌骨前面中1/3和髌骨下极。

3. **伸膝装置的生物力学** 伸膝装置（extensor mechanism of knee）最主要的功能是维持人体直立姿势。伸膝最后15°时需要2倍的力量，此时髌骨不仅起连接作用，而且使力臂增加，从而使伸膝最后15°得以完成。通过股四头肌腱和髌腱的最大力量可达3 200N和2 800N，训练有素的青年男性可达6 000N。屈曲135°时，髌骨滑至股骨髁间窝内，股骨与髌骨和股四头肌腱接触，在屈曲大于90°时，负荷主要为后者承担。从45°到伸直位，股骨只与髌骨接触，此时髌骨起增加力臂的作用。

4. **诊断**

（1）病史、体检。体检时注意皮肤有无挫伤、水疱、撕裂。髌骨骨折移位后可触到明显的凹陷，继发关节血肿。如可触到明显凹陷而不伴有渗出时，可能有较大的支持带撕裂。病人能伸膝并不能排除骨折，仅表示髌支持带仍完整。伸膝不能表示伸膝装置的不连续，一般在髌骨骨折时应有内、外侧股四头肌扩张部的同时撕裂。

（2）影像评估。X线正位片上髌骨应位于股骨中线上，下极刚高于股骨髁远端连线，两分髌骨或三分髌骨易误诊为骨折，分离面光滑，常无症状，不需要治疗，但在外伤时难以区分。拍对侧位X线片有助于鉴别。真正的单侧两分髌骨十分少见。侧位片时应包含胫骨近端，以排除髌韧带的撕脱或撕裂。侧位片可发现横行、粉碎性骨折，但难以发现一些小的骨折。屈曲90°时，髌骨上极位于股骨前侧表面连线之后，髌韧带撕裂时，髌骨位于该线的前面。Install等人测量的髌骨高度可靠：髌骨长度与髌韧带长度之比作为衡量标准，正常值为1.0，小于1.0表示高位髌骨或髌腱撕裂，但20%范围内的差异是正常的。如小于0.8表示髌骨过高。股骨远端干骺部连线称Blumensaat线，正常时经过髌骨下极尖。轴位片主要用于了解股髌之间关系，也可诊断纵行骨折。断层摄影、CT、骨扫描、磁共振（MRI）均可用于伸膝装置损伤的早期诊断。

5. 骨折分类 骨折可分为三种基本类型:横行、星状、垂直。基底部及尖部骨折属关节外骨折。

(1) 无移位骨折。包括星状骨折、横行骨折和垂直骨折,支持带完整,骨块移位小于 3mm,关节面移位小于 2mm,如没有骨软骨碎块,可行非手术治疗。

(2) 移位骨折。包括非粉碎性骨折和粉碎性骨折。

非粉碎性骨折:①横行/髌骨中部骨折:占非粉碎的移位骨折约 52%,病人不能主动伸膝,骨块分离大于 3mm,关节面台阶样改变大于 2mm,支持带撕裂,需手术处理;②极部骨折:上极(基底部)骨折为股四头肌腱撕脱骨折,病人伸膝能力取决于支持带撕裂情况。下极(尖部)骨折为髌腱撕脱骨折。由于发生于支持带下缘,多伴有不同程度伸膝受限。

粉碎性骨折:①星状骨折:发生于直接压缩力后,带有移位和不同程度的粉碎,支持带完整,但关节面不平,需手术治疗;②横行/极部骨折:横行骨折后有一端骨块粉碎,下份骨块粉碎发生率高;③严重粉碎、移位骨折:常为开放损伤,常伴纵行劈裂。

6. 治疗 治疗应尽量恢复关节面平整,重建伸膝装置。

(1) 开放骨折。有发生骨化性肌炎和化脓性关节炎的可能,需急诊手术清创,创口关闭困难时行皮、肌瓣转移或游离植皮。

(2) 非手术治疗。适应于无移位、闭合的横行、星形、纵行骨折。伸膝位石膏 4～6 周。石膏应超过腹股沟以上几厘米,而不是大腿中段。几天后行股四头肌练习和直腿抬高练习。约 4 周左右去石膏,行渐进的主动屈曲活动和力量练习。

(3) 手术治疗。仰卧,大腿上端缚止血带。常用纵行切口,尤其将来可能做关节置换术时,纵切口可避免损伤股内侧神经隐神经分支;如支持带撕裂严重,做平行于裂口的横切口。手术方式:

①张力带钢丝。改良前张力带钢丝:适于移位的两部骨折。暴露骨折后,髌骨复位并用复位钳固定,1.6mm 克氏针纵向贯穿髌骨,通过对侧皮质,然后用 1.2mm 钢丝绕克氏针尖,拉紧钢丝。如关节面平整,则扭紧钢丝打结。克氏针尾端剪短,折弯后埋于髌骨内,固定后缝合支持带("8"字缝合),分层缝合切口,放置引流。纵行前方张力带结合环形钢丝:星形骨折的骨块小,可调整克氏针角度或用纵行张力带钢丝结合环形钢丝固定。拉力螺钉结合改良张力带钢丝:先用水平的拉力螺丝钉固定粉碎骨块,形成两个主要骨块,然后再用张力带钢丝固定。

②髌骨部分切除。适用于粉碎性骨折。如远端可保留较大的骨块,可用螺钉与近端固定。如远端仅有很小的骨块保留,在近骨折块骨折面凿一横沟,自骨折线向表面钻 3 个骨孔,穿过不吸收缝线与髌韧带缝合。

③髌骨全切除术。切除所有骨块,尽量保留腱性组织。由于骨块清除后造成缺损,需行补救手术。通常有两种方法:股四头肌腱转移,适于髌前软组织缺损,股四头肌腱做倒 V 形全层切开,翻转 V 形肌腱瓣,尖端与髌韧带缝合,两边缘加强缝合。筋膜或肌腱移植,适于股四头肌腱有缺损时。取大腿筋膜或髂胫束,沿长轴卷成圆柱形后缝合,穿过股四头肌(腱),与自身缝合,再穿过髌韧带与另一端缝合,然后修补缝合两边。

(4) 伸膝装置损伤。病人创伤后不能伸膝,而 X 线片显示阴性时应怀疑股四头肌腱或髌韧带断裂。可发生于创伤或继发于代谢疾病、胶原病、反复创伤或多次皮质激素注射后。老年病人的脂肪退变和腱性瘢痕也可为病因。

股四头肌断裂常发生于髌上 2cm 以内,体检时髌上可摸到凹陷。如能完全伸膝,则为不全撕裂,不需手术处理;如完全不能伸膝,则肌腱和支持带均断裂,需手术处理。急性断裂可用 Scuderi 修复术:修整断端,拉在一起并轻度重叠后缝合,做基底在远端、全厚的三角形股四头肌腱瓣膜,翻转后缝合,或用髌韧带的中 1/3 部分作加强保护。术后用管形石膏固定 6 周。慢性断裂受伤超过 2 周,常有粘连及向上短缩,需延长股四头肌。Codivillo U-Y 延长术:做中央或外侧纵切口,分离粘连,游离股四头肌,清理断端,测量缺损长度。股四头肌上做基底在远端的 V 形全层切开,然后缝合原断端,翻转 V 形后用 Scuderi 法缝合,近端边对边缝合。上述方法修复困难时,可做股外侧肌转移。髌骨、髌韧带、股四头肌均缺损时,可游离缝匠肌肌腱,固定于胫骨结节。髌腱急性断裂应修复,同时做钢丝固定以中和张力。拉出钢丝固定后可允许早期活动。慢性断裂需克服挛缩和粘连,延长股四头肌,肌腱转移,筋膜或合成材料移植或替代。

(5)胫骨结节撕脱。用螺钉固定联合减张钢丝固定或钢板固定。如骨块小或粉碎难以用螺钉固定,则在胫骨上钻孔,固定髌韧带。

(6)髌骨急性脱位。

外侧脱位:诊断为膝外侧异常骨块、关节血肿、内侧支持带处疼痛、屈膝不能。软骨骨折表现为关节嵌顿、绞锁、打软腿、膝内侧非半月板、韧带的压痛。处理:复位后伸膝固定3~6周。无移位的髌骨软骨骨折,不需手术处理。脱位时如年龄大于20岁,给予正确的处理,术后及时行股四头肌练习,复发性脱位可能性会明显减少。复发脱位时应考虑手术。怀疑髌骨软骨骨折时,做关节镜检查,发现骨折后开放修复或切除骨折片。

关节内脱位:发生率低,多见于青少年男性,髌骨绕水平轴旋转,近端嵌于股骨髁切迹,膝关节轻度屈曲。治疗予以手法复位,伸膝石膏固定6周,股四头肌练习。

上脱位:有文献报道老年人髌骨向上脱位,膝过伸后,髌骨锁定于股骨之上,只需要手法复位治疗。

(二)胫骨平台骨折

胫骨平台是胫骨内、外髁与股骨髁相对应的关节面。内侧平台较大,且呈轻微由前向后的凹陷。外侧平台较小,较内侧平台稍高。髁间隆突无关节面,前后方分别附着有前、后交叉韧带。胫骨平台的外侧部分被半月板覆盖。

1. 损伤机制　胫骨平台骨折(fracture of tibial plateau)原因为:①直接暴力,如内翻或外翻位遭受垂直暴力时,造成内、外侧平台骨折;②轴向挤压暴力;③轴向和侧向两者双重暴力。年轻病人多发生单纯劈裂骨折,因其骨质良好。随着年龄变大,骨质出现疏松或软化,不能很好抵抗压力,故50岁以上病人一般常见劈裂——压缩型平台骨折,而且常为低能量损伤。在高能量损伤时,严重者可造成平台爆裂,形成多个碎骨块,甚或伴随膝关节脱位及其他韧带等软组织损伤。

2. 胫骨平台骨折的预后　胫骨平台骨折如果单纯用管形石膏固定,只要超过2~3周,便可造成不能接受的膝关节僵直,而且对理疗无效。只有早期开放复位和内固定才能恢复解剖和早期活动,使并发症减少。骨解剖对位和韧带功能恢复不佳,会造成膝关节永久性不稳定,进而引起创伤性关节炎。胫骨平台骨折可伴有严重的软组织损伤,如半月板、侧副韧带和交叉韧带损伤。偶尔尚可发生髌韧带连同胫骨结节撕脱。膝关节脱位,有时伴有腓神经或腘血管的损伤。动脉损伤表现为断裂出血较罕见,多表现为动脉阻断(血管完全断裂或急性栓塞引起)或延期栓塞。胫骨平台骨折向胫骨干延伸,也可引起筋膜间隙综合征。胫骨前方只有皮肤、皮下覆盖,即使骨折为闭合性,局部仍易发生坏死、感染,处理较为棘手。

3. 骨折分类　目前应用较广泛的为Schatzker和AO的分类方法,此处介绍前者分类方法。Schatzker骨折分类:Ⅰ型,单纯劈裂骨折(图2-110);Ⅱ型,劈裂合并压缩骨折;Ⅲ型,单纯中央压陷骨折;Ⅳ型,内髁骨折;Ⅴ型,双髁骨折,两侧胫骨平台劈裂,干骺端和骨干仍保持连续性;Ⅵ型,两侧胫骨平台骨折,干骺端和骨无连续性。

4. 骨折治疗　手术治疗的绝对适应证为:①开放性胫骨平台骨折;②胫骨平台骨折合并筋膜间隙综合征或血管损伤。手术治疗的相对适应证为:①大多数移位的双髁骨折;②有移位的内髁骨折;③外髁骨折伴有膝关节不稳。对于关节面骨折,其关节功能恢复程度通常与骨折复位的精确程度成正比。大部分学者同意当塌陷或移位超过10mm时,即具有手术指征。对于稳定性骨折,如果关节面塌陷小于5mm,则采取非手术治疗,包括使用铰链型膝关节支具固定,并进行早期活动和延迟负重时间。当关节面塌陷5~8mm,采用何种治疗主要依赖于病人的年龄及对膝关节活动功能的要求。长期随访研究显示,创伤后关节炎是由于残余的关节不稳或轴线对线不良所致,而与关节面塌陷程度关系不十分密切。

对于胫骨平台骨折治疗可采用的方法包括:关节切开,充分显露,关节面重建钢板螺钉固定;关节镜或有限的关节切开经皮螺钉固定或外固定支架固定;闭合复位及石膏固定,管形支具以及牵引下早期活动等。

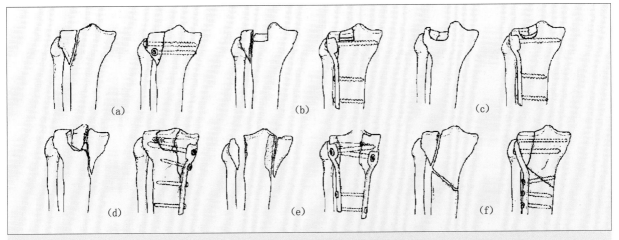

图 2-110　股骨平台骨折分型及其相应处理方法
(a) I 型,单纯劈裂骨折,行螺钉固定　(b) II 型,劈裂塌陷骨折,适当植骨,外侧支撑钢板固定
(c) III 型,中央塌陷骨折,抬高植骨后外侧支撑钢板固定　(d) IV 型,内髁劈裂骨折,支撑钢板固定
(e) V 型,双髁劈裂骨折,两侧支撑钢板固定　(f) VI 型,干骺端与骨干分离,髁钢板固定

(1) 外侧平台骨折。外侧平台骨折通常为极度外翻力,股骨外髁向下撞击胫骨外侧平台负重面,使关节面中部塌陷,外侧缘劈裂,常同时发生膝内侧韧带及肌撕裂。

手术方法:大腿部上止血带。做膝前外侧直切口。可将髂胫束从 Gerdy 结节止点部位部分或全部切开。切开冠状韧带或半月板胫骨间韧带,向上牵开半月板,显露关节内结构。如半月板有撕裂予以修复。在胫骨外髁的前外侧面做 L 形切开,剥离小腿伸肌的起点,显露外髁的骨折处。牵开外侧劈裂骨块进入平台的中央部分。可以在塌陷区域下方开一皮质骨窗,插入一骨膜起子,缓慢、轻柔地将塌陷骨折块抬起。在干骺端骨孔部位形成的空腔予以植骨填充。植骨可以用横向的皮质骨、髂骨全厚或松质骨填充,异体松质骨或羟基磷灰石替代植骨也可获得满意效果。将外侧劈裂骨块复位并固定。用 T 形或 L 形支撑钢板或曲棍球棒形外侧支撑钢板固定。螺钉应穿透内侧骨皮质,胫骨干部位用 4.5mm 的皮质骨螺钉。仔细将其缝回至半月板冠状韧带附着处。如果平台骨折发生在后外侧,需向远端做全层剥离。显露腓神经,切断腓骨颈,将其近端牵向后侧,也可向上翻转腓骨头,这样便可显露胫骨后外侧平台以及股骨近端外侧和后侧部分。

术后 3~4 天,进行股四头肌收缩练习及辅助下轻微主动活动,或使用 CPM 机练习。病人可扶拐下地,但不允许负重,约 12~16 周。

(2) 内侧平台骨折。如果胫骨内侧平台骨折,需要切开复位、内固定,其方法与胫骨外侧平台骨折类似。骨折可经前内侧直切口显露。对于塌陷骨折可用抬高骨块和充填植骨外,也可用 AO 钢板作为内侧支撑钢板予以固定。

(3) 近端粉碎性骨折。目前被大多数医生接受的治疗方法包括间接复位,支撑钢板固定;空心螺钉、防滑钢板及单臂双针外固定架固定等。通过闭合复位或有限的切开复位,用环形外固定架固定也取得了显著效果。切开复位及内固定最好在损伤当天进行,否则应延迟至伤后 7~10 天,待水肿及组织反应消退后进行。

钢板固定采用纵行中线直切口,在骨折粉碎较严重的髁部进行骨膜下剥离,形成一全层皮瓣。如果一块钢板无法固定全部较大骨块,可另加用节段钢板或防滑钢板或支撑螺钉。

外固定架的 Watson 手术方法是用大号复位钳经皮辅助闭合复位。对塌陷骨块,可另做皮肤小切口,顶压复位,植骨。用橄榄针(1.8mm 克氏针,上有 4mm 的偏心颗粒)或空心螺钉固定。再置入关节周围橄榄针,一般需要 3~4 枚。外固定架近侧环置于胫骨髁部骨折平面,远端环固定于踝关节平面,中部的环恰好定位于胫骨干骨折的远侧。如果胫骨干为粉碎骨折,则在胫骨干中部再加一个环,成为一完整的四环外固定架。术后3个月,关节内骨折线及植骨均愈合后方允许负重。骨折愈合牢固后去除外固定架。

(4) 胫骨平台骨折关节镜辅助复位固定。适用于治疗 Schatzker Ⅰ型、Ⅱ型和Ⅲ型胫骨平台骨折。

关节镜入口可选择膝关节前内侧或前外侧,关节间隙上方2cm处。先进行关节灌洗,抽出关节内积血,去除游离的骨与软骨碎片。完成诊断评估后,进行复位。塌陷的骨折块可通过小的皮质骨窗抬高。复位情况可经关节镜准确看到,所存在的骨缺损可用自体骨或羟基磷灰石充填。经皮拧入6.5mm松质骨螺钉固定。Handelberg 等报告,用该法治疗的病例中,结果优良率为80%～100%。

(三) 胫骨干骨折

1. **应用解剖及损伤机制**　小腿横切面粗略看呈三角形,顶点在前侧。前内侧从鹅足肌腱附着点处向下,只有皮肤皮下组织覆盖。此处可容易地触及轻微向内凹陷的胫骨表面。前外侧被小腿伸肌群覆盖,并有血管神经通过,形成小腿前侧筋膜间室。小腿后侧有腓肠肌、比目鱼肌及其他小腿屈肌群附着和通过,内有重要的血管神经,形成小腿后侧深、浅两个筋膜间室。

造成胫骨骨折的原因很多,包括单纯的坠落伴扭转外力以及非常严重的挤压伤等。由扭转外力造成的间接暴力骨折常形成螺旋形骨折,软组织损伤轻微。高能量损伤多造成粉碎骨折,骨折碎块可成为次发致伤物,引起严重的软组织损伤。直接暴力损伤多引起局部软组织损伤。最严重的胫骨骨折为挤压伤造成,表现为复杂的高度粉碎或多段骨折。

2. **骨折分类**　胫骨干骨折的预后与软组织损伤的严重程度比与骨折损伤本身的关系要重要得多。Gustilo 及其同事提出了开放性骨折的分类方法:Ⅰ型开放骨折伤口小于1cm,一般由相对较干净的骨折断端戳穿而致,软组织无挤压伤。Ⅱ型伤口较大,但没有广泛的软组织撕脱或压轧,或只有轻度的挤压。凡是有软组织严重损伤,伤口污染严重者,均为Ⅲ型开放骨折。Ⅲ型又进一步分为三个不同的亚型:ⅢA为在伤口适当清创后,有足够的软组织覆盖骨折部位,伤口可以延期闭合而无须做局部或游离肌瓣;ⅢB软组织损伤范围较大,骨折部位有软组织缺损,需行肌瓣移植覆盖;ⅢC包括所有伴发动脉损伤,必须行血管吻合方能保留住肢体的开放骨折。Ⅰ型感染率为2%,Ⅱ型及ⅢA为7%,ⅢB为10%～50%,ⅢC为25%～50%。Tscherne 分类与上述方法类似,而其独特之处在于对闭合骨折也按软组织损伤程度进行了分类。骨折征象在X线片上可以清楚显示,除注意骨折的位置和移位情况外,尚应注意粉碎的程度。Johner 和 Wruhs 提出的骨折形态分类被AO学会广泛接受,骨折形态与受伤机制有关:扭转外力致螺旋形骨折,不同类型的屈曲外力导致斜行或横行骨折,而挤压伤导致节段或横行伴高度粉碎性骨折。他们也将骨折分为三大类:A型,单纯、无粉碎性骨折;B型,骨折伴有蝶形或楔形骨块;C型,粉碎性,包括多节段骨折(图2-111)。A1、A2、B1、C1型骨折优良率为91%～100%;A3、B2型优良率80%～92%;B3型75%;C2型为68%,C3型为50%。

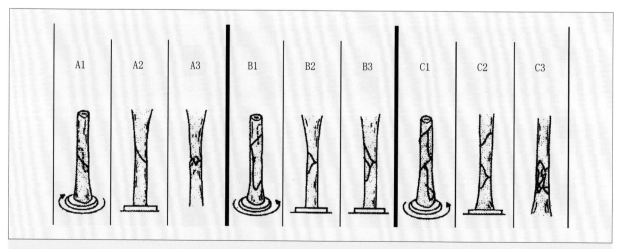

图 2-111　Johner 和 Wruhs 胫骨干骨折分类系统

3. **胫骨骨折的治疗**　不同类型的胫骨骨折可采用不同的治疗方法,以下仅就目前常用的方法予以介绍。

(1) 钢针和石膏联合固定。此法主要用于不稳定性及开放性胫骨骨折。用 2 枚 2.4mm 斯氏针横穿近端骨折块,1 枚横穿远端骨折块,使膝关节屈曲 90°。轻柔手法整复骨折。从膝下到足趾基底打管形石膏。用管形石膏固定 3～6 周,稳定性的横行骨折且位置较好者,固定针可在 3～4 周去除;粉碎性或斜行骨折延迟至 4～6 周拔针。然后改用塑形良好的长腿行走管形石膏固定,开始扶拐下地逐渐增加负重锻炼。8～10 周后,长腿石膏改为短腿髌腱石膏继续固定,直至骨折愈合。

(2) 螺钉横穿固定。拉力螺钉可用于长斜行或延伸至干骺端的螺旋形骨折的固定。螺钉与骨折线呈垂直拧入,并避开骨折狭窄端。实际上单独用螺钉固定难以达到充分固定的目的,作为对大的蝶形骨块的辅加固定较为适宜。术后膝关节轻度屈曲,辅助石膏固定 3～4 周。然后更换长腿行走管形石膏,扶拐逐渐负重行走 8～10 周。10 周后更换为髌腱支撑短腿石膏,直至完全愈合,一般为 3～4 个月。

(3) 钢板螺钉固定。钢板螺钉固定最适宜于有良好软组织覆盖的闭合性胫骨骨折。在胫骨嵴外侧做一纵行切口,将肌向外侧牵开,显露、复位骨折。将加压钢板放在胫骨外侧面。骨折线上、下的钢板长度,至少应有 7 个皮质骨螺钉固定。钢板应良好塑形。先在最接近骨折处的螺孔钻孔,并用攻丝锥攻丝,拧入螺钉。然后依次拧入该骨折段上其余的螺钉。如使用加压器,则先收紧加压器,使骨折端加压,然后拧入另一骨折段螺钉。应避免螺钉太靠近骨折线。动力性加压钢板是通过特制螺孔产生加压。当螺钉拧紧时,螺钉头沿螺孔外形向钢板中心滑动,使骨折两断端间加压。需使用特别的钻头导向器来帮助螺钉拧入。在最接近骨折线的螺孔内钻第一个孔,丝锥攻丝,拧入第一枚螺钉。再在另一骨折段接近骨折线螺孔内钻孔,攻丝、拧入螺钉,拧紧后骨折端间便产生加压作用,再依次拧入其他螺钉。

术后第二天即可开始早期活动。6 周内轻微负重,术后 6～12 周逐渐增加负重。

(4) 胫骨骨折髓内钉固定。较为常用的有三种髓内钉。

Ender 钉固定常用 3.5～4mm Ender 钉。显露胫骨近侧干骺端。用一个 6mm 钻头在干骺端内、外侧钻孔,并用特殊弯锥扩孔。也可用 4.5mm 钻头朝向髓腔准备内外侧孔。先测定所需髓内钉长度。插入钉,通过骨折线至最终满意位置。一般钉尖应达踝关节面上 1cm。如果骨折位于胫骨近端,钉应以逆行方法打入。钉尖应在胫骨平台内、外侧面 1cm 以内。术后处理:术后处理依赖于 Ender 钉固定的稳定程度。如基本稳定,术后可在轻度负重情况下扶拐行走。如稳定性不够确实,则术后用短腿或长腿石膏短期固定。

Lottes 钉固定既可以切开复位插入,也可用闭合方法打入,以达到坚强内固定的目的。首先应选好钉的长度和型号。一般闭合穿钉较为适宜。在胫骨最突出部内侧一指宽处做切口,切开皮肤、皮下组织,显露胫骨。用一个 9.5mm 钻头钻入髓腔。安装推进器,将钉插入髓腔,通过骨折度到达远端髓腔。术后处理与 Ender 钉相同。

Russell-Taylor 于其远、近两端各交锁 2 枚螺钉。骨折牵引复位并予以维持对位。在髌韧带内侧做切口。用弯锥钻通至胫骨近端髓腔,扩髓,将导针推进至远骨折段,空心髓腔钻,逐级扩髓。沿导针插入髓内钉,接着上交锁钉。术后行早期关节活动锻炼。在早期骨痂出现前限制负重 4～6 周,然后逐渐增加负重锻炼。

(5) 外固定架治疗。外固定不仅可用于急性胫骨开放性骨折固定及软组织损伤的处理,也可用于骨折合并骨缺损的延迟处理。外固定架的种类很多,其中单臂万向节固定架和 Ilizarov 外固定架应用较多。

四、踝和足部创伤

(一) 踝部骨折与软组织创伤

作为负重关节,在正常行走时,踝关节常须承受超过体重 1.5 倍的瞬间压力,而剧烈活动时,则会超过 5.5 倍。正常步态需要踝关节足够的背屈和跖屈活动,内翻和外翻以及顺应旋转应力都由距下关节提供。

覆盖踝关节的皮肤薄,由腱性组织提供血运,在严重损伤时,创伤和手术引起的伤口常会出现愈合障碍。踝部损伤可以累及横跨其上的任何肌腱、神经或者血管。

1. 踝部解剖与生物力学

(1)解剖。内踝小于外踝,分为前结节和后结节。浅层三角韧带(deltoid ligment),即内侧副韧带,附着在前结节,向远端走向距骨、跟骨和舟状骨,其稳定作用较小。内侧主要稳定因素是三角韧带的深层部分(图2-112)。深层三角韧带附着在后结节,略短于后踝,几乎是横向行走,由滑膜覆盖,通常位于关节内,由关节外无法接近,除非距骨向外侧移位或骨折、截骨后内踝向远端翻转。若不修复三角韧带的深层部分,则任何操作对踝关节的稳定性都没有作用。

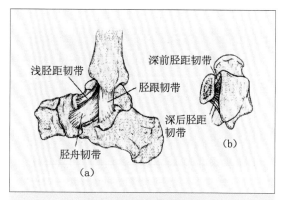

图2-112 踝内侧副韧带
(a)浅层三角韧带 (b)深层三角韧带

胫骨远端关节面呈凹形,如同踝关节的天花板,构成踝穴的上部,其前后唇向远端突出。后唇是下胫腓联合韧带后部的附着点,其不像内外踝那样限制距骨的活动。然而,后唇常伴内外踝损伤,称为"第三踝"。这是涉及内外踝与后唇损伤的三踝骨折(trimalleolar fracture)这一名称的解剖基础。

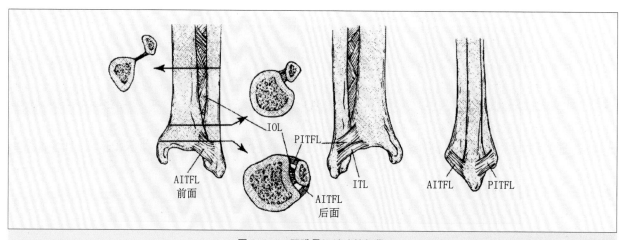

图2-113 胫腓骨远端连接韧带
骨间膜下部变厚形成骨间韧带(IOL),胫腓骨前、后有下胫腓前韧带(AITFL)、下胫腓后韧带(PITFL),其间有下胫腓骨间韧带(ITL)

踝关节最重要的韧带结构是连接胫骨与腓骨的骨韧带联合,其由四部分组成(图2-113),包括下胫腓前韧带(AITFL)、下胫腓后韧带(PITFL)、胫腓骨骨间膜和骨间韧带(IOL)。外侧副韧带(lateral collateral ligaments,LCL)由三部分组成(图2-114),分别是距腓前韧带、距腓后韧带和跟腓韧带。距腓前韧带对抗距骨向前移位。跟腓韧带在踝关节处于90°时限制足内翻活动。距腓后韧带为踝关节外侧3束韧带中最坚强者,限制踝关节过度背伸和内翻。跟腓韧带断裂同时伴随距腓前韧带断裂最为常见,能引起踝关节不稳、习惯性扭伤及踝关节过度活动。踝关节脱位、内翻骨折或踝关节内侧发生挤压骨折时,外侧韧带可完全断

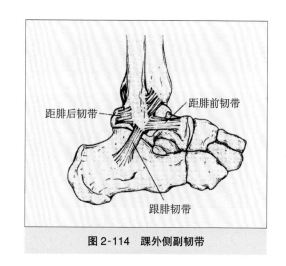

图2-114 踝外侧副韧带

裂,距骨倾斜度增加,如合并下胫腓前韧带损伤,踝穴可发生分离。

踝关节囊围绕踝关节周围,近端起自胫骨下关节面和内、外踝关节面周缘,远端止于距骨滑车关节面周缘和距骨颈上面。踝关节囊的临床意义在于:在整复踝关节骨折脱位或固定踝关节周围骨折时,应注意将关节置于前后中立位,防止长期非中立位制动,引起关节囊挛缩而导致踝关节活动受限,尤其是容易产生跖屈畸形,因后侧关节囊挛缩,恢复起来非常困难。

踝关节周围及足底的肌腱均裹以滑膜鞘,起到灵活滑车的作用。踝关节后侧的肌腱是跟腱,是人体中最坚强的肌腱。踝关节前侧足背最内侧是胫骨前肌腱,中间鞘内包裹的是拇长伸肌腱,胫前血管及腓深神经即位于该管内,外侧滑膜鞘内包裹着趾长伸肌腱与第三腓骨肌腱。在肌腱的深面可以看到由致密筋膜形成的腱鞘后壁,壁的深面为关节囊及韧带。内侧的踝管内由前向后依次为胫骨后肌腱、趾长屈肌腱、胫后动脉胫神经和拇长屈肌腱。外侧肌腱是腓骨长、短肌腱。

踝关节及其周围组织的血供,主要由胫前动脉、胫后动脉及腓动脉在踝关节周围形成丰富的血管网提供。踝部的浅静脉主要是大隐静脉和小隐静脉,均起自于足背静脉弓,大隐静脉发自内侧,沿内踝之前至小腿内侧。小隐静脉发自足背静脉的外侧,随后至小腿的后侧。

支配踝关节运动的神经主要是腓总神经和胫神经。腓总神经在腓骨颈处分为腓深神经和腓浅神经。腓深神经与胫前动脉伴行,主要支配小腿前侧肌群。腓浅神经在小腿上部,先在腓骨长肌起端肌内下行,然后行走于腓骨长、短肌之间,最后位于小腿深筋膜的深面。腓浅神经支配腓骨长、短肌。胫神经在小腿后侧肌间与胫后动静脉伴行,在小腿上 2/3 处行于胫后肌浅面。在内踝后方,胫神经连同胫后血管共同穿过屈肌支持带深面进入足底。胫神经沿途发出肌支支配小腿后侧肌群。

(2)生物力学。踝关节旋转轴恰好横贯内外踝的顶端,在小腿轴线冠状面上自内而外向下倾斜,其内侧端与小腿轴线的交角平均为 80°。当全足放平站立时(负重期的中期),在矢状面身体的重力线经过踝关节的前方。踝关节跖屈肌与足的内翻肌肌力强于踝背伸肌与足外翻肌。踝关节的屈伸运动与距下关节和足的运动是联合的,当踝跖屈时足内翻、内旋;踝背伸时足外翻、外旋。踝跖屈时足内侧缘抬高,外侧缘降低,足尖朝内称为旋后。踝关节背伸时足外侧缘抬高,内侧缘降低,足尖朝外称为旋前。踝关节屈伸运动轴在水平面(横断面)与膝关节屈伸运动轴相交成 20°~30°角。

完全负重时,距骨滑车关节面的大约 2/3 与胫骨下端关节面相接触。如果距骨在踝穴内有轻度倾斜,关节面所受到的应力由于承重面积变小而明显增加,局部应力增加,是导致踝关节创伤性关节炎的原因。

正常踝关节屈伸活动范围为 60°~70°,其中背屈活动约为 20°,跖屈活动为 40°~50°。正常步态时踝关节背屈 10°左右,跖屈 15°~20°,共约 30°活动范围。

2. 踝部损伤的诊断

(1)病史。病史需了解损伤发生时间、地点以及如何发生,损伤部位当时的位置,病人的所有治疗情况,损伤前腿的状况,疼痛、畸形,其他功能障碍,全身性疾病,烟酒嗜好,用药史、药物过敏史以及家族疾病史等。

(2)物理检查。大体检查应发现严重畸形、开放性伤口或潜在伤口,有无挤压伤、擦伤或者肿胀区域以及骨骼畸形。苍白提示缺血。踝部被汽车压过形成的皮肤小的开放型伤口不是一级开放性骨折。踝关节外表面,正好位于外踝远端的横向看似很浅的针状伤口可能是因为严重内翻损伤并伴有 LCL 完全性断裂,这种针状的伤口一直延伸至踝关节内。

血管检查必须包括胫后动脉和足背动脉的触诊,多普勒仪可以协助诊断。

神经感觉分布区检查可发现是否有神经损伤。腓肠神经支配跟部和足的外侧,足底由胫神经的分支支配,内侧和外侧由跖神经支配。足内侧由隐神经支配,第 1 足趾和第 2 足趾趾蹼间是腓深神经的分布区域,足背的大部分感觉由腓浅神经提供。

必须检查行经踝部的肌腱肌力。在 Thompson 试验中,挤压小腿后肌群会引起足的跖屈(图 2-115)。

必须认识到病人主诉踝部疼痛可能是由于进行性筋膜间室综合征。所有骨性突起均应彻底检查。

应检查关节活动度。主动与被动背屈和跖屈应与对侧比较,正常活动范围为背屈30°,跖屈30°～40°。发现过度内翻或有反复发生内翻病史,应拍摄内翻应力X线片。前抽屉试验可诱发足向胫骨前方移位(图2-116),此提示LCL前距腓部分松弛。距骨在标准位片中向外侧移位提示有不稳定,伴有骨联合韧带松弛或撕裂,常引起疼痛。任何提示足部异常的发现都应进行足的附加X线片检查,因为常规踝关节X线片经常无法显示足部异常。

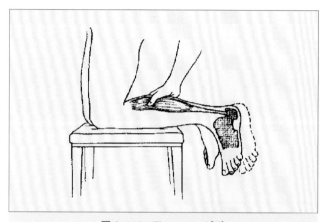

图 2-115　Thompson 试验
挤压三头肌正常反应是踝跖屈,跟腱断裂的反应减弱或消失

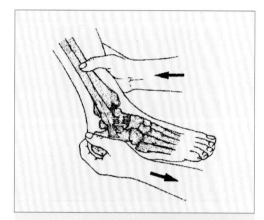

图 2-116　前抽屉试验检测前胫腓韧带功能
要结合反向试验或影像诊断

(3) 影像学检查。典型的踝部常规拍片包括前后位片、侧位片和内旋位标准片,所谓标准片是踝关节真正的前后位片,位于与内踝轴相平行的位置。45°斜位片有助于判定和评估影响胫骨远端干骺端骨折关节受累情况和解剖细节。踝关节负重片显示关节软骨厚度和负荷中的关节连续性。这些特殊X线片是踝关节骨折后随访评价的有价值的方法。应力X线片是确定韧带性不稳定的基础,应与对侧对照,对制订慢性不稳定踝关节的治疗计划有帮助。

为评价外侧副韧带复合体,可在足跟下置垫,胫骨远端施以向后的直接外力,行前抽屉试验下的侧位拍片。Brostron强调即使小至3mm的距骨前移位,亦可提示前距腓韧带断裂。跖屈位内翻应力X线片显示前距腓韧带的强度,背屈位则表示跟腓韧带的强度。中立位严重不稳定(距骨内翻达25°)强烈提示外侧副韧带复合体前、中部皆断裂。

CT扫描对踝穴受累的评价是非常有帮助的。

MRI在评价踝部某些部位损伤时也很有帮助,特别是肌腱撕裂和关节面损伤。

踝关节镜检查有助于诊断,有时也可治疗诸如骨赘、游离体、骨软骨骨折、韧带松弛和滑膜炎等。

3. 踝部骨折的治疗

(1) 一般原则。①确保足够的血运;②可视下复位明显的畸形或脱位;③表面覆盖的任何组织和皮肤开放性伤口或其他损伤;④骨骼畸形的精确复位,并在整个愈合过程中保持这一位置;⑤修复肌腱和神经;⑥康复;⑦明确并治疗所有继发的并发症。

除非足和踝部毁损伤。如果有足缺血,必须寻找更近端的动脉损伤。临时的复位对改善局部灌注和防止进一步损伤是至关重要的。可应用夹板或石膏行临时复位固定。尽管并不一定成功,但是在急诊室尝试复位,至少可以得到某些改善。

低能量踝关节损伤很少有软组织损伤。而高能量损伤,即使没有任何开放伤口也伴有严重的软组织损伤。当然如果有软组织受累的证据,必须考虑外固定,而且应该推迟开放性复位数星期,直至软组织恢复正常。

开放性骨折需在手术室迅速及时的外科清创恰当地、迅速地固定。轻微的损伤处理与闭合性骨折相同,对于严重开放性损伤,应尽量减小手术暴露范围,临时或永久应用外固定制动足与踝关节。

　　只要尽可能地解剖复位,踝关节骨折预后通常都很好。随着 AO 原则及技术应用于踝关节骨折,90％以上的骨折都能获得好的疗效。用最安全和最可信赖的方法获得正常解剖的稳定恢复应该是踝周围骨折治疗的最基本的原则。

　　若伴有肌腱损伤,则应考虑手术修复,但只有开放伤口才是急诊手术的指征。

　　踝部神经损伤大都是胫神经受累,引起足底感觉丧失。当足踝关节僵硬、畸形,缺乏足底感觉时易发生足底神经性溃疡。假如神经保持连续性,一般数月功能可能恢复。

　　踝部韧带常常受损,在相关骨折修复后不稳定的下胫腓联合韧带应该手术固定。

　　踝部损伤康复强调中立功能位维持,避免受伤部位遭遇过多暴力,运动的恢复以及尽可能安全地进行性地恢复负重。

　　(2) 踝部骨折的分类。Lauge-Hansen 分类与 Danis-Weber 分类见图 2-117。

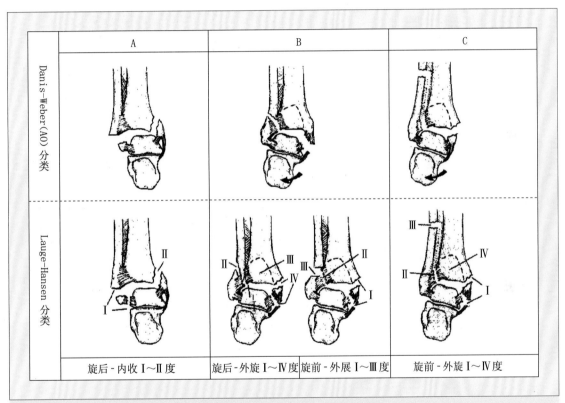

图 2-117　踝部骨折的 Danis-Weber(AO)分类与 Lauge-Hansen 分类
(前者根据腓骨损伤平面,后者根据损伤机制)

　　Lauge-Hansen 分类:

　　旋后-内收型　足受伤时处于旋后位,距骨在踝穴内受到内收外力,外踝受到牵拉,内踝受到挤压所造成的损伤,分两度损伤(图 2-118)。

　　Ⅰ度:外侧副韧带损伤伴或不伴外踝撕脱性骨折,这是典型的内翻损伤。外踝骨折位于踝穴顶端远侧,是典型的 Danis-Weber 分型中的 A 型。

　　Ⅱ度:Ⅰ度伴内踝骨折。距骨推挤内踝发生垂直或斜行骨折,骨折位于踝关节内侧间隙与水平间隙交界处,即在踝穴的内上角,常合并踝穴内上角关节软骨下方骨质的压缩或软骨面的损伤。

　　旋后-外旋型　足受伤时处于旋后位,距骨受到外旋外力,或小腿内旋而距骨受相对外旋的外力。距骨在踝穴内以内侧为轴向外后方旋转,冲击外踝向后移动,骨折分Ⅳ度(图 2-119)。

　　Ⅰ度:下胫腓前韧带损伤或胫骨前结节撕脱骨折。距骨以内侧为轴强力外旋,首先产生下胫腓前韧

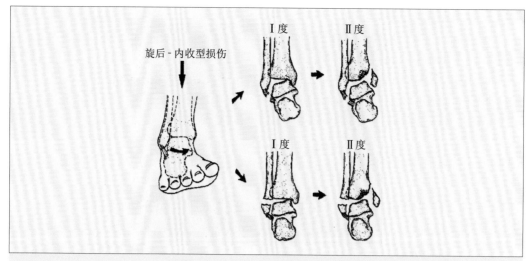

图 2-118 旋后-内收型损伤病理变化
Ⅰ度是外侧髁部或侧副韧带损伤；Ⅱ度是内踝垂直骨折或伴顶部压缩骨折

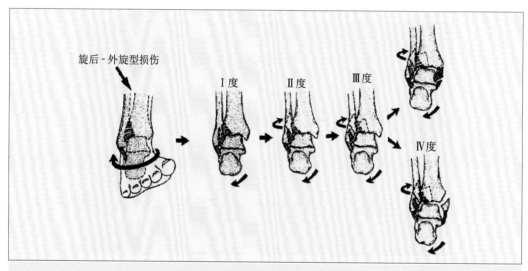

图 2-119 旋后-外旋型损伤病理变化
Ⅰ度是下胫腓前韧带损伤；Ⅱ度是外踝旋转骨折；Ⅲ度是下后胫腓韧带损伤；Ⅳ度是双踝或三角韧带损伤

带损伤，或者胫骨前结节撕脱性骨折(Tillaux 骨折)。

Ⅱ度：Ⅰ度伴腓骨骨折。暴力继续作用，产生外踝斜行或螺旋形骨折，外踝骨折发生在下胫腓联合冠状面上，骨折线从胫距关节水平处向近端后方延伸，是一种移位不多的相对稳定的骨折。

Ⅲ度：Ⅱ度伴后踝骨折。在Ⅱ度损伤的基础上，暴力继续作用，可以发生下胫腓后韧带的损伤，或后踝撕脱骨折，骨折块向后外方移位。

Ⅳ度：Ⅲ度伴内踝骨折或三角韧带断裂。在Ⅲ度基础上，由于距骨的旋转，增加了三角韧带所受的张力，发生内踝撕脱骨折，或三角韧带断裂。

此型Ⅲ度、Ⅳ度骨折中可以合并下胫腓分离，由于外踝骨折位于下胫腓联合水平，骨折位置不高，故下胫腓分离的程度较旋前-外旋型为轻，常规 X 线片可不显示，而于外旋、外展应力下摄片时方可显示，这一点有别于旋前-外旋型Ⅲ度骨折。

旋前-外展型 足处在旋前位，距骨在踝穴内受到强力外展(外翻)的外力，内踝受到牵拉，外踝受到挤压所造成的损伤，共分为Ⅲ度，如图 2-120。

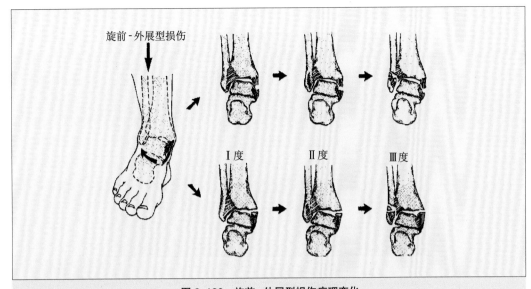

图 2-120　旋前-外展型损伤病理变化
Ⅰ度是内踝或三角韧带损伤；Ⅱ度是下前胫腓韧带或下后胫腓韧带损伤；Ⅲ度并外踝水平或粉碎性骨折

Ⅰ度：内踝骨折或三角韧带断裂。均为撕脱性损伤，内踝骨折位于胫距关节水平以下，多为横断性。

Ⅱ度：Ⅰ度伴有下胫腓韧带损伤。在Ⅰ度损伤的基础上，若暴力继续作用，撕脱下胫腓前韧带或胫骨前结节撕脱骨折，造成下胫腓联合不全分离，或撕脱下胫腓后韧带或后踝撕脱骨折。下胫腓前后韧带及骨间韧带完全断裂后出现下胫腓分离。

Ⅲ度：Ⅱ度伴有外踝骨折。暴力继续作用，外踝受到挤压在踝关节平面以上部位形成短斜行骨折或碟形骨折，碟形骨折块位于外侧。外踝骨折多在胫距关节平面上 1cm 处。少见的旋前-外展型损伤为 Dupuytren 骨折脱位，腓骨高位骨折，胫骨下端腓骨切迹部位撕脱骨折，三角韧带断裂，同时伴下胫腓分离。

　　旋前-外旋型　足受伤时处于旋前位，三角韧带被牵扯而紧张，当距骨在踝穴内受到外旋外力时，踝关节内侧结构首先损伤而丧失稳定性，距骨以外侧为轴向前外侧旋转移位。损伤共分Ⅳ度（图 2-121）。

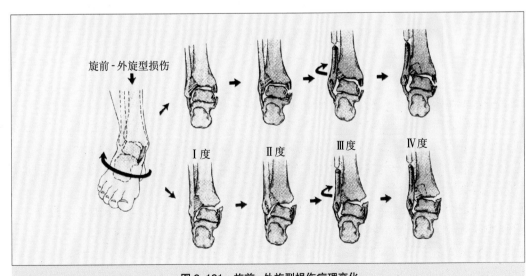

图 2-121　旋前-外旋型损伤病理变化
Ⅰ度是内踝或三角韧带损伤；Ⅱ度有下前胫腓韧带损伤；Ⅲ度有腓骨骨折；Ⅳ度有下后胫腓韧带失效

　　Ⅰ度：内踝骨折。表现为内踝骨折或三角韧带断裂，内踝骨折线呈斜行，在矢状面自前上至后下斜，于踝关节侧位 X 线片显示得更为清楚。与旋前-外展型Ⅰ度内踝撕脱骨折不同,后者内踝骨折为横行,且位于胫距关节水平间隙以下。

Ⅱ度:Ⅰ度伴胫腓前韧带损伤。在Ⅰ度损伤基础上,暴力继续作用,失去三角韧带控制的距骨,在踝穴中向前摆动,外旋时首先撕脱下胫腓前韧带、骨间韧带,造成下胫腓联合的不全分离;或者撕脱胫骨下端腓骨切迹的前唇上韧带的附着处,称为 Tillaux 骨折。

4. **不典型的踝部骨折** 有相当一部分踝部骨折无法分类,在开放性骨折中常常见到直接暴力粉碎或成角,无法归类。

(1) Bosworth 骨折脱位(Bosworth fracture-dislocation)。刚好在胫骨远端水平面以上有一骨折,伴明显的足外旋,近端腓骨节段的末端卡在胫骨后方,通常需开放复位。很罕见的情况是腓骨可移位至胫骨前方。

(2) Pott 骨折(Pott fracture)。是严重踝关节损伤,腓骨严重骨折,伴三角韧带损伤,距骨向外侧脱位。

(3) Dupuytren 骨折(Dupuytren fracture)。高位 Dupuytren 骨折指胫腓骨在下胫腓联合近侧骨折,相当于外踝上方 6cm 以上骨折,伴有下胫腓韧带断裂、骨间膜撕裂、内踝或三角韧带断裂,距骨在踝穴内向外脱位。这类损伤是因外展暴力所致。低位 Dupuytren 损伤指腓骨在下胫腓联合处骨折,伴下胫腓联合前韧带撕裂,踝关节内侧存在内踝骨折或三角韧带撕裂。这种损伤由外旋外力所造成。

(4) Maisonneuve 骨折(Maisonneure fracture)。外旋外力所造成的损伤,若下胫腓韧带完整无损,将造成腓骨远端的斜行骨折。如果下胫腓韧带断裂,外力可引起腓骨近端骨折,骨折位于腓骨近端或解剖颈,骨折线呈螺旋形,人们将此种骨折称为 Maisonneuve 骨折。

(5) Tillaux 骨折(Tillaux fracture)。是胫骨前结节撕脱性骨折,也就是下胫腓联合前韧带附着点撕脱骨折,多为外旋外力所造成,可合并内侧结构的损伤。常在踝穴片中显示出来,或在摄踝关节内旋 45° 正位片中显示得较为清楚。

(6) Cotton 骨折(Cotton fracture)。以后踝骨折为主,同时伴内外踝骨折,距骨随后踝骨折块向后脱位,实际上就是三踝骨折伴距骨后脱位。1932 年 Hendersen 将这种骨折正式命名为三踝骨折。

(7) Wagstaffe 骨折(Wagstaffe fracture)。是指下胫腓前韧带或距腓前韧带在腓骨附着点的撕脱骨折,是外踝前缘的纵行骨折。Wagstaffe 将其分为三种类型:Ⅰ型指下胫腓前韧带和距腓前韧带附着部位共同撕脱骨折。Ⅱ型指下胫腓前韧带附着点以下腓骨斜行骨折,伴韧带附着点骨折,骨折块呈三角形,系由距骨撞击所致。Ⅲ型指腓骨斜行骨折同Ⅱ型,同时伴下胫腓前韧带于胫骨前结节撕脱骨折。

5. **治疗**

(1) 治疗原则。

A 型骨折。A 型骨折由旋后内收应力所致,导致外侧拉伸断裂,外侧韧带断裂或外踝横向的骨折。在内侧,可能发生内踝斜行骨折,骨折线可能延伸至后侧关节面,在骨折线外侧可能出现胫骨下端关节面的撞击骨折,很少涉及骨联合韧带。

假如有明显的关节表面撞击损伤,后内侧骨折线导致胫骨远端关节面不连续,或闭合复位不理想,则可应用切开复位内固定。孤立的单纯外侧韧带损伤可以保守治疗。外踝骨折也须固定,除非内侧踝关节非常稳定,没有任何移位。移位的内踝骨折也须固定。若胫骨远端关节面由于后内侧骨折块或塌陷而变形可行缺损处骨移植。术后应限制负重。

B 型骨折。B 型骨折由外旋或旋前外展应力所致。外踝骨折位于下胫腓联合水平,可伴有内踝撕脱骨折或仅有三角韧带损伤。下胫腓联合有 50% 损伤的可能性。若外踝螺旋骨折起自胫距关节平面以下,下胫腓前韧带是完整的;若骨折线起自胫距关节平面,下胫腓前韧带部分或全部撕裂,也可为下胫腓韧带自胫腓骨附着点上撕脱。下胫腓韧带可能撕裂,一般在腓骨远端骨折块完全解剖复位并固定后,通常能够充分稳定联合韧带。

B 型骨折可有后唇骨折,伴或不伴关节表面受累。在旋前-外展型骨折中,可有胫骨远端关节面外侧撞击塌陷骨折,若累及重要部分,通常需要将关节面抬起并植骨。一般胫骨骨折块和畸形会妨碍腓骨满意复位。

无移位的骨折适合非手术治疗。Ⅰ度旋后-外旋损伤,损伤局限于前下胫腓韧带,可用管形石膏或支架固定6周。伤后10～14天可行X线片,检查有否距骨移位,以确定是否遗漏旋后－外旋Ⅳ度损伤。移位超过2～3mm应考虑开放复位及内固定。骨块间置1枚加压螺钉以及加长的钢板,钢板应置于后外侧或直接置于外侧。若有必要应行联合韧带横向固定或修复下胫腓韧带。

外踝解剖复位以及稳定的联合韧带是保持距骨正常位置的保证,而修复三角韧带并无明显作用。

Ⅰ度旋前-外展骨折假如损伤是韧带性的,则不需修复,应采用功能性治疗。若内踝骨折超过2～3mm的移位,则应行固定。Ⅱ度损伤包括完全性的下胫腓联合韧带损伤,但是除非大的撕脱骨折累及胫骨远端关节面,或者胫腓联合受到明显影响,否则治疗仍然采用功能性治疗。Ⅲ度骨折移位明显,通常需要固定腓骨骨折。

在旋前-外展骨折中,常见到粉碎性腓骨骨折,严重到无法进行解剖复位,这时,最好是复位外踝骨折,恢复距骨正常位置,暂时用克氏针将外踝固定于胫骨或距骨上。可行支持钢板固定,粉碎性骨折应行间接复位。内踝骨折复位固定有助于粉碎性外踝骨折的复位。

C型骨折。典型的旋前-外旋损伤,腓骨骨折可发生在下胫腓联合上方与腓骨头之间的任何位置。此型均有下胫腓韧带损伤,可发生下胫腓分离。内侧结构损伤为内踝撕脱骨折或三角韧带断裂,也可发生胫骨下端后外侧骨折。

这型骨折大多不稳定并且移位明显,不适合非手术治疗。最常见的是骨折移位以及联合韧带不稳定。稳定性的恢复需要开放性解剖复位和内固定腓骨骨折,若联合韧带不稳定或腓骨仍然移位,则应固定其于解剖排列位置。完成移位的C型骨折的重建需要复位和固定大的或不稳定的胫骨远端关节面骨折块以及内踝骨折。双侧对比X线片证实外踝关节面解剖复位后,应用1～2枚横向固定螺钉维持这一位置,直至联合韧带愈合。这型骨折最大的危险性在于联合韧带断裂和不稳定,需要重视。在高位Maisonneuve骨折中,仅仅有内侧三角韧带断裂,在常规踝关节摄片时,只有外踝细小的移位可以提示此型损伤的存在。

(2)踝部骨折的非手术治疗。无移位的踝部骨折通常应用短腿管形固定于中立位可获满意效果,注意不可压迫腓总神经。而远端内外侧塑形对抗外翻或内翻成角。避免在骨性突起处形成局部压迫。

对于急性骨折,局麻下闭合复位,闭合复位原则就是逆损伤机制进行。

A型旋后-内收骨折应外展(外翻)后足。

B型旋后-外旋骨折复位包括牵引、内旋以及距骨向内侧推移复位。打石膏时,胫骨远端处向后方施压,同时向上方牵拉大蹬趾,有利于维持正确复位,足应置于相对中立的位置。应用长腿屈膝内旋位管形石膏固定,石膏长度由趾尖至股中部。

B型旋前-外展骨折牵引和内收足复位。复位不稳定最好应用长腿屈膝管形石膏固定。如内踝骨折在胫骨穹顶或以上部位,那么不可能闭合复位。

C型旋前-外旋骨折最好用牵引,向前方、内侧推移、内旋的方法复位。长腿屈膝内旋位石膏固定。然而很难解剖复位外踝,通常都考虑开放复位内固定。

不稳定的踝关节骨折应在固定后7～10天拍片,在3周时再次拍片。若3周时位置正常,那么在不负重的情况下,骨折不会再移位。不负重管形石膏固定6周,然后应用短腿行走石膏或支架固定2～3周,移除石膏后功能训练。

(3)手术治疗。外踝骨折。病人仰卧位,同侧臀下垫枕。腓骨远端纵向外侧切口。暴露前下胫腓韧带需要切开伸肌支持带。切口远端可行关节切开,关节内冲洗与观察,确定并去除游离骨软骨碎片和关节内血凝块。近端切口是否延长取决于腓骨固定的需要。皮瓣应尽量保持厚度,防止切口边缘坏死而影响切口愈合。假如同时有前内侧切口时,则外侧切口应尽量靠后。

通过外侧切口,可以修复外侧韧带,固定外踝骨折。小的靠近远端的腓骨撕脱骨折可用小螺钉固定。

而较大的骨折,典型的 A 型损伤,最好用张力带钢丝或者 1 枚螺钉斜行固定(图 2-122)。

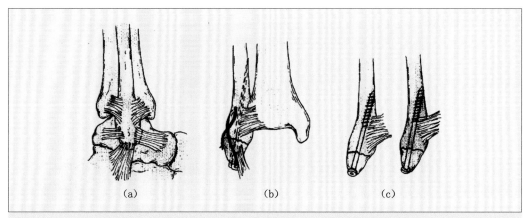

图 2-122 A 型外踝损伤的修复使用钢丝、克氏针张力带或松质螺钉固定

旋后-外旋 B 型损伤一般发生螺旋形骨折,暴露骨折和腓骨前面后复位外踝骨折。若解剖复位难以实现,则应探查关节内侧,排除诸如骨折碎片或关节内屈肌腱等阻碍因素。若达解剖复位,在骨折线垂直位置以 3.5mm 皮质骨螺钉固定。可应用钢板固定腓骨外侧,在骨折远段倾斜处的近端使用 3～4 枚螺钉,远骨折端至少 2 枚螺钉,仔细操作并透视确保螺钉没有进入关节腔(图 2-123)。也可将钢板置于腓骨后外侧面,尽管其需要更多的后方暴露,但是钢板不向外侧突出,更易耐受。

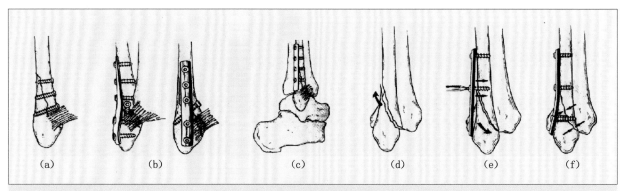

图 2-123 B 型外踝的修复
(a)螺钉固定长螺旋形骨折 (b)、(c)钢板或 1/3 管形钢板固定更牢 (d)、(e)后侧固定防移位 (f)固定情况

大多数髓内固定技术不够牢固。

旋前-外展 B 型损伤复位可能非常困难。切开复位时可将踝关节内侧作为复位依据,如内踝完整,应将距骨向后内侧推压,顶住内踝。如内踝有横行骨折并可轻易复位时,它也可提供支持。距骨外侧面为外踝骨折复位提供了模板。若复位满意,应行加压钢板固定。

下胫腓前韧带断裂应予修复,至少应保证联合韧带解剖复位。对于韧带撕脱骨块,常常可用小的螺钉修复。可用水平褥式缝合修复韧带。下胫腓后韧带不易修复,但是将所有后踝骨折块(包括关节外的骨折片)复位固定即可获得联合韧带的稳定性(图 2-124),即不再需要下胫腓螺钉。

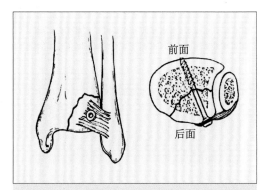

图 2-124 胫骨远端后外侧撕脱骨折的复位固定

在更高位置的外踝骨折中（归为 C 型损伤），骨折通常是横行的，恢复腓骨的长度后应用钢板内固定（图 2-125）。注意治疗的目的在于踝关节的恢复，而不是腓骨骨折的复位。另外，单纯横行固定下胫腓联合而不行腓骨骨折的精确复位，不可能获得踝关节的解剖复位。

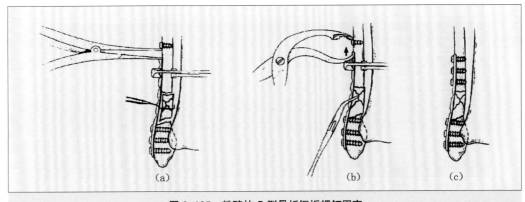

图 2-125　粉碎的 C 型骨折钢板螺钉固定

将腓骨远端向外侧牵拉，当距骨向外侧有 3～4mm 位移，为联合韧带修复的手术指征。X 线片上发现明显的胫腓骨远端分离，或联合韧带不稳定都是联合韧带贯穿固定的手术指征。如果腓骨没有满意复位，那么想要通过联合韧带贯穿固定获得可以接受的结果是不可能的。固定联合韧带时最好尽量背屈。固定通常采用 2 枚螺钉，从后外侧的腓骨斜向前内侧的胫骨穿钉，高于胫骨关节面 1.5～3cm（图 2-126）。一般选择 1 枚 4.5mm 或 3.5mm 皮质骨螺钉。

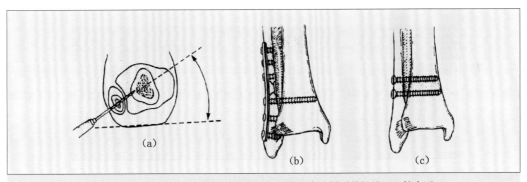

图 2-126　用螺钉固定下胫腓联合时钉自外向内进针时前倾约 30° 较合适

胫骨后唇骨折复位与固定。胫骨后唇骨折可发生于任何类型踝关节骨折，可由通过后下胫腓韧带的张力和距骨的压缩负重力相互作用而引起（图 2-127）。

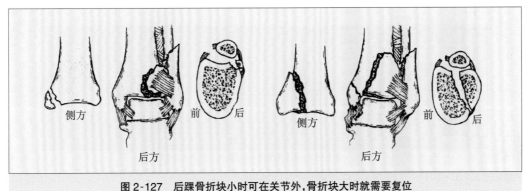

图 2-127　后踝骨折块小时可在关节外，骨折块大时就需要复位

踝穴的后内唇可由旋后-内收机制发生骨折。在前后位片或踝穴片中,后唇骨折常表现为附加在胫骨干骺端的双重密度影。在踝关节侧位片上,不容易区分后唇骨折片的粉碎程度和倾斜度。CT 扫描可以提供清楚的影像。踝关节常出现距骨相对于胫骨的向后半脱位,尤其是大的后唇骨折常发生这种情况。

小的后唇骨折片可为关节外撕脱骨折,而大的骨折则确实累及了关节。通常受累关节面超过 25%～35%,那么骨折片应该予以复位并固定,也有人主张常规固定所有后唇骨折片。

术中踝关节侧位 X 线片确认复位良好后用 1～2 枚拉力螺钉将后唇骨折块固定于原位,必要时用克氏针辅助。从前向后置入的螺钉较适合比较大的后唇骨折。小的骨折块最好从后路固定,避免损伤凸面的关节面。

前唇骨折。撕脱的 Tillaux 骨块(前外侧关节面)应该复位并用 1 枚拉力螺钉固定。假如很小的前外侧压缩骨折可以切除,若累及关节面较大,则应用植骨术将其抬高以恢复关节面。

内踝与韧带损伤　内踝骨折应该复位并固定以增加稳定性,维持关节完整性,减少有症状的内踝不愈合的危险。做一直的、稍微倾斜的或弯曲的切口。保护隐静脉及其伴行的皮神经分支,并可打开关节前侧,观察有无关节面撞击凹陷,如有关节面撞击凹陷应抬高及植骨充填(图 2-128)。

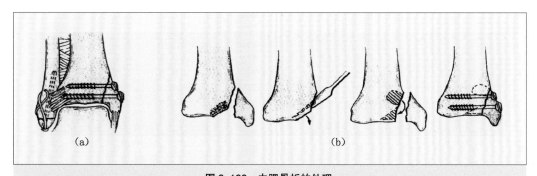

图 2-128　内踝骨折的处理
(a)垂直的 A 型内踝骨折用螺钉固定　(b)关节面有压缩时要考虑撬起并垫松质骨后再固定

若需修复三角韧带,必须看到其深层,进行缝合。根据韧带破裂部位,有时需要通过在踝部或距骨上钻孔固定三角韧带,以确保韧带可靠附着。浅层韧带缝合可改善修复外观,但对踝关节稳定性没有影响。

复位内踝骨折　对较小的骨折片,特别是粉碎骨折,应用两枚 1.2mm 或 1.6mm 克氏针固定。对中等大小的骨块,可用松质骨螺钉固定。对较大的骨块,可用 2 枚 4mm 螺钉固定。松质骨螺钉固定时应防止骨折块粉碎。应穿过胫骨远端干骺端密质骨部位,大约 40mm 长。不要穿过远侧皮质骨。若内踝骨折片过小或粉碎及骨质疏松病例,可应用"8"字形克氏针张力带固定(图 2-129)。钉方向必须垂直骨折线,偶尔需用内侧固定小的支持钢板,大的内侧垂直骨折可能需要 3～4 枚螺钉。

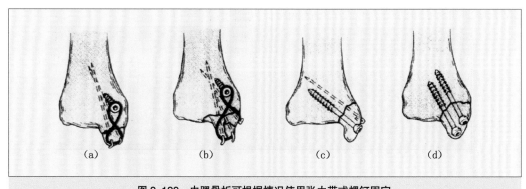

图 2-129　内踝骨折可根据情况使用张力带或螺钉固定

术中需透视检查,逐层关闭伤口。术后,一般病人6周以后进行渐进性无限制负重锻炼。

治疗结果和预后。许多因素影响踝部骨折预后,非常重要的一点是初始损伤的严重程度。踝关节骨性关节炎变化通常在伤后2~3年内发生。较差的临床结果与更进一步的骨性关节炎明显相关。旋后-外旋型Ⅲ度踝骨折预后良好,但是伴有内侧三角韧带损伤的旋后-外旋Ⅳ型损伤则预后很差。充分复位是减少预后并发症的非常重要的决定因素。踝部骨折后主观主诉较多,甚至是在多年以后。移除突出的植入物可减少这种主诉。

五、踝部软组织创伤

(一)外侧韧带创伤

1. 诊断 急诊室中常见病人主诉踝扭伤,伴有局部肿胀和触痛,X线片提示无骨折时,可能外侧韧带损伤,前距腓韧带是最易部分或全部撕裂的结构。跟腓韧带、前侧关节囊、胫腓联合韧带和三角韧带也可能损伤。触痛部位对于确定损伤的结构非常重要。

稳定性的判断在急性踝部损伤中比较困难。足前抽屉运动是前距腓韧带松弛的指征,可以通过应力摄片明确并量化。检查有无距骨骨软骨骨折、跟骨前突骨折、第5跖骨基底部撕脱骨折。外踝或关节囊附着处小的韧带撕脱性骨折一般不影响治疗和预后。

2. 治疗 轻微损伤治疗主要是缓解症状和预防进一步损伤,包括减少活动、伸展和力量训练。中等和严重扭伤的急性损伤踝关节应获得良好制动,在能够忍受的情况下逐渐增加负重,渐进性恢复活动。

(二)联合韧带创伤

足外旋后前下胫腓韧带处触痛。若无相邻腓骨骨折,在小腿近端1/2腓骨挤压胫骨会在联合韧带区域产生疼痛(挤压试验)。治疗包括不负重管形石膏固定数周。完全性韧带损伤,X线片表现踝穴增宽或腓骨从切迹外侧边缘分离移位5mm以上,保守治疗无效,需要开放复位加内固定。

(三)晚期内翻不稳定

踝部急性内翻扭伤有20%~40%出现慢性不稳定,病人主诉有反复发作踝部扭伤史,有踝关节或距下关节内翻松弛的表现。可行残余韧带修补或前移,局部或其他部位的肌腱移植加强。

(四)持续性疼痛

在内翻损伤后偶尔会残留踝关节疼痛,可由多种原因引起,如距骨骨软骨骨折、滑膜肥厚或前下胫腓韧带肥大冲击距骨、跗骨窦综合征。CT或MRI、骨扫描或踝关节镜对诊断会有帮助。

(五)踝部脱位

1. 无骨折的踝脱位 很罕见,大约1/3为开放性损伤,常伴神经血管损伤。闭合性损伤闭合复位可以成功,结果满意。而开放性脱位预后较差。完全性距骨脱位通常为开放性,要争取挽救距骨,若有并发症发生,那么距骨切除和早期胫距关节融合是挽救有功能足的最好方法。

2. 胫腓联合分离 Edwards和Delee将这种损伤分为四型。Ⅰ型:腓骨向外侧移位,最好行开放复位及联合韧带贯穿固定。Ⅱ型损伤与Ⅰ型相似,但是伴有腓骨弹性变形,可能需要远端腓骨截骨术及开放复位。Ⅲ型损伤有后外侧旋转半脱位。Ⅳ型损伤伴移位的距骨向上方插入。Ⅲ型与Ⅳ型损伤可以行闭合复位和管形石膏制动,效果较好。

(六)内侧(三角)韧带撕裂

内侧韧带撕裂通常作为踝部骨折的一部分,前面已有论述。作为孤立的损伤较罕见,若没有联合韧带损伤,非手术治疗效果较好。

(七)跟腱断裂

跟腱断裂(rupture of achilles tendon)通常继发于跖屈足在暴力下背屈,常见于剧烈运动,并发踝部骨折者极少。

检查跟腱断裂时常可在跟腱处触及缺损,伴剧烈疼痛,Thompson试验是在病人屈膝跪下时用手挤压三头肌肌腹,正常时可引起踝关节跖屈,而在跟腱损伤病例踝关节跖屈程度小于正常侧。

治疗包括保守治疗,足维持在跖屈位至少8~12周,开放手术行跟腱修补,保留腱鞘,通过小切口经皮修补等。手术治疗可提供更好的功能,而且术后跟腱再断裂的危险比非手术治疗低。

取后内侧皮肤切口,保留腱旁组织,断端应用Bunnell或Kessler技术吻合,如修复后的跟腱强度不够,可用跖肌腱加强。跟腱修复后应行足跖屈位短腿石膏制动6~8周。

跟腱断裂的晚期修复可由腓肠肌筋膜、阔筋膜条、跖肌肌腱转移修复。

(八) 不常见的肌腱创伤

1. 腓骨肌腱脱位 罕见,通常由暴力背屈足或内翻足引起。其极易被诊断为踝扭伤,X线片示外踝后侧一小的骨性斑点,CT分辨较好。撕裂骨片伴外踝后方疼痛、局部肿胀,极易做出诊断。

如肌腱复位后稳定,可行闭合复位,管形石膏固定6~8周。不稳定则开放复位,修补韧带或重建韧带。反复发作的脱位或半脱位可转移跟腱腱鞘外侧部分修复、腓骨截骨术或者改变腓骨肌行径,将其置于跟腓韧带下。

2. 胫后肌肌腱断裂 常由于磨损,急性胫后肌肌腱断裂很难诊断,易发展为痛性扁平足畸形。标准X线片示扁平足畸形及距舟楔骨弓不对称,CT可看到断裂的肌腱,MRI更有助于诊断。早期诊断的肌腱完全断裂可行修补术,常用邻近的屈趾肌加强。然而慢性胫后肌肌腱断裂需行距下关节或三关节融合,主要取决于症状的轻重。

(九) 并发症

踝部损伤大部分并发症都涉及下列三种情况之一:感染、软组织并发症以及骨愈合不良和关节病(骨性关节炎)。

1. 感染 见于开放性踝部骨折或手术后感染,应进行关节穿刺及穿刺液分析,包括革兰染色、细胞计数、细菌培养及药物敏感试验。

开放复位内固定术后感染,必须开放伤口,进行外科清创,踝关节应予闭合,放置引流。假如无法闭合关节,应行局部软组织转移或游离皮瓣或肌皮瓣移植覆盖伤口。

假如内固定可以提供骨折稳定性,即使感染严重,在骨折愈合前也不应该取出内固定,如内固定不能提供足够的稳定性,应以外固定代替。

2. 骨畸形愈合 踝关节骨折畸形愈合大多是由于闭合复位不完全或复位丢失所致。早期识别应及时校正。

踝部最常见的畸形愈合是腓骨缩短和旋转畸形,可行腓骨截骨术。

3. 创伤后关节炎 创伤后关节炎可以减少活动,应用非甾体类抗炎药物,后跟抬高等方法进行治疗。如疼痛仍不能改善可行关节融合术。关节置换术尚不如关节固定术成熟。偶尔可行骨刺切除,特别是前踝,可有效改善症状。

4. 胫腓骨骨融合 胫腓联合韧带破坏后,在胫骨与腓骨间可形成异位骨化,并与胫腓骨结合,形成骨性连接。若出现疼痛症状,可行骨性联合切除。

5. 骨不连 虽然罕见,但是踝部骨不连可用自体松质骨植骨和稳定的内固定治疗,一般均能获得较好的骨愈合。

6. 伤口坏死 在潜在毁损性损伤中,组织瓣可以挽救踝关节,特别是在开放性关节损伤。游离组织瓣可为关节融合术提供良好的软组织覆盖。

六、足部创伤

一般来说,足中部平面关节的活动度丧失,并不损害足的功能。如跗骨间关节和跟距关节活动度的丧失,对足的整体功能的影响很小。与手指形成明显对比的是,趾间关节、其余四趾近侧和远侧趾间关节活动度的丧失,除非足趾有严重的畸形,一般很少有不良后果。因而,这些关节的损伤不需要精确的开放复位。

后足的关节必须保持正常动度才能缓冲足跟的震荡,以便后足向前足顺利传递体重,并在行走时提供一种推动力。需保持自身活动度的关节有:踝关节(胫距、腓距关节)、距下关节(距跟关节)以及距舟关节。

足在术后即刻易发生明显水肿,应在术后 36～72 小时微抬高足部。足抬离床面 6～12cm 或相当于心脏水平。

(一) 距骨骨折

在足的所有骨骼中,伤后用内固定维持解剖稳定性和伤后不久就开始活动的最重要的一块骨是距骨。

1. 解剖 距骨表面超过 60% 的部分与其他骨形成关节,这些关节动度的丧失将严重影响正常的步态机制。

距骨颈和距骨体的骨折常由剧烈暴力损伤引起。骨软骨骨折常发生于踝关节扭伤、距下关节扭伤以及骨折脱位。除 X 线平片、斜位片,有必要进行 CT 扫描。

2. 缺血性坏死 距骨无肌腱及肌附着,血运有限。距骨易患供血不足和缺血性坏死,特别是在距骨发生半脱位或脱位后。对所有的距骨骨折治疗,应考虑切开复位内固定。

Hawkin 分类是依距骨体与距骨颈、踝关节、距下关节之间脱位的程度来进行分类的,可预测距骨缺血性坏死的程度。

Ⅰ型:距骨颈骨折无移位;距骨体缺血性坏死概率小于 10%。

Ⅱ型:距骨体在踝关节和距下二关节之一的关节关系中,有轻度移位;距骨体缺血性坏死的概率小于 40%。

Ⅲ型:距骨体在踝关节和距下关节关系中均移位;距骨体缺血性坏死的概率大于 90%。

Ⅳ型:由 Canale 和 Kelly 补充,包括距骨头半脱位,距骨体在上下两关节中脱位,距骨体突出;距骨体缺血性坏死的概率几乎达 100%。

缺血性坏死常常是一个不完全的现象,部分坏死不意味着不良后果必然出现。加压固定可以促进骨折处早日再血管化和限制最终距骨体缺血坏死的程度。克氏针固定距骨颈骨折不够牢固,现在不推荐应用。尽可能使用 2 枚加压螺钉,或 1 枚较大的加压螺钉再加 1 枚克氏针完全固定骨折界面。

如果有症状的缺血坏死发生,取松质骨块取代坏死部分,用螺钉固定行全关节融合术。距骨的全关节融合维持了后足正常的大小和形状,保留了跗中关节。但相邻关节将会发生明显的创伤性关节炎。

3. 距骨颈骨折 最常见的距骨骨折类型是距骨颈和距骨体前部的骨折。损伤常由高速碰撞的冲击引起。

(1) 闭合复位。无移位或轻微移位的距骨颈骨折不应单独使用石膏固定,因为石膏固定阻止了早期活动。除了对无移位的骨折,闭合治疗很少应用。轻微移位的 Hawkin Ⅰ 型骨折,通过闭合手法复位可达解剖复位。从后部平行距骨体打入 2 枚克氏针,可获初步的固定。经 1 枚克氏针拧入 1 枚 7.0mm 或 6.5mm 的空心螺钉,能达到确实有效的固定。用该方法牢固固定的骨折能承受早期活动的应力而很少发生移位。

如果仅用 1 枚螺钉固定,在愈合过程中应保留克氏针以防止距骨头的旋转,此时加压螺钉将起到较好的加压作用(图 2-130)。

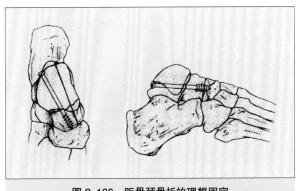

图 2-130 距骨颈骨折的理想固定
是 1 枚 6.5mm 加压螺钉和 1 枚平行的克氏针以控制旋转

（2）开放复位。对有移位的 Hawkins Ⅱ 型或粉碎性骨折，不适合用闭合复位。这些类型的骨折必须通过 2 个切口暴露。标准的内侧切口结合外侧切口或前外侧纵切口。内侧切口可显露跟骨和距舟关节，外侧切口可显露踝关节前外关节面和距下关节后关节面。应用这种联合切口，可暴露并直视骨折，而不干扰距骨颈背侧的血运。附于距骨体内侧的三角韧带，可经内侧切口观察，该韧带是供应距骨血运的非常重要的结构。单独使用内侧切口，骨折愈合经常发生内翻畸形。复位

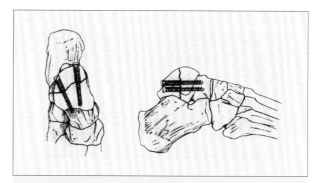

图 2-131　2 枚埋头加压皮质骨螺钉固定距骨颈基部骨折

骨折用 2 枚加压螺钉固定。第一枚螺钉常从外侧拧入，尽量与骨折线垂直（图 2-131）。

第二枚内侧螺钉经距骨颈结节或螺钉尾嵌顿于距舟关节面的内侧缘，可达坚强的固定。

Hawkins Ⅲ 型或 Ⅳ 型（Canale 型和 Kelly 型）骨折的复位非常困难，应设法复位距骨并予以加压固定。距骨体可经长的后内侧切口显露，决不能损伤胫后动脉。

螺钉固定后，踝关节或距下关节存在的不稳定可以用 1 枚斯氏针穿过跟骨、距下关节、胫距关节，最后进入远端胫骨内来纠正。该针保留 4 周，当开始活动足部时再予取出。如直视下发现距下关节的关节面有损坏，则应行一期关节融合术。

严重移位的距骨颈骨折，可能会出现有限的缺血坏死。如果部分三角韧带以及它的胫后动脉的分支仍附于距骨体内侧，血供未中断，距骨内侧的血管会逐渐向周围生长。

大约术后 6 周，应对距骨行 X 线片检查，观察是否出现距骨头软骨下骨的失用性骨质疏松。这种骨溶解是再血管化的优良指征，如出现这一征象，则应增加负重。有时，仅在距骨体的内侧半出现骨质溶解现象，即使如此，也是一个较理想的征象。距骨骨折的愈合常在术后 8 周，此时可允许患者完全负重。如果未出现再血管化征象就增加负重，将可能导致距骨塌陷。

4. 距骨体骨折　前述的外侧及内侧入路均不能充分显露距骨体中部和后部。内侧经内踝截骨入路，能充分显露距骨体中部。距骨体后部骨折可经垂直的后外侧入路显露，起点在足跟的外侧，于腓肠神经后部向上延伸（图 2-132）。

高度暴力的 Hawkins Ⅲ 型或 Ⅳ 型骨折能导致距骨体后内侧突出。这些骨折的复位最好选用长而垂直的后内侧入路。如前所述，三角韧带附于距骨内侧处决不能离断，其供应这部分骨的血运。

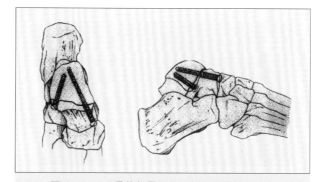

图 2-132　距骨体部骨折用 2 枚皮质骨螺钉固定

5. 距骨头骨折　距骨头骨折较少见，距骨部分脱位或半脱位较普遍。关节囊和韧带在半脱位和脱位时可损伤，并常与距骨头骨折相关。

治疗距骨头骨折脱位的手术入路与其他距骨骨折相同。皮质骨螺钉或 Herbert 螺钉固定距骨头和大的骨折块，钉尾陷入关节软骨内。骨折块过小可予以切除。距骨头骨折本身并不影响距骨体的血供，但合并脱位时则有这种危险。用 1 枚较粗的克氏针固定距舟关节于解剖位，原位缝合关节囊以增强关节稳定性。距骨头骨折脱位经复位后也可用石膏外固定制动，5～6 周后骨折或脱位常能愈合。

6. 骨软骨骨折　较小的距骨骨软骨骨折常可漏诊。对难以诊断的病例，断层扫描和 MRI 可帮助诊断。这些骨折块应手术切除或关节镜下切除。较大的骨折块应在伤后尽快解剖复位并用 2.7mm 的螺钉固定，钉尾陷入关节面下。距骨下的骨软骨骨折常导致迟发的距下关节炎，最终需行距下关节融合术。

7. 侧块骨折　距骨的侧块或称"肩部"形成跗骨窦的后壁、距骨后关节面的前外角。无粉碎的大的骨软骨骨折块，需开放解剖复位，螺钉或小钢板固定。小的或碎裂的骨块应手术切除。如同时存在距骨体

骨折,手术时应同时修复。

8. 术后注意事项及康复 距骨骨折的术后处理与足的其他主要损伤相同。足部予以加压包扎或石膏制动。患者限于床上功能锻炼,抬高患肢 2～3 天。石膏固定 2.5～3 周。骨愈合,一般在术后 8 周。

早期活动对取得满意的结果极其重要。每日轻柔活动踝关节、距下关节 2～3 次。石膏必须牢固地佩戴,保证夜间足处于中立位,防止睡眠时足下垂到马蹄内翻姿势。

怀疑缺血性坏死的骨折,6 周时应观察 X 线片,看是否出现 Hawkins 征。如果与完全血管化相关的失用性骨质疏松仅出现在距骨体内侧部分,病人应继续部分负重,直至愈合和再血管化增强,或出现轻微塌陷。一旦石膏去除,积极主动的距下关节练习应立即开始。

(二)跟骨骨折

1. 骨折类型 在现代影像技术应用之前,Palmer 及后来的 Mc Reynolds、Bur cleaux 叙述了普通的骨折类型。现代的 CT 扫描能清晰地鉴定骨折类型,与以前的分类方法有所不同。Carr 总结了跟骨骨折的基本骨折分类。

跟骨骨折有几种较典型的损伤:后关节面的前部嵌入于跟骨体内,向跖侧方向旋转 30°～60°;跟骨体舌状骨折;跟骨外侧部分的爆裂骨折;载距突外侧骨折;鸟嘴样骨折等。

跟骨骨折的移位并不只限于距下关节。如始于距下关节的矢状平面的骨折,可能波及跟骰关节。骨折可能在非解剖位上愈合,产生距下关节及整个足的严重畸形。相关的畸形可能包括:足跟底及足弓变平,踝关节窝内距骨背屈,跟骨结节向外侧移位,倾斜可能导致内翻或外翻。

轻微移位的非关节内骨折,不论骨折块大小,均可行非手术治疗。大的移位骨折块应予以修复,而小的移位骨折块可以切除。跟骨可发生小的非关节内骨折块,如跟骨后上鸟嘴样骨折,这种骨折不损伤跟腱,可予以切除。对大的非关节内骨折块,如与跟腱相连,则应行手术复位。

2. 闭合复位 闭合复位极少恢复正常解剖,大多数非手术治疗的跟骨骨折在 6～8 周时愈合,12～18 个月后疼痛缓解至可以忍受。经闭合复位治疗的患者,距下关节的动度多减低或消失,一般出现永久的跛行和某些活动受限(如跑步),极少恢复正常活动。只有经距下关节和跟骰关节的解剖复位,才能重获足无痛的关节活动。

3. 开放复位内固定 感染和伤口裂开的发生率高,这与部分医生处理损伤组织的技术缺乏相关。

(1)手术入路。开放复位常用 Regazzoni 和 Benirschke 推荐的可延长的外侧 L 形切口入路(图 2-133)。

对大多数病例,这个切口能提供良好的显露,不需另行内侧切口。向前延伸以直视和复位累及跟骰关节的骨折。

(2)内固定器械。H 形钢板、Y 形钢板均常用。AO 钢板是 H 形钢板和 Y 形钢板的结合。

(3)手术方法。跟骨骨折需精确解剖对位的最重

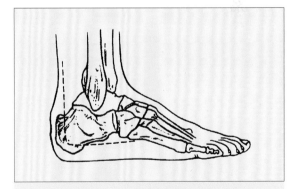

图 2-133 跟骨外侧扩大切口

要的关节是跟骨的后关节面以及跟骰关节的跟骨侧关节面。开放复位的目的是恢复跟骨的形状。

常用延长的外侧入路显露跟骨骨折。外侧软组织皮瓣,含腓肠神经、腓骨肌腱以及附于跟腓韧带的远端,当作一整块从骨膜下掀起。用 1 枚较大的 Schanz 螺钉从外向内置入跟骨体后部,以便牵引和复位跟骨。先内翻跟骨结节,同时向下牵引,再外翻,以纠正跟骨结节内翻,使跟骨内侧壁及载距突复位。此时牵开距下关节,可直视跟骨后关节面及载距突。

跟骨前结节的前外侧部分向上移位到跗骨窦内,必须复位,再用几枚克氏针维持复位。向上顶压跟骨后关节面的前部,使之与跟骨前结节及载距突对位。用克氏针暂时维持对位。

最后复位的是跟骨结节,用几枚克氏针穿跟骨后部暂时固定。透视跟骨位置良好,则可行最后固定。

外侧钢板折成跟骨形状,使之与外侧壁贴附良好,螺钉按顺序从前向后逐个拧入跟骨,深达对侧皮质骨,然后去除克氏针。另外可从后关节面下拧入螺钉以增加软骨下骨的固定,螺钉尽量向上穿入以固定载距突。螺钉不应穿出载距突下内侧的皮质骨,也不应穿出对侧皮质骨超过 1mm,以免损伤神经血管束(图 2-134)。

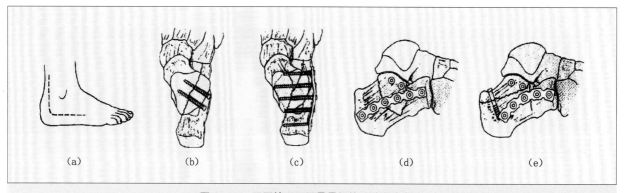

图 2-134　不同情况下跟骨骨折的几种固定方法
(a)切口示意图　(b)单纯镙钉固定(垂直骨折面)　(c)、(d)、(e)钢板镙钉固定示意图

(4)植骨。如复位后只要后关节面下有一较大裂隙,就用松质骨植骨。可从胫骨 Gerdy 结节下方凿取松质骨块,也可取髂骨。

(5)关闭伤口。腓骨肌腱复位,重新固定跟腓韧带的跟骨止点,逐层缝合,放置小的引流管,敷料包扎,石膏固定,皮瓣上方轻微加压,如此可防止血肿将骨与软组织分离。

(6)手术时机。可于伤后 6 小时内即水肿出现前手术,复位的困难最小。如果伤后不能立即手术,则手术应延期 5~10 天。复位只有在伤后 3~4 周内进行,然后难度逐渐增加。如拖延至 4 周后,只有后期重建术。

4. 筋膜间室综合征　由于出血进入足底,2%~5%的重度跟骨骨折发生筋膜间室综合征。最常受累的是含内在屈趾肌的中央间室。本征从以下几方面较易诊断:出现高度肿胀,不可忍受的足部疼痛,被动牵拉足趾疼痛。跖侧筋膜间室与小腿后深部间室相通,小腿也可出现筋膜间室综合征。这种类型的筋膜间室综合征的症状较隐蔽,如病人有不可忍受的疼痛和足趾的被动牵拉痛,应高度怀疑本症。为缓解跖侧筋膜间室综合征,可钝性打开外展肌和深部间室(图 2-135)。

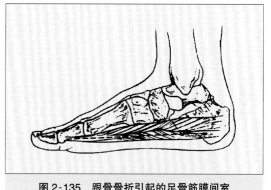

图 2-135　跟骨骨折引起的足骨筋膜间室综合征减张的足底内侧切口

小腿的后深间室可通过后内侧切口或更广泛应用的外侧入路打开。另外,可用两个 3~4cm 的切口行皮肤减压,一个切口位于第 1 跖骨和第 2 跖骨间,另一切口位于第 4 跖骨上。可钝性分离至跖骨间深部区域,同样能缓解积聚于此处的压力。

5. 术后护理及康复　术后抬高患肢 2~3 天,主动足趾练习。限制负重应直至术后 8 周,如恢复进展良好,可逐渐增加负重。完全负重最早也应延迟至术后 3 个月,X 线片显示骨愈合,病人无不适时进行。

如病人积极参与康复练习,一般都能达到踝关节的完全动度和 50%~75%的距下关节动度。

(三)舟骨骨折

1. 解剖　舟骨,或称舟状骨,是构成内侧足弓的基石。后端与距骨构成距舟关节。其远端通过 3 个关节面分别与第 1 楔骨、第 2 楔骨、第 3 楔骨相关节。胫后肌腱的一部分附于舟骨下内结节。强大的下跟舟韧带起于跟骨,止于舟骨下表面。紧贴该韧带止点的内侧,是上内跟舟韧带,该韧带也连接跟骨和舟骨。

距舟关节允许旋前(缓冲足跟震荡)和旋后(增强推动力),与距下(跟距)关节协同工作。

舟骨易发生三种类型的骨折:应力骨折,常见于跑跳运动员;急性骨折,由高能量损伤引起(常见于机动车辆事故);撕脱性骨折,可为大而复杂骨折的一部分,也可能是单独的损伤。

2. 应力骨折　应力骨折常发生于跑跳运动员。真正导致应力骨折的原因仍不清楚。

(1)诊断应力骨折。几乎总发生于舟骨中 1/3 的矢状面,且常开始于骨的背侧面。应力骨折经常误诊为胫前肌腱炎,因为二者症状相似(如足背内侧和足弓内侧的疼痛)。早期的 X 线片可能并不显示骨折,CT 扫描可确定。

继发性变化如囊性变、部分缺血性坏死(特别是外侧骨折块)、骨折边缘骨硬化以及距舟关节的继发性关节炎等。

(2)非手术治疗。早期骨折已很清晰但不完全时,用短腿石膏制动足部 4～6 周,期间不负重,以后逐渐恢复活动,可成功治疗这种骨折。

(3)手术治疗。适用于完全骨折。应解剖复位,减少对软组织的剥离。

取足背内侧切口,切开距舟关节囊可直视关节面,清理骨折处,解剖复位关节。从外向内通过骨折面钻一些小孔。垂直于骨折面拧入 2 枚 3.5mm 的皮质骨加压螺钉(图 2-136)。

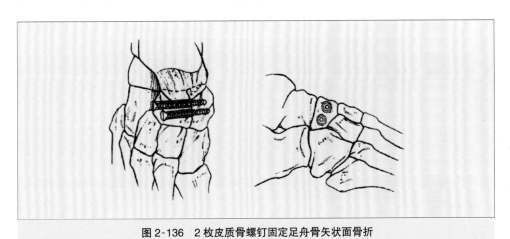

图 2-136　2 枚皮质骨螺钉固定足舟骨矢状面骨折

背侧骨折间隙可植入一松质骨块。对不稳定及慢性病变如平足症,可能需要融合舟骨与第 1 楔骨和第 2 楔骨。

(4)术后。患足抬高 2 天,限制负重约 6 周,然后去除石膏,但保护下的负重仍持续 4 周。X 线片证实骨愈合后,逐渐负重练习。

如忽视了跗舟骨的应力骨折而发生了严重的创伤性关节炎,可考虑关节融合术。取髂骨骨块植入损伤的关节间隙,以恢复跗骨间的排列和延长足弓内侧柱。后足永久的强直和正常旋前-旋后及内翻-外翻功能的丧失是融合术必然的后果,但对缓解疼痛仍然有益。

3. 急性关节内移位骨折

(1)分类。Sangeorzan 将移位的舟骨骨折分为三型。

Ⅰ型:骨折线位于舟骨的横断面,将舟骨分为背侧部和跖侧部。

Ⅱ型:是舟骨骨折最常见的类型,骨折线的方向从背外侧指向跖内侧。这种损伤常引起距舟关节半脱位或脱位,相对大而完整的背内侧舟骨骨块向足背内侧移位。

Ⅲ型:舟楔关节破裂,舟骨中外侧压缩。可合并骰骨、跟骨前部、跟骰关节的骨折。

移位的关节内舟骨骨折需解剖复位内固定,但前提是不能破坏骨的血供。距舟关节是必要关节。舟骨远端或前侧与楔骨形成的关节是非必要性的关节,是否恢复并不很关键,将其融合,遗留的功能障碍很小。

（2）手术治疗。Ⅰ型骨折预后最好。从胫前肌腱和胫后肌腱之间做前内侧切口，显露距舟关节。距舟关节囊做小的切开，观察骨折及关节面，复位骨折。2枚加压螺钉拧入行骨折固定。

Ⅱ型骨折的复位较困难，跖外侧骨折块可能粉碎，背内侧骨折块可脱位到距舟关节内。背内侧骨折块可用螺钉斜行固定于第2楔骨或第3楔骨（图2-137）。距舟关节需另外用克氏针固定。

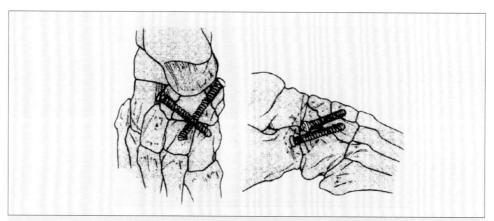

图 2-137　足舟骨粉碎性骨折与楔骨固定维持距舟关节完整性

Ⅲ型骨折与大的内侧或背内侧骨块，用螺钉固定，螺钉向前穿入楔骨。

（3）术后。患足抬高2天，石膏制动足部7～10周，Ⅰ型骨折患者，石膏制动8周，逐渐增加负重，第六或第七周时，可完全负重。Ⅱ型和Ⅲ型骨折7～8周时拔出穿关节固定的克氏针，此时开始关节的活动锻炼，负重需等到术后10～12周。X线片显示骨愈合后，逐渐增加负重。

Ⅱ型和Ⅲ型舟骨骨折，即使经过理想的治疗，也经常发生部分缺血性坏死。

随舟骨外侧的塌陷，可发生晚期进行性的后足内翻畸形。治疗可行距舟关节融合或三关节融合，其目的并不是简单地融合受累关节，而是通过恢复正常的距跟角和足弓内柱的长度矫正内翻畸形。

（4）舟骨撕脱骨折。过度跖屈时，舟骨背侧可被关节囊撕脱一片骨块，过度外翻时，舟骨下内结节可被胫后肌腱撕脱。小骨折片可切除。如骨折块较大，可用1枚加压螺钉将关节囊或胫后肌腱重新附于其上，如图2-138。

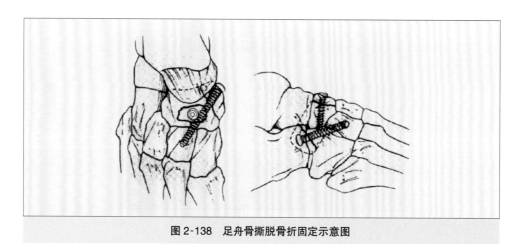

图 2-138　足舟骨撕脱骨折固定示意图

（5）副舟骨损伤。副舟骨是位于跖内侧的与舟骨未愈合的骨化结节，胫后肌腱的前份附于其上。如将其切除，则产生足塌陷，后果正如胫后肌腱断裂综合征。

Kidner 方法是切除副舟骨和其他较大的跖内侧骨结节,将胫后肌腱重新附于舟骨。在 Henry 结节横断趾总屈肌腱,于第 1 楔骨跖侧面钻一骨孔,将肌腱断端穿骨孔固定。该方法可恢复胫后肌腱对足弓的正常动力学,而不明显减弱足趾的跖屈。

术后护理和康复:撕脱骨折的术后康复与急性骨折相同。

(四)跖跗、跗骨、跗骨间骨折脱位

在体育活动中单独的损伤更常见。也可由高能量的机动车或工业事故引起,常是开放骨折,多伴软组织损伤如脱套伤。

1. 损伤分类　目前无理想的分类系统。

2. 诊断　多数跖跗关节骨折可从标准的前后位和斜位 X 线片上清晰显示。可疑者行麻醉下应力位 X 线检查摄前后位 X 线片时,用外力使前足外展,摄斜位片时,使前足跖屈,而中足和后足处于中立位。如跖跗关节移位大于 2mm,可手术治疗。

3. 治疗　对所有跖跗关节骨折脱位,建议均采用开放复位螺钉固定。用切开复位内固定方法恢复正常解剖后,病人获得了进行日常行为的正常功能,在有些病人甚至可以进行体育活动。

螺钉固定后跖跗关节的强直是一个很小的问题,因为正常情况下,3 个内侧的关节只有很小的动度。X 线片上可见的关节炎征象和跖跗关节功能障碍及不适并不相关。

对开放或明显移位的骨折,需稳定的解剖复位固定。

(1)治疗时机。伤后 4～6 小时很容易复位。另外,足部的脱位会损伤血液循环,血流不能恢复,中足平面的截肢将不可避免。真正的血管断裂要比组织压增高少见,开放复位能降低组织压和恢复血供。

(2)手术治疗。跖跗关节骨折脱位的手术入路,可通过 2 个纵行切口,第一个切口位于第 1 跖骨和第 2 跖骨间隙,第二个切口位于第 3 跖骨和第 4 跖骨间隙或位于第 4 跖骨上面。切口长约 4～6cm,切开直至骨面,尽量避免损伤肌腱和神经血管结构。

先经第一个切口探查第 1 跖跗关节和第 2 跖跗关节,经第二个切口探查和复位第 3 跖骨和第 4 跖跗关节后。

准确复位关节。如第 2 跖骨完整,先复位其基底部,将其稳固地牵回解剖位置,使其紧贴第 1 楔骨外侧和第 2 楔骨远端,再用 1 枚螺钉固定,螺钉经皮从第 1 楔骨内侧穿入,经钻好的骨孔,斜行穿入第 2 跖骨基底部,螺钉应从第 2 跖骨基底近端内侧角进入,约成 45°角穿透外侧皮质骨。为获得更大稳定性,可用一较长的螺钉延长穿入第 3 跖骨基底部固定,这一方法常用于晚期重建术。第 2 跖跗关节复位后,固定第 1 跖跗关节。

不稳定或半脱位的舟楔关节的固定需增加 1 枚较长的螺钉。螺钉拧入舟骨以同时稳定两个关节。

直视下用螺钉或带螺纹的克氏针固定第 3、第 4 跖跗关节(图 2-139)。

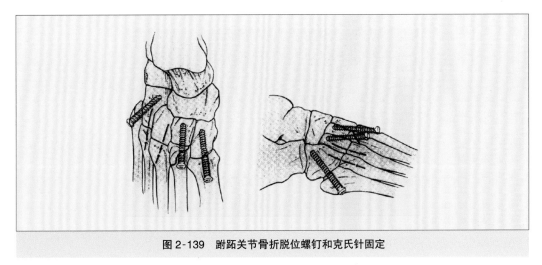

图 2-139　跗跖关节骨折脱位螺钉和克氏针固定

螺钉或克氏针从跖骨基底部外侧进入,指向背侧及内侧,穿入跗骨。这种方法可确保螺钉穿入楔骨而不从其下方经过。第5跖跗关节常用克氏针经皮固定。从跖骨外侧进入,角度轻微指向上方,经关节进入内侧的骰骨和跗骨。合并的跖骨骨折可行髓内克氏针或小钢板固定。

(五)骰骨和楔骨骨折脱位

跗骨损伤与后足和跖骨骨折密切相关。例如,第1楔骨从第2楔骨分离时,可发生跖跗关节骨折。下列情况可引起骰骨压缩骨折:跖跗关节骨折向外侧移位,距下关节骨折脱位,Ⅲ型舟骨骨折,或Chopart脱位。中足重大损伤后均应从X线片仔细观察是否存在这些损伤。有些模糊或复杂的跗骨骨折可经CT扫描清晰显示。

前足向外侧的脱位可用一固定于跟骨和第5跖骨基底部的小外固定架复位。如此可恢复足弓外侧柱的长度及排列。骰骨压缩损伤后恢复其长度,对重新获得正常足部骨块间的排列和保留足弓很有必要(图2-140)。

牵引后的跗骨骨折间隙,用植骨块填塞。由于楔骨正常情况下动度小,螺钉将其固定于原位引起的晚期关节炎极其轻微或没有症状。

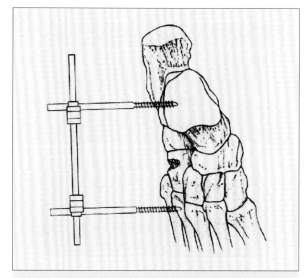

图2-140 用一外固定架恢复骰骨压缩性骨折的长度

术后护理及康复:术后,用石膏托固定踝关节于90°位,患肢轻微抬高2天。拆线后短腿石膏固定8~10周,逐渐增加负重。

(六)跖骨骨折

1. **足背挫伤和脱套伤** 跖骨上部的软组织损伤需专门的皮肤覆盖技术。根据真皮层的出血情况判断皮肤活性,如伤区真皮层渗血良好,可以留于原位;如真皮层无渗血,则将其切除,用中厚皮片植皮或组织瓣覆盖。

2. **第1跖骨骨折**

(1)解剖。第1跖骨比其他跖骨宽而短。胫前肌腱和腓骨长肌腱附着其上,前者其功能是抬第1跖骨,使前足旋后,后者功能是跖屈第1跖骨,使前足旋前。

第1跖骨及相邻的2块籽骨使前足可负荷1/3的体重。内外侧屈趾短肌,将2块籽骨固定于第1跖骨头下方。第1跖骨的损伤常由直接暴力引起,开放及粉碎骨折常见。

在正常足,身体的整个重量分布在6个接触点上:第1跖骨头下的2块籽骨,其他4个较小的跖骨头。重力并不严格等分于这6个接触点。

(2)手术治疗:含4~5个钉孔的小型接骨板,用3.5mm皮质骨螺钉固定适用于该部位骨折(图2-141)。

小型接骨板,用2.7mm螺钉适于固定较小的跖骨。术后,在石膏固定下,应早期行主动和被动的第1跖趾关节活动。

3. **第2、第3、第4跖骨骨折** 创伤性第2、第3、第4跖骨骨折常由直接暴力引起。常为开放骨折,类型多为粉碎性或横行骨折。间接暴力所致骨折类型多为螺旋形。

(1)手术治疗。为确保较好的预后,跖骨骨折必须解剖复位,

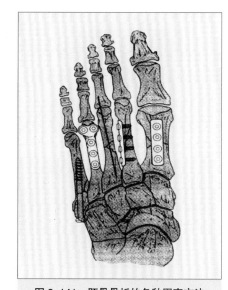

图2-141 跖骨骨折的各种固定方法

整个愈合过程必须维持跖骨的长度、旋转及无倾斜成角。石膏固定适于闭合的、无移位或轻微移位的较小跖骨骨折。对开放骨折，或中间单独 1 个跖骨的移位骨折行固定时，从趾底的跖侧皮肤穿入 1 枚克氏针，穿经趾骨基底、跖骨头，进入远端跖骨髓腔，复位骨折，将克氏针敲入跖骨近端髓腔（图 2-142）。克氏针在远端行进时，须紧贴跖骨背侧骨皮质且与之平行。手术结束时，须仔细触摸前足，以断定跖骨头相对于其余跖骨头无翘起或下沉。如为多个跖骨骨折，笔者建议解剖复位后，行钢板螺钉内固定。

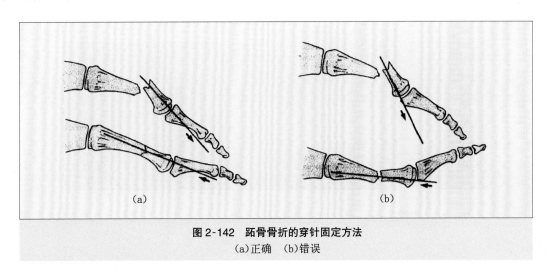

图 2-142　跖骨骨折的穿针固定方法
(a)正确　(b)错误

（2）应力骨折。当第 2 跖骨发生明显的应力骨折时，应排除第 1 跖骨动度过大或长度不足。应力骨折常见的另一个原因是腓肠肌挛缩，这种情况使前足承受过大的应力。跖骨过长时受力过多，也可发生应力骨折。

无移位的应力骨折可用石膏和支架的制动来治疗。当发生完全骨折或骨折移位时，建议解剖复位内固定。应力骨折的愈合时间比急性骨折要长。

（七）第 5 跖骨骨折

第 5 跖骨最常见的骨折是近端骨骺的撕脱骨折。损伤机制常由突然内翻引起，可能同时伴有跖屈。

1. **撕脱骨折**　第 5 跖骨撕脱骨折移位小于 2mm 时，一般选择非手术治疗，用可行走的管形石膏外固定即可。内固定如较细的张力带钢丝或加压螺钉固定只用于有明显移位的骨折。第 5 跖骨近端的横行骨折如累及与骰骨构成的关节，移位大于 2mm，需采用内固定治疗。

2. **Jones 骨折**　真正的 Jones 骨折（Jones fracture）是指第 5 跖骨骨干近干骺端处的骨折。

3. **手术治疗**　当应力骨折出现硬化或出现髓内骨痂时，非手术治疗而能愈合的可能明显减小。需手术使骨髓腔再通。用骨钻或骨磨钻钻通髓腔，骨折间隙嵌入植骨块。推荐用螺钉髓内固定骨折（图 2-141）。

对第 5 跖骨近端干骺端的急性骨折，用短腿石膏管形制动足部，6 周内不负重，其后 2 周内逐渐负重。大多经这种方法治疗的骨折能成功地愈合。对活动量大的患者的骨折和慢性骨折，应采用髓内螺钉固定加骨折背内侧表面无应力植骨。术后短腿石膏管形制动，限制负重 6 周，再换可行走的石膏 2～4 周，然后逐渐恢复正常活动。

4. **第 5 跖骨骨干骨折**第 5 跖骨骨干的创伤骨折　很常见，治疗与其他跖骨骨折相同。只有骨折移位明显时，才行内固定。大多第 5 跖骨远端轻微或无移位的骨折，经石膏固定都能成功愈合。

（八）跖趾关节、趾骨、籽骨的骨折脱位

1. 第 1 跖趾关节

（1）解剖。第 1 跖趾关节较其他跖趾关节大，几个强大的肌附于第 1 趾骨近端基底（踇外展肌、踇短

伸肌、踇收肌、2 条踇短屈肌腱)。

(2) 损伤的处理。如骨折有数毫米的移位,需用加压螺钉或张力带行开放复位内固定(图 2-143)。

小的骨软骨骨块可切除,但大的骨软骨骨块需用开放复位内固定。可用克氏针、小加压螺钉或 Herbert 螺钉固定关节面。

第 1 跖骨头与籽骨、足短屈肌间的钮孔机制,使闭合复位第 1 跖骨头向背侧的脱位没有可能。当对第 1 跖趾关节行开放复位时,用联合手术入路,包括 1 个背侧切口和 1 个经籽骨间横韧带的短切口。复位后,足和足趾用石膏固定于中立位 2~3 周,逐渐行关节康复锻炼。

2. 第 2~5 跖趾关节

(1) 从解剖角度。第 2~5 跖趾关节有着相同的结构。每个跖趾关节有侧副韧带、跖侧板、附于背侧的足内在肌肌腱。踇长屈肌腱附于远端趾骨基底,踇短屈肌腱附于中节趾骨,踇长伸肌腱沿趾骨背侧走行,止于远端趾骨背侧。跖侧脂肪垫位于跖骨头下方。

(2) 较小跖趾关节脱位、扭伤、骨折的治疗。是力求恢复这些关节的最大动度。关节脱位有可能行早期闭合复位,但当跖骨头经跖板机制形成纽扣状态时,闭合复位

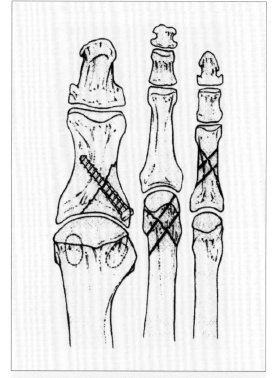

图 2-143　跖趾关节部骨折与近节趾骨的固定

不易成功,需行开放复位,经趾骨基底和跖骨头上方做直切口,沿跖骨纵线切开跖板,将其复位于跖骨头下。跖骨头骨折的解剖复位可用小克氏针和螺钉固定(图 2-143)。

术后主动和更有力的被动活动需等到 3~4 周即 X 线片证实骨折愈合后才开始。

(3) 第 1 趾骨和趾间关节的骨折。第 1 近节趾骨应更多用手术治疗。应行解剖复位克氏针或螺钉内固定。

第 1 趾间关节的正常动度不超过 20°,该关节的强直不会导致明显的功能障碍。

(4) 第 2~5 趾骨和趾间关节的骨折。近节和中节趾骨干骨折常由闭合损伤引起,可行非手术治疗,用石膏或小夹板固定。将伤趾和邻趾用软敷料隔开,伤趾用一块注射器的管壁固定,再将其固定于邻趾。除非明显移位和开放损伤,这些骨折不需手术治疗。

闭合方法未能达趾骨解剖复位的骨折可行开放复位克氏针内固定。趾骨畸形愈合产生突起,摩擦邻趾,导致溃疡和糜烂。

(5) 远节趾骨和甲床损伤。常由重物砸压足部引起。这种损伤常不仅限于甲床,而且可累及整个前足。

治疗:甲下血肿可行引流,可将一小引流片置于甲下血肿中间,应保持局部无菌以避免甲床和远节趾骨感染。

(6) 籽骨损伤。籽骨是 2 个足趾短屈肌腱止点之间的连接结构,其功能类似于膝关节股四头肌机制中的髌骨。它们支撑第 1 跖骨头和跖趾关节,起杠杆作用。每个籽骨长 7~10mm。其背侧面与跖骨头跖侧面相关节。坚韧的籽骨间韧带连接两块籽骨,并与深部跖骨间韧带相连。

第 1 跖趾关节的籽骨损伤,虽然罕见,但能导致疼痛和功能障碍。舞蹈演员和长跑运动者易发生籽骨应力骨折。

籽骨炎是跖骨头和籽骨关节的一系列综合征,其特征是疼痛、无力、炎症以及可能的关节软骨面损伤。跖骨下籽骨位置不良和进行性跖骨内翻可加剧籽骨炎。

籽骨骨折,趾移向对侧,屈肌腱及联合腱一半的功能被损坏。

籽骨的急性骨折或怀疑应力骨折,常用的治疗方法是在足弓和第1跖骨头下垫一软垫,用胶带固定跖趾关节于中立位或轻度屈曲位,再用石膏制动足部4~8周。如石膏固定后籽骨骨折未愈合,或疼痛持续,可行籽骨切除。

籽骨切除术需精良的外科技术。破裂的籽骨从与其相连的关节囊中切除但不能破坏肌腱。籽骨切除后,应修整或修复肌腱,然后关闭伤口。石膏固定足趾4~6周,然后开始足趾背屈练习和完全负重。在其后的数月内,夜间用石膏固定足部,以防止趾移位。

籽骨切除后常发生严重的功能障碍。如外侧籽骨切除后常引起足趾内移和鸟嘴畸形,称之为足内翻。因而,应尽量保留籽骨,必要时应行籽骨植骨以促进籽骨骨折的愈合,方法是在骨折的中央钻一孔,用松质骨植骨。术后常规将足趾用石膏固定于中立位。这种植骨是无应力植骨的一种,常产生优良的结果。

(文益民 赵良瑜)

参 考 文 献

［1］ Mason M. Some observations on fractures of the head of the radius with a review of one hundred cases ［J］. Br J Surg, 1954, 42(172): 123-132.

［2］ Colton C L. Fractures of the olecranon in adulat: Classification and management ［J］. Injury, 1973, 5(2): 121-129.

［3］ Anderson L D, Sisk D, Tooms R E, et al. Compression-plate fixation in acute disphyseal fractures of the radius and ulna ［J］. J Bone Joint Sure, 1975, 57(3): 287-297.

［4］ Scharplatz D, Allgöwer M. Fracture-dislocation of the elbow ［J］. Injury, 1976, 7(2): 143-159.

［5］ Sultanpur A. Anterior supracondylar fracture of the humerus (flexion type): A simple technique for closed reduction and fixation in adults and the aged ［J］. J Bone Joint Surg Br, 1978, 60(3): 383-386.

［6］ Müller M E, Allgöwer M, Schneider R, et al. Manual of Internal Fixation ［M］. 2nd ed. Berlin: Springer-Verlag, 1979.

［7］ Worsing R A, Engber W D, Lange T A. Reactive synovitis form particulate silastic ［J］. J Bone Joint Surg Am, 1982, 64(4): 581-585.

［8］ Fleetcroft J P. Fractures of the radial head. Early aspiration and mobilization ［J］. J Bone Joint Surg, 1984, 66B: 141-142.

［9］ Josefsson P O, Johnell O, Gentz C F. Lont-term sequelae of simple dislocation of the elbow ［J］. J Bone Joint Surg Am, 1984, 66(6): 927-930.

［10］ Richli W R, Rosenthal D I. Avulsion fracture of the fifth metatarsal: Experimentalstudy of pathomechanics ［J］. Am J Roentgenol, 1984, 143(4): 889-891.

［11］ Bryan R S, Morrey B F. Fractures of the distal humerus // Morrey B F. The Elbow and Its Disorders. Philadelphia: W. B. Saunders, 1985, 302-339.

［12］ Jupiter J B, Neff U, Holzach P, et al. Intercondylar fractures of the humerus. An operative approach ［J］. J Bone Joint Sure J Bone Joint Surg Am, 1985, 67(2): 226-239.

［13］ Moore T M, Klein J P, Patzakis M J, et al. Results of compression plating of closed Galeazzi fractures ［J］. J Bone Joint Sure J Bone Joint Surg Am, 1985, 67(7): 1015-1021.

［14］ Morrey B F, An K N. Functional anatomy of the ligaments of the elbow ［J］. Clin Orthop Relat Res, 1985, (201): 84-90.

［15］ Bauer M, Jonsson K, Nilsson B. Thirty-year follow-up of ankle fractures ［J］. Acta Orthop Scand, 1985, 56(2): 103-116.

［16］ Chapman M W. Fractures and fracture-dislocations of the ankle // Mann R A. Surgery of the foot. 5th ed. St. Louis, c. v. Mosby, 1986, 568-591.

［17］ Larsen E. Experimental instability of the ankle. A radiographic investigation ［J］. Clin Orthop Relat Res, 1986, (204): 193-200.

［18］ Zell B K, Shereff M J, Greenspan A, et al. Combined ankle and subtalar instability ［J］. Bull Hosp Jt Dis Orthop Inst, 1986, 46(1): 37-46.

[19] Schatzker J. Olecranon fractures//Schatzker J, Tile M. The Rational Basis of Operative Care. New York: Springer-Verlag, 1987.

[20] Hentz V R, Narakas A. The results of microneurosurgical reconstruction in complete brachial plexus palsy. Assessing outcome and predicting results [J]. Orthop Clin North Am, 1988, 19(1): 107-114.

[21] Harper M C, Hardin G. Posterior malleolar fractures of the ankle associated with external rotation-abduction injuries. Results with and without internal fixation [J]. J Bone Joint Surg Am, 1988, 70(9): 1348-1356.

[22] Biyani A, Bhan S. Dual extensor tendon entrapment in Galeazzi fracture-dislocation: a case report [J]. J Trauma, 1989, 29(9):1295-1297.

[23] Chapman M W, Gordon J E, Zissimos A G. Compression plate fixation of acute fractures of the disphyses of the radius and ulna [J]. J Bone Joint Surg Am, 1989, 71(2): 159-169.

[24] Regan W, Morrey B. Fractures of the coronoid process of the ulna [J]. J Bone Joint Surg Am, 1989, 71(9): 1348-1354.

[25] Ahl T, Dalén N, Selvik G. Ankle fractures. A clinical and roentgenographic stereophotogrammetric study [J]. Clin Orthop Relat Res, 1989, (245): 246-255.

[26] Ahlgren O, Larsson S. Reconstruction for lateral ligament injuries of the ankle [J]. J Bone Joint Surg Br, 1989, 71(2): 300-303.

[27] Böstman O, Hirvensalo E, Vainionpää S, et al. Ankle fractures treated using biodegradable internal fixation [J]. Clin Orthop Relat Res, 1989, (238): 195-203.

[28] Collins D N, Temple S D. Open joint injuries. Classification and treatment [J]. Clin Orthop Relat Res, 1989, (243): 48-65.

[29] Mitchell M J, Ho C, Howard B A, et al. Diagnostic imaging of trauma to the ankle and foot: I. Fractures about the ankle [J]. J Foot Surg, 1989, 28(2): 174-179.

[30] Sartoris D J, Resnick D. Magnetic resonance imaging of tendons in the foot and ankle [J]. J Foot Surg, 1989, 28(4): 370-377.

[31] Toohey J S, Worsing R A. A long-term follow-up study of tibiotalar dislocations without associated fractures [J]. Clin Orthop Relat Res, 1989, (239): 207-210.

[32] Whitelaw G P, Sawka M W, Wetzler M, et al. Unrecognized injuries of the lateral ligaments associated with lateral malleolar fractures of the ankle [J]. J Bone Joint surg Am, 1989, 71(9): 1396-1399.

[33] Anderson I F, Crichton K J, Grattan-Smith T, et al. Osteochondral fractures of the dome of the talus [J]. J Bone Joint Surg Am, 1989, 71(8): 1143-1152.

[34] Sanders R, Fortin P, DiPasquale T, et al. Operative treatment in 120 displaced intraarticular calcaneal fractures. Results using a prognostic computed tomography scan classification [J]. Clin Orthop Relat Res, 1989, (290): 87-95.

[35] Lotz J C, Hayes W C. The use of quantitative computed tomography to estimate risk of fracture of the hip from falls [J]. J Bone Joint Surg Am, 1990, 72(5): 689-700.

[36] Rosen H. The treatment of nonunions and pseudarthroses of the humeral shaft [J]. Orthop Clin North Am, 1990, 21(4): 725-742.

[37] Rosson J W, Shearer J R. Refracture after the removal of plates from the forearm. An avoidable complication [J]. J Bone Joint Surg Br, 1991, 73(3): 415-417.

[38] Smith M D, Cody D D, Goldstein S A, et al. Proximal femoral bone density and its correlation to fracture load and hip-screw penetration load [J]. Clin Orthop Relat Res, 1992, (283): 244-251.

[39] Cooper D E, Arnoczky S P, O'Brien S J, et al. Anatomy, histology, and vascularity of the glenoid labrum. An anatomical study [J]. J Bone Joint Surg Am, 1992, 74(1): 46-52.

[40] Markel M D, Chao E Y. Noninvasive monitoring techniques for quantitative description of callus mineral content and mechanical properties [J]. Clin Orthop Relat Res, 1993, (293): 37-45.

[41] Pollock R G, Bigliani L U. R Recurrent posterior shoulder instability. Diagnosis and treatment [J]. Clin Orthop Relat Res, 1993, (291): 85-96.

[42] Jupiter J B, Barnes K A, Goodman L J, et al. Multiplane fracture of the distal humerus [J]. J Orthop Trauma, 1993,

7(3)：216-220.

[43] Bèzes H，Massart P，Delvaux D，et al. The operative treatment of intraarticular calcaneal fractures. Indications，technique，and results in 257 cases [J]. Clin Orthop Relat Res，1993，(290)：55-59.

[44] Burdeaux B D. The medial approach for calcaneal fractures [J]. Clin Orhtop Relat Res，1993，(290)：96-107.

[45] Keaveny T M，Guo X W，Wachtel E F，et al. Trabecular bone exhibits fully linear elastic behavior and yields at low strains [J]. J Biomech，1994，27(9)：1127-1136.

[46] Prat J，Juan J A，Vera P，et al. Load transmission through the callus site with external fixation systems：theoretical and experimental analysis [J]. J Biomech，1994，27(4)：469-478.

[47] Richardson J B，Cunningham J L，Goodship A E，et al. Measuring stiffness can define healing of tibial fractures [J]. J Bone Joint Surg Br，1994，76(3)：389-394.

[48] Wallace A L，Draper E R，Strachan R K，et al. The vascular response to fracture micromovement [J]. Clin Orthop Relat Res，1994，(301)：281-290.

[49] Capicotto P N，Heiple K G，Wilbur J H. Midshaft clavicle nonunions treated with intramedullary Steinman pin fixation and onlay bone graft [J]. J Orthop Trauma，1994，8(2)：88-93.

[50] Hersche O，Gerber C. Iatrogenic displacement of fracture-dislocations of the shoulder. A report of seven cases [J]. J Bone Joint Surg Br，1994，76(1)：30-33.

[51] Ferrante M A，Wilbourn A J. The utility of various sensory nerve conduction responses in assessing brachial plexopathies [J]. Muscle Nerve，1995，18(8)：879-889.

[52] Kuhn J E，Louis D S，Loder R T. Divergent single-column fractures of the distal part of the humerus [J]. J Bone Joint Surg Am，1995，77(4)：538-542.

[53] Mckee M D，Jupiter J B，Bosse G，et al. Outcome of ulnar neurolysis during post-traumatic reconstruction of the elbow [J]. J Bone Joint Surg Br，1998，80(1)：100-105.

[54] Alioto R J，Furia J P，Marquardt J D. Hematoma block for ankle fractures：a safe and efficacious technique for manipulations [J]. J Orthop Trauma，1995，9(2)：113-116.

[55] Gerber C，Lambert S M. Allograft reconstruction of segmental defects of the humeral head for the treatment of chronic locked posterior dislocation of the shoulder [J]. J Bone Joint Surg Am，1996，78(3)：376-382.

[56] Hovelius L，Augustini B G，Fredin H，et al. Primary anterior dislocation of the shoulder in young patients. A ten-year prospective study [J]. J Bone Joint Surg Am，1996，78(11)：1677-1684.

[57] Kerr P S，Pape M，Jackson M，et al. Early experiences with the AO calcaneal fracture plate [J]. Injury，1996，27(1)：39-41.

第三章　周围神经创伤修复

第一节　治疗简史

周围神经创伤的修复最早可追溯到 14 世纪 Guy 的 Chauliac(1300—1370)的记录，但直到 18 世纪后期之前，人们普遍认为神经是不可再生的。

Cruikshank 最早证明神经可以再生，他通过切断狗的双侧迷走神经实验发现，同时切断双侧迷走神经的狗很快死去，而先切断一侧迷走神经间隔 3 周后再切断另一侧的狗却可以存活，提示 3 周内迷走神经可能已经再生。事后证明该实验并非真正的神经再生，仅反映了迷走神经切断术的各种反应情况。而 Haighton 用间隔 6 周的实验才是真正反映了神经再生的现象。这两个实验均发表于 1795 年，与此同时，Muller 在 Schwann 的帮助下，用兔子坐骨神经做实验，观察到了功能的恢复和远端轴索的再现，证实了神经的再生。

19 世纪关于神经再生的争论主要聚集在远端神经轴索的来源，Polygenist 推测远端轴索保持存活状态，一旦与近端神经再连接即可完成神经再生，Paget 临床观察到一例男孩正中神经断伤后 1 个月就迅速恢复功能，使这一推断被更多的人相信。与此相反，Monogenists 则认为是近端的轴突延伸到远端，Waller 通过观测青蛙舌咽神经离断后整个远端神经轴突均发生崩解，而并非仅仅局限在损伤段，进一步地在猫神经的选择性神经根损伤实验中发现，与近端神经元相连的神经保持活性，而与神经元连续性中断的神经发生变性，这些进一步肯定了该推断。

19 世纪末和 20 世纪初起，各种战争带来了许多的周围神经损伤，这也促进了周围神经损伤临床治疗的迅速发展，Mithchell 首次系统观察了周围神经损伤的临床表现，他的《周围神经损伤》一书奠定了现代周围神经损伤治疗的基础，他首先描述了"灼性神经痛"。此后，第一次世界大战更是为此领域的研究提供了大量的素材，Tinel 首次描述了叩击后出现放射性麻痛现象，并以他的名字来命名该现象。在这两位先驱研究的基础上，随着第二次世界大战的爆发，英国的 Seddon 开展了从臂丛神经到指神经的有关周围神经损伤的大量研究，同时他还与美国的 Woodhall 同时开展并研究了神经桥接、电缆式移植、神经的一期和二期修复，他们的研究确立了现代周围神经损伤修复和移植的标准，并且明确了周围神经损伤二期修复的原则。

在第二次世界大战之后的几年，Sunderland 成为周围神经损伤治疗的先锋人物，他系统描述了人体主要周围神经详细的干内神经束组结构及分布，明确了现代关于周围神经束组修复和重建的观点。瑞典的 Moberg 强调了手部感觉功能的重要性，他认为手部敏感的感觉是手抓握功能的"眼睛"，并把两点辨别觉作为该功能评定最为重要的指标。

20 世纪 60 年代起，显微外科技术的发展为临床医学带来翻天覆地的变化，而周围神经的治疗更是获益颇多。Narakas1976 年报道应用显微外科技术，通过神经内外松解、神经移植等治疗臂丛神经损伤，Taylor 和 Ham1976 年首次报道了带血管的游离神经移植，Bonney1984 年进行了吻合血管的尺神经移植等，这些显微手术的应用，使过去肉眼下不可能进行的许多精细手术成为可能，并大大提高了手术的精确度，周围神经损伤治疗的临床效果有了明显的改善。

近年来,作为周围神经损伤治疗的难点,臂丛根性撕脱伤的治疗也取得了长足的进步,从多组神经移位,到健侧颈 7 神经根移位,从健侧颈 7 移位到单一神经到同时修复多根受体神经,从长段神经移植到椎体前路移位,大大缩短了神经再生的时间。1994 年,Oberlin 用尺神经部分束移位重建了屈肘功能,开创了丛内神经移位的新篇章。此后,部分正中神经、桡神经肱三头肌长头支、肱肌肌支、桡神经旋后肌支等新的移位动力神经为臂丛根性撕脱伤的治疗带来了新的希望。

除了临床上的进展,近年来各种神经营养因子及其作用机制、组织工程、干细胞治疗的研究等许多基础研究在周围神经损伤修复领域也取得了许多令人瞩目的成就,一方面更深入探讨了神经再生机制,同时摸索加快神经再生速度的各种可能性,此外寻找神经修复替代品以满足神经修复的需求,但目前尽管有零星的临床应用报道,但距离真正的广泛的临床使用,造福人类还需付出更多的努力。

第二节　周围神经创伤病理变化

一、周围神经的功能解剖

(一) 基本结构

1. **神经元**　运动神经元的胞体位于脊髓前角,感觉神经元的胞体位于脊髓旁的背根神经节,交感神经元的胞体位于脊髓侧角。由于运动神经元的胞体在脊髓内,而感觉神经元胞体在脊髓外,故当暴力撞击头肩部或牵拉上肢造成臂丛神经根在背根神经节近端水平损伤时(如臂丛根性撕脱伤),其远端的运动神经纤维因与脊髓前角的胞体离断而发生变性,但相应的感觉神经纤维因仍与背根神经节内的胞体相连而不发生变性。因此,神经电图检查虽然发现体感诱发电位(SEP)消失(表明感觉神经与中枢失去联系),但感觉神经动作电位(SNAP)仍然存在。

2. **神经纤维**　神经纤维主要由轴索构成,其胞质含有许多微管、微丝、线粒体及非颗粒性内质网等细胞器,称为轴浆。每根轴索外面裹以磷脂为主的节段性髓鞘并在其表面有一个施万细胞,称为有髓神经纤维。这类纤维相邻两节髓鞘间的轴索裸露部分称为朗飞结,其存在使神经冲动呈跳跃式传导。无髓神经纤维仅由轴索和施万细胞构成:电镜下可见施万细胞成串排列,胞质凹陷成许多纵沟,细的轴索单独或成束地陷在这些纵沟内被施万细胞包裹。周围神经的大部分纤维属有髓神经纤维,部分感觉(如痛温觉)及植物性神经节后纤维属无髓神经纤维。施万细胞是周围神经中的神经胶质细胞,在扫描电镜观察下其形态呈多样性但以梭形为主,两端突起末端呈幕状膨大;在透射电镜观察下其核大、呈圆形位于中央,胞质内含有一般细胞器如微管、微丝、线粒体、溶酶体、粗面内质网和高尔基复合体等,后两者大部分位于核周区。施万细胞的主要功能是吸收轴索中营养物质合成髓鞘、分泌基膜有效成分以提供轴索生长表面并诱导其生长以及分泌多种神经营养因子(NTFs)调节神经再生等。

3. **神经末梢**　存在于骨骼肌神经肌肉接头的运动神经末梢称为运动终板;感觉神经末梢包括游离感觉神经末梢、各种感觉小体及肌梭等。

(二) 支持结构

1. **神经内膜**　神经内膜是包绕在施万细胞鞘外面的结构,由基板(直接贴于施万细胞)、细的结缔组织纤维、毛细血管网及间充质细胞等组成。其功能为提供能量及维持神经纤维内环境的稳定性。

2. **神经束膜**　神经束膜是包绕神经束的结缔组织膜,其中含有毛细血管网及间充质细胞等,是临床上进行神经显微缝合的基本结构之一,它也是周围神经的血屏障。

3. **神经外膜**　神经外膜是周围神经最外层的疏松鞘膜,由神经干的血管网、结缔组织及神经系膜组成。神经外膜是肉眼下缝合神经的基本结构。

（三）神经束结构

神经束是周围神经肉眼下的直视单位。每束含有 400～10 000 根神经纤维,每根神经干一般含 4～20 神经束。神经束在神经干内呈丛形分布,在从近端向远端的行进过程中,神经束的大小、数目、位置不断发生变化。一般在神经近端,这种互相交错频繁,因此,不宜劈分过多;而在神经远端,神经束间纤维交错较少,运动与感觉束也趋于分离,手术时按自然分束进行分离较为容易。

（四）周围神经的血供

周围神经维持其功能必须具备两个基本条件:第一,与中枢神经细胞有连续性;第二,通过神经内血管获得连续与足够的血氧供应。周围神经虽不如脑细胞的需氧量高,但与其他组织(如骨、肌腱、皮肤等)相比,其需氧量还是比较大的。因此,周围神经内具有丰富的血液循环。近年来采用生物显微方法(如同位素标记离子追踪)研究周围神经血管分布,发现其具有两套完整的功能上既独立又互相联系的血管系统。

1. 神经外血管系统　该系统是由节段性排列的血管组成。这些节段性血管可起源于邻近神经的大血管,也可来源于邻近的肌肉与骨膜所发出的小血管。神经外血管系统具有很大的弯曲性,以保证神经在变换体位时不影响血氧的供应。

2. 神经内血管系统　该系统由外膜、束膜及内膜血管丛及其交通支所组成。神经内血管系统贯穿神经全长,并与神经外血管系统吻合。

二、周围神经的生理

（一）神经纤维传导的一般特征

神经纤维的机能是传导神经冲动。在实现兴奋传导时,神经纤维具有以下特征:

1. 生理完整性　冲动传导要求神经纤维在结构与机能上都是完整的。在某些情况下如麻醉、低温损伤并不破坏神经纤维解剖上的连续性,但也可阻滞神经传导。

2. 绝缘性　每条神经纤维只沿着本身传导神经冲动而不波及相邻纤维,因此,各种纤维可以同时传导冲动而不互相干扰,从而产生精确的神经调节。

3. 双向传导性　即刺激神经纤维上任何一点,产生的冲动可沿纤维向近远端同时传递。

4. 相对不疲劳性　由于神经冲动传导耗能较少,因此即使在长时间刺激下神经纤维也始终保持其传导功能。

（二）神经冲动的传导原理

神经纤维的传导速度与其直径、髓鞘的厚度及温度等密切相关。通常情况下,直径愈粗、髓鞘愈厚传导速度愈快,而低温将使神经传导速度减低。有髓神经纤维的郎飞结处无髓鞘,当该区域兴奋时可发生除极;但由于节间段髓鞘脂质成分具有高阻抗性,此兴奋的郎飞结只能与邻近安静的郎飞结产生局部电流而使之兴奋,因此,神经冲动出现跳跃式传导。这种传导特征使有髓神经纤维的传导速度远远快于无髓神经纤维。

（三）神经纤维的轴浆运输

神经元与轴索之间的物质运输依靠轴浆流完成。神经轴索内的轴浆流动呈双向性:一方面部分轴浆由胞体流向末梢,另一方面部分轴浆又由轴索末梢反流向胞体,前者与后者分别称为顺向运输与逆向运输。顺向运输是主要的,又基本分为快速与慢速两种:含有递质及相关酶类、糖蛋白及胆固醇等的运输属快速运输,而微管、微丝及线粒体等为慢速运输。逆向运输的速度约为顺向者一半,主要功能是反馈末梢的信息(如神经营养因子)到胞体,辣根过氧化物酶逆行示踪技术正是运用了轴浆逆向运输的原理。总之,轴浆运输与神经纤维功能维持及再生有密切关系。

（四）神经纤维的分类

根据神经纤维的直径、传导速度和功能的不同,可将周围神经分为 A、B、C 三类。

A 类：有髓鞘的躯体本体性传入和躯体传出纤维。根据直径从粗到细及速度从快到慢，又将其进一步分为 α、β、γ、δ 四个亚型。

B 类：有髓鞘的自主性神经节前纤维及内脏传入纤维。

C 类：无髓鞘的痛温觉传入纤维及自主神经的传出纤维。

对周围神经的躯体传入纤维，还可根据直径及传导速度的不同将其分为 Ⅰ（Ⅰa、Ⅰb）、Ⅱ、Ⅲ、Ⅳ 类，这种分类与前述分类有一定的对应关系。

三、周围神经的发育、神经元相关信号的产生及作用

中枢神经系统和周围神经系统均起源于神经外胚层，分别由神经管和神经嵴分化而成。在脊索的诱导下，神经外胚层在胚胎第三周时形成神经板。由于神经板周边部分生长较快，板沿着中轴下陷形成神经沟。约 22 天时在相当于枕部体节的平面上，神经沟首先融合成管，并继续向头尾两端扩展，最后分别形成两个开口——前神经孔与后神经孔。当 25～28 天时两孔先后关闭，形成一条与胚体弯曲一致的中空管道，即神经管。该管头端膨大，发育成脑，后端较细，发育成脊髓。神经沟在闭合成为神经管时，其边缘与表面外胚层延续处的神经外胚层细胞发生游离，在位于表面外胚层的下方和神经管的背外侧，组成左右两条分别与神经管平行的细胞索，即神经嵴。神经嵴除分化为周围神经系统的感觉神经元及植物性神经节细胞外，还分化出施万细胞、神经节卫星细胞、肾上腺髓质的嗜铬细胞和色素细胞等。

神经管形成后，其管壁的柱状上皮细胞不断增生，变成假复层状态的神经上皮，后者分化为成神经细胞和成胶质细胞。成神经细胞一般不再分裂增殖，它起初为圆形，称为无极成神经细胞；以后出现两个突起，成为双极成神经细胞；接着该细胞朝向管腔一侧的突起退化消失，变为单极成神经细胞；其保留的伸向边缘层的突起继续生长并成为原始轴突，内侧端又形成若干短突起而成为原始树突，于是最终形成多极成神经细胞。神经胶质细胞的发生晚于神经细胞。在中枢神经系统，成胶质细胞先分化为各类胶质细胞的前体，即成星形胶质细胞和成少突胶质细胞，前者进一步分化为原浆性和纤维性星形胶质细胞，后者分化为少突胶质细胞。小胶质细胞的起源尚有争论，但多认为起源于血液中的单核细胞。神经胶质细胞始终保持分裂增殖能力。

神经元在生长发育过程中，其轴索末端有一特殊的胞质膨大区，称为生长锥，其表面的受体能在生长路径上，结合不同时间和空间周围组织先后表达的各种信号分子，其相互作用导致生长锥内细胞骨架成分和第二信使的反应性变化，从而不断校正生长方向，最终找到目标，而后者又给生长锥停止信号并使轴索与靶组织建立突触联系。目前认为，各种信号分子引导轴索生长和再生的机制至少有 4 种：①化学吸引作用（chemoattraction）：是指靶组织和远端施万细胞等释放的某些可溶性物质（如各种神经营养因子和趋化因子）对生长锥的吸引；②化学排斥作用（chemorepulsion）：指生长锥受近端来源某些化学物质（如 slit 蛋白）的排斥作用；③接触依赖吸引作用（contact-dependent attraction）：指远端施万细胞等分泌的各种细胞黏附因子及细胞外基质成分对生长锥的吸引；④接触依赖排斥作用（contact-dependent repulsion）：指轴索之间的互相排斥。

神经营养因子（neurotrophic factors）和神经趋化因子（neurotropic factors）是有区别的。前者是一类由靶组织及损伤神经的施万细胞等所分泌的蛋白质，通过轴浆的逆行运输而支持神经元的存活并促进轴索再生；而后者则是 20 世纪 20 年代 Cajal 强调由损伤神经远端合成并引导轴索生长方向的化学物质。研究发现，在脊椎类动物中至少存在 3 种引导轴索方向性生长的蛋白质，分别称为 Slit1，Slit2 和 Slit3。它们主要由中线胶质细胞（midline glial cells），也可由大脑和脊髓的底板细胞（floor plate）、脊髓的运动柱、背根神经节细胞及施万细胞等表达。Slit 蛋白是一种细胞外基质蛋白，它对发育及再生中的轴索既有吸引，也有排斥，从而避免轴索的错向生长。神经趋化因子的作用机制除呈浓度梯度排列直接作用于生长锥外，还能吸引近端的施万细胞，从而促进轴索的方向性生长。需要指出的是，神经营养因子和神经趋化因子难以截然分开，例如，从溃变神经节段中释放的神经营养因子能同时促进和吸引轴索再生，此时，神经营养因子也起到了一定的趋化作用。

可见,在周围神经系统的发育及再生过程中,神经趋化因子和施万细胞等提供了轴索方向性生长的适宜微环境,促使其向着靶组织延伸并最终建立突触联系。

四、周围神经创伤后的病理

周围神经损伤后将导致神经元整个结构的损伤性反应。现分述如下。

(一)神经元

1. 变性　尼氏体、线粒体、溶酶体等数目明显减少,甚至神经元死亡。变性程度与损伤性质、程度与部位有关。

2. 再生　神经元3周后开始代谢活跃,轴浆流增多。一般此代谢变化在3个月内达到高峰并持续至伤后6个月。因此,神经断伤后的修复时机不宜晚于伤后6个月。

(二)神经远断端

1. 变性　远端神经干因失去轴浆流的营养,将发生瓦勒(Wallen)变性,即轴索和髓鞘崩解,增生活跃的施万细胞(靠神经外血管系统营养)沿着基板整齐排列而形成一条实心的细胞带——Büngner氏带。

2. 再生　近端轴索长入远端神经内膜管后,施万细胞在新生的轴索外形成板层结构的髓鞘,并以同心圆形式包绕轴索。自此,有髓神经纤维的跳跃式传导功能得以恢复。

(三)神经近断端

1. 变性　神经近断端将发生逆行性瓦勒变性,但其范围仅限于上行1～2个朗飞结处(每个节间段长约$50\mu m$～1mm)。

2. 再生　生长锥做阿米巴运动,长入远侧的神经内膜管内,否则形成创伤性神经瘤。

(四)神经末梢

运动终板的变性及再生与远端神经干相同,一般两年后运动终板将发生纤维化,神经不能再生。就感觉末梢而言,虽然神经断伤后感觉通路阻断,但由于各种皮肤感受器仍不断接受各种刺激,故感觉末梢的变性程度一般较轻。因此,感觉神经损伤后的修复时限较运动神经明显延长。

第三节　周围神经创伤分类

周围神经损伤的病理分类有Seddon(1943)的三级分类法及Sunderland(1951)的五度分类法,其病理改变、临床及肌电表现、治疗原则列表说明如下。

一、Seddon三度分类法

(一)神经震荡(Neurapraxia)

神经受伤较轻,如轻微的牵拉伤,短时间轻能量的压迫,周围肌肉、骨骼损伤的震荡波及等。神经可发生肿胀,但无明显的组织结构改变,没有发生瓦勒变性。表现为暂时性的神经失去传导功能,常为运动功能麻痹,感觉功能仅部分障碍。数日内感觉运动功能即可开始恢复,且其支配区域的功能能均匀一致地恢复。

(二)轴索中断(Axonotmesis)

较重的神经损伤,多数为钝性损伤。其病因可为较重的牵拉伤,长时间大能量的压迫,骨折,寒冷或缺血,药物刺激等导致。神经轴索中断或严重破坏,损伤段以远可发生瓦勒变性。但其周围的支持结构,尤其是神经内膜管仍保持完整,因此近端再生轴索可沿原来远侧端长到终末效应器官。

（三）神经断裂（Neurotmesis）

神经严重损伤，神经束完全离断，多由于开放性损伤，大能量的牵拉，神经缺血，化学性损伤等。神经损伤后远段发生瓦勒变性，神经连续性中断。需要将两断端对合后，近侧段再生轴索才可能长入远侧段。

二、Sunderland 五度分类法

（1）第Ⅰ度。仅神经传导功能丧失，神经轴索仍保持完整或有部分脱髓鞘改变。

（2）第Ⅱ度。神经轴索中断，损伤的远端发生瓦勒变性，但神经内膜管保持完整，神经再生时从损伤近端长出的轴索可沿原神经通道生长，最终达到末端效应器，可以有良好的功能恢复。

（3）第Ⅲ度。神经束内神经纤维中断，但神经束膜仍保持完整，一般局部损伤较轻，瘢痕生成不多。损伤远端的神经纤维发生瓦勒变性，从损伤近端长出的再生轴索可沿神经束膜向远端生长，寻找远端退变的施万细胞形成的 Büngner 带，长入其中并最终到达末端效应器，获得较好的功能恢复；但局部创伤较大，形成较多束间瘢痕的情况就会阻碍再生轴索的生长，从而影响功能恢复。

（4）第Ⅳ度。部分神经束中断，神经外膜仍完整，外膜内可出血，形成小的血肿，之后会形成较多的束间瘢痕。中断的神经纤维远端发生瓦勒变性，从近端长出的再生轴索受到束间瘢痕的阻碍，无法长入远端的 Büngner 带而影响到神经支配功能的恢复，只有未损伤的神经束恢复部分功能。

（5）第Ⅴ度。神经完全离断，包括神经外膜，由于外膜的营养血管破裂而出血，水肿，之后形成瘢痕。断端远侧的神经发生瓦勒变性，从近端再生的轴索无法通过瘢痕，导致神经支配功能不能恢复。

以上是常用的两种神经损伤分类方法，前者比较简单，但对不完全离断的损伤分类较为笼统，后者比较详尽，目前为临床广泛应用。对于第Ⅰ、Ⅱ度的神经损伤，神经外膜和束膜保持完整，一般不需要手术治疗，而第Ⅲ度的损伤中较轻的损伤，应局部瘢痕较少，其功能多数能自行恢复，而损伤较重的第Ⅲ度损伤由于较多的束肩瘢痕影响了再生轴索的通过，需要手术治疗；第Ⅳ、Ⅴ度的神经损伤不能自行恢复，同样需要手术治疗。Mackinnon 和 Dellon 在 Sunderland Ⅰ～Ⅴ度分类基础上，将同一神经内存在不同程度的混合（或部分）损伤另定为Ⅵ度损伤，其治疗原则基本同轴索断裂。

第四节　周围神经创伤诊断

对周围神经损伤的诊断应掌握周围神经的局部解剖，神经之间的联系和变异，每根神经分支类型及其所支配的功能，异常支配等。任何周围神经经过区域的开放性或闭合性损伤在神经损伤排除之前均需要考虑其损伤的可能性，同时当肢体有多处损伤时还应考虑神经多平面的损伤。在对周围神经损伤的诊断应包括以下几个方面：①是否有神经损伤；②损伤的定位；③损伤的性质、程度。

一、诊断要点

1. 相关病史　起病的过程，损伤的机制、部位、深浅，一般来说切割伤造成的神经损伤比较局限而牵拉伤或挤压伤会产生广泛的伤害。

2. 系统的体检　了解神经支配区域的感觉、运动和交感功能变化，具体见各神经损伤介绍。

3. 非急诊或伤口愈合后体征　神经瘤的出现提示 Sunderland Ⅲ～Ⅴ度的损伤，从远端向近端叩击出现沿神经支配区的放射感提示有神经再生，肌 Tinel 征，但该体征提示神经再生并不可靠。另外需警惕有些患者可因伴有血管损伤而有动脉瘤。

4. 运动感觉功能评估　目前国内外评价神经功能的方法有许多，最为常用的是英国医学研究院的神经外伤学会（MCRR）的标准，该标准包括运动和感觉两方面的评价。运动功能分为 M0，M1，M2，M3，M4

和 M5 共六级,分别表示无肌肉收缩,有可察觉的收缩但无关节运动,有关节运动但不能抗重力,能抗重力的关节运动但不能抗阻力,能抗一定的阻力运动,正常的肌肉收缩。感觉方面也分为 S0,S1,S2,S3,S3+和 S4 六级。S0 表示感觉完全丧失,S1 表示神经绝对支配区有深感觉,S2 表示神经绝对支配区有浅感觉和一定程度的触觉,S3 表示皮肤有浅感觉和触觉,无过敏现象,S3+表示神经支配区除了达到 S3 水平外,两点辨别觉有部分恢复,S4 表示感觉正常。

二、辅助诊断

迄今没有一种诊断方法可以替代术中探查的准确性,但一些辅助的诊断方法可以帮助对神经的损伤与否及程度作预判。

(一)电生理检查

电生理检查是目前最广泛应用的诊断周围神经损伤的方法,其检测内容较复杂,以下介绍一些与神经损伤相关的几个检查内容。

1. 肌电图检测

(1)插入电位。针电极插入时因其对肌肉纤维或神经的机械刺激及损伤作用而猝发之电位,当其延长时提示神经源性损伤。

(2)纤颤电位,正相电位(称正尖波)。是单根肌纤维自发性收缩产生的电位,以前认为是失神经支配的特殊改变,近年来认识到只是反映肌膜兴奋性改变,还可见于电解质改变、肌炎和肌纤维破坏等。

(3)肌肉收缩电位。临床常用单纯相、单纯混合相、混合相及干扰相来反映肌肉收缩时的状态。

2. 神经传导速度检测　包括运动神经传导(MNCV)、感觉神经传导(SNCV)和混合神经干动作电位(NAP),影响神经传导速度的因素有髓鞘脱失、神经受到机械压迫、神经断裂、缺血等,会造成神经传导速度下降甚至神经传导完全消失。另外神经炎、中毒、代谢障碍等因素会导致神经轴突变性或节段脱髓鞘而降低神经传导速度。

(1)F 反应。对神经施加超强刺激,在肌肉动作电位后续的一低波幅动作电位,多出现在手足小肌肉,对于神经根病变、臂丛神经血管受压征(TOS)有诊断价值。

(2)体感诱发电位(SEP)。通过外周刺激,在颅骨表面记录的一种感觉神经传导电位,间接了解外周神经与中枢神经之间的连续性,用于臂丛神经根性损伤中节前和节后损伤的鉴别。

(3)运动诱发电位(MEP)。通过经颅骨刺激大脑运动皮层或脊柱刺激脊髓运动神经根,在靶肌肉记录动作电位,反映了中枢与外周的连续性。

(二)放射学诊断

1. X 线片　通过 X 线片了解伴有神经损伤的骨折、脱位和其他骨性异常的定位,常规 X 线检查的缺点是无法准确显示血管、神经、组织的损伤情况。

2. 磁共振(MRI)　20 世纪 90 年代起,MRI 在周围神经损伤中的作用已得到充分肯定。近年来,随着 MRI 软硬件技术的迅速发展,MRI 在周围神经损伤中的应用有很大突破。用于神经损伤的 MR 成像序列主要包括常规 MR 成像、神经成像术、功能成像及分子成像等。由于常规 MRI 序列中周围神经显示率与神经周围脂肪含量有关,常规 MRI 扫描对周围神经的显示价值非常有限。脂肪抑制技术可抑制脂肪产生的高信号,消除脂肪引起的化学位移伪影,使神经及其损伤病变能清晰显示。20 世纪 90 年代出现的神经成像术(magneticresonance neurography,MRN)使周围神经的成像进入了一个新的时代。它可使周围神经显示为高信号,可以获得神经纤维束高分辨率的影像,但此技术对磁场强度及线圈要求极高,近年来出现的扩散张量成像(diffusion tensorimaging,DTI)可根据水分子扩散方向追踪纤维走行,是进行活体无创性研究神经纤维的成像技术。由于周围神经复杂的解剖结构、生理机能及损伤时修复的生物学行为特点,如何直观、早期地显示周围神经损伤程度,判断神经再生表现等,寻求可靠、有效的适用于人体的无创性的示踪方法等关键性问题仍未取得突破性进展。一些特殊技术还不成熟,大多仍处于实验阶段,其敏感性、特异性及准确性有待在临床中进一步研究提高。然而随着 MR 各种新技术、新成像方法的不断发展及技术间的有机结合,特别是周围神经专用线圈的研制,功能成像、分子成像等技术的发展,MRI 将在显示周围神经损伤方面有更加广阔的临床应用前景。

3. CT(computed tomography,CT)检查　CT 对骨折、伤道、血肿等显示较好,但由于神经及神经周围软组织对 X 线的吸收特征基本相同,CT 对神经及周围软组织的分辨率较低,传统观点认为 CT 无法有效显示周围神经的走行与损伤程度。随着高分辨率 CT(high resolution computerizedtomography,HRCT)的产生,CT 脊髓造影术(computerizedtomography myelography,CTM)、多平面重建(multiplanar reconstruction,MPR)、最大密度投影(maximum intensity projection,MIP)、表面遮盖技术(shaded surface display,SSD)、容积再现技术(volume rendering technique,VRT)、曲面重建(curved planarreformation,CPR)等技术的发展,使周围神经的 CT 显像成为可能。

4. 超声检查　超声检查可以描绘周围神经形态,得到实时动态图像,且为非侵袭性检查,经济实惠,患者易于接受,周围神经损伤的超声诊断已逐渐成为研究热点。目前,除了少数神经不能显像,使用高频线阵探头可清晰地显示全身绝大多数周围神经的分布、走行、粗细及其与周围组织的解剖关系。正常人体周围神经高频超声图像纵切时多为条索状,平行排列但不完全连续的束状低回声带及分隔其间的束状强回声带;横切时呈类圆形,为多数圆形或卵圆形的小低回声区及包绕其周围的颗粒状强回声带。Silvestri 等用高频探头观察离体神经,并与组织切片进行比较,发现二维声像图表现为低回声的部分为神经纤维束,而周边的高回声带被证实为纤维膜结构。超声检查可以早期发现断裂水平和缺损长度;在神经缝合术后,超声检查可以评估神经在吻合处的连续性。周围神经超声检查的正确诊断与术者操作和图像解析的熟练程度有密切关系,且有相当部分周围神经外伤伴有骨折、肌肉损伤等存在,伤情多较复杂,周围组织结构破坏严重,超声诊断准确性仍值得进一步研究。

(三)手术探查明确诊断

当临床上有高度怀疑神经连续性中断的病例中符合以下情况者,应考虑手术探查明确神经损伤的诊断。

(1)锐器的贯穿伤。

(2)严重的牵拉伤,尤其是臂丛神经的牵拉伤。

(3)当骨折部位有锐利的骨折端或骨折片提示有损伤相邻神经可能。

(四)影响诊断的因素

1. 患者的年龄　当患者太过年幼时,与其沟通困难和检查的不配合均会影响诊断的准确性。

2. 患者的总体情况　病人意识是否清醒,有无剧烈疼痛,情绪是否激动以及疲劳程度等均会影响到临床检查。当病人一般情况不好时,应在短时间内迅速判断是否有主要神经损伤而不必详细检查,可等到患者情况好转后再进行。

3. 损伤的性质及有无其他伴随损伤　当损伤严重时应考虑延期详细检查,相邻软组织、骨骼或关节的损伤也会因其活动度而影响临床检查。

4. 专业器材的配备　当专业人员或检查器材不能准备妥当时,应考虑延期检查。

第五节　周围神经创伤治疗

一、显微外科手术

(一)神经松解术

该术适用于神经连续性未完全中断,仅有部分功能丧失而非手术治疗无效的患者,神经损伤的原因常为血肿、炎症、放射线、药物注射等,若指征选择得当,疗效可十分明显。判断神经束是否中断的标准主要为术前神经主要功能是否丧失、创伤性神经瘤形态、大小与质地及术中肌电检测结果等。神经松解术分为以下两种方法:

1. 神经外松解术　可以在肉眼下或手术放大镜下进行。目的是将神经干从周围的瘢痕或骨痂中游离出来,并将附着于神经干表面的瘢痕组织基本予以清除,必要时应将神经外膜切开减压。同时,应将神经周围软组织中的瘢痕切除,以使松解减压后的神经干处于比较健康的软组织床中。此外,关闭切口前,可在局部放置皮质激素类药物,以减少神经干周围瘢痕增生。

2. 神经内松解术　神经外松解后若其质地明显变硬,则可在手术放大镜或显微镜下进一步切除神经外膜,再将束膜间瘢痕组织清除,使每条神经束全部游离。一般不主张切开神经束膜,以维持神经内环境的稳定。

（二）神经缝合术

1. 外膜缝合法　在手术放大镜或显微镜下进行。要求对合准确,防止神经束外露、扭曲、重叠、错位。该法操作容易,创伤较小,但缺点是难以精确对合神经束,外膜创伤性增生反应可影响再生轴索通过吻合口,以及外膜抗张力较小。

2. 束膜或束组缝合法　该法包括以下步骤:①切除1～2cm神经外膜,使神经束充分外露,将神经束分成4～5个束组,每组缝合1～3针。②分辨神经束的性质:神经干近端大多为混合束,故一般根据神经束大小标志进行对合。神经干中段一般应用显微感应电刺激作鉴别:即刺激近断端时,引起疼痛者为感觉束,否则为运动束;刺激远断端时,运动束可产生肌肉收缩(在瓦勒变性尚未完全时),感觉束则无反应。神经干远端可应用神经束图作定位,或者通过测定断端乙酰胆碱酯酶含量进行鉴别,即运动束含量多,感觉束含量少。该缝合法较外膜缝合法对位精确,但对神经创伤较大。

3. 外膜束膜联合缝合法　该法缝合神经外膜及靠近边缘的神经束膜,具有对位准确、抗张力强及操作简便等优点,但有时较大神经干的中央部分对合欠佳。此种方法目前临床应用较多。

4. 电缆式神经移植术　神经直接缝合适用于急症神经切割伤或缺损在2cm以内神经断伤的修复,若神经缺损长度超过2cm或达到其直径的4倍以上时,则应采用神经移植。移植神经的长度需长于缺损的15%,通常采用腓肠神经、前臂内侧皮神经、桡浅神经及隐神经等皮神经作为移植材料,根据被修复神经断面的大小决定移植股数,一般为3～5股。先将每股移植神经重叠缝合在一起,再将此电缆状的移植神经桥接缺损的周围神经,也可分别桥接每股移植神经。通常将移植神经的外膜与被修复神经的外膜(或束膜)缝合。该法虽然增加一个吻合口,但由于完全消除了吻合口的张力而避免了神经缺血,其疗效明显优于一个有张力的吻合口。

二、组织工程在神经修复中的应用

组织工程是20世纪80年代中期发展起来的一门新兴交叉学科。它综合运用工程学和生命科学的基本原理和方法,在体外预先构建一个有生物活性的种植体,然后植入体内修复组织缺损,以替代组织或器官的一部分或全部功能,也可作为体外装置暂时替代器官的部分功能。组织工程化人工神经由种子细胞、可降解支架材料及细胞外基质三种成分组成,其在周围神经缺损的修复方面具有良好的应用前景。

（一）施万细胞

由于施万细胞在周围神经再生中的重要作用,因此该细胞被广泛用作周围神经组织工程的种子细胞。1979年Aguay将体外培养的乳鼠施万细胞种植到5mm长的血管段用以桥接大鼠坐骨神经缺损,并且同时应用免疫抑制剂。3～6周后发现种植血管段内有大量的再生神经纤维通过,表明施万细胞血管移植体对近端轴索长入远端起到了促进作用。该实验为组织工程化人工神经的研制奠定了基础。

施万细胞是组织工程化人工神经的核心。在移植支架材料中施万细胞只有达到$1×10^8$/ml以上的浓度,才能分泌足够的各种神经营养因子和细胞外基质成分(如纤维连接蛋白、层粘连素等)并发挥髓鞘化作用,从而维持神经元存活并促进轴索再生。通常,实验研究中培养所需的施万细胞来自动物的坐骨神经和臂丛神经等,而临床研究中的施万细胞则来源于成人或胎儿活的神经组织。施万细胞的培养方法主要有植块反复种植法、酶消化法、差速贴壁法,还有轴索诱导增殖法和免疫选择法等,但后两者因操作复杂而较少使用。由于施万细胞经多次传代培养后,其形态及功能将发生改变而不能满足功能细胞的要求,为此,有人建立了MSC800永生施万细胞系,试图使施万细胞长期存活并保持功能;也有人采用创伤性神经瘤分离出的施万细胞进行培养或在培养中加入脑组织提取液或变性髓鞘匀浆以获得大量的功能较佳的施万细胞。随着分子生物学技术的发展,目前已有许多医生采用相关基因修饰施万细胞,以使其增殖能力及分泌各种营养与细胞因子的功能获得显著提高。

由于施万细胞可表达组织相容性抗原,因此,移植后的施万细胞是否产生排异反应是周围神经组织工程研究中令人关注的另一问题。理论上,来源于自体的施万细胞最可靠,但由于需预先切取并进行各种处理、且造成新的创伤而使其临床应用受到限制。Kim用鼠施万细胞做自体或同种异体移植以比较两者修复神经缺损的疗效,发现两组的神经电生理检测结果并无显著差异,且20天后施万细胞均存活。Hermmans将成年鼠和成人的施万细胞混合培养悬液植入鼠的颞叶,发现虽有MHCⅠ和MHCⅡ类抗原表达和白细胞浸润,但均未发现受者动物对鼠和人施万细胞的免疫排斥反应,且第十周移植细胞仍存活。这些结果表明,同种甚至异种的施万细胞移植即使不使用免疫抑制剂也可能长期存活。最近还有报告采用干细胞作为种子细胞的来源,以使其免疫排斥反应的可能性进一步降低。

(二) 人工神经支架

现在国内外许多学者正致力于寻找结构上尽可能与周围神经相似的人工神经支架材料。理想的材料应具有良好的生物相容性和降解性、适宜的材料——细胞界面和三维立体多孔构造以及一定的强度和可塑性。目前用于人工神经导管的可降解材料有人工合成聚合物和天然材料两种。前者有聚乳酸(PLA)、聚羟基乙酸(PGA)、聚乳酸/聚羟基乙酸共聚物(PLGA)、和聚磷酸酯等,天然材料包括壳聚糖、羊膜、几丁质、水凝胶等,这些材料均在一定程度上满足了神经再生的要求。如果仅采用中空管道结合施万细胞种植修复神经缺损,细胞容易沉积在管壁上形成团块,而且中央部分的细胞也将出现代谢障碍。因此,现有许多医生将中空神经导管进一步制成三维立体结构,以使施万细胞能较好地黏附、相容,从而促进神经再生。

(三) 细胞外基质

施万细胞与支架材料的整合需要良好的细胞外基质(ECM)成分。周围神经的细胞外基质主要是指沉积在细胞间的大分子物质,如层粘连素(LN)、纤维连接蛋白(FN)、Ⅰ型及Ⅳ型胶原、硫酸肝素蛋白等,它们是组成施万细胞外基膜的主要成分。有实验表明,应用LN、FN及Ⅳ型胶原均能显著地促进周围神经再生。某些瘤细胞株的分泌物含有多种ECM成分,它在低温下为液态,若将培养的施万细胞导入其中后再加温到37℃,则可自然形成凝胶。用此生物凝胶作为人工神经的细胞外基质,既有利于形成良好的施万细胞生存环境,又有助于神经再生。因此,它将可能成为最佳的细胞外基质材料之一。

虽然近几年组织工程化人工神经的研究获得了长足的发展,但距最终临床应用仍有相当距离。只有在施万细胞、支架材料和生物基质三方面的研究均获得突破性进展,才能使其真正走向临床。

三、神经营养因子应用的现状及前景

神经营养因子(neurotrophic factors,NTFs)是一类作用于神经元的功能性蛋白质。这类蛋白质在胚胎期能促进神经元的分化、发育和成熟,在成年期可维持神经元存活,在神经损伤时能促进轴索的再生。目前已经发现30余种神经营养因子,这些蛋白质因具有不同的结构特征和受体信号机制,所以生物学效应也不尽相同。神经营养因子的分类目前尚未统一,从分子结构、受体类型考虑可将其分为四大类,即神经营养素(neurotrophins,NTs)家族,包括神经生长因子(NGF)、脑源性神经营养因子(BDNF)、神经营养素-3(NT-3)、神经营养素-4/5(NT-4/5)、神经营养素-6(NT-6)和神经营养素-7(NT-7)等;促神经生成细胞因子(neuropoietic cytokine)家族,包括睫状神经营养因子(CNTF)和白细胞介素-6(IL-6)等;成纤维细胞生长因子(fibroblast growth factors,FGFs)家族,包括酸性和碱性成纤维细胞生长因子等;其他生长或营养因子(cytokine),包括胶质细胞源性神经营养因子(GDNF)、亲肝素性促轴索生长因子(HBNF)、胰岛素样生长因子(IGF)、上皮生长因子(EGF)和白血病抑制因子(LIF)等。现对几种结构与功能研究较为明确的神经营养因子介绍如下。

(一)神经生长因子

1952年Levi-Montalcini首先发现神经生长因子(nerve growth factor,NGF),它是神经营养素家族的典型代表。NGF是由α、β和γ3个亚基组成的寡聚蛋白复合物,各亚基分子量均约26kD,其中β亚基具有生物活性,3个亚基聚合可保持NGF蛋白质的稳定。NGF受体分低亲和性和高亲和性,前者分子量7.5kD,简称p75,后者是一种酪氨酸蛋白激酶受体,简称TrkA。神经营养素因子均通过作用于特定神经元相应受体而发挥生物学效应。在动物体内,凡增殖能力强的细胞都可产生NGF,其主要分布在虹膜、心脏、颌下腺、脾脏、脑、神经节等组织,以及成纤维细胞、平滑肌及骨骼肌细胞、神经胶质细胞(包括施万细胞)。体内、外实验证实NGF能促进感觉和交感神经元的存活与突起生长。由于运动神经元表面仅有TrkB、TrkC而无TrkA受体,故Lundborg(2000)指出NGF对运动神经元的影响非常有限。然而,也有研究发现大鼠胚胎躯体运动神经元能表达NGF受体,虽然在生后第二周开始逐渐消失,但当成熟的脊髓运动神经元在轴索损伤后,又能重新表达NGF受体,提示躯体运动神经元对NGF具有潜在的应答能力。NGF还可促进轴索的髓鞘化,从而促使轴索成熟及功能的恢复。此外,有实验证实,施万细胞不仅能合成分泌NGF,还能表达NGF受体,并受轴索接触性抑制的调节:当轴索损伤后,激活的施万细胞可分泌NGF和表达NGF受体,此时,一个NGF分子可同时与生长锥及施万细胞表面的NGF受体结合,从而有助于再生轴索与施万细胞的相互作用,促进轴索的方向性生长。从这个意义上讲,NGF同时起到了神经趋化的作用。虽然许多实验均已证实NGF的促神经发育及再生作用,但临床实际疗效尚未得到确认。

(二)脑源性神经营养因子

第二种被确定的神经营养素家族成员是脑源性神经营养因子(brain-derived neurotrophic factors,BDNF),由Barde(1982)从猪脑的提取物中分离提纯,1989年BDNF基因被克隆、测序,其生物效应的发挥主要是通过与高亲和力的TrkB受体结合。在周围神经中,BDNF主要由施万细胞产生。BDNF对运动和感觉等神经元的发育、生存及损伤后的轴索再生均有作用。在人类肌萎缩性脊髓侧索硬化症(amyotrophic lateral sclerosis,ALS)小鼠模型中,BDNF能减少运动神经元的变性并提高其功能;在临床试验中,当采用皮下注射的BDNF到达神经肌接头时,它可通过轴浆流逆向运输到脊髓运动神经元。但是,尚不肯定通过这一方法是否有足够的BDNF被运输到脊髓并作用于变性的运动神经元。

(三)神经营养素-3

神经营养素-3(neurotrophin-3,NT-3)由Ernfors等(1990)用基因克隆扩增的方法首先发现,主要功能受体为TrkC。动物实验表明NT-3功能广泛:能促进胚胎发育中运动、感觉和交感神经元增殖与分化并诱导轴索生长;调控成熟神经元生理功能;在体或离体调节周围和中枢神经系统神经元形态;脊髓损伤后能促进损伤神经元的修复。Griesbeck(1995)发现NT-3 mRNA在成年骨骼肌中有大量表达,外源性应用可改善肌纤维的神经支配。

(四)神经营养素4/5

NT-4/5是继前3位成员于1991年被发现的,因其与前3个成员具有相似的基因序列结构和生物学活性而命名。NT-4/5对神经元的影响与BDNF功能重叠,因为这两种神经营养素共用TrkB受体进行信号传导。NT-4/5具有广泛的生物学作用,对运动、感觉和交感神经元均有促进发育、营养及损伤后再生的作用。

(五)睫状神经营养因子

睫状神经营养因子(ciliary neurotrophic factor,CNTF)最早由Helfand等在1976年发现,1984年由

Barbin 等从鸡睫状体中提取，因可维持鸡胚睫状神经节的副交感神经节的细胞存活而得名。它与神经营养素家族明显不同，是非靶源性的营养因子，与白细胞介素-6 具有相似的螺旋框架结构。在周围神经系统，CNTF 主要分布在施万细胞/髓鞘和睫状神经节，在施万细胞呈高水平表达，其信号转导通过反映细胞上的 CNTF 受体复合物实现。这种复合物由睫状神经营养因子受体 α、白血病抑制因子受体 β、Gp130 3 个亚基组成，主要分布于骨骼肌。CNTF 除了能促进培养中的运动神经元存活及损伤运动神经元的轴索再生外，还能明显减轻某些神经肌肉功能失调疾病的运动神经元的缺失。CNTF 能直接作用于肌源细胞，加速肌管分化形成，增加再生肌纤维的数量，促进肌肉再生。此外，CNTF 对交感、副交感及感觉神经元均有作用。但有研究观察到对胚胎的神经发育并非至关重要：在出生前和刚刚出生的大鼠用 Northern blot 或 PCR 法检测不到 CNTF mRNA 的存在，而出生后 2 周坐骨神经中的 CNTF mRNA 和蛋白质急剧增加；通过基因敲除致使缺失的小鼠仍可以正常发育，致成年时仅表现为轻微的运动神经元减少。

（六）成纤维细胞生长因子

20 世纪 70 年代有人发现垂体提取物中有促进成纤维细胞生长的物质，之后 Gospodarowicz 等从牛神经组织中纯化到的这种蛋白质，其分子量为 16～18kD，被命名为成纤维细胞生长因子（fibroblast growth factor，FGF）。根据等电点不同，FGF 分为碱性（bFGF）和酸性（aFGF）两种。目前成纤维细胞生长因子家族成员已有 9 个，由于 bFGF 活性强，分布广泛，故 FGF 一般以此为代表。FGF 受体有两种：即高亲和力具有酪氨酸激酶活性受体和低亲和力类肝素硫酸蛋白多糖受体。高亲和力受体分为细胞外、跨膜和胞浆三部分，只有高亲和力受体才能将 FGF 信号传入细胞内，但与高亲和力受体的结合需低亲和力受体分子的参与。FGF 由中枢与外周多种神经元的靶细胞和胶质细胞产生，由靶细胞产生的 FGF 经轴浆逆行转运至相应神经元胞体发挥营养作用，而由胶质细胞产生的 FGF 则可能在神经元损伤或死亡时释放出来而发挥作用。

（七）胶质细胞源性神经营养因子

胶质细胞源性神经营养因子（glial derived neurotrophic factor，GDNF）于 1993 年被从小鼠胶质细胞 B49 的条件培养液中分离提纯，它是由两个分子量为 1.6 万 D 的单体所组成的糖蛋白。由于 GDNF 结构上含有 7 个保守的半胱氨酸残基而与转化生长因子 β（transforming growth factor，TGF-β）相似，故被认为是 TGF 家族的新成员。GDNF 受体与 TGF-β 受体不同，它是多亚基复合物，由 GPI 键连接在细胞表面的 GDNF 受体 α 和功能性受体-Ret 酪氨酸激酶，其作用是通过 GDNF 与 GDNFRα 结合，再激活酸氨酸磷酸化转导信号，从而影响细胞活性。在周围神经，GDNF 主要来源于施万细胞和骨骼肌。研究发现 GDNF 主要作用于运动神经元：对培养的运动神经元有维持存活、促进生长的作用，而对损伤的运动神经元具有阻止其死亡和萎缩的作用；GDNF 支持培养的大鼠胚胎运动神经元存活效应较 BDNF 与 CNTF 分别高 75 倍与 650 倍。此外，GDNF 对感觉、交感和副交感神经也有作用。

综上所述，大量实验研究已证实各种神经营养因子能促进周围神经的发育及损伤后的再生，并且显示出治疗某些神经疾病的潜力。然而，真正有效地将其应用于相关临床尚有待进一步的研究。

第六节 常见周围神经创伤

一、臂丛神经创伤

（一）解剖学概要

臂丛神经由 C5～C8 与 T1 神经根前支所组成，C4 也有部分神经纤维加入臂丛，其发生率为 62%。T2 神经加入臂丛的情况不常见，但如果第一肋退化，也可参与。臂丛神经接受 C4 神经根纤维传统上称为上移型臂丛神经,接受 T2 神经根纤维称为下移型臂丛神经。交感神经纤维主要通过 C8T1 神经根加入臂丛神经,部分也可通过 C7 加入。

C5、C6 组成臂丛神经上干,C7 单独组成臂丛中干,C8T1 组成臂丛神经下干。每干平均长度为 1cm,分为前后两股,各股均位于锁骨平面,每股平均长度为 1cm。上干与中干前支股组成外侧束,位于锁骨下动脉的外侧;下干前股支组成内侧束,位于锁骨下动脉的内侧;3 个干的后股组成后束,位于锁骨下动脉后方,束的平均长度为 3cm。各束在喙突水平发出上肢的主要神经分支,外侧束分出胸前外侧神经支配胸大肌锁骨部,其终末支为肌皮神经及正中神经外侧头。内侧束其起始部分出胸前内侧神经支配胸大肌胸肋部,其终末分为尺神经及正中神经内侧头。后束分出胸背神经支配背阔肌、肩胛下神经支配大圆肌及肩胛下肌,终末支为腋神经及桡神经。

(二)臂丛神经的功能支配

1. 颈 5 神经根　其纤维数有 8 738～33 027 根,主要组成腋神经支配三角肌、小圆肌;肩胛上神经支配冈上、下肌。还参与组成:肌皮神经,支配喙肱肌;肩胛背神经,支配提肩胛肌和菱形肌;桡神经,支配肱桡肌、肱三头肌外侧头;正中神经,支配旋前圆肌。

2. 颈 6 神经根　神经纤维数为 14 227～39 036 根,主要组成肌皮神经,支配肱二头肌。部分纤维参与组成:腋神经,支配小圆肌、三角肌;桡神经,支配肱三头肌长头、旋后肌、桡侧伸腕肌;正中神经,支配桡侧屈腕肌;胸前外侧神经,支配胸大肌锁骨头。

3. 颈 7 神经根　神经纤维数为 18 095～40 576 根,主要组成桡神经,支配肱三头肌内侧头、桡侧腕短伸肌、伸指总肌。部分纤维还参与组成:肌皮神经,支配肱肌;正中神经,支配屈指浅肌;尺神经,支配尺侧屈腕肌;胸长神经,由颈 5,6,7 合成,支配前锯肌;胸背神经,由颈 6,7,8 组成,支配背阔肌,是颈 7 神经根的代表肌。

4. 颈 8 神经根　神经纤维数为 14 636～41 246 根,主要组成正中神经,支配拇指及手指的屈指肌群。其他纤维参与组成:桡神经,支配肱三头肌内侧头、尺侧伸腕肌、指总伸肌、拇长短伸肌、拇长展肌;尺神经,支配环小指屈指深肌;胸前内侧神经,支配胸大肌胸肋部。

5. 胸 1 神经根　神经纤维数为 12 102～35 600 根,主要组成尺神经,支配手内肌即大小鱼际肌、骨间肌和蚓状肌。其他纤维参与下述神经组成:正中神经,主要支配掌长肌、旋前方肌;桡神经,支配示小指伸肌;臂及前臂内侧皮神经。

(三)损伤原因及机制

臂丛损伤最常见的原因为对撞伤,主要见于肩部被高速运动物体击伤,如车祸及重物坠肩;牵拉伤主要由上肢被机器皮带卷入所致;挤压伤常见于肩锁部被挤压或锁骨骨折后的骨痂压迫。其他原因尚有产伤、切割伤(如刀刺及手术误伤)及枪弹伤。车祸及重物坠肩产生的头肩分离暴力常致上干损伤,而运输皮带对上肢水平位的牵拉常使在椎间孔处缺乏韧带及筋膜加固的 C8T1 发生下干根性撕脱伤。上述致伤原因在暴力严重或持续时间长时可累及全臂丛。

(四)临床表现与诊断

出现上肢 6 根神经(正中、尺、桡、肌皮、腋及前臂内侧皮神经)中的任何两根神经的联合损伤(非切割伤)即可诊断为臂丛损伤。以锁骨为界可将臂丛分为上、下两部。锁骨上部主要为根干部,而锁骨下部主要为束支部。临床上区分此两部主要依据胸大肌及背阔肌的状况:此二肌受累为锁骨上部损伤,未受累为锁骨下部损伤。锁骨上损伤又依据冈上、下肌是否受累,区分 C5C6 根部与上干;依据有无 Horner 征(瞳孔缩小、眼睑变狭、眼球内陷、半脸不出汗)区分为 C8T1 根部与下干。对根部损伤又区分为节前损伤(又称根性撕脱伤)与节后损伤:出现斜方肌萎缩、耸肩受限及 Horner 征分别提示为上干或下干根性撕脱伤。神经-肌电图检查有助于明确诊断及程度的判断(此为周围神经损伤辅助诊断的基本手段之一),并可鉴别节前与节后损伤:若体感诱发电位(SSEP)及感觉神经动作电位(SNAP)均消失为节后损伤,SSEP 消失、而 SNAP 存在为节前损伤。臂丛根干部损伤主要分为下述三类:

（1）臂丛上干根性损伤。主要表现为腋神经及肩胛上神经麻痹致肩关节不能外展及上举，肌皮神经麻痹致肘关节不能屈曲。

（2）臂丛下干根性损伤。主要表现为正中神经麻痹致手指与拇指不能屈曲及对掌，尺神经麻痹致小指处外展位，手指不能内收与外展。

（3）全臂丛根性损伤。即上干与下干损伤的联合症状，并出现桡神经麻痹，上肢呈全软瘫。除上臂内侧外，上肢感觉均丧失。

（五）治疗

节后闭合性损伤可先行保守治疗 3 个月，若无效则采用神经移植等治疗。对节前损伤应争取尽早施行神经移位术。通常认为神经修复手术的施行不宜迟于 1 年（此时间界限为周围神经损伤修复的一般原则）。

（1）臂丛神经锁骨上显露。适用于根干部探查。自胸锁乳突肌内缘至斜方肌前缘做锁骨上横切口，切开颈阔肌，结扎或牵开颈外静脉。将肩胛舌骨肌切断后两端缝线牵开，也可不切断该肌而向上牵开。向深层分离，切断结扎或向上牵开颈横动静脉。于前中斜角肌之间找到臂丛根干部。膈神经位于前斜角肌内表面（但产瘫时其位于肌外缘），应注意保护。

对于臂丛上干根性撕脱伤，目前常采用 Oberlin 手术（尺神经一束移位于肌皮神经的肱二头肌支）或膈神经移位于上干前股（或通过移植神经至肌皮神经）恢复屈肘，副神经移位于肩胛上神经、肱三头肌长头支移位于腋神经前支恢复肩外展和外旋功能；也可采用同侧颈 7 神经根移位于上干、副神经移位于肩胛上神经的方案。对于臂丛下干根性撕脱伤，采用 3～6 肋间神经移位于内侧束或肌皮神经肱肌支移位于正中神经后 1/3 束组以恢复屈指，前者还能改善手尺侧感觉；也可行健侧颈 7 神经根移位（通过带血管蒂尺神经桥接）至正中神经后 1/3 束组。对于全臂丛根性撕脱伤，采用膈神经移位于上干前股（或肌皮神经），副神经移位于肩胛上神经，肋间神经移位于胸背神经和桡神经的肱三头肌支，健侧颈 7 神经根通过带血管蒂尺神经桥接移位于正中神经。

（2）臂丛神经锁骨下显露。适用于束支部探查。采用胸臂皮肤切口：上至锁骨中点，下至臂上端。沿胸大肌和三角肌间隙找到头静脉。结扎头静脉和三角肌之间的分支，将头静脉和胸大肌一起牵向内侧。再沿胸大肌下缘切开腋筋膜，以手指于胸大肌深面分离，必要时可切断胸小肌（术后需缝回）。此时，臂丛束支部、上肢神经的近端，以及锁骨下和腋部血管均可显露。

对于原始损伤（或手术）后两年以上患者，考虑行功能重建手术（此手术时机为周围神经损伤后功能重建的一般原则，具体方法见下述单根神经损伤的治疗）。

二、分娩性臂丛神经麻痹

分娩性臂丛神经麻痹（obstetric brachial plexus palsy，OBPP）又称产瘫，主要是指在分娩过程中胎儿的一侧或双侧臂丛神经因受到头肩分离暴力作用而发生的牵拉性损伤。临床上曾长期盛行保守治疗的观点。近 20 年来广泛开展的显微神经修复技术使产瘫的预后得到了很大的改善，从而确立了早期手术在产瘫治疗中的价值。目前产瘫的临床及相关基础研究已成为国际手外科学界关注的热点之一。

（一）病因与创伤机制

根据上海华山医院的流行病学资料（2003），上海市的产瘫发生有 3 个主要的危险因素，即产钳助产、出生体重＞4kg 及孕前体重指数≥21〔体重指数＝体重（kg）/身高的平方（m²）〕。巨大儿由于胎头及双肩周径较大，常易引起头位或肩难产。在用产钳牵拉胎头使其娩出后，紧接着旋转及牵拉产生的头肩分离暴力很易导致臂丛神经损伤。Ouzounian 等（1997）的研究提示子宫强烈收缩也可使胎儿在宫内或胎头娩出前发生臂丛神经损伤。以往报道臀位分娩是较大的危险因素，但由于近年来产科医生对其较多采用剖宫产，故其比例已明显下降。此外，极少数产瘫可由臂丛神经发育不全引起。

（二）分型与临床表现

Tassin(1984)根据产瘫神经根的受损规律将其分为 4 型。Ⅰ型：C5C6 神经根损伤。表现为典型的 Erb 氏麻痹即肩外展、屈肘不能。通常第一个月内开始恢复，4～6 个月可完全康复，但约 10% 的患儿遗有不同程度的肩关节功能障碍。Ⅱ型：C5C6C7 损伤。表现为肩外展、屈肘、伸腕伸指不能。大多数病例从 1 个月后开始恢复，约 65% 可达完全正常，但剩余病例可遗有不同程度的肩关节功能障碍。Ⅲ型：C5C6C7C8T1 损伤。表现为全上肢瘫痪，但无 Horner 氏征。此型仅一半以下患者可自行完全恢复，多数遗有肩、肘、或前臂旋转障碍，约 25% 患者的伸腕伸指功能不恢复。Ⅳ型：Ⅲ型伴 Horner 征。除Ⅲ型表现外，尚有上睑下垂、瞳孔缩小、眼球内陷、半脸无汗等交感神经受损表现。该型无自行完全恢复可能，且 2% 的患儿由于合并脊髓损伤而出现行走发育延迟、步态不稳及患足变小。产瘫的患肢在发育过程中可遗有 2%～20% 的短缩，通常 6 岁以后明显。脊髓造影结合 CT 扫描或 MRI 对神经根节前损伤有诊断价值，神经-肌电图检查可发现神经损伤的系列表现。

（三）诊断

根据出生时巨大儿体重（>4kg）和（或）产钳助产等史，出生后一侧上肢呈部分（或全部）软瘫，以及神经-肌电图的检查结果，产瘫的诊断一般不难，但尚需与脑瘫及骨关节损伤等鉴别。

（四）治疗

1. 非手术治疗　诊断后即教会父母做患肢各关节的被动活动，有助于预防各种挛缩的发生。操作者双手握住患儿肘部做肩关节内收位被动外旋及上举，可预防肩关节内旋挛缩；一手将患手上举，另一手将翘起的肩胛骨下角向下压，可预防大圆肌及背阔肌挛缩；一手将患手置于对侧肩部，另一手将翘起的肩胛骨脊柱缘向肋骨方向推压，可预防肩关节外旋挛缩。电刺激有促进神经再生的作用，应常规使用。定期的神经-肌电图检查，不仅有助于对自行恢复的监测，也有利于神经再生。

2. 臂丛神经探查术

（1）指征。Gilbert 和 Tassin(1984)对 44 例采用保守治疗的病例从出生起连续观察 5 年，发现：所有完全康复者，其肱二头肌和三角肌在 1 个月内开始收缩，2 个月时已正常；若此二肌不能在 3 个月时开始收缩、5 个月时达 M3，则最后肩关节功能达不到 Mallet Ⅳ级（良好）。考虑到三角肌检查易受胸大肌等影响，他们将"3 个月时无肱二头肌收缩"作为臂丛探查的手术指征。由于早期手术不仅疗效确切，且可避免已恢复动作的不可逆丧失，故此手术指征已被许多产瘫中心认可。由于神经-肌电图对产瘫的检查结果常较实际乐观，故其在确定手术时机上的价值已受到愈来愈多的怀疑。

（2）方法。在锁骨上横切口内显露 C5～T1 神经根。若下干损害明显，则加做锁骨下切口显露束支部及腋动、静脉，再经锁骨下（或切断锁骨）完全暴露臂丛的根干股束结构。神经根断裂常形成创伤性神经瘤，其形状为梭形（有部分纤维相连）或双峰形（表示完全断裂）。若发现背根神经节、根丝状结构或椎间孔处明显瘢痕，表明神经根已撕脱。术中神经电生理检测（SSEP 及 CMAP）对判断神经根有无椎管内撕脱有帮助。对有传导的创伤性神经瘤，过去常采用神经松解术，但实践证明其疗效很不确定。因此，目前多数主张不管其有无传导性，均予以切除并做移植修复。对神经根撕脱，行神经移位。

（3）具体方案如下。C5C6 断裂～C5 移植到上干后股、C6 移植到上干前股、副神经移位于肩胛上神经；C5C6 断裂、C7 撕脱～C5 移植到后束、C6 移植到外侧束、副神经移位于肩胛上神经；C5C6C7 断裂、C8T1 撕脱～C5 移植到外侧束、C6 移植到内侧束、C7 移植到后束、副神经移位于肩胛上神经；若仅剩两个神经根残端可利用，则分别移植修复内侧束及后束，肋间神经（3～6）移位于外侧束、副神经移位于肩胛上神经；若仅剩一个神经根残端，则移植到内侧束，再做副神经及肋间神经移位修复肩胛上神经及外侧束；若全臂丛根性撕脱伤，则行副神经及肋间神经移位修复肩胛上神经及肌皮神经，再（或二期）行健侧 C7 移位以修复正中神经。上述方案可酌情加以调整。移植神经可取臂和前臂内侧皮神经、腓肠神经及桡浅神经等。通常每一神经根需 5～6 股移植神经。

对于 1 岁以上（5 岁以下）的患儿，行神经瘤切除可能造成已恢复动作的不可逆丧失，故此时可选择创伤较小的神经移位术,如肋间神经→肌皮神经等。虽然膈神经移位对成人安全可靠,但应避免用于 3 岁以下儿童,以免发生因膈膨升造成的肺功能损害和反复肺炎,甚至呼吸衰竭。

（五）继发性畸形的表现与诊断

由于产瘫损伤机制及病程演变与成人臂丛损伤不同,患儿上肢各关节常会出现各种后遗症而造成继发性损害。

肩关节后遗症中最常见的是内旋挛缩畸形,其进行性发展将造成肩关节的后(半)脱位和喙突肩峰过长、真假关节盂形成等继发性病变(所谓复杂性脱位)。患儿肩外展及外旋受限,患肢处于肩内旋内收、肘关节屈曲、前臂旋前、腕关节及各指屈曲位,即"索小费"动作。肩(内收位)被动外旋幅度小于正常侧一半。肩关节标准正位及腋窝轴位片(必要时辅以关节造影 CT 或磁共振)可明确脱位的类型及关节的继发性改变。另一种常见的后遗症是大圆肌、背阔肌在主动肩外展时的同步收缩,其结果是抵消外展与外旋的力量。这类患儿可伴有大圆肌及背阔肌的挛缩。检查发现肩关节呈内收为主的畸形,被动外展患肢时可发现下盂肱角(inferior glenoid-humeral angle)明显缩小(正常外展时该角度至少为 150°,此时该角度甚至仅为 30°)。此外,尚有少数原发性肩关节外旋挛缩畸形:检查发现患肩外展及外旋通常尚可,但内旋明显受限:患手不能主动碰及腹部、健侧肩部及背部。若将患肩被动内旋,则出现明显的翼状肩胛。X 线片可发现肩关节前脱位等征象。

肘关节最常见的后遗症是由于肱二头肌与肱三头肌肌力恢复不平衡而导致的屈曲畸形。前臂旋转障碍很常见:上臂丛神经根(C5C6C7)损伤后可由于旋后恢复不佳而出现旋前位畸形;全臂丛神经根损伤时常表现为旋后固定畸形且同时出现桡骨小头前脱位。

手部后遗症通常分为两类:第一类继发于 C5C6C7 为主的损伤,主要表现为垂腕垂指畸形,而屈指屈腕基本正常。第二类常继发于全臂丛神经根损伤,其 C5C6C7 功能可不同程度恢复,但 C8T1 呈明显障碍——可表现为屈指肌及手内肌肌力减退,也可表现为腕以下的功能全部受损。

（六）继发性畸形的治疗

肩肘功能重建术在 2 岁以后、手功能重建术在 4 岁以后进行,但关节挛缩应尽早解除。

1. 肩关节　肩内旋挛缩采用肩关节前路松解术(anterior release)矫正。该术式原先由 Fairbank(1913)提出,但由于肩关节后脱位经松解复位后常出现肩内旋功能丧失,因此,长期以来该手术的应用受到限制。Birch(2000)指出肩内旋丧失的根本原因在于肱骨头后倾。他发现约一半以上的复杂性脱位存在肱骨头后倾(正常肱骨头后倾不超过 30°),此时若实施成功的关节复位,后倾的肱骨头将阻挡肱骨内旋并出现继发性外旋挛缩,而此障碍的致残性较肩内旋挛缩更强。因此,Birch 强调应在复位的同时行肱骨内旋截骨以纠正肱骨头后倾,从而不仅增加肱骨头复位的稳定性,还保留了重要的内旋功能。目前此经改良的前路松解术已得到临床上的广泛认同。适应证:出生后 6 个月以上的单纯性肩关节内旋挛缩及各阶段的肩关节后脱位。方法:采用气管内麻醉,仰卧,头肩部抬高。于三角肌胸大肌间隙做纵行切口 6cm,保护头静脉,于其外侧分离进入,切断部分喙肱韧带,切断胸小肌止点将其向内侧牵开,注意保护臂丛神经。将喙突咬除至基底部,被动外旋肩关节暴露肩胛下肌止点:若为单纯性挛缩,切断上 1/3 肌腱,此时肩关节被动外旋即可明显改善;若存在半脱位或全脱位,则肩胛下肌的止点肌腱做 Z 字形切断并尽可能保留关节囊完整,此时被动外旋可有明显的肱骨头复位感,即肱骨头从假关节盂滑入真关节盂并由关节囊及关节盂缘维持复位。当肱骨头存在明显后倾,则表现为复位的不稳定,即复位后内旋肩关节至(甚至不到)中立位肱骨头又重新脱位。肱骨头后倾程度的估计:复位后,检查者一手握着肱骨头的冠状面,另一手的拇指及四指置于患肢的内外上髁,估算肱骨头纵轴线与肱骨额状面所形成的夹角。若肱骨头后倾大于 30°,则需同时(或二期)行肱骨内旋截骨。肱骨内旋截骨方法:切口延伸至腋窝并沿臂内侧继续向下至上臂中段,切断胸大肌止点处肌腱的远侧部分以充分暴露肱骨干近段。截骨平面位于胸大肌止点以远、三角肌止点以近。剥离骨膜,放置 4 孔(或 6 孔)钢板,先钻上 2 孔并插入一枚螺钉(不旋紧),再于远端第一孔平面外侧钻一骨洞(根据估算的旋转角度),移开钢板,锯断肱骨,将远段肱骨内旋适当角度

（即将预制的骨洞旋入钢板孔），重新放置钢板并做固定。术中理想矫正位置的判定:肩外展 90°后能充分外旋,肩内旋时在不引起肩胛骨上角翘起的前提下患手能容易地触及腹壁。术后尽可能保持肩关节内旋 80°Δ 外旋 40°的活动弧。将肩关节重新复位,肩胛下肌腱做自身延长缝合,胸小肌止点重新缝至喙突基底。在此期间助手始终保持其上肢内收外旋位直至完成石膏固定。术后固定时间:单纯内旋挛缩及脱位固定 6 周,同时做截骨则固定至骨折临床愈合。解除固定后前 2 周以改善外展及外旋为主,以后则加强内旋动作的训练。

对 5 岁以上的全脱位,还需从后路加做骨移植(改善关节盂包容)、背阔肌大圆肌止点移位于肩袖(增加肱骨头的支持)和肩峰楔状切除成形等手术。

肩外展及外旋障碍若非上述阻力因素引起,行背阔肌止点移位(至肩袖)术,大圆肌通常做腱切断。

原发性肩关节外旋挛缩合并前脱位(但无肱骨头畸形),行切开松解复位,即将挛缩的冈下肌与小圆肌的腱性部分在不同平面切断,做交叉延长修复以松解挛缩并使关节复位,该术通常 1 岁以内有效。对脱位合并肱骨头畸形(常在 4 岁以后),行肱骨内旋截骨。

2. 肘关节　屈肘功能重建动力肌的选择原则:若屈肘完全丧失,行背阔肌或胸大肌移位;若有一定的屈肘动作(M2~M3),做胸小肌移位或屈肌群起点上移(Steindler);若肱三头肌与肱二头肌有明显的同步收缩,将肱三头肌前移至肱二头肌止点。

伸肘肌完全瘫痪很少见,而且不一定需要治疗。但较弱的肱三头肌与较强的肱二头肌所导致的屈肘位畸形可进行性发展并产生骨性畸形,应长期应用夜间伸肘位夹板。如果肘关节欠伸≥60°则需进行手术矫正。方法有肱二头肌腱膜及肱肌止点腱鞘切开松解和肱骨远端楔形截骨、交叉克氏针固定。前者不能同时做肱二头肌止点自身延长,否则将丧失主动屈肘;后者术时年龄需 12 岁以上,对合并肘外翻或肩内旋畸形可一并纠正。

前臂旋前位畸形通常对功能及外形影响较小而无须手术,但旋后位畸形因对二者的损害均较大而需矫正。手术原则:如被动活动尚好,行肱二头肌止点改道(即止点移向桡骨后外侧)以改善前臂旋前;若被动活动差但桡骨小头无脱位,仍行肱二头肌止点改道但需松解前臂骨间膜;对存在桡骨小头脱位的固定性旋后畸形,则行桡骨远端 1/3 旋转截骨。也有观点认为桡骨截骨矫形是唯一可靠的手术方法。桡骨旋转截骨术的年龄以 5 岁以上为宜;垂腕畸形是绝对手术禁忌证;随着年龄的增长,旋后畸形可能复发而需再次截骨矫正。

3. 腕与手　由于产瘫所致的垂腕垂指多发生于上中干为主的损伤,故动力肌宜选用指浅屈肌或(和)掌长肌等下干支配的肌肉。有时除轻微屈指外患手几成瘫痪状态,此时的功能重建取决于是否有主动伸腕:若无主动伸腕且无肌腱移位可能,则 12 岁以后行腕关节功能位融合并酌情融合第 1、2 掌骨以恢复一些对捏动作;若有主动伸腕,行屈拇屈指腱固定以获得一些功能。此类手术疗效并不理想,但较术前手基本处于无功能状态,仍有一定的意义。

（七）小结

产瘫治疗应遵循以下原则:对有指征者应早期手术干预;定期密切随访;及时进行后遗症手术以避免骨性畸形;2 岁左右即可考虑行肌肉移位手术;强化康复训练。患儿一出生即行有效的综合治疗可使后遗症降到最低程度,但同时应认识到手术对少数类型的严重损伤其疗效仍然十分有限。

三、腋神经创伤

（一）应用解剖

腋神经于喙突水平从后束上缘发出,是后束中较小的一个终支。由 C5C6 神经根纤维组成,经上干后股进入后束上缘。该神经在腋动脉后方、肩胛下肌前面下行,与旋肱后动脉一起通过四边孔,在三角肌后缘中点紧靠肱骨外科颈后面走行,分支支配三角肌、小圆肌,其感觉支为臂外侧皮神经,支配三角肌区皮肤。

（二）临床表现与诊断

腋神经损伤通常是肩部骨折与脱位的并发症，也可由枪弹伤、刀刺伤、拳击伤或腋杖使用不当所致。引起臂丛神经损伤的暴力有时可引起四边孔肌肉的强力收缩而使腋神经同时断裂。腋神经损伤后感觉障碍不明显，因此，三角肌萎缩导致肩外展受限通常是腋神经损伤的唯一表现。有不少病例由于冈上、下肌的收缩及肩胛骨的旋转仍有一定的主动肩外展，故三角肌区的望诊（方肩）及触诊（无收缩）尤为重要。神经-肌电图检查可发现三角肌呈失神经电位，腋神经的运动单位电位不能引出。

腋神经损伤合并肩袖撕裂并不少见。有报道腋神经修复后三角肌腹恢复饱满，神经-肌电图示三角肌神经再支配良好，但仍无肩外展功能。做进一步检查则发现合并有肩袖撕裂。故目前有主张术前行肩关节的内窥镜检查（急性期）、CT 增强扫描或磁共振检查（后期）以除外肩袖撕裂。

（三）治疗

由肩部骨关节损伤引起的腋神经损伤多可自行恢复。对开放性损伤或 3 个月保守治疗无效的闭合性损伤行神经探查术（此手术时机乃是周围神经损伤修复的一般原则之一）。

若暴力作用在腋前，采用锁骨下臂丛神经探查切口，切断胸大肌止点以利于腋神经的广泛暴露，外旋肩关节可直追踪腋神经进入四边孔。如果暴力作用在腋后，则以后入路探查：切口自腋后皱襞近端 5cm 开始，沿三角肌后缘向远端延伸，止于肱骨三角肌粗隆的后缘。将三角肌后缘向外牵拉，暴露出冈下肌、小圆肌、大圆肌及肱三头肌长头，在四边孔处即可找到穿出的腋神经。小圆肌支的发出点更靠近侧。如果神经在四边孔内损伤或需长段神经移植，则需前、后路同时暴露腋神经。神经暴露后根据伤情行神经松解、直接吻合或移植修复。腋神经损伤时暴力可能同时引起四边孔肌肉的强烈收缩使之受到钳夹，从而导致双重损伤，这可能是神经修复术疗效欠佳的原因。

对于陈旧性损伤或神经修复效果不佳，则考虑行功能重建手术。肩外展功能重建术包括肌肉移位及肩关节融合两大类。此二手术的先决条件是手、前臂及肘部功能基本正常，或经手术后已恢复有用功能。

1. 斜方肌移位术

（1）Bateman 法。此法因操作简便而常用。侧卧位，患肢向上。自锁骨外 1/3 经肩峰沿肩胛冈做弧形切口，在肩峰处向下做纵行切口呈 T 形。肩部皮瓣掀起后显露斜方肌。在肩峰处纵行劈开三角肌，分离肩峰及肩胛冈下面的软组织，于斜方肌在肩胛冈（近肩峰）止点处做斜行截骨并切除锁骨外侧端 2cm，注意保护喙锁韧带。在肩胛冈上游离斜方肌止点至其前缘上端副神经穿入处（其远端仍与肩峰及部分肩胛冈相连）。将肩峰及肩胛冈的深面及肱骨大结节远端的肱骨区域凿成粗糙面，在肩外展 90°位将斜方肌远端的截骨片以 2～3 枚螺丝钉固定于肱骨大结节远端。若无适合的重建外旋或内旋的肌移位，则固定点可适当靠前或后移。斜方肌张力调整的适宜位置为上肢自然下垂到 30°～45°。术后肩肱石膏固定肩关节于外展 90°、前屈 20°位 6 周，改成可调节支架继续制动上肢在此位置 4 周。此后开始主动功能锻炼并使肢体缓慢放下。

（2）Mayer 法。体位及切口同上。将斜方肌从锁骨、肩峰及肩胛冈外侧 8～10cm 的止点剥离，保护前缘上端穿入的副神经。显露整块三角肌及止点处的骨质。切开骨膜后凿一 2cm×1cm 的骨槽并钻两个小孔。取 10cm×20cm 阔筋膜，剪成大小两块，从底面及表面包裹斜方肌。上肢外展 90°，将大块阔筋膜的游离端边缘缝合于三角肌的前后缘，远端通过粗尼龙丝穿入两个骨孔并固定于凿开的骨槽内。也可不开骨槽而将阔筋膜远端与三角肌止点编织缝合。张力调节及术后处理同 Bateman 法。

注意事项：肩关节周围肌肉严重麻痹致脱位或半脱位者，不宜施行本手术。

2. 肩关节融合术

肩关节周围肌肉广泛麻痹致关节的脱位或半脱位，但肘、前臂、手功能基本正常，前锯肌及斜方肌收缩有力，可行肩关节融合术以使固定的肩关节通过肩胛骨外旋达到一定的外展功能。

（1）津下健哉法。患者取半侧卧位。经肩关节侧方做 T 形切口，切断三角肌起点附着，纵行分离三角肌，显露肩关节囊。使肩关节脱位后切除肱骨头和关节盂的软骨。外展肩关节并紧密对接盂肱关节面后，以 2 枚松质骨螺丝钉由肱骨头向关节盂方向穿入，并在关节间隙内置入碎骨片。用骨凿切除肩峰下面及肱骨大结节的骨皮质，显露骨松质，然后在此二骨间植入取自髂骨的植骨块（1.0cm×2.0cm×2.0cm），用一枚松质骨螺丝钉固定。肩关节融合的角度为外展 60°～70°，前屈 30°～40°、旋转中立位至内旋 30°位。术后石膏固定 1.5 个月后开始功能锻炼，并辅以肩关节支具直至关节牢固融合。

注意事项：①儿童及从事桌面工作者外展角度宜大，妇女及体力劳动者外展角度宜小。②儿童手术年龄不低于 12 岁。

四、肌皮神经创伤

（一）应用解剖

肌皮神经主要由 C5C6 神经根纤维组成，在喙突水平由臂丛外侧束发出，穿出喙肱肌后于肱二头肌和肱肌之间下降，沿途发支支配喙肱肌、肱二头肌及肱肌。其终末支在肘部于肱二头肌与肱桡肌间隙穿出，分布于前臂外侧皮肤，称前臂外侧皮神经。肌皮神经的变异约为 15%：可有 2～3 支起源于臂丛外侧束，或由外侧束和正中神经分别发出，或缺如而由正中神经本干发出。

（二）临床表现与诊断

肌皮神经损伤最常见的原因为刀刺伤，也可为撞击伤，少数可为肩关节前脱位或肱骨外科颈骨折的并发症。在腋部损伤时常合并臂丛神经损伤。肌皮神经损伤后患者肱二头肌萎缩，屈肘明显受限，但由于肱桡肌的代偿，患者仍能完成屈肘，此时应注意触诊肱二头肌肌腹有无收缩，以明确诊断。因前臂外侧皮神经的分布区域有交叉支配，故肌皮神经损伤的感觉障碍不明显。神经-肌电图检查可发现肱二头肌呈失神经电位，肌皮神经的运动单位电位不能引出。

（三）治疗

肌皮神经损伤所造成的功能丧失较全身其他主要周围神经损伤为小，因此，在某些情况下（如老年人）也可不做手术治疗。

手术做锁骨下臂丛探查切口，切断胸大肌止点，在喙肱肌内侧可找到肌皮神经，根据缺损情况进行直接修复或神经电缆式移植修复。有效病例通常于术后 4～9 个月开始恢复，总体疗效满意。对于神经损伤后晚期病例或神经修复效果不佳者，可行屈肘功能重建手术。

1. 背阔肌移位术（Hovnanian 法）　取患肢向上的侧卧位。于腋后线腋窝顶点与髂后上棘的连线（约相当于背阔肌外缘）为中线向两侧设计肌皮瓣，最大切取面积可达 50cm×24cm。切口 Z 形，通过腋窝并于上臂内侧向肘部延长。在腋窝及前缘上端切口内找到胸背神经血管蒂后，沿该肌前缘肌肉深面向远端分离肌皮瓣，在所需长度切取部分腰背筋膜，再沿该肌后缘肌肉深层向近端分离肌皮瓣至腱性处。在此过程中切断结扎胸背血管与胸外侧血管的交通支。缝合供区切口，若不能直接缝合则做游离植皮。改体位为仰卧，患肢外展放于小桌上。将以神经血管蒂与躯体相连的背阔肌肌皮瓣放入上臂切口，肌肉缝成圆筒状，将起点筋膜与肱桡肌或肱二头肌止点做编织缝合。缝合后的适宜张力为肘关节自然屈曲 45°。术毕屈肘 90°位石膏托固定，6 周后拆除并开始在三角吊带保护下活动，9 周后进行不受限制的主动及被动功能锻炼。

Schottstaedt 法操作步骤基本同上，其差别仅在于切断背阔肌止点并将其通过胸大肌下与喙突做腱-骨固定，即双蒂法。

注意事项：①单蒂背阔肌移位操作简单，疗效肯定，临床经常使用。双蒂背阔肌移位的动力肌呈直线，更有利于肌力的发挥。故当背阔肌有损伤史或肌力相对较弱时，宜采用双蒂移位。②切取肌肉时应进行结扎，以免术后血肿。

2. 胸大肌移位术

（1）Clark 法（胸大肌胸肋部移位）。仰卧位。切口起自喙突，沿胸大肌三角肌沟到胸大肌止点，再沿胸大肌外侧缘向下至第 7 肋骨水平。另做肘部 S 形切口。分离皮瓣后沿胸骨和上肋软骨、腹直肌鞘浅层,切断胸大肌胸肋部起点并在锁骨部和胸肋部间隙做钝性分离直至掀起整个胸肋部肌肉,注意保护胸前内侧神经血管蒂,该神经血管蒂约在喙突垂直线与第3肋骨交界处入肌。于腋部切口与肘部切口之间做一宽大的皮下隧道,以容纳已卷成筒状的胸大肌胸肋部。起点与肱桡肌或肱二头肌止点缝合,可切断其肱骨止点并缝至喙突(Schottstaedt改良)。张力调节及术后处理同背阔肌移位。

(2) Brooks和Seddon法(胸大肌止点移位)。切口起自胸大肌三角肌沟远端,止于上臂近1/3与中1/3之交界,肘部另做S形切口。尽可能贴近骨面切下胸大肌止点并向胸壁分离。向外上牵开三角肌显露肱二头肌长头,于肱二头肌沟近端切断,游离长头肌腱及相应肌腹至止点,切断结扎进入长头肌腹内的血管。将肱二头肌长头肌腱与肌腹通过远侧切口抽出再放回原处:肌腱端穿过胸大肌止点并返回下段,拉紧后与胸大肌止点及远端自身做编织缝合。张力调节及术后处理同背阔肌移位。

Birch(1998)对此手术作了改良:于胸大肌止点做短切口,显露、切断、游离胸大肌,肘部另做切口显露肱二头肌止点。取掌长肌腱或趾长伸肌腱作为移植材料于皮下桥接胸大肌止点与肱二头肌止点。

(3) 注意事项。①Brooks和Seddon法适用于锁骨部或胸肋部肌力尚不够强大以至于不能分别单独用作动力肌,若胸肋部力量较弱而锁骨部力量强大,可仅以锁骨部为动力。②若肩周肌肉严重麻痹,术后将产生肩部与屈肘的同步运动,因此,应二期行肩关节融合术。③胸大肌移位对胸部外形影响较大,故对女性患者应慎用。

3. 屈肌群起点上移术　该手术由Steindler于1918年提出,后经Bunnell、Mayer及Green等改良,使其起点更移向外侧,以纠正术后前臂旋前畸形。

(1) Bunnell改良法。仰卧,患肢外展。以肱骨内上髁为中心在其后做弧形切口,近端达内上髁上7.5cm,远端沿旋前圆肌内缘达前臂中段。保护内侧的尺神经及后外侧的正中神经。切开分离尺侧屈腕肌两个头之间的腱膜组织,切断旋前圆肌、桡侧屈腕肌、掌长肌、指浅屈肌及尺侧屈腕肌在肱骨内上髁的共同起点,向远端游离4cm,将取自大腿的阔筋膜(3cm×7cm)包裹延长屈肌群起点后,在屈肘45°位将旋前圆肌—屈肌总起点上移至内上髁上5cm的肱骨外侧骨面(要避免对正中神经造成卡压),采用钢丝抽出法将其固定在凿出的粗糙骨面上,钢丝通过钻出的肱骨骨洞用纽扣固定在臂后侧。尺神经做皮下前置。术后石膏托制动固定上肢于屈肘90°、前臂旋转中立位,余术后处理同背阔肌移位术。

(2) Mayer和Green改良法。该法基本同上,其区别在于:切取旋前圆肌-屈肌群总起点时连同一部分肱骨内上髁切下,向上游离5cm后,通过一个螺丝钉固定于肱骨下端掌侧偏外的相应骨面上。

(3) 注意事项。此手术失败的主要原因是过高估计前臂屈肌群的力量。可通过"Steindler效应"对肌力加以判断:将患肢前屈后与躯体成90°位并适当旋转以消除重力的影响,若此时患者能通过屈指、屈腕及前臂旋前动作而屈肘,表明待上移的前臂屈肌群力量足够。否则,应选择其他手术。

4. 肱三头肌移位术(Carroll法)　仰卧,患肢放于胸前。由上臂后正中切口显露肱三头肌止点,游离保护尺神经和桡神经。将肱三头肌止点切断后游离至上臂下1/4交界处,再于肘前外侧切口显露肱二头肌止点,将肱三头肌止点通过前外侧皮下隧道缝合于肱二头肌止点处肌腱。张力调节及术后处理同背阔肌移位。

注意事项:肩外展功能较好者慎用该手术。

五、正中神经创伤

(一)应用解剖

正中神经由C_5~C_8与T_1神经根纤维组成。臂丛内、外侧束分别发出内、外侧根,在腋血管的前方组成正中神经。在上臂,正中神经与肱动脉伴行,无分支。在肘窝附近,正中神经位于肱二头肌腱膜深面,向下经过旋前圆肌两头之间,再穿行于指浅屈肌腱弓的深面。在此区域,正中神经依次发出旋前圆肌支、桡侧腕屈肌支、掌长肌支、指浅屈肌支及前骨间神经,最后者支配拇长屈肌,示中指指深屈肌及旋前方肌。在前臂,正中神经位于指浅屈肌桡侧和掌长肌腱深面,经腕管进入手内。在腕上桡侧正中神经本干发出掌皮支分布于掌中部及鱼际的皮肤,但有时缺如。在手部的腕横韧带远侧,正中神经发出外侧支和内侧支:外侧支较小,其先发一粗短的返支,支配拇短展肌、拇指对掌肌、拇短屈肌浅头,又发3支指掌侧固有神经分布于拇指和示指桡侧皮肤,后者发1~2支至第1蚓状肌;内侧支较大,分为2支指掌侧总神经,到掌骨头处各分为两条指掌侧固有神经,布于示、中、环指相邻缘皮肤。与第2蚓状肌伴行的指掌侧总神经发支支配该肌;至中、环指的指掌侧总神经有交通支与尺神经分支相连,间或支配第3蚓状肌。因此,中、环指相邻缘皮肤常受双重神经支配。

约15%的正中神经与尺神经在前臂有交通支沟通,即 Martin-Gruber 变异。该变异主要有四种形式,即前骨间神经交通支到尺神经、正中神经干交通支到尺神经、正中神经干交通支到尺神经深支、正中和尺神经各发交通支会合下行支配环小指的指深屈肌。

(二)临床表现与诊断

正中神经损伤部位多发生在腕部或前臂,上臂或腋部的损伤较少见。切割伤最为常见,主要见于玻璃或刀割伤,或前臂手术时误伤;牵拉伤大部分由上肢卷入机器所致;前臂骨折、外伤瘢痕挛缩及 Volkmann 挛缩常导致正中神经的挤压伤;另外尚有枪弹伤或药物误注入神经干内致伤。正中神经在不同部位损伤,有其相应的症状与体征。

1. 感觉障碍 正中神经在腕部及以上损伤时,手的桡侧半出现感觉障碍。示、中指远端的感觉功能不会被邻近神经代偿,为正中神经的绝对支配区。

2. 拇对掌受限 拇指处于手掌桡侧,不能主动掌侧外展以完成对掌并存在大鱼际肌萎缩,称为"猿掌"。某些正中神经完全断伤者,拇指掌侧外展不完全消失甚至正常,为尺神经的异常支配(Riche-Cannieu 变异)。

3. 指屈曲受限 若正中神经在肘以上受伤,除上述症状外,指浅屈肌、拇长屈肌及示指指深屈肌麻痹,致使拇指、示指不能主动屈曲。此外尚有旋前圆肌、旋前方肌、桡侧腕屈肌、掌长肌的麻痹。

神经-肌电图检查可帮助判断损伤的程度及部位。

(三)治疗

根据受损情况做神经松解、缝合或移植修复。

正中神经的显露(根据需要选择长度):切口从胸大肌止点处开始,沿肱前壁和肱二头肌内侧沟到肘关节,弯曲跨过后于前臂掌侧呈S形到腕掌部,腕管部则通过沿腕中部的鱼际纹做切开。在上臂,将肱动、静脉牵向内侧,可见位于外侧的正中神经。在上臂中下 1/3 交界处,正中神经从肱动脉的后方跨过,走向动脉的内侧,偶尔也有从前方跨过者。在肘部,切开与前臂屈肌群起点筋膜相连的肱二头肌腱膜,可见正中神经位于肱动脉的内侧。在前臂,沿旋前圆肌近端向桡远侧做深筋膜切开,追踪正中神经穿入旋前圆肌深面。随后,在正中神经穿出指浅屈肌处,向近端纵行劈开指浅屈肌的肌纤维并分别向外侧及近端牵开桡侧屈腕肌和旋前圆肌,即可显露正中神经。正中神经在腕部较表浅,在桡侧屈腕肌腱与掌长肌腱之间分离即可显露掌长肌腱后外侧的正中神经。

对于陈旧性损伤或神经修复效果不佳者,行功能重建手术。通常对神经近端(如腋窝)损伤,手术应于原始损伤或神经修复后2年进行,对远端(如腕部)损伤,手术则提前至1年进行。此手术时机也是周围神经损伤后功能重建的一般原则之一。

1. 拇对掌功能重建术 拇对掌重建方法有肌腱移位或骨性手术。前者要从移位肌腱的动力、方向及止点三方面选择合适的方法,后者主要适用于骨关节病变或无合适动力肌选择的拇对掌功能重建。

(1)环指指浅屈肌腱移位术(Brand 法)。于手掌远侧掌横纹处做横切口,切开鞘管显露环指指浅屈肌腱;于拇指掌指关节背侧做S形切口显露拇短展肌止点及拇长伸肌腱;在腕横纹近侧5cm处做小横切口,将在手掌横切口内切断的环指指浅屈肌腱从前臂切口抽出。距豌豆骨桡侧以远6mm处做纵切口,逐层分离进入掌中间隙,于此间隙内向前臂切口做皮下隧道,将环指指浅屈肌腱断端经此引入掌侧纵切口内,再通过另一皮下隧道从拇指桡背侧切口抽出,此隧道位于钩骨钩的浅面,其疏松脂肪组织中的纤维间隔(掌中隔)作为滑车。将指浅屈肌腱远端劈成两股,在腕关节处于掌屈 40°～50°、拇对掌位,将一股缝于拇指掌指关节尺侧关节囊,另一股缝于拇短展肌止点及拇长伸肌腱(拇长伸肌腱吻合口需在拇短展肌吻合口远端)。当腕关节做被动背伸时拇指能充分对掌表示张力合适。术后用石膏托固定拇指于屈腕、充分掌侧外展位,3～4 周后解除制动进行功能锻炼。

注意事项:动力肌止点可固定至拇指近节指骨基底背尺侧(骨洞穿入);可将远端纵行一半的尺侧腕屈肌腱环绕自身缝合作为动力肌的滑车(Riordan 法)。

(2)尺侧腕伸肌移位术(华山医院法)。于前臂背尺侧远 1/3 处做 8cm 纵切口,显露、游离尺侧腕伸肌腱做止点切断并向近端充分游离后备用。于腕掌侧正中及前臂 3 个小横切口,切取 10～12cm 掌长肌腱供移植用。于拇指掌指关节桡掌侧做 S 形切口、尺侧做纵切口并钻一骨洞通向桡侧,在拇指、腕掌侧及前臂背尺侧切口间做皮下隧道,将经游离肌腱移植后延长的尺侧腕伸肌腱绕过尺骨下段,经腕掌侧切口后从拇指桡掌侧切口引出,再经拇长伸肌腱浅面引入拇指尺侧切口,最后经由骨孔向桡侧穿出后与骨膜及周边软组织缝合。张力调节及术后处理同 Brand 法。

注意事项:若有拇长伸肌麻痹,可将该肌于腱腹交界处切断,其远端从拇指掌指关节背侧近端切口抽出,再通过掌侧皮下隧道与尺侧腕伸肌缝合以同时恢复对掌与伸拇。此外,动力肌也可与切断改道的拇短伸肌腱远端缝合而无须肌腱移植。

(3)示指固有伸肌腱移位术(Burkhalter 法)。于示指掌指关节背侧弧形切口显露示指固有伸肌腱止点及伸肌腱帽,切断该腱止点。于腕背韧带近端 2cm 的前臂背尺侧做纵切口,将连同部分腱帽组织的肌腱止点从此切口抽出(必要时在手背中部加做切口)。再于豌豆骨区域做小切口,将示指固有伸肌腱通过前臂尺侧皮下隧道于此小切口抽出。止点建立、张力调节及术后处理同 Brand 法。也可将动力肌止点固定至拇指近节指骨基底背尺侧。

注意事项:示指固有伸肌止点处腱帽需做间断缝合修复。

(4)掌长肌腱移位术(Camitz 法)。沿手掌近侧横纹做 S 形切口止于近侧腕横纹,显露掌长肌腱及掌腱膜,剥离掀起示中指方向的掌腱膜,于远侧掌横纹处切断并向近端游离,将掌腱膜卷成条状。于拇指近端桡背侧做 S 形切口显露拇短展肌和拇长伸肌腱,将掌腱膜断端通过皮下隧道缝合于拇短展肌止点及拇长伸肌腱。张力调节及术后处理同 Brand 法。

注意事项:该法尤适合于腕管综合征引起的正中神经部分麻痹,可与神经松解手术同时进行。

(5)拇对掌位第 1、2 掌骨间植骨。于手背拇指、示指之间做纵弧形切口,显露第 1、2 掌骨相邻面,在被动外展位于上述两骨近 1/3 部凿孔,取一带有皮质骨和松质骨的游离髂骨块,两端修尖后插入两骨并再用一根克氏针固定,使拇指能与其他手指对合。术后石膏固定对掌位 8～12 周直至骨愈合。

注意事项:①本手术适用于无合适动力肌选择、合并第 1 腕掌关节僵直或创伤性关节炎的患者。②若合并第 1 腕掌关节创伤性关节炎应同时融合第 2 腕掌关节。③单纯融合第 2 腕掌关节不能有效维持拇指对掌位。④手术缺点:只有拇指腕掌关节的掌侧外展,无掌指关节位置改善;手掌不能放平会对日常生活带来影响,如手不能插入口袋等。

2. 拇、示、中指屈指功能重建术　高位正中神经损伤致拇长屈肌、示指的指深屈肌麻痹者,在做拇对掌功能重建术的同时,行屈拇屈指功能重建术。通常将肱桡肌移位至拇长屈肌腱、示指的指深屈肌腱与中环小指的屈指深肌腱做侧侧缝合。

六、尺神经创伤

(一)应用解剖

尺神经由 C7C8T1 神经根纤维组成,是臂丛内侧束的主要延续支。在上臂,尺神经无分支。它先位于肱动脉内侧,随后在下 1/3 处穿过内侧肌间隔而转到后侧。在肘后,尺神经位于肱骨内上髁与鹰嘴突之间的尺神经沟内,表面有一层坚厚的筋膜覆盖,在此其发出尺侧腕屈肌支及指深屈肌尺侧半肌支。在前臂,尺神经穿尺侧腕屈肌二头之间,位于尺侧屈腕肌与指深屈肌之间,于腕上5cm处发出手背支,分布于手背尺侧和尺侧两个半指背面皮肤。在腕部,尺神经位于尺侧腕屈肌腱深面,经豌豆骨桡侧进入手掌。腕部尺神经分为两支:浅支发出小支到掌短肌后,再分为2支,尺侧支即小指尺侧的指掌侧固有神经,桡侧支为至环小指的指掌侧总神经,其再分为2条指掌侧固有神经分布于小指桡侧和环指尺侧。尺神经浅支支配手掌尺侧和尺侧一个半指掌侧的皮肤感觉。尺神经的绝对支配区为小指掌背侧区域。深支从小指展肌与小指短屈肌之间进入手掌深部,在骨间肌浅面沿掌深弓到达手掌桡侧,沿途发支支配小指展肌、小指短屈肌、小指对掌肌、全部骨间肌、第3、4蚓状肌、拇收肌、拇短屈肌深头。

(二)临床表现与诊断

切割伤最为常见,多为腕部玻璃切割及刀伤引起;挤压伤为直接暴力致伤,可伴神经缺损;肱骨内髁、尺桡骨及掌骨骨折可造成尺神经的牵拉伤。

尺神经在腕部损伤时,除拇短展肌、拇指对掌肌、拇短屈肌浅头及第1、2蚓状肌外的所有手内肌均萎缩,环小指外观呈爪状(掌指关节过伸指间关节屈曲),此二指的指关节不能主动伸直。患者握力减弱、持物不稳、精细动作明显受损,手指夹力减弱或消失。手尺侧(掌侧)感觉障碍。偶尔这个部位尺神经损伤时,手内肌功能无明显受损,是因为正中神经在前臂进入尺神经的交通支支配手内肌的缘故,即Martin-Gruber变异。尺神经在肘以上损伤时,还伴有尺侧腕屈肌及环小指指深屈肌的麻痹和手尺侧(掌背侧)的感觉消失,但由于无环小指指深屈肌的牵拉,爪形手畸形反而不明显。

在尺神经支配肌肉中,只能对其中三块即尺侧腕屈肌、小指展肌及第1背侧骨间肌的功能进行准确的测定,通常通过望诊及触诊等判断其肌腹或肌腱的功能状态。感觉检查应着重于小指中远节的部位,此区域针刺感的消失强烈提示尺神经完全损伤。有关特征性体征如下:

Froment征:正常拇指、示指用力相捏时,由于手内肌的协同作用,拇指指间关节及掌指关节均呈微屈曲位。尺神经损伤后,拇短屈肌深头及拇收肌萎缩致拇指掌指关节屈曲减弱,故拇指、示指用力相捏时,拇指呈掌指关节过伸、指间关节过屈,此即为Froment征阳性。

Warterng征:小指不能内收即为阳性。

Fowler征:在爪形手畸形时,用手指压住近节指骨背侧使掌指关节平伸,若此时爪形手消失即为阳性,这说明伸指肌在掌指关节稳定时可伸直指间关节,是行静止性手内肌功能重建术(Zancolli手术)的依据。

神经-肌电图检查可帮助判断损伤的程度及部位。

(三)治疗

由于手内肌失神经支配后萎缩较快,故对神经探查修复应持积极态度。通常腕部损伤应争取在6个月以内、肘部损伤应在3个月以内修复,才有可能获得较满意的运动功能恢复。

尺神经臂部显露同正中神经。肘及前臂部显露:于肱骨内上髁与尺骨鹰嘴之间做弧形切口,沿尺侧腕屈肌桡侧向腕部做直线延长。肘部分离皮下时注意保护前臂内侧皮神经,切开深筋膜后即可显露肘管内的尺神经。追踪到前臂,分离尺侧腕屈肌与指浅屈肌间隙,即可显露前臂段尺神经及尺血管。腕掌部显露:于腕部沿尺侧腕屈肌腱至小鱼际肌桡侧做S形切口,切开腕掌部深筋膜、掌短肌、腕掌侧横韧带及尺侧腕屈肌腱扩张部后,即可显露尺神经。尺神经修复时,较其他神经容易克服缺损。如肘部尺神经损伤可将尺神经从肘管内移位到肘前皮下吻合;腕部尺神经深支损伤可充分游离远近端并从尺侧切开腕横韧带后,在腕管内吻合。

对于晚期或神经修复手术疗效不佳者,则行蚓状肌功能重建等手术。

1. 桡侧腕短伸肌移位术(Brand法) 该手术临床上常用。在腕背第2掌骨基底部做短横切口,切断桡侧腕短伸肌腱止点,再于前臂背桡侧距第一切口8~9cm处做纵切口,将切断的动力肌腱抽出。取跖肌腱或趾长伸肌腱等作移植肌腱,将其中点部与桡侧腕短伸肌腱缝合,移植肌腱两端再分别劈成两股。将四股移植肌腱的末端通过皮下隧道引入腕背横切口,使近端吻合口位于完整的皮肤下。于中环小指近节桡侧、示指近节尺侧做切口显露侧束,将四股移植肌腱通过掌骨间隙及蚓状肌管引入手指切口内,于腕关节背伸 30°、掌指关节屈曲 70°、指间关节伸直位,先后与示、小、中、环指的侧束在最大张力条件下做编织缝合。术后用石膏双托维持此位置 3 周。

注意事项:①一般主张对单纯尺神经损伤应重建 2～5 指的手内肌功能,但也可酌情仅修复环小指。②Brand 认为动力肌分束与示指尺侧的侧束缝合可增加拇指、示指捏力。③移植肌腱必须从掌深横韧带的掌侧通过,其长度必须足够。

2. 指浅屈肌移位术(改良 Bunnell 法) 于环指近节桡侧部做纵切口,暴露腱鞘后于外侧切开,在近侧指间关节水平切断指浅屈肌腱。于远侧掌横纹尺侧做横切口,将切断的指浅屈肌腱抽出并分成四股。于示、中、小指近节桡侧做切口,分别显露桡侧侧束。将环指指浅屈肌腱的四股末端分别通过蚓状肌管引至 2～5 指的桡侧切口,在掌指关节屈曲 80°～90°、指间关节伸直、腕屈曲 30°位时将指浅屈肌腱束与侧束做编织缝合。术后将石膏托维持此固定位置 3 周后开始功能锻炼。

注意事项:该术有导致鹅颈畸形的可能,故较适合有一定关节挛缩的病例。若术前 Fowler 试验阳性,可将环指屈指浅肌腱的四股末端在掌指关节屈曲 45°位分别固定于 4 指的 A2 滑车,从而预防可能出现的近侧指间关节过伸畸形。

3. Zancolli 套索法 沿远侧掌横纹做切口,显露 2～5 指腱鞘入口处,在其远侧横切腱鞘,牵出指浅屈肌腱并予以切断,将其翻转后套住 A1 滑车,在掌指关节屈曲 45°位做自身缝合。术后屈腕 30°、屈掌指关节 60°石膏托固定,3 周后开始功能锻炼。

注意事项:该手术的优点是操作简单,但术前 Fowler 试验阳性是手术的必要条件。

4. 示、小指固有伸肌移位术(Fowler 法) 于示、小指掌指关节背侧切口做小横切口,显露并切断示、小指固有伸肌腱止点,分别劈成两股,于腕关节背尺侧做横切口,将两根动力肌腱抽出。在 2～5 指近节桡侧做纵切口,显露侧束。将四股动力肌腱的末端通过掌骨间隙及蚓状肌管引入指切口与侧束做编织缝合。张力调节及术后处理同 Brand 法。

注意事项:①同 Brand 法的 3)。②切断肌腱止点时,可将连同的部分腱帽组织一起切取以增加动力肌腱长度,否则有可能不够缝合。③腱帽处的缺损必须修复。

5. 掌指关节囊掌板成形术(Zancolli 法) 沿手掌远侧横纹做切口,分离保护 2～5 指屈肌腱两旁的血管神经束,在掌指关节水平纵向切开腱鞘,牵开指浅、深肌腱,显露掌指关节掌侧关节囊及掌板。将关节囊及掌板切除一块椭圆形组织,用张力缝线关闭缺损以使掌指关节形成 30°屈曲,必要时各掌指关节插入克氏针以维持此位置。也可在掌板做一蒂在远端的 U 形瓣,在掌指关节屈曲 30°位把 U 形瓣拉向近侧,用钢丝抽出法固定于掌骨颈凿出的骨孔内。术后石膏托固定腕关节及掌指关节于功能位,6 周后拆除固定开始功能锻炼(克氏针 3 周后拔除)。

注意事项:①手内肌功能重建应首先考虑动力型手术,若无合适动力肌选择再考虑行此静止型手术。②术前 Fowler 试验阳性是行静止型手内肌功能重建手术的先决条件。③术后应避免掌指关节用力伸直以防爪形手复发。

6. 示指固有伸肌移位重建拇内收功能(Brown 法) 于示指掌指关节背侧弧形切口显露示指固有伸肌腱止点及伸肌腱帽,切断连着部分腱帽组织的肌腱止点。于腕背远端第 3、4 掌骨间隙做横切口,将切断的示指固有伸肌腱抽出。在拇指掌指关节背尺侧做 S 形切口并显露拇收肌止点,将示指固有伸肌腱通过第 3、4 掌骨间的骨间肌,在拇收肌的背面沿着其横行肌纤维到达止点,在腕关节平伸、拇指靠近示指(略偏于示指的掌侧)的位置,与拇收肌止点做编织缝合。术后石膏托固定拇指于腕背伸 40°、拇内收外展的中立位,3 周后开始功能锻炼。

注意事项:虎口挛缩是手术禁忌证;示指固有伸肌止点处腱帽需做间断缝合修复。

七、桡神经创伤

(一)应用解剖

桡神经由 C_5～C_8 与 T_1 神经根纤维构成,系臂丛后束的延续。桡神经出腋窝后从上臂内侧随肱深动脉经肱三头肌长头与内侧头之间进入肱骨肌管(该管由肱管桡神经沟与肱三头肌组成)。在管内,它贴附骨面并旋向外下,在臂中、下 1/3 交界处穿过外侧肌间隔到肱肌和肱桡肌之间,分为浅、深两支后进入前臂。桡神经在腋臂角处(进入肱骨肌管前)发出肱三头肌长头、外侧头和内侧头的肌支,在肱骨外上髁上方 3~5cm 处发支支配肱桡肌、桡侧腕长伸肌。支配桡侧腕短伸肌的分支可从桡神经主干发出,也可从桡神经浅支发出。在前臂,浅支位于肱桡肌深面,与桡动脉伴行。它主要是感觉神经,分布于手背桡侧皮肤和桡侧两个半手指的背面,但不包括示、中指末二节背面的皮肤。深支又名后骨间神经,经过肱桡肌深面到前臂背面,穿过旋后肌后,在浅深两层伸肌群间下降。沿途发支到旋后肌、尺侧腕伸肌、指总伸肌、小指固有伸肌、拇长展肌、拇长伸肌、拇短伸肌及示指固有伸肌。

(二)临床表现与诊断

由于桡神经在上臂很贴近肱骨,在前臂靠近桡骨,因此,肱骨中段或髁上骨折、桡骨小头脱位及骨折、孟氏骨折等可分别牵拉或压迫桡神经主干或分支而造成其损伤;上肢外展过久、头长时间枕在上臂、腋臂角处石膏支架及腋支放置不当、酒后长时间侧卧(周末综合征)均可造成桡神经主干损伤;医源性损伤常发生于行肱骨钢板内固定术或钢板取出术时(主干)以及行桡骨小头切除术时(深支)。

桡神经深支在前臂上 1/3 部损伤,拇指掌指和指间关节以及其他四指的掌指关节不能主动伸直,拇指不能桡侧外展。桡神经在肱骨中下段损伤者,尚有垂腕、肱桡肌瘫痪和手背桡侧感觉消失。由于支配肱三头肌的肌支均在肱骨上段水平,故肱骨中段骨折所致的桡神经损伤不累及肱三头肌。桡神经在腋部损伤除上述症状外,还因肱三头肌瘫痪而致伸肘不能。

神经-肌电图检查可帮助判断损伤的程度及部位。

(三)治疗

闭合性损伤经保守治疗及伸腕伸指支架的保护大多数能完全恢复,若保守治疗无效或开放性损伤则行手术治疗。

(1)桡神经臂部显露。切口从三角肌后缘中上 1/3 交界处开始,沿肱三头肌外侧头内缘向下,于上臂中点斜向下外,再沿肱桡肌前缘向下至肘关节前横纹上 3cm。暴露肱三头肌的长头、外侧头、肱桡肌和肱肌。将肱三头肌外侧头向外牵开,长头向内牵开,可于外侧头深面的桡神经沟内显露桡神经上部。再沿肱三头肌外侧头外缘于肱桡肌及肱肌之间切开分离,即可暴露桡神经的中下部。

(2)桡神经肘部显露。以肘关节为中心做肘外侧 S 形切口。暴露肱二头肌、肱桡肌和肱肌。沿肱桡肌内侧缘分离,结扎桡动脉至肱桡肌上之扇形动脉,可见桡神经分为深浅两支。深支进入旋后肌管,并可见横跨在深支表面的旋后肌起始部的 Froshe 弓。浅支在旋后肌浅面、肱桡肌深面向下行走。

(3)桡神经深支显露。切口线位于肱骨外上髁至腕背中点连线近 2/3 段。在肱桡肌和桡侧腕伸肌之间分离,即可显露深支近端;在指总伸肌与桡侧腕伸肌之间分离,可显露旋后肌下缘及深支远端;于神经浅面切断旋后肌浅层,可全部显露桡神经深支。桡神经暴露后根据受损情况做神经粘连松解、神经缝合或神经移植术。

由于桡神经支配肌均为手外在肌,不涉及手的精细动作,故神经修复效果较好。晚期桡神经损伤可行功能重建手术。

(4)伸腕伸指功能重建术。于前臂屈侧中下段做起自近侧腕横纹尺侧和凸向桡侧的长弧形切口,显露尺侧腕屈肌腱及掌长肌腱并尽量向近端游离,止点切断备用。于前臂背侧中下段做起自 Lister 结节和凸向尺侧的长弧形切口,止于前臂中段偏屈侧,显露旋前圆肌止点、桡侧腕长(短)伸肌腱、指总伸肌腱及拇长伸肌腱。于拇指掌指关节背侧近端做 2cm 纵切口显露拇长伸肌腱。将旋前圆肌止点连同部分骨膜切下,拇长伸肌腱在腱、腹交界处切断并从拇指背侧切口内抽出,再通过背侧皮下(腕背韧带浅层)引入背侧切口,掌长肌腱及尺侧腕屈肌腱分别通过桡侧及尺侧皮下隧道引入背侧切口。放松止血带止血后做如下缝接:在腕伸位旋前圆肌止点与桡侧腕短伸肌腱、尺侧腕屈肌腱与指总伸肌腱分别做端侧编织缝合,缝合后腕关节若能维持 10°~20°背伸、掌指关节伸直位,表明张力合适。伸拇重建采用 Riordan 法,即在腕平伸及拇指充分桡侧外展位,将拇长伸肌腱与掌长肌腱在腕桡侧的鼻咽窝区域在最大张力条件下做端端编织缝合,其力线应与拇指掌骨纵轴平行(此力线使拇指兼有桡侧外展及伸直功能)。术后石膏托固定手于腕背伸45°、掌指关节伸直、拇指伸直与桡侧外展位,5周后开始功能锻炼。

注意事项:①低位桡神经(后骨间神经)损伤时因桡侧腕长(短)伸肌功能保留而使腕关节呈桡偏趋势,若将尺侧腕屈肌切断将加剧桡偏。此时应采用 Brand 法,即桡侧腕屈肌移位于指总伸肌,掌长肌至拇长伸肌。②若仅行伸指伸拇重建则术后固定 3 周。③某些情况下(如产瘫)指浅屈肌也可作为伸腕伸指的动力肌。

八、腓总神经创伤

(一)解剖学概要

腓总神经由 L4、L5 及 S1、S2 神经根纤维组成,在腘窝之上从坐骨神经分出后,沿股二头肌内缘下行,经过腓肠肌外侧头的表面,到达腓骨小头后面,绕过腓骨颈外侧后分成腓浅与腓深两神经。腓浅神经在腓骨之前走行于腓骨长短肌之间并支配此二肌,其终末支穿前肌间隔下行于趾长伸肌的外侧,至小腿中下 1/3 交界处穿深筋膜浅出,成为皮支,分布于小腿下外侧和足背及除小趾外侧半的其余各趾背皮肤。腓深神经在小腿前方下行,穿前肌间隔和趾长伸肌,在胫前动脉的外侧、继而在其前侧和内侧向下,经过小腿横韧带与小腿十字韧带深面到达足背,终末支分布于拇趾与第 2 趾背相对缘的皮肤。腓深神经在小腿上半发支至胫前肌、趾长伸肌与拇长伸肌;在小腿下半发支至腓骨第 3 肌;在足背发支至背侧骨间肌、趾短伸肌与拇短伸肌。

(二)临床表现与诊断

腓总神经损伤是下肢最常见的神经损伤。当坐骨神经受伤时,腓总神经受损表现亦多于胫神经。常见于火器伤,腘窝附近的创伤或手术误伤,腓骨小头骨折以及石膏压迫伤等。

1. 腓深神经损伤 腓深神经支配踝关节背屈肌与趾伸肌,因此,神经断伤后,即出现足下垂、踝关节与足趾不能背屈。当足底放在地上时,不能举起足的前部和足趾。拇趾和第 2 趾背面相对缘的皮肤感觉缺失。当腓浅神经正常时,由于腓骨长、短肌的作用,足可趋向外翻,在行路时更为明显。当腓深神经在胫前肌与趾长伸肌分支以下断伤时,除拇趾不能背伸外,其他足部运动均无障碍,皮肤感觉缺失范围同上。

2. 腓浅神经损伤 由于腓浅神经支配的腓骨长、短肌的瘫痪,导致足不能外翻,当踝关节背屈时,足即呈内翻姿势。小腿外侧肌肉萎缩。皮肤感觉障碍限于小腿外侧下 2/3 及大部足背皮肤,由于邻近皮神经能够迅速代偿,故某些病例仅是皮肤感觉减退。

3. 腓总神经损伤 其症状与腓浅、腓深两神经同时损伤相同。特点为:足呈马蹄内翻样畸形,即足下垂和足内翻;足趾不能背伸,长久后可产生爪形足,即跖趾关节背伸,趾关节屈曲;皮肤感觉缺失范围限于小腿外侧与足背,亦可因邻近皮神经代偿而仅出现感觉减退;胫前肌及小腿外侧肌萎缩。

(三)治疗

由于腓总神经含较多运动纤维,故修复效果多较满意。

切口自股后腓骨头上方 8cm 处沿股二头肌内缘向外下,转到腓骨颈前下,切开筋膜,分别于股二头肌内侧深部及腓骨颈处游离出腓总神经,两端会师暴露全部腓总神经。小腿部腓深神经的显露:沿胫骨前肌外缘切开,于胫骨前肌与拇长伸肌之间显露胫前动静脉,腓深神经位于动脉外侧。根据伤情行神经松解、缝合或移植修复。对晚期腓总神经损伤,则行功能重建术。

胫后肌前移重建伸足背功能:于足背内缘舟骨结节处做 3cm 纵切口,显露胫后肌腱,将其止点连同骨膜一起切下。于小腿下 1/3 内侧、胫骨后缘后方做 6cm S 形切口,切开深筋膜,显露并游离胫后肌腱,保护该肌后面的胫神经血管束。将胫后肌远端由此切口抽出。于足背正中外侧楔状骨部位做 3cm 纵切口,显露楔状骨,剥离骨膜后用手钻向足底方向钻一骨洞,在足背与小腿切口之间做皮下隧道,将胫后肌腱经此隧道引入足背切口,在足背屈 80°位,用抽出钢丝法将胫后肌腱固定于外侧楔状骨的骨洞内。术后用短腿石膏托固定上述位,6 周后去除石膏和拔除钢丝,行功能锻炼。

注意事项:胫后肌腱也可经骨间膜孔转移。

九、胫神经创伤

(一)解剖学概要

胫神经由 L4、L5 和 S1～S3 神经根纤维组成,在腘窝以上与腓总神经分开后继续下行,隐于腓肠肌两头之间,过比目鱼肌腱弓深面之后,在此肌与胫后肌之间与胫后动脉伴行,降至内踝后面,于分裂韧带的深方分为足底内、外侧神经(至足底、趾背远侧的皮肤和足底肌)及跟内侧支。胫神经在腘窝发运动支支配腓肠肌、跖肌、比目鱼肌、腘肌与胫骨后肌;在小腿上端发运动支到比目鱼肌、胫骨后肌、趾长屈肌与蹈长屈肌。在足底,除蹈收肌与蹈短屈肌由足底内侧神经支配外,其余足底肌均由足底外侧神经支配。此外,胫神经在腘窝发出腓肠内侧皮神经,沿筋膜深面下行,到小腿中部穿出筋膜,与来自腓总神经的腓肠外侧皮神经吻合,称为腓肠神经,继续下降到外踝后面,发出跟外侧支(分布于足跟的外侧面)后绕外踝下面到足背,称足背外侧皮神经,分布于足背外侧缘。

(二)临床表现与诊断

胫神经损伤较少见。若胫神经在腘窝或以上损伤时,由于小腿后侧与足底肌肉全部麻痹,踝及足趾不能跖屈,踝内翻力弱(因胫骨前肌力尚好,故内翻不完全丧失),呈钩状足畸形:患者步行缓慢,足跟提起困难,不能以足尖站立。由于足底肌肉萎缩导致足弓加深,使足的轮廓发生改变。跟腱反射消失。皮肤感觉缺失范围包括足底、趾背远端、足跟内外侧、小腿后侧。可有足底溃疡。

若胫神经在小腿上端损伤,除腓肠肌、比目鱼肌外,小腿后侧与足部的肌肉均发生麻痹,因而除踝关节能够跖屈与感觉障碍主要限于足底皮肤外,其余与上述类同。胫神经若在小腿中段(小腿肌支发出处)以下损伤,主要表现为足底皮肤感觉缺失,间或产生爪形足,即跖趾关节背伸,趾关节屈曲,此因骨间肌麻痹后,足趾的伸屈肌失去平衡所致。

(三)治疗

足底感觉很重要,即使有部分恢复也有助于防治溃疡、冻伤和烫伤。因此,应尽可能设法恢复神经功能。

腘窝处显露:由腘窝内上方半腱肌、半膜肌处做 S 形切口转向腘窝外下方腓肠肌外侧头处,于小隐静脉汇入腘静脉处纵行切开深筋膜,必要时结扎小隐静脉。在切口上部沿股二头肌与半腱肌、半膜肌之间分离,在下部沿腓肠肌两个头之间分离。腓总神经沿股二头肌后缘下行,应注意保护。胫神经较表浅,位于腘静脉外后侧。腘动脉较深,位于静脉前内侧。

小腿部显露:沿腓肠肌内缘纵行切开,将切口前方的大隐静脉及隐神经向前牵开,沿腓肠肌内缘切开致密的深筋膜,显露深面的比目鱼肌,再沿其内缘切开。向后牵开比目鱼肌与腓肠肌,显露血管神经束:胫神经在外侧,胫后动脉位内侧,胫后静脉紧贴动脉深面。剪开血管神经鞘,游离出胫神经。

踝部显露:于跟腱和内踝连线中点做绕内踝切口,切断屈肌支持带,于胫后动脉与蹈长屈肌之间游离出胫神经。该神经于屈肌支持带下方深处分为足底内、外侧神经,应注意保护。

十、股神经创伤

(一)解剖学概要

股神经是腰丛中最大的神经。腰丛是由第 12 胸神经前支的一部分及第 1～3 腰神经前支和第 4 腰神经前支的一部分组成。腰丛位于腰大肌的深面,股神经自腰丛发出后,先在腰大肌与髂肌之间下行,在腹股沟中点稍外侧经腹股沟韧带深面的肌腔隙,到达大腿前面的股三角,随即分为数支:肌支,支配耻骨肌、股四头肌和缝匠肌;皮支,有数支短前皮支,在大腿前上份穿出深筋膜,支配大腿和膝关节前面皮肤感觉,最长的皮支为隐神经,伴随股动脉入收肌管下行,在膝关节内侧浅出皮下后,伴大隐静脉下行,支配小腿内侧和足内侧皮肤感觉。

(二)临床表现与诊断

股神经损伤较为少见,多见于枪伤、刀刺伤和医源性损伤,此外,骨盆骨折也造成腰丛损伤而累及股神经,但常伴闭孔神经和坐骨神经同时损伤的表现。单独的股神经损伤主要表现为屈髋无力,坐位时不能伸小腿,行走困难,股四头肌萎缩,髌骨突出,膝反射消失,大腿前面,小腿和足内侧有感觉障碍。

(三)治疗

如为枪弹伤,早期只做清创术,待伤口愈合后 3～4 周,再行神经探查;若为刀刺伤或医源性损伤,应早期探查,找到神经断端后行神经吻合术或神经移植修复术;由髋骨盆骨折所致的腰丛神经损伤多为压迫性,早期应行复位解除压迫,2～3 个月后再决定是否行神经探查手术。

十一、坐骨神经创伤

(一)解剖学概要

坐骨神经由 L_4、L_5 及 S_1～S_3 神经根前支纤维组成。自梨状肌下经坐骨大孔离开骨盆后,位于臀大肌的深面,经股骨大粗隆与坐骨结节之间降到股后,在臀大肌下缘与股二头肌长头之间的夹角处,其位置较表浅,仅有皮肤和筋膜覆盖。继之,坐骨神经行于股二头肌与半腱肌、半膜肌之间,至股后中下 1/3 交界处分为胫神经与腓总神经。坐骨神经在臀部无分支,在股后,从其内侧(胫神经成分)分支至内收肌、半腱肌、半膜肌与股二头肌长头;从其外侧(腓总神经成分)分支到股二头肌短头。

(二)临床表现与诊断

坐骨神经损伤常见于火器伤、药物注射伤或暴力直接损伤,因髋关节脱位或骨折引起者较少见。损伤部位多在股部或臀部,骨盆内较少见。坐骨神经部分损伤较常见,但在损伤早期,小腿常常呈完全性麻痹,约 2 周后可逐渐恢复部分功能。因此,明确诊断需待此时之后才能肯定。由于坐骨神经部分损伤多以累及腓总神经成分为主(少数也可以胫神经为主),故临床表现常与腓总神经损伤类同。此外,股二头肌常常麻痹,而半腱肌半膜肌很少受累。小腿和足底常有灼性神经痛。

坐骨神经完全断伤时,其临床表现类似于胫、腓神经联合损伤:由于小腿肌肉完全麻痹,致踝关节与趾关节无自主活动,踝关节可随患肢移动呈现摇摆样运动;足下垂呈马蹄内翻样畸形;小腿肌肉迅速发生萎缩,呈纺锤状;跟腱反射消失。膝关节屈肌虽然大部麻痹,但因股神经支配的缝匠肌和闭孔神经支配的股薄肌尚正常,故膝关节尚能屈曲。膝关节伸肌因非坐骨神经支配,故伸膝正常。病人行走困难,呈特殊的"跨阈步态",即举步时,髋关节过度屈曲,以使下垂之足离开地面。小腿皮肤感觉除内侧外可全部缺失,但常因邻近皮神经的代偿而仅表现为感觉减退,可有足底溃疡。股后皮神经与坐骨神经伴行,故亦可同时受伤而使股后皮肤感觉障碍。当受伤部位在臀部时,有时可累及臀下神经,因臀部下垂,臀皱襞变浅,可影响髋关节后伸。

(三)治疗

如为火器伤,早期只做清创术,待伤口愈合后 3～4 周,再行神经探查;若为药物注射性损伤,应早期切开减压,生理盐水反复冲洗或后期行神经松解术;由髋关节脱位或骨盆骨折所致的坐骨神经损伤多为压迫性,早期应行复位解除压迫,2～3 个月后再决定是否行神经探查手术。

1. 臀部及股上部的坐骨神经显露 切口自髂后上棘下外 5cm 处斜向下外,经股骨大粗隆内侧 2cm 处弧形向内至臀皱襞远侧中点处,再沿股后正中线向下至所需长度。切开臀筋膜,分开臀大肌至股骨大粗隆处,纵行切开股部筋膜至臀皱襞处。切断臀大肌外侧附丽于髂胫束及股骨的腱性纤维,将臀大肌连同其血管翻起,即可显露坐骨神经。切断梨状肌可以显露其深面的坐骨神经;咬除部分骶骨或髂骨,可显露出骨盆处的坐骨神经。

2. 股部坐骨神经显露　沿股后正中线做切口,可从臀皱襞至腘窝上。纵行切开深筋膜,注意保护股后皮神经。沿股二头肌与半腱肌之间向深部分离,可显露坐骨神经。该神经自股上部起由内侧发出支配半腱肌、半膜肌和股二头肌长头的肌支,股二头肌短头由腓总神经支配,手术时应注意保护。

对晚期坐骨神经损伤,可考虑行肌腱移位术或关节融合术。

(顾玉东　陈　亮)

参 考 文 献

［1］顾玉东,王澍寰,侍德. 手外科手术学［M］. 上海:上海医科大学出版社,1999:538-569.

［2］顾玉东. 臂丛神经损伤与疾病的诊治［M］. 2 版. 上海:复旦大学出版社,2001:108-133.

［3］王澍寰. 手外科学［M］. 2 版. 北京:人民卫生出版社,2002:356-408.

［4］朱家恺,罗永湘,陈统一. 现代周围神经外科学［M］. 上海:上海科学技术出版社,2007:318-358,768-794.

［5］Sunderland S S. Nerve injuries and their repair:a critical appraisal［M］. London:Longman Group UK Limited, 1991.

［6］Birch R, Bonney G, Parry C W. Surgical disorders of the peripheral nerves［M］. London:Churchill Livingstone, 1998.

［7］Canale S T, Beaty J H. Campbell's operative orthopaedics［M］. 9th ed. St Louis:CV Mosby, 1998.

［8］Berger R A, Weiss A P. Hand surgery［M］. Philadelphia:Lippincott Williams & Wilkins, 2004.

［9］Green D P, Hotchkiss R N, Pederson W C, et al. Green's operative hand surgery［M］. 5th ed. Philadelphia:Elsevier, 2005.

［10］Fridén J. Tendon transfers in reconstructive hand surgery［M］. London:Taylor & Francis, 2005.

［11］Tubiana R, Gilbert A. Tendon, nerve and other disorders［M］. London:Taylor & Francis, 2005.

第四章　血管创伤修复

第一节　治疗简史

血管损伤(vascular injury)在战争时期常见。第一、二次世界大战和朝鲜战争期间，为挽救伤员生命，周围血管伤的救治以结扎为主，截肢率高达49%。DeBakey报道在第二次世界大战中，美国军队2 471例动脉损伤中仅81例做了动脉修复术。之后的战争中，开始使用血管修复和肢体重建术，截肢率下降到0～13.5%。朝鲜战争时期，动脉修补术才广泛采用。1988年Hughes报道截肢率从第二次世界大战时49%下降到13%。在越南战争中，虽然使用高速子弹造成了更严重软组织损伤，经过及时清创和修补术，美国外科医生治疗了7 500多例血管损伤，截肢率仍保持在13%左右。在对越自卫反击战中，周围血管伤占1.1%，我军治疗了四肢大血管伤500例，截肢率为2.6%。

在和平时期，由于工农业和交通运输事业迅速发展，工伤事故、车祸及枪杀所造成的血管损伤增加。此外，血管穿刺、插管造影检查、手术等侵入性操作增加了血管损伤机会。在血管损伤中，动脉损伤多于静脉。在受伤部位中，以四肢血管损伤较多，其次为颈部、骨盆部、胸部和腹部。2011年Kauvar等分析美国2002—2006年的创伤数据库有关下肢血管损伤救治发现，下肢创伤复合血管损伤有2.8%的死亡率，6.5%的截肢率，其中腘动脉损伤的截肢率最高为9.7%。近年来，由于血管损伤救治技术的发展，急救意识的提高，动脉和静脉的吻合技术的熟练，动脉修补、旁路转流及人工血管的应用，使血管损伤的治疗效果有了较大程度的提高。

第二节　血管创伤原因及分类

血管损伤的主要原因来源于外来的直接或间接暴力。

直接暴力有尖锐的武器或物件，如枪弹、刀片、玻璃等锐器直接伤及血管；或钝性暴力，如重物挤压、车辆冲击、骨断端压迫以及绷带或止血带包扎过紧等使血管壁受到挫伤。钝性损伤一般不伴有皮肤伤口。血管外膜常保持完整而不表现出血现象，因而易延误诊断，特别在有合并骨折或关节脱位时，因肢体肿胀和功能障碍构成主症，往往掩盖了动脉损伤的可能。

间接暴力中，虽然血管本身未受到直接损伤，但由于暴力的传导，致使血管发生过度伸展、严重扭曲或过度牵拉而致撕裂，例如在膝关节脱位时，可使腘动脉受到牵拉力量而引起血管壁的损伤。有些急性血管损伤病例由于症状模糊或疏忽而未及时相应处理，后期可形成侵入性血管病变，如动脉血栓闭塞症、损伤性动脉瘤或损伤性动、静脉瘤。

另外，近年来医源性血管损伤的发生有所增加，如手术中误伤动脉和静脉引起大出血，或动脉、静脉插管造影并发出血和血栓形成。1973年Brene报道肱动脉插管造影损伤者占28%，股动脉插管损伤者占

6%。1985年Orcutt报道，医源性血管损伤在大医院中占所有血管损伤的30%。2008年Rudström H等统计了1987—2005年瑞典国内发生的1 853例血管损伤发现：48%是医源性的血管损伤，并逐年升高（41%～51%），死亡率为4.9%，最常见的损伤部位依次为右腹股沟区（43%）、左腹股沟区（19%）、腹部（13%）和四肢（8%）。

血管损伤按损伤类型可分为下面几种（图4-1）。

1. 完全断裂　动脉断裂可引起喷射样大出血；在伤道狭小而曲折时外出血较少，形成张力性血肿。动脉断端回缩、血栓形成，出血也可自行停止，从而起保护生命的作用；同时因休克而血压下降，较易发生血栓使管腔闭塞。

2. 部分断裂　血管伤可有纵行、横行或斜行的部分断裂，动脉收缩使裂口增大，不能自行闭合，常发生大出血。因此有时部分断裂的出血比完全断裂更为严重，即使暂时停止，还有再度出血的危险。断裂处向两端回缩使创口扩大，出血量有时较完全性断裂伤为多而不易自止。有时投射物入口小，出血为局部张力所限，形成搏动性血肿。

3. 血管挫伤　血管受挫伤后，内膜和中层断裂分离，组织蜷缩，血管组织内有出血、血管痉挛、血栓和栓塞形成，可形成外伤性动脉瘤。因无外出血现象，血管挫伤易被忽视。特征有：动脉饱胀，失去正常色泽，触之较硬，无搏动或搏动微弱，挫伤较远段动脉变细，出现循环阻塞，且常引起广泛的继发性动脉痉挛。

4. 血管痉挛　主要发生在动脉。由于动脉外膜中交感神经纤维的过度兴奋，引起动脉壁平滑肌的持续收缩，使血管成细索状，血管内血流减少，甚至完全阻塞；有的同时有血栓形成，常波及一段血管，甚至影响该动脉全程及分支。静脉痉挛一般较轻，也无严重后果。

5. 假性动脉瘤　动脉部分断裂而投射物入口小时，动脉出血为局部张力所限，形成搏动性血肿。4～6周后因机化而形成包裹，囊壁内面被新生的血管内膜所覆盖，成为假性动脉瘤，压迫周围组织，使肢体远端供血减少。

6. 创伤性动静脉瘘　动脉和伴行的静脉在相邻处同时受到部分损伤，动、静脉发生直接交通，动脉血大部分不经毛细血管床而直接流入静脉形成动静脉瘘。下肢多于上肢，一般在伤后1个月后形成。到后期局部静脉压高，表浅静脉充盈，肢体肿大，远端循环较差。如瘘口较大，距离心脏较远，可以引起心、血管血流动力学的改变。

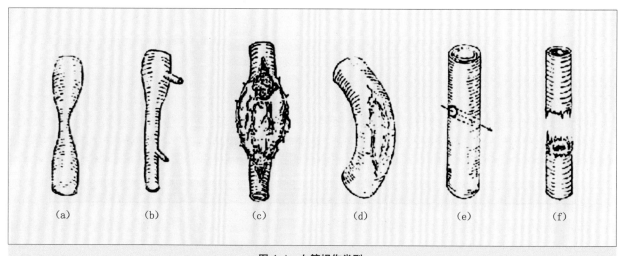

图4-1　血管损伤类型
(a)(b)痉挛　(c)挫伤　(d)部分断裂　(e)贯通伤　(f)完全断裂

第三节　血管创伤治疗

血管损伤后主要有下列临床表现：

1. 出血　锐性损伤可表现为自伤口处流出新鲜血液,如果从伤口处喷射性或搏动性流出鲜红血液,提示动脉损伤;若从伤口处流出暗红色血液则提示静脉损伤。值得注意的是,高速子弹或高速金属碎片撞击在骨骼上,尽管体表处的伤口很小,但其内部的损伤广泛,出血严重。还应该注意的是,虽然伤口出血可以自行停止,但多数情况下中等血管的损伤出血有间歇性。钝性闭合性损伤,其血管损伤处血液可流至胸腹腔等体腔内,受伤者表现出严重的失血性休克,病死率更高。

2. 休克　创伤和疼痛都可以加重休克,但最基本的原因仍然是出血造成的失血性休克。开放性损伤可以粗略地估计失血量,闭合性损伤则很难估计其失血量。

3. 血肿　血管损伤后出血除流向体表或体腔外,还可以流向组织间隙形成血肿。如果出血流向纵隔则表现为纵隔的增宽、呼吸困难、胸痛等;如果流向后腹膜,则可出现腹痛、腹胀等。血肿与血管裂孔相沟通形成交通性血肿,该血肿具有膨胀性和搏动性。这是诊断钝性血管外伤的局部重要体征。

4. 组织缺血表现　肢体动脉断裂或内膜损伤所致的血栓可使肢体远端发生明显的缺血现象,即所谓的"5P"表现:①动脉搏动减弱或消失;②远端肢体缺血疼痛;③皮肤血流减少,皮肤苍白,皮温降低;④肢体感觉神经缺血而出现感觉麻木;⑤肢体运动神经失去功能出现肌肉麻痹。

5. 震颤和杂音　当受伤部位出现交通性血肿以及动脉损伤部位有狭窄者,听诊可闻及收缩期杂音,触诊时感到震颤。在外伤性动静脉瘘时可闻及血流来回性连续性杂音。

6. 合并脏器或神经组织损伤的症状　当血管损伤合并其他脏器或神经组织损伤,出现的症状是多种多样的,肢体神经的损伤和缺血所引起的感觉障碍分布有所不同,前者是按神经所支配的区域分布,后者神经麻木感觉范围则呈袜套式分布。

一、现场急救

1. 原则　四肢血管损伤救治原则是生命第一、肢体第二;快速诊断、快速救治是前提;快速止血是重点;强调对深静脉的修复并正确处理感染性血管损伤,以保全肢体,减少残疾。止血、抗休克,以挽救伤员的生命为主,紧急止血,纠正休克是挽救生命的根本措施。其次再考虑重建肢体的血液循环,修复血管,保存肢体,同时注意恢复功能。尽早修复损伤动脉是挽救伤肢和恢复功能的关键,因为截肢率随着肢体缺血时间延长而增加。

2. 止血　由于四肢大血管管径相差太大,因此,损伤后发生出血的程度和休克的比例也很不相同。大血管如锁骨下动脉、髂血管损伤后出血迅速,休克发生率高。笔者曾报道休克发生率,锁骨下动脉损伤为80%,髂血管为100%,椎动脉为100%。因此,对此类患者的救治要点是一个"快"字,即快速诊断、快速救治是前提,快速止血是重点。急救止血的方法有加压止血法、填塞法和屈曲关节加垫止血法、血管结扎法、止血带止血法等。四肢主要血管损伤用加压包扎法多能达到止血目的,这样就只压迫了受伤的血管起到止血作用,而不阻断其他血管,保存了侧支循环。对下肢主要血管伤,如出血迅猛加压包扎不能止血而危及伤员生命时,在迫不得已的情况下,应迅速、正确使用止血带,但要尽量缩短时间,否则会造成肢体坏死、肾衰竭等严重的并发症。

3. 抗休克　周围血管损伤,尤其是下肢大血管伤,发生出血性休克较多。因此,要十分重视并采取积极措施,主要是输血、补液,纠正血容量,使收缩压维持在12kPa(90mmHg)以上,同时于早期就要特别注意肾衰竭的防治。消除休克发生的原因,是治疗休克的关键措施。

4. 优先处理危及生命的内脏伤　周围血管伤,尤其是严重炸伤、多处伤,常合并内脏伤,要根据"主要伤先治,次要伤缓治"的原则进行处理。如为内出血或伤势危及生命时,应在抗休克的同时,进行紧急手术处理。如有呼吸道梗阻做紧急气管切开,对血气胸做胸腔闭式引流,对腹部脏器伤做剖腹探查处理等,这是挽救生命的积极措施,而且也为后续治疗奠定了基础。

5. 肢体清创术 用健康肌肉皮肤组织覆盖血管、神经,术后充分引流,在术前、术中、术后选用有效抗生素。伤后的初次清创,原则上越早越好,在6～8小时以后修复血管获得成功,可减少肢体坏死和感染的机会。

二、血管修复(包括缝合、血管移植)

1. 修复原则和注意事项 修复越早越好。尽早清创可减少感染机会,尽快恢复血运,防止肢体缺血坏死。但由于各方面的特殊情况,早期修复往往是很难办得到的。如肢体缺血时间太长,手术效果显然不好,勉强手术最后还会带来一些危及生命的严重并发症,这种情况可待病情允许择期手术;对于高速致伤物引起的大范围血管损伤,由于边缘很不整齐,在断端的上、下段还有明显的冲击波伤,这就给血管修复带来困难;对于四肢大血管伤,目前主张以早期修复为主,如各方面的条件允许,临床症状显示主要动脉损伤征象或判断其可能性较大,尤其是股动脉、腘动脉损伤,应该果断地手术探查,虽然探查可能为阴性,如若漏诊,可造成生命或肢体丧失;在肢体急性缺血情况下,不应采用保守观察、消极等待。但在战时由于环境条件差,短时间通过伤员多,输血条件困难,在一线医院对大血管伤的处理应限于对肱动脉以上及股动脉、腘动脉进行手术修复;对次要血管如胫前、胫后动脉之一,或尺、桡动脉之一损伤,以及侧支动脉,如股深动脉、肱深动脉损伤,可以结扎。但如小腿或前臂两条动脉都有损伤,应修复一条。

四肢的静脉有深、浅两套系统,人们常常在血管修补中认为有浅静脉回流,重视动脉修复而忽略深静脉的修补。早在1973年,Wright的研究表明股静脉结扎后,犬股动脉的血流减少50%～75%。Zamir等也发现髂静脉等大静脉的修补好坏,直接与肢体功能的恢复呈正相关性。在笔者的早期救治中,有3例患者因为仅仅修补动脉而未修补静脉,结果2例发生感染,其中1例截肢,另1例经行长达1年的换药、植皮,才勉强保住肢体;第3例最后则发生肌肉的缺血变性和纤维化。这是因为不修补静脉,肢体血液回流不畅,肢体血液淤积,造成供血下降、肌肉纤维化和易于感染。

感染性动脉出血,吻合后吻合口愈合困难,加上血管壁的炎性反应而变得较脆,使缝线由于动脉的搏动产生切割作用,容易再出血。对于这类血管损伤,Tukiainen等采用Ⅰ期静脉移植和肌皮瓣修复14例感染性血管损伤,结果1例死亡,2例截肢,4例发生栓塞而再次手术。Luk等报道,感染虽然对动脉的吻合口影响较小,但是却明显地降低静脉吻合口的通畅率,吻合后1～2周的通畅率只有56.6%。Tukiainen等采用Ⅰ期静脉移植修复感染性血管损伤,属于动脉-静脉-动脉吻合口,感染对其会有一定的影响,因此,效果不理想。由此看来,如何降低或消除感染区对血管吻合的影响,是治疗感染性血管损伤的关键。笔者曾报道16例感染性血管损伤患者,采用在炎性区外结扎损伤的血管,取大隐静脉经过非炎性区再桥接,肌瓣和肌皮瓣覆盖感染区的方法较有效,均一次手术成功。从而表明,笔者报告的方法可能是治疗感染性血管损伤的有效方法之一。

四肢主要血管损伤后,一般认为在6～8小时内得到修复再通比较安全,超过此时限,保住肢体的成功率明显降低,并发症和截肢率显著增加。特别要指出的是,在血管损伤的救治中,一定要遵循生命第一、肢体第二的治疗原则。笔者曾报道4例发生肾衰竭者,均属于肢体通血时间为18～72小时的患者,已经明显超过安全的极限,但由于家属及患者的强烈要求才施行血管修复手术。术后出现肾衰竭症状而被迫进行截肢手术,这样才保证了患者的生命。笔者体会对于超时限的血管损伤是否进行修复手术,取决于以下几个因素:①温度:外界温度高低与修复的时间成反比。②缺血的程度:血管损伤不同于断肢再植,常常是不完全缺血,因此修复时限可适当地延长。③静脉有无损伤:静脉无损伤时,依靠侧支血管肢体尚能保持较低的血液循环。当静脉也同时损伤时,则这一较低血循环也缺乏,因此修复的时限就会降低。④肢体缺血的程度:通过观察肢体神经功能、肌肉主动和被动活动、动脉搏动、静脉回流速度、毛细血管充盈时间和肢体温度等可综合判断缺血的程度。⑤肾衰竭及其他重要脏器损伤:已经存在肾衰竭和

(或)其他重要脏器损伤时则不宜修复血管,应以保证生命安全为前提。

2. 显微外科修复的方法

(1) 侧壁修补。①手术指征:此法只限于较整齐和清洁的切线或侧壁裂伤,在不使血管腔显著缩窄的情况下,予以修补缝合。如血管的多发性穿孔之间的距离相当长,并且都是些小穿孔则可进行缝合。②缝合方法:动脉的侧壁裂伤,经扩创用横行的褥式缝合法修补;动脉的切线伤,可用单纯的连续缝合法修补或外翻褥式间断缝合法修补;动脉直线形和小的斜行撕裂损伤,采用部分闭塞法,即用一种弯曲形状的血管钳部分地夹住血管,使血管在修补时不完全闭塞,此法可减少血栓形成的机会。因受损的血管不易彻底切除,修补后血管腔变形,管壁光滑度下降,所以容易形成血栓。血管破口小可直接缝合,破口大应补片扩大成形。

(2) 端-端吻合。①手术指征:如为低速致伤物对血管损伤范围较小,一般不需做大量切除,经清创后血管缺损不多,可做端-端缝合;如血管损伤范围较大,一般超过血管周长 1/3 的横断伤及超过 2～3cm 的纵裂伤,必须切断血管,然后再做缝合,否则因清创不彻底,缝合后易发生栓塞;如果修补部位的动脉已严重损伤,应将血管向两端分离,切除损伤的节段,然后做端-端吻合;如果动脉被高速的枪弹所损伤,且仅为小的切线伤,常需做动脉造影来确诊。对于动脉的爆炸性或钝性创伤必须注意,即使肉眼看不出,最好也施行切除和端-端吻合。必要时,可根据受伤动脉的冰冻切片来决定切除的长度;枪弹进入体内在血管附近经过时,虽然实际上没有穿透动脉,但仍可能造成动脉严重挫伤,可以再发生血栓形成内膜剥离。所以,应当显露血管进行检查,把损伤的血管切除,再进行血管修复;如果血管被锋利锐器所切断,并且伤口较清洁,则可行端-端吻合术。但需注意,缝线处张力不宜过大,以免术后动脉发生撕脱、溢血或血栓形成。有时如把远端和近端的血管充分游离,甚至必要时结扎一些侧支动脉,往往可以获得足够的长度适宜行端-端吻合。在四肢部位亦可以使血管吻合处邻近的关节屈曲以减少张力。②手术方法:通常采用的缝合法是二定点固定连续缝合法,也可用三定点间断缝合法。直径 2～3mm 以下的小血管则不用连续缝合,常用间断缝合。褥式缝合会引起血管腔直径减少,因此仅适用于较大的血管。采用何种方法与患者的年龄有关,对于婴儿和儿童,因为正在生长发育,不能用连续缝合方法,而采用间断缝合法,否则会限制血管周径的生长。

(3) 端-侧吻合。根据下列手术适应证行端-侧吻合。①手术适应证:血管两断端的口径不一样粗时,可将较细的断端剪成斜面,进行端-侧吻合;血管在分叉处断裂,可利用分叉处的破口行端-侧吻合;血管损伤后近端缺失,可利用远端与另一主干血管进行端-侧吻合;血管移植时常采用端-侧吻合术。②手术方法:首先将血管断端剪成斜面,然后在另一血管侧壁上开窗,再做两定点褥式固定,把断端覆盖于另一血管的裂孔上,用连续缝合或间断缝合吻合血管。

(4) 侧-侧吻合。先在切口两端做固定线,再在前壁中点做两牵开线。然后提起牵引线,行间断缝合。

(5) 局部缺损的修补。尽量不用修补物,因为创伤本身往往已伴有感染因素,置入异物将会增加感染发生的机会甚至造成严重后果。在以下 3 种情况下,需在血管的损伤部位施行补片移植术:重要脏器或深部的血管移植不易操作时;切除损伤部位后将会累及血管的重要分支或重要侧支循环时;急救中一时无合适的供移植用的血管时。补片修补范围以不超过血管周径 1/4 为宜,移植物可用自身的静脉或动脉,或者用达克隆(Dacron)或脱夫隆(Taphron)等人造修补物。

3. 血管缺损修复方法

(1) 手术指征。①血管的火器伤常伴有血管缺损,要行血管移植。②平时创伤造成血管撕裂、挤压、捻挫损伤,常导致血管缺损需行血管移植修复。③动脉侧壁断裂伤,经修补后使管腔狭窄小于 1/3～1/2 者,则应采用血管移植。④血管或邻近组织病灶切除后血管缺损者。⑤血管损伤后虽经过血管缝合,但术后发生栓塞,切除后血管缺损,需进行血管移植。

(2) 手术方法。①游离血管、屈曲关节克服缺损。如血管缺损不大(2cm 左右),一般经过游离血管上下各一段,或将关节屈曲时可以克服缺损,使吻合处没有张力。②血管交叉缝合法。如果主要的动脉缺损严重,可以牺牲影响较小的血管,用交叉缝合法代替修复主要血管。③利用损伤的动脉移植。前臂或小腿两条主要动脉在同一平面断裂,而且不能吻合或交叉缝合时,需要移植血管。在此种情况下,可结扎其中一条动脉并获得移植用的血管材料来修复另一条动脉。④静脉移植。自体静脉移植仍是修复血管缺损常用的而且是较好的方法。目前自体静脉的移植常切取的静脉有大隐静脉、头静脉等。静脉移植注意事项:应取对侧的大隐静脉,不要在损伤肢体附近选择静脉。对于患肢的静脉不能随便破坏,以免影响伤肢的静脉回流,而且当动、静脉同时受伤时,损伤的静脉也应尽量修补,这与动脉修补有同样的重要意义。选择与损伤动脉口径相当的静脉,根据动脉粗细,切取大隐静脉的上段或下段。静脉移植的长度要适中,静脉的小分支要仔细结扎,采用血管移植时,取小的静脉必须用肝素盐水冲洗管腔,将静脉方向倒置:用静脉移植来接通动脉时,因有静脉瓣存在,静脉瓣系向心开放,故应将静脉倒转使远端接在动脉的近端上。但在用静脉移植来接通静脉时,则应顺置。防止血管迂曲扭转,避免受压。移植血管作分流,则吻合时应与原来血管呈倾斜角度,接近正常动脉分支形状。动、静脉管腔口径相差较大时,可用微血管钳机械扩张或管腔内注入盐水加压扩张。⑤旁路血管移植术。即将移植的血管保持一定弧度在附近健康的肌间隙或皮下隧道通过,使血管吻合处有良好的软组织覆盖,这样手术后即使伤口发生化脓性感染,而旁路移植的血管仍可保护得很好,从而提高了血管吻合的成功率。手术方法及注意事项:首先必须彻底清创,妥善止血,创面用1‰新吉尔灭液浸泡5分钟;血管上下两端需要进行适当的游离,应在健康组织内与正常的血管部分进行端-端吻合或端-侧吻合;旁路血管移植必须保持一定弧度在附近健康的肌间隙或皮下隧道通过,隧道要够宽大,防止血管受压及扭转;血管火器伤并发骨折时,原则上动脉的修复应使其有足够的长度,以利整复骨折和施行牵引;如局部条件不允许做成隧道,也应设法用邻近的软组织将移植的血管与弹道、空腔及深部组织隔开,使移植的血管有良好的组织保护,缩小空腔,充分引流,定位缝合伤口;带血管蒂的轴型皮瓣游离移植一次修复血管及软组织缺损,如足背皮瓣、前臂皮瓣等,既可利用皮瓣内的血管桥接损伤段的血管,使伤肢恢复血运,同时又可利用皮瓣修复软组织缺损,这是一种应急的有效方法。

(3)血管缺损移植物的选择。①自体静脉移植。血管移植或旁路血管移植采用自体静脉移植效果最好,这是修复损伤血管的基本方法,应优先选用。②人造血管移植。20世纪50年代,Voorhees首先以维尼龙制作人造血管,之后,又有各种相关材料问世,包括胶质、甲基丙烯酸甲酯、尼龙、涤纶织品等。目前临床应用的人造血管主要为涤纶和膨体聚四氟乙烯两种,多为进口产品,主要应用于人体大、中动脉,如主动脉、股动脉、腋动脉等,重建小动脉(管径3~4mm以下)和静脉移植血管的通畅率很低,使用受限。人造血管吻合的长度要适中,绝对不能使吻合处受到张力。人造血管是伤口内异物,可能导致感染、栓塞、出血危及生命等严重并发症。但人造血管也有一定的优点:可以选择不同粗细的移植物,在大批伤员到来的紧急情况下,由于节省时间,迅速接上人造血管可以消除急性缺血,即使以后栓塞也可起到暂应急作用,对保存肢体有积极意义。人造血管移植原则上尽量少用,但在迫不得已的特殊情况下可慎重选用,因效果不肯定,有待进一步研究和改进。③采用人的脐带血管移植。人体胎儿脐静脉作为动脉的代用品近年来研究较多。应用临床后,通过动脉造影证实,获得了令人满意的通畅率。应用脐带静脉移植物,作为中小动脉血管代用品是有希望的。这种移植有以下特点:有效、柔软、缝合和处理容易、有一定弹性、直径均相称,而且在体内耐受力强。它的管壁薄,看来是以生长良好的内膜和外膜来维持结构。对移植物的长期植入尚待进一步研究。④用塑料管做暂时性动脉分流。如对股动脉火器伤,因伤员全身情况差,休克危重,不允许进行长时间的血管手术,立即采用塑料管搭桥暂时性动脉分流术,将塑料管直接插入股动脉上下两断端内,两端用线固定,患肢迅速恢复血运,可解除急性缺血和坏死的可能。然后,在条件许可时再行血管修复手术或晚期行血管结扎术,此时由于已建立良好的侧支循环,肢体远端血供可以逐渐改善。

(4)血管结扎。血管损伤结扎的指征应严格掌握,以下几点可作为参考。①伤情危重,有多处重要脏器伤,不能耐受血管修复手术者。②缺乏必要的修复血管技术和物质条件(如器械、血源等),应做好清创术,结扎出血的动脉,迅速后送。③次要动脉伤,结扎后不会影响体循环者,可以结扎。如肘部和膝部以下的动脉仅损伤一条者。④对单一的主要动脉伤,结扎后有时并不引起严重后果,但要非常慎重,尽量给予缝合,只有在迫不得已的情况下才可施行结扎。如锁骨下动脉、腋动脉等。⑤损伤动脉在主要侧支循环平面以下。⑥损伤肢体无明显血液循环障碍者。⑦动脉远断端回流血旺盛,伴行静脉充盈良好。⑧大血管伤有继发性大出血的危险威胁伤员生命。⑨对伴行未受损伤的静脉不应结扎,静脉损伤力争修复,不予结扎。⑩软组织损伤过重,没有可以利用的组织覆盖所修复的血管者。

方法:①对较大的动脉的结扎应用双重结扎法,宜用贯穿法结扎,以免滑脱。②不完全断裂的动脉,在结扎后应予以切断,以免发生动脉痉挛并延伸到远端。③如需要结扎某一动脉时,应尽量选择在主要侧支开口的远端处结扎,使血流可以通过侧支血管而下,尽可能地避免影响肢体的营养和存活。如肱动脉损伤后,结扎部位在肱深动脉分支之上或之下的截肢率显著不同。④在有感染的伤口内结扎动脉时,应在稍高位的较为正常组织内缝扎血管,以防因感染而发生继发性出血。⑤结扎血管的残端应以血供良好的肌肉组织覆盖,严防外露,破裂出血。

三、术后处理

1. 妥善固定　用石膏托或管形石膏固定关节于半屈曲位 4～5 周,使缝合处没有张力。以后逐渐伸直关节。如使用管形石膏,应在石膏成形后即刻松解(包括松开环形包扎),以免肢体受压。

2. 体位适合　保持伤肢稍高于心脏平面,不可过高或过低。如静脉回流不足,可稍抬高。

3. 密切观察　密切观察伤肢血循环,看脉搏、颜色、温度等是否正常。如肢体远侧温度骤降 3～4℃而肿胀不明显,多系动脉栓塞或局部血肿压迫,应立即手术探查。发现血管栓塞,需切除缝合处重新吻合后做自体静脉移植。如肢体肿胀明显,血液回流不佳,而抬高患肢不能改善的,多系静脉栓塞,亦应立即手术探查。上述循环危象如处理及时常获成功,拖延过久则可导致修复失败。

4. 防治感染　使用抗菌药,适当处理伤口,保持良好引流,密切观察感染、特别是气性坏疽发生的可能,感染控制后,根据伤口情况,做延期或二期缝合或植皮消除创面。如能及时发现伤口感染,早期充分引流,适当使用抗生素,仍可保持血管修复效果。

5. 合并伤的处理　四肢血管约有 1/3 合并骨折,合并骨折及神经伤约有 1/6,这些合并伤可增加截肢率和处理上的困难,骨折端可挫断或压迫血管,引起血管断裂、栓塞或痉挛。对合并伤,应在修复血管的同时做相应的处理,彻底清创后先用内固定固定骨折,再处理血管伤,但对战伤伤员,不论用髓内针或钢板固定骨折均易发生感染。且骨折端骨膜剥离,循环受到严重影响,骨折处长期感染不愈,后果严重。因此,战时火器性血管伤合并骨折时,在处理血管伤后大多采用石膏外固定或小重量平衡牵引保持骨折对位,适当屈曲关节,保持血管吻合处无张力。伤愈后如骨折处尚有较大畸形,可按闭合性骨折处理,不难纠正。四肢主要动脉伤,尤其是腘动脉伤合并闭合性骨折时,应在手术探查动脉时给予复位骨折,不可盲目对骨折进行闭合复位石膏固定,以免加重血管损伤和延误处理。

第四节　骨筋膜间室综合征

骨筋膜室由骨、骨间膜、肌间隔和深筋膜所构成。骨筋膜室综合征(osteofascial compartment syndrome)又称急性骨筋膜间室综合征,骨筋膜间隔区综合征。是指骨筋膜室内的肌肉、神经因急性缺血、缺氧而产生的一系列症状和体征。多见于前臂掌侧和小腿。

血管损伤后,骨筋膜室内出血,内容物体积增大,使室内压力增加,循环受阻,造成室内肌肉、神经缺血、缺氧。因缺血、缺氧毛细血管通透性进一步增强,液体渗出增加,组织水肿严重、室内压力进一步增加,形成恶性循环,引起骨筋膜室综合征。

其发病机制为骨筋膜间隙内的肌肉出血肿胀,使间隙内容物的体积增加,由于受骨筋膜管的约束,不能向周围扩张,而使间隙内压力增高。压力增高使间隙内淋巴与静脉回流的阻力增加而致静脉压增高,进而使毛细血管内压力增高,从而渗出增加,更增加了间隔区内容物的体积,使间隙内压进一步升高,形成恶性循环,即内容物增加→内压升高→静脉压升高→毛细血管压升高→渗出增加→内容物增加。一般情况下,间隔区内压增高,均不至大于该间隙内动脉干收缩压,因而通过该间隔区供养远端的动脉血流减少,但不至于中断肢体远端脉搏减弱以致摸不清,但末端均有血运而不至坏死。由于间隔隙内压的增高可使区内组织毛细血管压闭,微循环受阻致组织灌流减少因缺血缺氧而坏死。毛细血管在缺氧状态下其通透性增加,又增加了渗出,形成恶性循环。间隔区外肢体表面皮肤,可有肿胀水疱,因有邻近血供,一般不发生坏死,但可由于血运减少而致神经功能减退。

如不及时处置将发生:

1. 濒临缺血性肌挛缩　在严重缺血早期,肌肉尚无坏死或少量坏死,若此时立即进行治疗,重建血液供应,可避免发生大量肌肉坏死,恢复后不影响肢体的功能。

2. 缺血性肌挛缩　缺血持续以致有较多的肌肉坏死。此时开始治疗,恢复血液供应尚可恢复,但由于肌肉坏死较多,虽经纤维组织修复,但将发生瘢痕挛缩及神经损坏,发生特有的畸形——爪形手、爪形足。

3. 坏疽　缺血不能纠正,大量肌肉发生坏死,已无法修复,只能截肢。否则会发生严重并发症,可危及生命。

前壁骨筋膜室内组织正常压力为 90mmHg(约 12kPa),当压力升至 65mmHg(约 8.66kPa),组织内的血循环完全中断。小腿间室正常压力为 15mmHg(约 2.0kPa),当压力升至 55mmHg(约 7.33kPa)时,血循环完全中断。间室内神经缺血 30 分钟,其功能发生异常;缺血 12~24 小时,则发生永久性的功能损坏。间室内肌肉组织缺血 2~4 小时发生功能改变,缺血 8~12 小时,则发生永久性损坏(肌肉坏死)。

肌肉坏死时可释出大量 K^+、肌红蛋白。组织缺血缺氧进行的无氧酵解可产生大量酸性代谢产物。受累组织发生无菌性炎症,在炎症过程中产生大量毒性介质。当血循环改善以后这些物质进入血循环,会引起全身的损害,如休克、心功能障碍、心律失常等。

典型的骨筋膜室综合征可有"5P"征,即苍白(pallor)、感觉异常(paresthesias)、无脉(pulseless)、瘫痪(paralysis)以及拉伸骨筋膜室时产生的疼痛(pain)。疼痛往往出现在早期,是几乎所有患者都会产生的症状。对于这种疼痛的描述往往是一种深在的、持续的、不能准确定位的疼痛,有时候与损伤程度不成比例。疼痛在拉伸骨筋膜室内的肌肉群时加重。感觉异常(如针刺感)也是常见的典型症状,是皮神经受累的表现。肢体瘫痪往往发生于病程晚期。触诊可感觉到受累骨筋膜室张力升高明显。患者通常不会出现"无脉"的表现,因为引起骨筋膜间室综合征的压力一般都低于动脉血压。

骨筋膜间室综合征常见为以下两种:

1. 前臂间隔区综合征　①背侧间隔区肿胀,组织紧张,有压痛,伸拇及伸指肌无力,被动屈曲拇指及手指时引起疼痛;②掌侧间隔区肿胀,组织紧张,有压痛,屈拇及屈指肌无力,被动伸拇及伸指均引起疼痛,尺神经及正中神经分布区的皮肤感觉麻木。

2. 小腿间隔区综合征　①前侧间隔区压力增高时,小腿前侧肿胀,组织紧张,有压痛,伸趾肌及胫前肌无力,被动屈趾引起疼痛,腓神经深支分布区的皮肤感觉麻木;②外侧间隔区压力增高时,小腿外侧肿胀,组织紧张,有压痛,腓骨肌无力,内翻足部引起疼痛,腓神经的浅支和深支分布区的皮肤感觉麻木;③后侧浅部间隔区压力增高时,小腿后侧肿胀,有压痛,比目鱼肌及腓肠肌无力,背屈踝关节时引起疼痛;④后侧深部间隔区压力增高时,小腿远端内侧跟腱与胫骨之间组织紧张,有压痛,屈趾肌及胫后肌无力,伸趾时引起疼痛,胫后神经分布区的皮肤感觉丧失。

根据临床观察的结果,各个筋膜间隔区内压力升高后的检查所见如下:

1. 前臂间隔区　①发生在背侧时局部组织紧张,有压痛,伸拇及伸指肌无力,被动屈曲拇指及手指时引起疼痛;②发生在掌侧时组织紧张,前臂掌侧有压痛,屈拇及屈指肌无力,被动伸拇指均引起疼痛,尺神经及正中神经分布的皮肤感觉丧失。

2. 小腿各间隔区　①前侧间隔区内有伸趾肌、伸踝肌、腓深神经。当间隔区内压力上升时,除小腿前侧有组织紧张及压痛外(有时红肿),可有腓神经深支分布的皮肤感觉丧失,伸趾肌及胫前肌无力,被动屈趾引起疼痛。②外侧间隔区内有腓骨肌群腓浅神经。此间隙受压,则足不能外翻,足背皮肤感觉消失。内翻足部时引起疼痛,局部皮肤紧张及压痛表现在小腿外侧腓骨处,但在临床上此间隙受压少见,出现上述体征时,首先要考虑到腓总神经损伤。③小腿后侧间隔区内有比目鱼肌、腓肠肌,此间隙受压多见于股动、静脉或腘动、静脉损伤而仅修复动脉者。体征表现为强直性马蹄足畸形,背屈踝关节时引起上述肌肉的疼痛,小腿后方有肿胀及压痛。④中间间隔区内有屈趾肌肌后肌、肌后动脉、胫后神经。此间隙受压则屈趾肌及胫后肌无力,伸趾时引起疼痛,胫后神经分布的皮肤感觉丧失。在小腿远端内侧,跟腱与胫骨之间组织紧张,并有压痛。筋膜间隔区综合征的病人,其体温可能升高,白细胞计数增加,血沉也可能增快,但不一定说明病人有感染。筋膜间隔区综合征为一种发展性疾患,刚发生时可能症状不明显,遇到可疑情况,应密切观察,多做检查,以便早期确诊,并及时采取治疗措施。

骨筋膜间室综合征一经确诊,应立即切开筋膜减压。早期彻底切开筋膜减压是防止肌肉和神经发生缺血性坏死的唯一有效方法。深筋膜切开术是处理四肢主要动脉伤的重要辅助治疗措施,切开肿胀的小腿和前臂深筋膜减压,可减少肢体坏死率。尤其在血管伤处理较晚及伴有小腿肌肉挫伤,局部肿胀严重者,形成筋膜间隙张力大,易发生肌肉坏死,甚至引起肾衰竭,更需及早做深筋膜切开术。血管战伤多数应在初期手术时即进行深筋膜切开。切不可等到出现"5P"体征后才行切开减压术,从而导致不可逆的缺血性肌挛缩。

小腿深筋膜切开可在小腿内侧及外侧分别做一纵行皮肤切口,将小腿各筋膜间隙均进行减压,深筋膜切开要够大,深筋膜切开后的创面,待肿胀消退后可做二期缝合或植皮。切开的皮肤一般多因张力过大而不能缝合。可用凡士林纱布疏松填塞,外用无菌敷料包好,待消肿后行延期缝合,或应用游离皮片移植闭合伤口。切不可勉强缝合皮肤,失去切开减压的作用。

局部切开减压后,血循环获得改善,大量坏死组织的毒素进入血液循环,应积极防治失水、酸中毒、高血钾症、肾衰竭、心律不齐、休克等严重并发症,必要时还得行截肢术以抢救生命。

第五节　外伤性假性动脉瘤

周围动脉瘤(peripheral aneurysm)是指主动脉所属分支的动脉瘤,包括颈动脉瘤、四肢动脉瘤、内脏动脉瘤等。周围动脉瘤可分为两种类型:一种为真性动脉瘤,瘤壁包含动脉壁的三层结构,最常见病因是动脉粥样硬化,其次为动脉中层囊性变性、先天性及梅毒等,此类病人常合并其他部位动脉瘤。另一种为假性动脉瘤,瘤壁由周围纤维组织构成,瘤腔与动脉管腔相通,最常见于创伤、医源性损伤、血管旁路术后吻合口动脉瘤、感染等,随着经皮穿刺造影、介入治疗、腔内血管手术的广泛开展,假性动脉瘤的报道也日益增多。

外伤性假性动脉瘤(traumatic arterial aneurysm,TAA)是血管损伤的并发症。随着四肢血管损伤增多,外伤性假性动脉瘤的发病率有增多趋势。外伤性假性动脉瘤可发生在颈动脉、锁骨下动脉、肱动脉、尺动脉、桡动脉、股动脉和腘动脉等部位,但后两者为好发部位,约占90%。可为单发性或多发性,发生在肢体一侧或两侧,有时可伴有体腔内动脉瘤。

(一)病因及分型

外伤性假性动脉瘤多因火器伤、刺伤、医源性损伤等致动脉壁全层破裂出血。由于血管周围有较厚的软组织,在血管破口周围形成血肿,因动脉搏动的持续冲击力,使血管破口与血肿相通形成搏动性血肿。约在伤后1个月后,血肿机化形成外壁,血肿腔内面为动脉内膜细胞延伸形成内膜,称为假性动脉瘤。它与真性动脉瘤的区别在于,它不像真性动脉瘤那样具有动脉血管的外膜、中层弹力纤维和内膜三层结构。

国外文献报道,绝大多数病因为动脉硬化,因此患者年龄多在 50 岁以上,男性多于女性,常伴有其他部位的动脉硬化,如冠状动脉、脑动脉、肾动脉等。半数患者有高血压病。其次的病因为损伤性,引起周围动脉假性动脉瘤,如枪伤、刺伤、切伤和爆炸伤等造成。国内报道,周围动脉瘤的发病原因,以损伤为多见,如郑光束(62 例)、冯友贤(39 例)和张十一(42 例)周围动脉瘤 143 例中,损伤性者 96 例(为 67.1%),其次为动脉粥样硬化、感染、吻合口动脉瘤等。周围动脉瘤的好发部位,以股、腘动脉为多见。在这 143 例周围动脉瘤中,股、腘动脉瘤分别为 42、33 例,共 75 例,占 52.5%。

随着血管外科的发展及人造血管的应用,吻合口假性动脉瘤的报道也有所增多。与体腔内主动脉瘤相比,周围动脉瘤由于受到骨骼肌的保护和动脉压力相对较低,引起破裂出血的机会较少,但血栓、栓塞和邻近组织压迫的症状比较多。而手术切除的并发症少,手术效果满意。

重庆医科大学时德等人将外伤性假性动脉瘤分型如下图 4-2:

单纯囊瘤型(Ⅰ型):动脉壁一侧损伤。

双侧囊瘤型(Ⅱ型):动脉壁两侧损伤,常为贯通伤。

动静脉瘘型(Ⅲ型):既有假性动脉瘤,又有动静脉间通道。动脉瘤可位于动静脉瘘的一侧(Ⅲa),常由于动脉两面受伤,而静脉一面受伤的结果,也可由于动、静脉相邻部位同时受伤,以动脉瘤形式沟通,即属于间接性动静脉瘘型(Ⅲb)。

囊瘤型(Ⅳ型):损伤的动脉完全断裂,形成一个假包膜,远端动脉可因血栓闭塞。

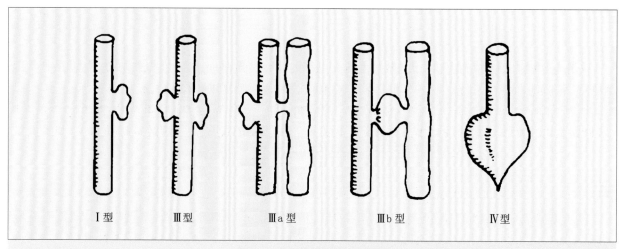

Ⅰ 型　　　Ⅲ 型　　　Ⅲa 型　　　Ⅲb 型　　　Ⅳ 型

图 4-2　外伤性动脉瘤临床分型

(二)临床表现

假性动脉瘤临床表现为局部有肿块,并有膨胀性搏动,可触及收缩期震颤,听到收缩期杂音。压迫动脉近心侧可使肿块缩小,紧张度降低,搏动停止,震颤与杂音消失。巨大动脉瘤可有邻近神经受压损害和远侧组织缺血症状。如瘤内有附壁血栓形成,有可能发生血栓迁移引起远侧动脉栓塞而产生相应症状,也可因外伤或内在压力增加而破裂出血。诊断一般不难,除根据病史、体格检查外,选择性动脉血管造影必不可少。通过造影可了解假性动脉瘤的部位、大小、数目、载瘤动脉及瘤内有无附壁血栓,且往往血管造影显示的瘤腔影像小于瘤体实际大小是其特征,为诊断、鉴别诊断提供依据,为选择治疗方法提供参考。此外,CT 和 MRI 检查对诊断也有较大参考价值,尤其 MRI 在检查巨大动脉瘤时可确定瘤内有无附壁血栓。巨大动脉瘤往往显示各种成分的混杂信号,如血流与涡流因流空效应呈无信号,钙化呈无信号,血栓为高信号,含铁血黄素为低信号,动脉瘤为同心圆状分层混杂信号,血栓均在动脉瘤壁的内面,可呈同心圆状,动脉瘤腔因此缩小,仅占瘤体的一部分。

周围动脉瘤后期临床表现主要有以下 3 个方面:①瘤内附壁血栓形成。附壁血栓脱落可导致远端动脉栓塞,造成脑栓塞或肢体动脉栓塞,附壁血栓也可使动脉瘤腔完全阻塞,如腘动脉瘤和颈内动脉瘤。②瘤体压迫症状。如压迫周围神经可产生疼痛、放射痛和麻木,并发感染时呈持续性剧痛,压迫淋巴管和静脉时产生淋巴水肿、浅静脉怒张和肢体水肿。③瘤体破裂,可导致局部血肿、出血性休克和死亡。但临床上瘤内附壁血栓形成和远端肢体动脉栓塞多见于真性动脉瘤;瘤体压迫和破裂多见于假性动脉瘤。体检时可在动脉的行经部位扪及膨胀性搏动肿块,有时有震颤和收缩期杂音。压迫动脉瘤体近端肿块可缩小,搏动、震颤及杂音等均减轻或消失。

（三）诊断

根据典型的临床表现诊断并不困难,但如果要全面了解动脉瘤的大小、范围、周围侧支循环和近远端血管条件,可选择做以下检查:B超、彩超、CT、MRA、动脉造影(包括 DSA)。必须指出的是,由于瘤腔内往往存在附壁血栓,动脉造影可能会出现误诊和漏诊,此时必须和临床表现、其他检查结合起来才能明确诊断,但动脉造影对于输入道和输出道的判断、手术方案制订具有决定的意义。

（四）治疗

1. 外伤性假性动脉瘤的手术　假性动脉瘤自愈者很少,传统的治疗方法是手术,包括载瘤动脉结扎、动脉瘤切除端-端吻合及血管移植、动脉瘤囊内血管修补等。血管内治疗应用可脱球囊、钨丝螺旋圈闭塞动脉瘤腔、载瘤动脉或用弹簧圈闭塞载瘤动脉;对邻近锁骨下动脉的颈动脉巨大假性动脉瘤,单用手术或血管内治疗有较大困难者,用气囊导管经血管腔内暂时阻断载瘤动脉,再配合手术治疗;对比较表浅的颈外动脉假性动脉瘤,在确诊后用穿刺针直接穿刺动脉瘤,经穿刺针送入弹簧圈或钨丝微弹簧圈闭塞动脉瘤。

周围动脉瘤发展较快,有血栓栓塞致残和破裂致死的危险,因此一旦确诊,一般应尽早手术治疗。治疗方法应根据动脉瘤的部位、大小、局部解剖条件、侧支循环及有无感染等具体情况而定。主要方法有以下几种:①动脉瘤切除及动脉端-端吻合术;②动脉瘤切除,自体静脉或人工血管间置术;③动脉瘤线性切除及动脉修补术;④动脉瘤近远端结扎,自体静脉或人工血管旁路术;⑤动脉瘤腔内修补术等;⑥腔内治疗,包括血管内支架和栓塞术等。

创伤性动脉瘤保守治愈的机会极小,随时间发展,瘤体会继续增大或破裂,近心脏的动静脉瘘有发生心力衰竭的可能,因而只要条件许可,应争取尽早手术。时德等报道 96 例受伤 1 个月内施行手术的 70 例,效果均满意。时间延迟了,瘤体或瘘口与周围粘连增多,给手术带来了困难。早期手术,周围粘连及侧支少,利于手术操作,同时可避免动脉瘤因发展而破裂。手术时注意的问题:①创伤性动脉瘤术中可能发生难以控制的出血,因而应先暴露瘤体近远端的动静脉,以便随时可阻断血流。②较大瘤体与周围组织粘连紧密时,无须坚持瘤体完整切除,可经动脉瘤腔取出附壁血栓,修补裂口后切除部分瘤壁,再用周围肌肉填塞或覆盖。③手术时特别要警惕和避免新旧血凝块的脱落和新的血栓形成而阻塞远端动脉,手术完成后要观察远端动脉血液的逆流情况,如果没有明显血液逆流,应立即取出可能存在的血凝块或新形成的血栓,直到有明显血液逆流为止。④阻断血流前行全身肝素化,术后可用低分子右旋糖酐、罂粟碱等抗凝和抗血管痉挛。⑤防止手术切口感染,修补或吻合的血管一定要覆盖,残腔要消灭,引流要通畅,全身应用广谱抗生素。

乔正荣等报道 91 例外伤性动静脉瘤的手术方式如表 4-1 所示。对于四肢外伤性动脉瘤手术时特别要避免新旧血凝块的脱落和新血栓形成阻塞远端动脉,若远端动脉血流逆流不明显,应用 Fogarty 导管取栓,直到有明显血液逆流。对瘤体较大或瘘与周围组织重要血管神经粘连紧密时,应行囊内修补术或囊内修补后动脉重建。本组 4 例巨大外伤性动静脉瘤与周围组织紧密粘连,经囊内修补效果满意。对前臂和小腿单一血管损伤的外伤性动静脉瘤,可做损伤动脉结扎术或四头结扎术。

表 4-1　71 例 91 个 TAA 的分型和手术方式

分型	例数	例次	手术方式	例次(%)
Ⅰ型	49	54	动脉破口修补(经瘤腔)	34(37.4)
			补片移植修补术	2(2.2)
			瘤体切除+上下段结扎(非主干动脉)	13(14.3)
			瘤体上下结扎+大隐静脉旁路移植术(局部有感染)	5(5.5)
Ⅱ型	7	14	瘤体切除+动脉端-端吻合术	14(15.4)
Ⅲ型	11	19	瘤体切除+血管移植术(大隐静脉或人工血管)	17(18.7)
			瘤体上下结扎+血管旁路移植术	2(2.2)
Ⅳ型	4	4	瘤体切除+血管移植术(大隐静脉或人工血管)	4(4.4)
合计	71	91		100

李晓曦等报道收治 39 例创伤性动脉瘤的经验。假性动脉瘤形成的原因分别为:锐器伤 13 例,钝性挫伤或骨折 5 例,医源性损伤 7 例,因吸毒而自行动脉穿刺 14 例,有 6 例合并动静脉瘘。发病部位分别是:髂股动脉 22 例,动脉 7 例,胫动脉 3 例,桡、尺动脉 7 例。全部病例均行外科手术治疗,其中 24 例为急诊手术,占 61.5%。动脉瘤切除后,10 例做动脉结扎,3 例做动脉修补,其余病例行血管移植,重建血液循环。移植血管选用自体大隐静脉 7 例,人工血管 19 例,包括涤纶人工血管 4 例,膨体聚四氟乙烯人造血管(PTFE)15 例,其中 9 例为带外支撑环的 PTFE。在局部已有溃疡形成的病例重建血运时,行解剖外血管旁路移植,即移植血管经皮下隧道而不通过动脉瘤腔和溃疡区域。同时对溃疡进行清创和灌洗创面、动脉瘤腔,溃疡区域的伤口不缝合而开放引流,并以碘伏纱布填塞。全组无手术死亡,2 例因肢体缺血坏死行高位截肢。感染性溃疡均愈合,愈合时间最长 3 个月。手术治愈率为 94.9%。术后随访 26 例,随访时间 2 个月至 6 年,均保存肢体,3 例有轻度下肢缺血表现。

手术治疗包括创伤性动脉瘤切除和重建肢体的血液循环两个方面。对于病程较短的创伤性动脉瘤,动脉瘤切除可能仅为动脉血肿的清除。动脉瘤切除后必须恢复患肢的血运,手术方式的选择应视具体情况而定,如动脉瘤的大小、动脉瘤位于四肢主干或非主干动脉、局部是否有足够的侧支循环、是否合并感染等。但当动脉瘤近远端结扎后不影响组织血供时,并非一定要做血管移植手术。如发生在胫前、胫后和尺、桡动脉之一的小腿或前臂的创伤性动脉瘤,患肢不是由唯一的动脉供血;又如髂外动脉的假性动脉瘤,局部有丰富的侧支循环,如来自髂内动脉的臀上、臀下动脉与股动脉的分支旋股内侧、旋股外侧动脉等有丰富的吻合,即便在动脉瘤切除后单纯结扎动脉,也不会影响肢体的动脉血供。本组 10 例在动脉瘤切除后单纯结扎动脉,占 25.6%,未行动脉血运重建,也取得良好的治疗效果。动脉血运重建的方法包括:①动脉破口修补术,适用于横行破裂口,损伤程度较轻时;②动脉破口补片移植修复术,用于动脉破裂口与动脉纵轴相同,而且剩余的动脉壁多过血管周径的 1/2 时,可选用自体大隐静脉或人工血管补片作修复材料;③血管吻合重建是最理想的方式,瘤体切除后,如果血管够长,可做动脉端-端吻合,否则应采用自体大隐静脉或人工血管做血管移植,PTFE 是目前最常用的人工血管材料。

当肢体的创伤性动脉瘤近心端动脉允许使用止血带时,手术中使用止血带很有帮助。动脉瘤的血流被控制后,可直接暴露并切开动脉瘤腔,尽快清除机化的血栓,然后探查和分离动脉瘤的远近端动脉,重建肢体动脉血运,这样可大大地缩短手术时间和减少意外的损伤。

2. 感染性外伤性假性动脉瘤的治疗　发生在吸毒者的创伤性动脉瘤因自行动脉穿刺所致,由于腹股沟区的反复不洁穿刺,常合并感染,甚至严重的溃疡,治疗颇为棘手。Ting 等治疗吸毒者的股动脉假性动脉瘤时发现,85% 的术中组织培养物有细菌生长。感染性创伤性动脉瘤的发展趋势同样是破裂和大出血,而且病情更为严重。故应在积极抗感染治疗的同时,尽早进行外科手术治疗,包括动脉瘤切除、动脉结扎、感染伤口的清创和伤口的开放引流。然而,对动脉结扎后是否要进行肢体的动脉血运重建,以及进行血运重建的时机和方法仍有争议。Ting 和 Cheng 认为,由于局部的严重感染,做动脉血运重建很可能因感染致使血运重建手术失败。他们治疗 34 例吸毒者的股动脉假性动脉瘤时,分别或同时结扎髂外动脉、股总动脉、股浅动脉、股深动脉,经 2~36 个月的随访,患者均保存肢体。Padberg 等也认为外科治疗吸毒者的股动脉创伤性动脉瘤时,无须立即进行肢体的动脉血运重建,动脉血运重建只在动脉结扎后多普勒检查证实肢端动脉缺血时才进行。但也有作者主张,在治疗感染性假性动脉瘤时必须立即重建肢体的血液循环,以降低截肢率,保存肢体。

李晓曦等认为,对感染性假性动脉瘤的治疗最主要的是切除动脉瘤,以避免由于动脉瘤破裂而产生致命性大出血。是否要行肢体的血运重建,应视具体情况而定。当感染性假性动脉瘤切除后,远端肢体没有明显的缺血表现时,并非绝对要行血运重建。若出现严重的远端肢体缺血,则应行肢体的血运重建,以避免高位截肢而致残。如果条件允许,可先行解剖外血管旁路移植,移植血管与动脉瘤远近端的正常动脉做端-端或端-侧吻合,尽量将血管移植物与溃疡创面和感染的动脉瘤腔隔开,并使用足量的抗生素;术中进行伤口局部的清创、创面和动脉瘤腔的灌洗,必要时可用碘伏纱布填塞。

3. 火器伤假性动脉瘤的治疗 李主一等报道了火器伤假性动脉瘤的救治。自 1979—1994 年收治血管火器伤 500 例,其中发生假性动脉瘤 100 例,发生率较高。动脉结扎 33 例,动脉修补 31 例,动脉对端吻合 25 例,静脉移植 11 例。手术治疗后血运良好 99 例,仅 1 例腋动脉瘤行血管断端吻合后并发气性坏疽感染,致肢体坏死而截肢,总体疗效满意。对创伤性动脉瘤,手术处理是唯一的有效方法。

火器伤动脉瘤在野战条件下常因救治任务繁重,合并伤多,战伤后早期局部症状不明显,容易漏诊,直至被动功能锻炼时致假性动脉瘤破裂出血才被发现。因此,对肢体多处弹片伤要特别仔细检查。火器伤动脉瘤很少自愈,多主张积极早期手术,根据情况切除动脉瘤直接吻合、修补或静脉移植。紧急手术指征为:①瘤体不断增大,压迫血液循环,或有破溃大出血的危险;②伤口感染有可能引起败血症或反复多次出血;③肢体剧烈疼痛,远侧缺血有坏死的可能。

手术方法的选择:手术时,除首先显露病变近端的动脉、阻断血运外,还必须阻断病变远侧的动脉。对四肢大血管动脉瘤,行动脉瘤切除、对端吻合或血管移植;对非主要动脉的动脉瘤,行瘤体切除、血管结扎;对动脉瘤体大、囊壁分离困难者以动脉瘤囊内修补为宜;对伤口已有感染、血管床周围软组织条件差者,最好采用旁路血管移植。火器伤引起的动脉瘤可能有潜伏感染,为预防伤口感染,在缝合伤口前,常规运用过氧化氢(双氧水)及大量生理盐水反复冲洗,并在伤口周围用加有抗生素的 0.5% 普鲁卡因做封闭及放置皮胶片引流,效果满意。当术中出血量较多时,可采用自体输血法。

随着微创外科观念的建立和影像学技术的进步,不断出现新的治疗方法,例如用带涤纶或 PTFE 膜的血管内支架行腔内血管移植,超声波引导下的凝血酶创伤性动脉瘤腔内注射等,但外科手术治疗仍是目前首选的治疗方法。

(熊 雁 王爱民)

参 考 文 献

[1] 时德,张依仁,刘象和,等. 创伤性动脉瘤和动静脉瘘[J]. 中华创伤杂志,1996,12(4):215-218.

[2] 李主一,徐永清. 100 例创伤性动脉瘤的救治[J]. 中华创伤杂志,1996,12(4):226.

[3] 王爱民,孙红振,杜全印,等. 177 例四肢主要血管损伤的救治[J]. 中华创伤杂志. 2001;17(10):586-588.

[4] 李晓曦,常光其,陈生. 创伤性动脉瘤的治疗[J]. 创伤外科杂志;2002,4(3):152-154.

[5] 王子明,王爱民,杜全印,等. 锁骨下血管损伤的救治[J]. 创伤外科杂志,2004,6(4):243-245.

[6] 乔正荣,时德,戴毅,等. 创伤性动脉瘤和动静脉瘘的术式选择[J]. 中国普外临床与基础杂志,2004(4):314-316.

[7] 刘志刚,路来金,张志新,等. 四肢主要血管损伤的显微外科修复[J]. 中华显微外科杂志,2004;27(4):309-311.

[8] 何菊,李俊海,黄梅,等. 腔内介入联合血管手术治疗髂血管损伤晚期并发症[J]. 中国危重病急救医学,2006,18(9):567.

[9] 张十一,辛绍伟. 新版实用血管外科学[M]. 天津:天津科学技术出版社,2010:7.

[10] 施森,杨辉,周翔宇,等. 132 例下肢动脉血管损伤的诊断与治疗体会[J]. 实用医院临床杂志,2013,10(3):92-93.

［11］Orcutt M B，Levine B A，Gaskill H V，et al. Iatrogenic vascular injury. A reducible problem ［J］. Arch Surg，1985，120(3)：384-385.

［12］Rudström H，Björck M，Bergqvist D. Iatrogenic vascular injuries in varicose vein surgery：a systematic review ［J］. World J Surg，2007，31(1)：228-233.

［13］Rudström H，Bergqvist D，Ögren M，et al. Iatrogenic Vascular Injuries in Sweden. A Nationwide Study 1987—2005 Iatrogenic vascular injuries in Sweden. A nationwide study 1987—2005 ［J］. Eur J Vasc Endovasc Surg，2008，35(2)：131-138.

［14］Kauvar D S，Sarfati M R，Kraiss L W. National trauma databank analysis of mortality and limb loss in isolated lower extremity vascular trauma ［J］. J Vasc Surg，2011，53(6)：1598-1603.

［15］Igari K，Kudo T，Toyofuku T，et al. Surgical treatment of aneurysms in the upper limbs ［J］. Ann Vasc Dis，2013，6(3)：637-641.

第五章 手部骨折与脱位

第一节 手部骨折与脱位的治疗原则

手部骨折与脱位是常见病、多发病,但在门诊急诊常发生漏诊或处理不当,如腕舟骨骨折初诊时没有注意,当患者因腕肿痛多次到门诊检查时才发现。此时,已形成骨折不愈合,给治疗增加了难度。又如,第4、5腕掌关节骨折脱位,也经常发生漏诊,晚期常造成手的功能障碍和疼痛,这除了有些损伤在诊断上有一定难度外,思想上不够重视也是重要的原因。有人认为手部骨折是小骨头、小关节,即使发生了骨折脱位,也无足轻重。其实手是人们生活和劳动的主要器官,手的损伤和疾病将会严重影响人们的生活和工作,特别是那些用手从事精细操作的人。为此,我们强调应当重视手部骨折与脱位的诊断并掌握正确的处理原则。

一、要早期复位

骨折与脱位在伤后24小时之内复位容易,如果时间延长,由于骨折或脱位部位的出血,血肿机化,损伤软组织渗出、水肿等原因,使骨折脱位复位困难。如时间超过3周,则骨折脱位部位周围的软组织已发生纤维化,组织变硬,复位将更加困难。2个月以上,则由于韧带及软组织的挛缩,将形成固定畸形,有的骨折已有畸形愈合,此时手法复位显然已不可能。

骨折早期复位、妥善的固定,使骨折顺利愈合,就可以尽快转入康复治疗,以使手部功能获得更快的恢复。脱位后早期复位,可使损伤的软组织尽快愈合,一般2～3周后即可进行功能锻炼,可明显减少关节僵硬。

二、要解剖复位

手部骨折,要尽量做到解剖复位,不能有成角、短缩、旋转或移位。由于手部解剖精细,骨折复位欠佳将直接影响手部功能。如属关节内骨折,即使留有轻度成角或移位,由于关节的倾斜或移位骨质的阻挡,都会造成关节的活动障碍。

三、要牢固固定

手部骨折,无论是使用外固定或内固定,都要求牢固可靠,以维持骨折的解剖复位,便于及早开始功能锻炼,最后达到骨折愈合,功能恢复。如骨折固定不牢固,骨折会重新移位,造成畸形愈合。

四、要以恢复手的功能为主要目标

治疗骨折脱位的最终目的是恢复手部功能。对于手部功能恢复的问题,在治疗开始时就应给予充分注意,如骨折的制动,应在功能位,可防止韧带和关节囊的挛缩。在进行手术治疗时,应避免过多剥离软组织,并采用操作简便、固定牢固又不影响手指活动的内固定器材。无论是内固定或外固定,都应避免不合理的、过长时间、过大范围的固定。

五、要重视康复治疗

无论骨折或脱位,都需要对患手进行一段时间的固定。骨折愈合后,由于软组织的损伤、疼痛、水肿等原因造成的关节僵硬、肌肉萎缩、肌腱粘连等骨折病将会严重影响手的功能。因此,在骨折,脱位治疗后,应尽快转入康复治疗。康复治疗可以改善患手的血液循环,减轻水肿,增大关节活动度以及改善患手的感觉等,使手的功能得到恢复。

第二节 腕部骨折与脱位

腕关节是一个结构复杂的复合关节,也是人体中最易于损伤的关节之一。其运动的灵活性及稳定性是保证它能够正常发挥功能、满足人体生活需求的重要条件。因此,对于腕关节损伤,应力争及早诊治,避免延误,以求其灵活性和稳定性能有最大限度的保留和恢复。

一、腕骨骨折

(一)舟骨骨折

1. 解剖 腕舟骨位于腕关节桡侧,长轴斜向下外,与关节纵轴约成 45°夹角。其形状不规整,远、近极膨大,中间部相对狭窄。远极的掌侧凸出,称为舟骨结节,为屈肌支持带与拇短展肌的附着部;中间部因其窄而称腰部,是骨折的好发部位;远极的远背侧面为双凸关节面,与大、小多角骨成关节;近极与桡骨远端腕关节面外侧半相对,构成桡舟关节;腰的尺侧为凹状关节面,与头状骨相关联;近极尺侧面则与月骨桡侧面相接,形成舟月骨间关节。腕舟骨跨越腕中关节,是远、近两排腕骨活动的连杆,对腕关节的稳定具有重要作用。

腕舟骨的大部分为关节软骨覆盖,只有远极的舟骨结节和腰部背外侧部有粗糙的皮质裸露,滋养血管由此进入骨内并向四围分支供血。腕舟骨近侧 2/3~3/4 的血液供应来自腰部入骨的血管,远侧 1/4~1/3 则是由舟骨结节部的血管滋养。当腰部骨折时,由腰部向近极逆行的血管常会因此而损伤或断裂,导致骨折近侧段发生缺血坏死。

2. 损伤机制 舟骨骨折最常见的损伤原因是摔倒时手背伸位着地,过伸暴力造成骨折。舟骨连接着远近排腕骨,周围有韧带固定。当跌倒时,腕关节极度背伸位着地,舟骨受远近排腕骨的挤压,成为应力集中点,背伸位时,舟骨近侧端被固定在桡骨关节面凹内,腕关节进一步向背伸运动,桡骨茎突的背侧缘撞击舟骨,身体的重量集中在舟骨腰部,产生腰部骨折。舟骨骨折的部位取决于腕背伸后其桡偏的程度。腕关节越桡偏,骨折更趋向发生在舟骨近端,反之,则骨折更趋向发生在舟骨远端。过度尺偏时,容易产生结节部撕脱。

3. 临床表现 舟骨骨折是腕骨最容易发生的骨折,占腕骨骨折的 51%~90%,在腕部损伤中仅次于桡骨远端骨折,占第二位。发病年龄多在 15~40 岁,舟骨骨折一般都有明显的外伤史,骨折常见临床表现是腕关节活动疼痛,腕背伸和桡偏时尤为明显。腕关节活动范围受限,由于舟骨是关节内骨,腕关节韧带致密,故单纯的舟骨骨折有可能不会出现明显的腕关节肿胀。查体时仅可见"鼻烟窝"肿胀,有压痛。一些舟骨骨折还可有舟骨结节处的压痛。有研究表明,结合"鼻烟窝"压痛和舟骨结节压痛用于舟骨骨折诊断时敏感性较高。

4. 分型 骨折分型应该对治疗和预后起指导作用。临床上常常根据骨折的部位和骨折线的方向来分型。舟骨骨折可分为近端骨折、远端骨折、腰部骨折和舟骨结节骨折以及远端软骨骨折,但后者只占极少数。由于腰部骨折在舟骨骨折中占了很大的比例,1960年,Russe回顾了大量的临床病例后提出了一种腰部骨折新的分型方法,称为Russe分型。这种分型方法根据骨折线的方向分为:①横行骨折:即骨折线垂直于舟骨长轴,占60%;②水平斜行骨折:骨折线和水平面平行,占35%;③垂直斜行骨折:骨折线和垂直面平行,占5%。这一分型方法能帮助临床医生判断哪些骨折容易发生骨折块的移位。垂直斜行骨折的骨折线与腕关节纵轴平行,有较大的纵向剪力,骨折最不稳定,最不利于愈合;水平斜行骨折受到的剪力最小,骨折最稳定,容易愈合;横行骨折介于两者之间。

1975年,Eddeland对一组舟骨病例回顾分析,发现93例X线片上骨折端移位小于1mm的舟骨骨折患者发生假关节的倾向为19%,而25例骨折端移位大于1mm的患者中有23例(92%)没有愈合,因此他提出了移位骨折的概念,把X线片上骨折端错位大于1mm的骨折称为移位骨折,反之则为非移位骨折。移位骨折合并血管损伤的可能性极大,导致骨折并发症的发生率明显增加。1984年,Herbert将骨折分为4型,即新鲜稳定性骨折、新鲜不稳定性骨折、骨折延迟愈合以及骨折不愈合,每一型又根据骨折部位及病变程度分为多个亚型。

5. 舟骨骨折的诊断　舟骨骨折的早期诊断尤为重要,诊断延误或漏诊可导致延迟愈合、缺血性坏死或形成假关节,最终可导致腕关节不稳定和发生骨性关节炎。虽然现在影像诊断设备和技术在不断提高,但舟骨骨折的漏诊率仍高达16%。

舟骨骨折诊断通常依靠病史、体检和X线检查。腕关节活动受限、疼痛、"鼻烟窝"肿胀和压痛都是舟骨骨折的典型表现,但不具有特异性,因此诊断主要依靠辅助检查。临床最常用的检查方法是X线检查,一旦出现骨折线,即可确诊。但部分舟骨骨折早期X线表现不明显,初次X线检查的假阴性率较高,Leslie与Dickson、Waeckerle发现假阴性率为2%~20%;Bo Munk对1 052例患者(160例骨折)进行回顾性研究发现假阴性率为6%;Hunter发现大约有1/5的舟骨骨折在早期的X线片上不能被发现。另据报道,舟骨骨折诊断的假阳性率在25%以上。Abdel-Salam提出应对那些临床上怀疑有舟骨骨折但X线检查结果为阴性的患者,应行石膏固定10~14天后再次进行临床症状和X线检查。Waizenegger发现一些较隐匿的舟骨骨折最迟可至6周时才有X线表现。

为了获得早期确诊并避免不必要的固定,需要除X线以外的一些其他检查方法来协助诊断。近年来一些新的诊断技术开始应用于临床,包括:骨扫描(Matin,1979;Stordahl等,1984;Brown,1995)、热成像(Hosie等,1987)、CT(Jonsson等,1992)、超声(Christiansen等,1991)以及MRI(Imaeda等,1992)检查等。

X线检查应包括腕关节前后位、侧位、前后斜位和后前斜位以及舟骨位。由于舟骨周围有桡骨以及腕骨会对舟骨的影像造成干扰,并且舟骨的长轴方向与腕关节的长轴方向不一致,因此单一体位不能显示舟骨的全貌,容易造成漏诊。

骨扫描是利用放射性元素99mTc标记的磷酸盐(MDP)与骨内有机成分结合的特异性来进行骨骼成像,包括普通骨扫描和三相骨扫描。普通骨扫描是静脉注射99mTc-MDP后2~3小时,待未进入骨内的部分排出后进行骨骼显像。三相骨扫描:第一相即充盈相,静脉注射99mTc-MDP后立即摄片得到;第二相即扩散相,静脉注射99mTc-MDP 1~4分钟后得到;第三相即静止相,静脉注射99mTc-MDP 2~4小时后得到。如果近期内发生过骨折,骨扫描会在该部位出现核素摄取增加。骨折发生后7~24小时骨扫描就能有阳性结果,并能持续1年或更长。伤后48小时对一些可疑的骨折进行检查就能得到满意的结果。但过早检查,由于周围组织的广泛充血,将会影响诊断。许多研究表明,骨扫描的敏感性是100%,特异性是98%。Young(1988)、Vanbeek(1990)也认为骨扫描能增加舟骨骨折的诊断准确率,并允许检查结果为阴性的患者早期活动。

计算机体层成像技术(CT)于1969年出现后就被广泛应用于各种临床疾病的诊断。CT能直观地了解骨骼内部的病变,对于骨折,可以从断面影像上看到骨折线的位置以及骨折块粉碎分离的情况。对怀疑舟骨骨折但X线检查阴性的患者可以进行CT检查,由于横断面扫描时和骨折平面平行,而扫描层有一定厚度,也可能会造成漏诊,因此通常进行腕关节冠状面和矢状面的扫描,必要时也进行长轴面的扫描。近年来随着计算机技术和CT技术的发展，出现了以CT技术为基础的三维CT成像，运用这一技术能使腕骨表面图像进行重建，从而直观地反映出腕骨的病变，包括舟骨骨折，即使是很小的骨折移位也能够被确诊，对于有移位的骨折，则能直观地显示出骨折的位置并能对骨折移位的程度进行评价。

磁共振成像（MRI）是利用原子核在磁场内共振所产生的信号经重建成像的技术。它不仅能提供横断面的图像，还能提供矢状面和冠状面的图像。Imaeda（1992）、Lepist（1995）、Gaebler（1996）、Breitenseher（1997）等所进行的研究表明，在诊断腕骨骨折方面MRI要优于其他的诊断方法。T1相信号减低，T2相信号增加提示有新鲜骨折存在，T2相高信号是新鲜骨折的特征，并提示愈合是有可能的。Kitsis对骨扫描和MRI进行了比较，认为MRI不但能提供骨折的信息，还能提供软组织损伤的情况，早期进行MRI检查（2周内），有助于指导早期临床的正确处理。MRI与骨扫描和CT相比较具有无辐射的优点，MRI与其他诊断方法所不同的是，诊断的同时还能对骨折块的血供进行评价。一旦舟骨在T1和T2加权相上均出现低信号，提示有缺血坏死发生。

Christiansen对103例临床上可疑患有舟骨骨折的患者进行超声检查，最终获得了37％的敏感性和61％的特异性，认为超声不适合用于早期舟骨骨折的诊断。Finkenberg对创伤后怀疑舟骨骨折但普通X线检查正常的患者进行了超声检查，结果显示超声诊断的敏感性为100％，特异性为95％。Herneth认为超声有助于早期诊断一些隐匿的舟骨骨折，而Linda Roolker的一项回顾性研究发现超声敏感性和特异性分别为24％和85％。因此，超声诊断的可靠性仍需进一步研究。

热成像是利用液晶在不同温度下显示不同颜色的特点来诊断疾病的方法。舟骨骨折时周围组织充血，局部皮温升高，以"鼻烟窝"为著，双侧对照进行热成像检查，即可有阳性表现。Hosie等研究后发现敏感性和特异性分别达77％和80％，认为这是一种简单、迅速而且廉价的诊断方法。但此法在显示清晰的骨折线、骨小梁的连续等方面就不如X线平片或CT扫描等。

6. 治疗

（1）无移位且稳定的舟骨骨折。新鲜无移位稳定骨折通常无须复位，可用管形石膏固定。石膏远端应至远侧掌横纹近端，拇指固定在对掌位，石膏应超过掌指关节。但腕关节制动的位置有争议，解剖研究发现：①腕关节屈曲时骨折块向背侧分离，而背伸时骨折块在掌侧产生挤压力。因此，解剖研究建议最佳的维持骨折位置是腕背伸25～30°，桡偏20°，前臂中立位。②另有解剖研究发现，保持最佳复位的位置是尺偏、中度背伸、前臂旋后位。③也有研究建议应固定在腕屈曲位。Colles型石膏是最常用的，腕关节常常屈20°或伸20°，Hambidge研究发现固定位置并不会最终影响骨折的愈合，但6周后随访发现掌屈位固定后有明显的背伸受限，因此建议石膏固定在腕轻度背伸位。北京积水潭医院治疗此类骨折多采用类似第一种的方法，即腕背伸30°、前臂中立位石膏管形固定。

舟骨石膏应该固定在肘以下还是肘以上仍有争议。有研究显示，两种石膏固定在愈合率和愈合时间上没有显著差异，因此建议应使用肘下石膏固定。Verdan（1954）建议使用肘以上石膏固定来消除前臂在旋转过程对骨折端产生的剪切力。解剖研究发现肘以下石膏固定后，前臂旋转时骨折端有明显的活动，因此建议舟骨骨折应用肘以上石膏固定。

固定时间通常为10～12周，多数骨折能够愈合，X线片证实后即可去除石膏，开始功能锻炼。如果超过12周仍没有愈合征象，应考虑手术治疗。

陈旧、无移位且稳定的舟骨骨折多由于诊断被延误所致。治疗上应首先考虑试行石膏制动，制动时间可延长至20周，石膏固定期间应定期复查。稳定的腰部骨折采用石膏固定后可愈合，但时间约为急性骨折愈合时间的2倍，若20周后仍没有愈合征象应考虑手术治疗。

（2）有移位但不稳定的舟骨骨折。骨折移位超过1mm的舟骨骨折（图5-1）多有血管损伤。移位骨折的发生率占舟骨骨折的30％，是导致预后不良的主要原因。文献显示非手术治疗的不愈合率可达50％，要获得满意的愈合率必须获得骨折的准确复位，闭合复位很难达到准确复位并得以维持，切开复位内固定是必要的。

手术方法：采用掌侧或背侧入路，但掌侧入路可减少骨外血管的损伤。显露舟骨，解剖复位后进行固定,内固定物可用克氏针、螺钉等,Herbert 钉和 AO 加压空心钉(图 5-2)近几年在临床广泛应用,明显提高了骨折的愈合率。Herbert 螺钉的优点在于能缩短制动时间,提供坚强固定,对骨折线有加压作用,没有钉尾,术后不必取出;但也有其缺点,必须使用特殊的固定器械,技术上要求较严格,另外不适合于一些近端粉碎或合并周围组织广泛损伤的舟骨骨折。

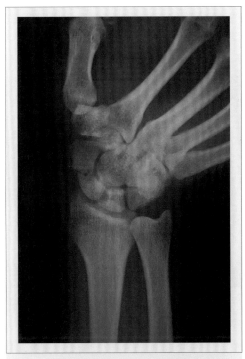

图 5-1　舟骨腰部骨折,骨折移位超过 1mm,提示预后不良,应该手术治疗

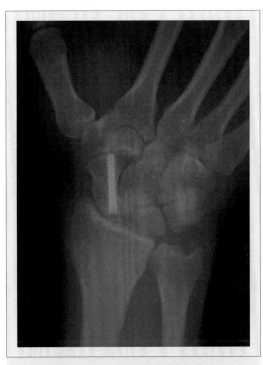

图 5-2　Herbert 螺钉治疗舟骨骨折

　　(3) 舟骨骨折不愈合。不愈合是指创伤后 4～6 个月仍没有愈合的表现。骨折不愈合与诊断处理不及时、制动不适当、舟骨的供血血管损伤、近端骨块缺血、骨折端成角、移位、韧带损伤以及腕关节不稳定等因素有关。舟骨骨折不愈合的临床表现有腕关节桡侧疼痛、运动受限、握力下降等症状。X 线平片检查可见骨折间隙加宽、断端边缘萎缩、硬化,附近骨质内有囊性变、骨折背向成角移位等。由于骨折断端间有活动存在,晚期可出现创伤性关节炎。Amadio 描述了舟骨侧位片上的驼背畸形(图 5-3),发现如果舟骨间角大于 45°,则会增加疼痛和骨性关节炎的发生率。长期不愈合严重影响到腕关节的功能以及患者的生活质量。由于舟骨解剖的特殊性,造成了其骨折不愈合的治疗成为一个难题,近年来开展了很多方法,有延长石膏制动时间、植骨(附加或不附加内固定)、骨块钻孔、桡骨茎突切除、表面置换、

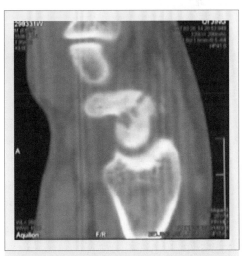

图 5-3　CT 显示舟骨陈旧骨折,明显驼背畸形

近排腕骨切除、电刺激、部分或全部舟骨切除、假体置换、腕骨间融合、全腕关节融合等,但最常用的仍是植骨术。

　　植骨始于 1928 年,为 Admas 最先采用。他将植骨块做成栓状,然后自舟骨远端将其插入预先钻好的孔洞内,但临床效果不是十分理想,愈合率在 60% 以下。Matti(1937)描述了取髂骨嵌入植骨的方法,

Russe(1960)是从掌侧入路显露舟骨,刮除坏死组织,取髂骨修成合适形状,填入缺损处,获得了86%～97%的愈合率,但术后需要石膏固定至少4个月,往往会发生腕关节僵直。Stark对此进行了改进,掌侧入路显露舟骨后,行开窗刮除坏死组织,取对侧髂骨松质骨植骨,两枚克氏针沿长轴固定,开窗处取皮质骨填补后进行克氏针固定,术后长臂石膏固定6～8周,获得了97%的愈合率。当时建议对所有需要进行骨移植的患者只要骨块足够大,都采用克氏针固定。1984年,Herbert螺钉开始应用于临床,由此提供了坚强的内固定并能在手术后进行早期活动,结合髂骨嵌入植骨并使用Herbert螺钉固定也获得了较好的疗效(图5-4)。Herbert认为螺钉能提供足够强的固定,术后可以不用石膏外固定。

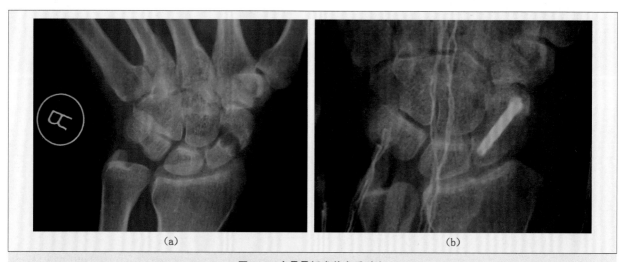

图5-4 舟骨骨折术前术后对比
(a)舟骨骨折不愈合,骨折间隙加宽、断端边缘萎缩、硬化,附近骨质内有囊性变
(b)取髂骨植骨后,使用AO空心钉固定

植骨术后骨折能否愈合与骨折的稳定性和近端骨块的血供有关,缺血是导致Russe方法嵌入植骨失败的原因,但在临床工作中很难评价缺血程度,术前放射学检查仅能作初步判断,术中如果松质骨断面没有渗血点则说明近端骨块缺血,会导致骨移植失败。理论上,恢复舟骨的长度就能使患者获得一个拥有长期的活动范围良好的腕关节的机会。带血管的骨移植提供了一个活的骨组织,不但能恢复舟骨的长度还能增加骨折愈合的机会。Kawai和Yamamot用旋前方肌来源的血管为蒂进行骨移植,对8例有症状的患者进行治疗,结果全部获得了愈合。Zaidemberg从桡骨远端的桡侧取骨,血管蒂来自桡动脉返支,也获得了成功(图5-5)。Malizos(2001)对平均病程4年的22例舟骨不愈合患者进行带血管的桡骨远端植骨术,均获得了愈合。Guimberteau和Panconi从尺骨取皮质骨和松质骨移植(长3cm,宽为1/3直径),血管蒂来自于尺动脉,8例患者均获得了愈合,但这一方法存在手术时间长,需取静脉移植来重建尺动脉,并有尺骨骨折的危险。Brunelli(1992)、Khan(1998)等通过解剖研究提出了自第2掌骨远端取骨,以第2掌背动脉为蒂进行骨移植的方法,但没有报告临床数据。1992年,Bertelli等经过尸体研究发现第1腕掌背侧动脉(FDMA)可以作为血管蒂进行移植。1997年,Yuceturk对4例患者进行了以FDMA为蒂,第1掌骨取骨移植,均获得了愈合。Markus Gabl(1999)等取带旋髂深血管的髂骨移植治疗舟骨不愈合合并近端骨块坏死,游离血管束分别和桡动静脉端侧吻合,15例患者中有12例获得了愈合,并有较好的功能恢复。Kazuteru以股动静脉的关节降支为蒂,股骨内上髁取骨移植,10例患者获得了全部愈合。

对于微量直流电刺激或脉冲电磁场的治疗作用,1977年Brighton等首先报道了采用半埋入法电刺激治疗骨折不愈合。近年来许多学者对此进行了进一步研究,发现对于一些舟骨未发生塌陷畸形,不能接受植骨术或植骨术失败的不愈合患者,进行电刺激治疗能获得一定的愈合率。临床上采用半埋入法、埋入法及非侵入型(体外)治疗,一般认为5～20μA电刺激可促进骨形成,但大于20μA可造成骨坏死。

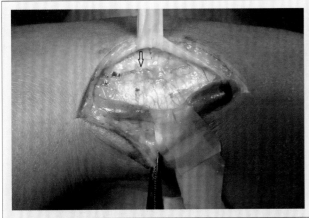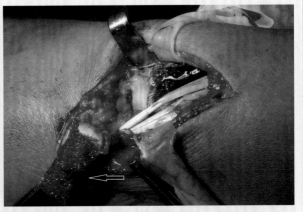

图 5-5　桡动脉返支骨瓣(黑色箭头所示为血管蒂,白色箭头为切取的骨瓣)

电流能促进骨愈合的机制尚不完全清楚,可能与电流刺激造成局部组织中氧消耗与氢增多有关。

　　部分或全部舟骨切除术后,近期内能迅速缓解症状,但远期头状骨会逐渐移至舟骨的位置,5～7 年后会出现腕关节的功能障碍,因此不主张单纯进行全舟骨切除,如要进行该术,应结合其他的术式来固定腕关节。临床上常用的方法是切除舟骨近端骨块,以牺牲少部分舟骨来获得腕关节活动的恢复,术后固定 2 周,腕关节功能迅速恢复。但应严格掌握此手术的适应证:近端骨折块小于舟骨的 1/4;近端骨块坏死、粉碎或严重移位;植骨术失败;桡骨茎突处出现关节炎改变。

　　桡骨茎突切除本身对舟骨骨折不愈合的治疗价值不大,但当桡腕关节出现关节炎改变并局限于舟骨窝处时,行植骨术或近端骨块切除术时应同时行桡骨茎突切除。对于一些合并严重的桡舟关节炎,但近端骨块尚未塌陷的老年患者,可单独行桡骨茎突切除术来缓解疼痛。行切除术时,切除范围应包括整个与舟骨相关节的部分。术后将前臂用功能位石膏固定 3 周后开始功能锻炼。

　　近排腕骨切除适合于腕关节退行性变且仅累及舟骨和月骨表面的患者,桡骨远端腕关节面尺侧凹及头状骨关节软骨有损伤时,禁用此法。通常切除舟骨近端骨块、月骨、三角骨,可以保留舟骨的远端骨块,使拇指更稳定,但同时应将桡骨茎突切除,以使拇指充分活动时大多角骨与桡骨茎突不会碰撞。术后石膏固定 2～3 周。近排腕骨切除由于切除了病灶,术后能迅速缓解疼痛,但腕关节结构破坏严重,力量减弱,最终发生桡头关节退行性病变,并产生疼痛,不适合于重体力劳动者。

　　局限性腕骨融合,对于舟骨周围骨性关节炎治疗效果明显。舟骨切除,四角融合(图 5-6)或头月骨间关节的融合能彻底消除疼痛症状。行局限性腕骨融合术后,腕关节的活动幅度会明显减小,但疼痛和乏力症状也会明显缓解或消失。与近排腕骨切除相比,局限性腕关节融合可保留关节原有的高度和外

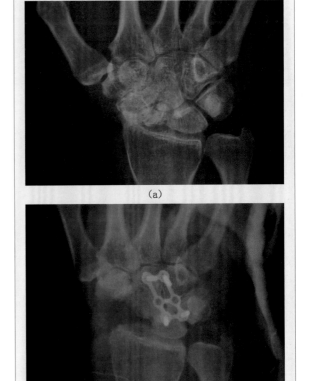

(a)

(b)

图 5-6　舟骨切除
(a)舟骨骨折不愈合,桡舟关节出现关节炎表现
(b)切除舟骨,四角融合

形,关节也相对稳定,这一方法能解决大多数的腕骨病变,并能最大限度地保留腕关节的活动度,已逐渐被临床医生及患者所接受(图 5-7)。

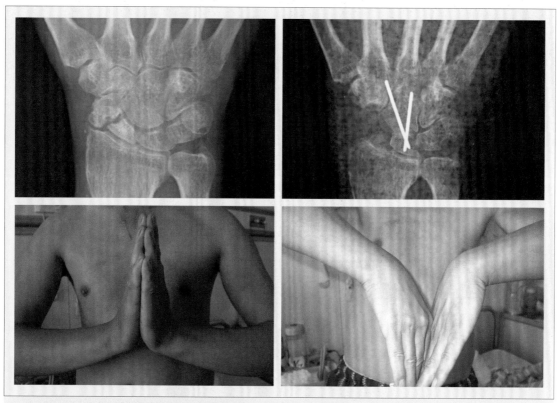

图 5-7　舟骨骨折不愈合,切除舟骨、头月骨间关节融合后,患侧腕关节尚保留较大范围的关节活动度

对于一些长期舟骨不愈合,其他手术失败,合并有严重的腕关节炎的患者,全腕关节融合是最好的解决疼痛并能重返重体力劳动的方法,但会牺牲腕关节的活动度。腕关节多固定在背伸 20°位,并使第 3 掌骨干的长轴和桡骨干的长轴一致,这一位置最有利于握拳。融合方法有多种,包括传统的取髂骨植骨,石膏外固定,但固定时间较长,还有一些植骨后运用螺钉、U 形钉、斯氏针固定也获得了成功。除了传统的取髂骨植骨外,还有取桡骨远端松质骨,近排腕骨切除用于植骨,近年来有报道应用 AO 加压钢板固定桡骨、腕骨和第 3 掌骨来固定腕关节,也取得了较好的效果。术后,患手的关节稳定、疼痛消失、握力恢复,可部分或大部分地恢复功能。

(二) 钩骨骨折

1. 解剖　钩骨从解剖学上可以分为钩和体两部分。钩骨钩参与构成 Guyon 管和腕管;钩骨体远端被一前后走行的骨嵴分成两个不典型的鞍状关节面,分别承载第 4、5 掌骨基底,钩骨体与第 4、5 掌骨基底共同构成钩骨—掌骨关节。

2. 分型　钩骨钩与钩骨体功能解剖不同,因此钩骨骨折可以分为钩部和体部骨折两大类。钩骨钩骨折可以分为三型:Ⅰ 型为钩骨钩尖端的撕脱骨折,Ⅱ 型为钩骨钩中段的骨折,Ⅲ 型为钩骨钩基底的骨折(图 5-8)。钩骨体骨折根据骨折线的走向分为横行(Ⅰ 型)(图 5-9)和纵行(Ⅱ 型)两类。我们将后者进一步分为 3 个亚型:Ⅱa 型为钩骨冠状面劈裂骨折;Ⅱb 型骨折线为斜行,涉及钩骨关节面背侧较大部分;Ⅱc 型为钩骨背侧撕脱骨折(图 5-10)。

3. 治疗　根据骨折分型确定治疗方案。对于钩骨钩 Ⅰ 型和无移位的 Ⅲ 型骨折,可以采用短臂管形石膏或支具固定等保守治疗方法。对于有移位的 Ⅲ 型骨折,可以采用切开复位、微型螺钉内固定的方法进

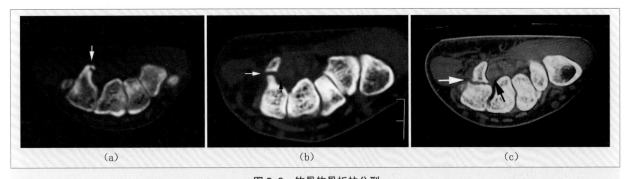

图5-8 钩骨钩骨折的分型

(a)Ⅰ型为钩骨钩尖端的撕脱骨折 (b)Ⅱ型为钩骨钩中段的骨折 (c)Ⅲ型为钩骨钩基底的骨折

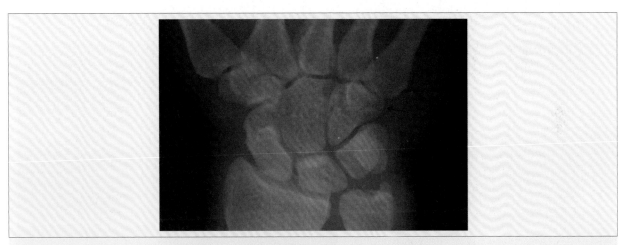

图5-9 钩骨体横行骨折(Ⅰ型),箭头所示为骨折线

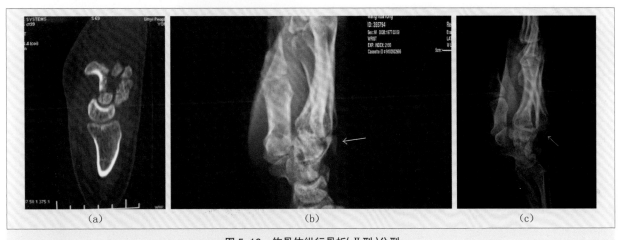

图5-10 钩骨体纵行骨折(Ⅱ型)分型

(a)Ⅱa型为钩骨冠状面劈裂骨折 (b)Ⅱb型骨折线为斜行,涉及钩骨关节面背侧较大部分
(c)Ⅱc型为钩骨背侧撕脱骨折

行治疗。对于Ⅱ型骨折,由于其并发症(主要为小指屈肌腱断裂和尺神经损伤)的发生率较高,所以应该尽早对其进行手术干预,行钩骨钩摘除术。

钩骨体横行骨折比较稳定,由于不累及第4、5腕掌关节,因此无须手术,单纯制动即可。Ⅱa型骨折不稳定,因此应该手术切开复位内固定治疗。Ⅱb型骨折的治疗取决于第4、5腕掌关节的稳定性及合并症的情况。手法复位腕掌关节后,主动屈曲手指,如此过程中腕掌关节再次脱位,说明稳定性差,需手术治疗,反之则可以保守治疗;如果合并掌骨骨折,一般选择手术治疗。Ⅱc型骨折复位后腕掌关节相对稳定,因此多数可以保守治疗,手术指征主要取决于合并掌骨骨折的情况。

(三)其他腕骨骨折

1. **月骨骨折** 月骨骨折比较少见,Teisen 和 Hjarbaek 将其分为五型:掌侧角骨折、掌背侧缘撕脱骨折、背侧角骨折、矢状面骨折和横断面骨折。其中掌侧角骨折最为多见。

月骨表面 80% 由关节软骨覆盖,仅掌、背侧有滋养血管进入。Gelberman 等发现骨内的血管交通有 Y、I 和 X 型,分别占 59%、31% 和 10%。

月骨骨折多为腕关节过度背伸位受伤所致,由月骨与头状骨撞击产生,骨折线常位于月骨掌侧。另外,由于月骨位于腕关节中心,承受前臂与手之间应力的传导,因此容易发生疲劳骨折。

无移位的月骨骨折可以前臂管形石膏固定 4~6 周,月骨掌侧骨折将腕关节固定于轻度屈曲位,背侧骨折则固定于背伸位。有移位的骨折需切开复位克氏针内固定术。

2. **三角骨骨折** 三角骨骨折往往伴有其他腕部损伤。损伤机制以下述 3 种多见:旋转或扭曲时钩骨撞击三角骨桡背侧,产生的剪式应力造成骨折;腕关节背伸和尺偏时摔倒,尺骨茎突直接撞击;腕骨背侧的直接暴力损伤。

三角骨骨折可分为两大类:背侧皮质骨折和三角骨体部骨折(图 5-11)。前者由撕脱、剪式应力或撞击导致,其中撞击可能是最常见的损伤机制。这类骨折在斜位片和侧位片中容易显示,治疗以保守治疗为主,石膏或支具制动 6 周,疗效较好。即使骨折发生不愈合,往往也没有症状。

三角骨体部骨折较背侧皮质骨折少见,如果不伴有其他损伤,往往不发生移位,石膏或支具制动 4~6 周即可。这类骨折容易误诊或漏诊,有时需要借助 CT 扫描才能获得诊断。

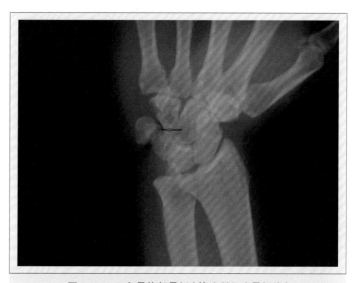

图 5-11 三角骨体部骨折(箭头所示为骨折线)

3. **豌豆骨骨折** 豌豆骨骨折比较少见,大概仅占腕部骨折的 1%(图 5-12)。最常见的损伤机制为小鱼际部的直接暴力损伤。豌豆骨血运丰富,骨不愈合和缺血坏死少见,但有散在缺血性坏死病例报道。急性豌豆骨骨折可以保守治疗,如发生不愈合,可以切除豌豆骨以缓解疼痛、改善功能。

4. **大多角骨骨折** 大多角骨骨折有体部骨折、结节部骨折两种类型。体部骨折较常见,多为沿拇指传导的轴向暴力所致。第 1 掌骨在暴力的作用下向近侧移位并撞击大多角骨,使其发生骨折。结节骨

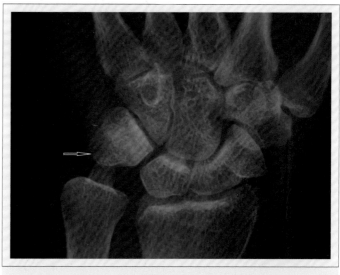

图 5-12 豌豆骨骨折(箭头所示为骨折线)

折既可由于直接暴力，也可因间接暴力所致。前者如滑倒后腕背伸位着地，大多角骨与地面的直接撞击，后者如腕屈肌支持带的强力牵拉等。

临床表现为腕关节桡侧有疼痛及压痛，纵向挤压拇指可引起骨折处疼痛。腕关节包括拇指的后前正位、斜位、腕管位 X 线片可见骨折线存在。X 线片检查阴性但仍怀疑有骨折者，应做体层摄影或 CT 检查。有时撕脱的骨折块可进入腕管内，导致正中神经受到嵌压。

治疗体部骨折，如有移位，可行切开复位和内固定，恢复关节面的光滑和平整（图 5-13）；如无移位，可用短拇人字管形石膏固定 4～6 周。无明显移位的结节骨折可用石膏托固定。移位明显者应做骨块切除，以免诱发腕管综合征。结节骨折不愈合并发不适症状者，也可行骨折块切除术。

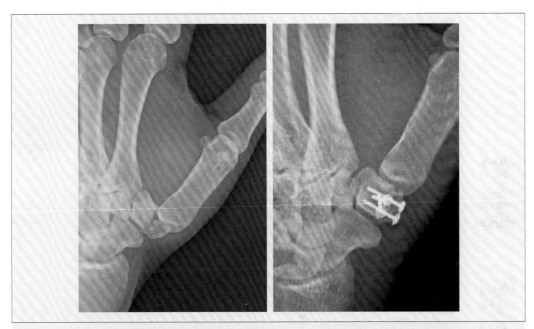

图 5-13　大多角骨骨折，第 1 掌骨在暴力的作用下向近侧移位并撞击大多角骨，使其发生骨折

二、腕骨脱位

从矢状面观，月骨呈半月形，远侧凹面与头状骨、钩骨形成关节；近侧凸面与桡骨远端腕关节面内侧半及三角纤维软骨复合体相对，构成桡月关节；月骨的内侧面与三角骨形成关节，外侧面则与舟骨近极相对。月骨掌侧极高大，背侧极矮小，在承受由头状骨传导过来的纵向负荷时，具有一种内在的背伸趋势，是腕关节中最不稳定的腕骨。腕骨的脱位中最常见的就是月骨脱位与月骨周围脱位。

（一）月骨脱位

月骨形如一个锥状体，掌侧端为一较宽的四方形，背侧端较尖，故其容易发生向掌侧脱位。当患者跌倒，患手支撑着地，腕关节呈极度背伸位时，头状骨与桡骨挤压月骨向掌侧脱位。如果月骨背侧韧带断裂，脱位的月骨可能旋转 90°～270°，因掌侧韧带仍有连续，月骨的血液供应尚可保持。若能早期复位，月骨多不发生缺血性改变，腕关节有可能保持较好的功能。

新鲜月骨掌侧脱位应早期整复。在腕关节背伸的同时牵引手指及腕部，使头状骨与桡骨之间隙加宽，术者用另一手拇指从腕掌侧向背侧压迫脱位之月骨，将其推回原位，然后逐渐将腕关节掌屈，X 线透视下证实月骨已复位时，可用石膏托将腕关节制动于掌屈 45°位。1 周后，将腕关节改成中立位再制动 2 周，即可开始练习活动。在制动期间，手指应经常做功能锻炼。

对陈旧月骨脱位用手法整复多不能获得成功，应考虑手术切开复位。取腕掌侧正中弧形切口，拉开屈指肌腱,显露腕关节。检查月骨之掌侧韧带是否完整,仔细清除头状骨及桡骨之间的肉芽或纤维组织,扩大其间隙,将月骨复位。术后腕中立位制动3周。因为月骨脱位其血液供应已受损,再加上手术创伤,月骨可能会完全失去血液供应而导致发生月骨缺血性坏死。即便未发生月骨坏死,由于创伤,一侧韧带断裂,月骨仍不稳定,导致腕关节活动受限及疼痛。因此,对陈旧性月骨脱位,可考虑行月骨摘除术。

月骨的掌、背侧韧带均发生断裂,月骨移位至桡骨远端掌侧,已完全失去血液供应,即使进行早期复位,仍会发生月骨缺血性坏死。由于月骨向掌侧突出,可压迫屈指肌腱,使之张力增大,中、环指不能完全伸直。还可压迫正中神经,引起急性腕管综合征。X线片可清楚地显示月骨脱位。月骨完全脱位(图5-14),已失去韧带联系及血液供应,可发生月骨坏死,应予摘除。术后腕部制动在功能位,3周后练习活动。

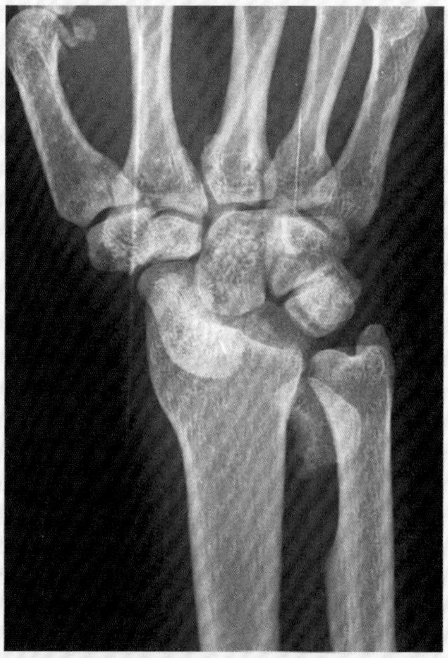

图5-14　月骨完全性脱位合并舟骨脱位,月骨已失去韧带联系及血液供应,可发生坏死,应予摘除

(二)月骨周围脱位

与月骨脱位不同,月骨周围脱位表现为月骨周围的排列紊乱,可以为单纯韧带断裂导致的月骨周围背侧脱位或掌侧脱位,也可以涉及一处或更多的邻近腕骨骨折甚至桡骨骨折。

1. 月骨周围背侧脱位　月骨周围背侧脱位和月骨掌侧脱位是独立的有区别的损伤。二者可能代表了同一病理过程不同的阶段,该病理过程称为月骨周围进行性不稳定。月骨周围脱位和月骨脱位在病理机制上是相同的,治疗也基本相同。文献建议用于治疗腕关节脱位的方法主要有三种:闭合复位石膏制动、闭合复位经皮克氏针固定以及切开复位内固定。

闭合复位时术者一只手使患者腕关节背伸(保持纵向牵引),同时另一只手的拇指在腕关节掌侧稳定月骨。逐渐屈曲腕关节,至头状骨喀嗒复位至月骨窝。为便于操作,术者拇指固定月骨,防止其被头状骨挤压向前方移位。当头月关节复位,用拇指向背侧挤压月骨继续牵引,将腕关节逐渐背伸,通常可获充分复位。伤后越早使用该方法,则越容易复位。复位后用背侧短臂拇指人字形石膏固定腕关节于中立位。文献中关于固定的时间仍存争议,大多数作者建议至少制动12周,复位后前3周每周拍片复诊。若逐渐发生舟月分离应考虑实施手术治疗。

由于闭合复位后,近排腕骨固有的不稳定,一些学者选择经皮克氏针固定。

复位后,放松牵引。首先从从背侧置入两枚克氏针,一枚于月骨,另一枚于舟骨,两克氏针可以作为"操纵杆"用于复位舟月关节。复位后,从桡侧置入两枚不平行的克氏针穿过舟月关节。腕关节轻度桡偏,使三角骨相对于月骨复位,从腕关节尺侧侧置入两枚克氏针穿过月三角关节。此时,透视下观察舟月关节活动。若头状骨在屈曲时出现背侧半脱位,则用一枚克氏针固定舟头关节。术后石膏固定8周,拔除克氏针,用背侧支具再固定4周。

选择切开手术的目的在于:①全面识别骨与软组织损伤;②清除关节间嵌入的软组织;③清除或修复不稳定的软骨片;④更精确地骨折复位;⑤缝合可修复的韧带。许多长期随访研究结果表明,切开复位,韧带修复,以及经皮克氏针固定效果优于其他治疗月骨周围脱位的方法。以Lister's结节为中心,做背侧纵行切口,于第3、4伸肌腱鞘管间切开伸肌支持带,显露第4伸肌腱鞘管。沿桡腕背侧韧带的纤维,切开并掀起关节囊组织瓣,暴露桡腕及腕中关节。掌侧入路为腕管切口,向近端Z形延长,小心保护并牵开屈肌腱及正中神经。暴露腕管底部,可以看到沿桡舟头韧带及长桡月韧带间沟的L形关节囊裂口。直视下通过手法向背侧推挤月骨使其复位。在关节囊裂口的尺侧角,月三角骨间韧带掌侧部断裂,需用不可吸收线进行修复。从背侧入路检查腕关节,舟月及月三角关节复位用前述的经皮克氏针技术进行固定。用不可吸收缝线或骨锚直接修复背侧舟月韧带。术后用短臂拇指人字形石膏固定 8 周,然后拆石膏,拔克氏针,开始功能锻炼。功能锻炼间隙,使用可拆除的保护性支具。

2. 月骨周围背侧骨折脱位　合并邻近腕骨骨折的月骨周围脱位需要更大的暴力才能导致。经舟骨,经头状骨,经三角骨的月骨周围脱位被称为大弧形损伤,相对的单纯月骨周围脱位被称为小弧形损伤。大多数月骨周围骨折脱位常合并韧带断裂,撕脱骨折,以及临床上各种形式的骨折,其中经舟骨、月骨周围脱位最常见。

根据多数研究结果,大约 60% 的月骨周围脱位表现出移位的舟骨骨折。骨折通常位于舟骨腰部,舟骨骨折的近端部分大多数情况下与月骨连接。经舟骨月骨周围脱位最初的处理,包括充分麻醉及开始时持续牵引,与处理月骨周围脱位的方法相同。闭合复位不但舟骨必须解剖复位,而且一定要纠正 DISI 畸形。若二者之一未能完全解决,则应重新复位或最好切开复位。若有手术禁忌证或者患者拒绝切开手术,并且闭合复位位置可以接受,经皮克氏针固定可以避免进行性脱位。

切开复位内固定是治疗此类损伤最合理的选择。其背侧切口与治疗月骨周围脱位的切口相同,掌侧入路与治疗舟骨骨折相似。由于舟月韧带一般完好,仅需要修复月三角韧带(图 5-15)。

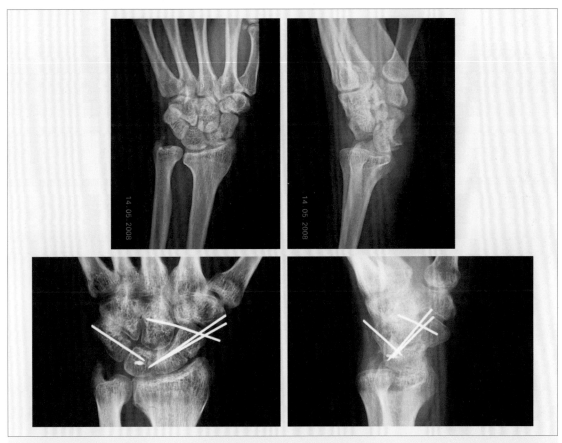

图5-15　月骨周围背侧脱位,切开复位后用克氏针固定舟骨骨折、舟头关节及月三角关节,用骨锚修复月三角韧带

自 1956 年 Fenton 发表了具有里程碑意义的文章以来,已有很多所谓舟头综合征的病例报道。该损伤包括伴经舟骨和头状骨骨折的不同形式的大弧形损伤,其中头状骨近极移位,旋转 90° 或 180°。尽管机制不详,但头状骨骨折可能是由于腕关节过伸尺偏时,头状骨直接与桡骨背侧缘撞击造成。当远端骨折块恢复中立位时,作用于近端骨折块,使其继发旋转。头状骨近端的位置在该体位下易于辨认。然而,许

多这种骨折仍被漏诊。Fenton建议早期手术切除头状骨近极,他认为缺血性坏死和骨折不愈合的发生是不可避免的。在极少数情况下,头状骨近端会在旋转的位置发生畸形愈合,但这属于特殊例外,已有许多关于保守治疗的患者发生坏死不愈合的报道。相反,通过背侧入路,切开复位并用克氏针或螺钉固定的患者,术后2～6个月均顺利愈合。Vance建议在手术治疗时首先应复位并固定头状骨骨折。头状骨通常用无头螺钉固定。若头状骨未得到固定,舟骨的远端部分趋向于内侧移位,使舟骨骨折复位及固定困难。头状骨近极常发生暂时的缺血性改变,但骨折通常愈合。切开复位内固定总体的长期疗效良好。

若腕骨能够获得解剖复位及固定,则预期效果良好。若无法复位或有明显的软骨损伤,可以行近排腕骨切除或全腕关节融合术。

3. 月骨周围掌侧脱位　头状骨相对于月骨发生掌侧脱位是非常少见的损伤类型,在腕关节脱位中不到3%。该脱位可能伴发月骨的冠状面骨折,在这种情况下,由于骨折固有的不稳定性,闭合治疗困难。应选择掌背侧联合入路切开复位月骨骨折,克氏针或螺钉固定。

第三节　掌、指骨骨折与脱位

一、处理原则

掌、指骨骨折是最常见的上肢骨折,Emmett和Breck统计11 000例骨折显示此类骨折占所有骨折病例的10%。直到20世纪初,这类骨折均采用非手术治疗。对手部骨折进行切开固定的历史仅80余年。如今,大部分掌、指骨骨折经非手术治疗可以取得良好效果,一些特殊类型的骨折则需手术治疗。包括开放性骨折,难复性骨折,合并神经、血管和肌腱损伤,多发性骨折等。在过去30年里,手部骨折内固定手术已得到日益普及,主要原因可能是材料、植入物及手术器械的改进、对内固定生物力学机制更深刻的理解,以及影像科学的进步如C型臂和G型臂等的临床应用。

如何选择最佳的治疗方案需要考虑众多因素,包括骨折部位(关节内还是关节外)、骨折形态(横行、斜行、螺旋形还是粉碎性骨折)、畸形情况(成角、旋转、短缩)、开放骨折还是闭合骨折、合并骨及软组织损伤的情况以及骨折本身的稳定性。进一步考虑的因素还包括患者年龄、职业和经济情况、合并的其他疾病、手术技术、患者依从性等。在面对手部骨折患者时,我们需要牢记Swanson的一句话:"手部骨折不治疗可致畸形,过度治疗可致僵硬,治疗不当则可导致畸形和僵硬"。

二、掌骨骨折

(一)掌骨头骨折

常见的掌骨头骨折多在手握拳位,掌骨头受直接打击所致,也可发生在机器的压轧伤。骨折常影响到掌骨关节面,故属关节内骨折。第2、5掌骨头骨折比第3、4掌骨头骨折多见,可能因为第2、5掌骨位于手掌边缘,容易受伤之故。

骨折类型有斜行、纵行、横行等。损伤多为闭合性的,骨折愈合后,如关面不平滑,则可影响关节活动。关节面缺损随时间推移可重新塑形,与负重关节相比,关节面不匹配的掌指关节仍可以维持较长时间的无痛活动并保留相对满意的功能。

治疗要根据骨折移位情况,如骨折稳定、关节面平整,可用石膏托固定掌指关节于屈曲位。3周后,解除制动做主动功能锻炼。有移位的骨折,因骨折块在关节内,又无肌腱或韧带的牵拉,复位比较容易。使关节在伸直位,轻轻牵拉该指,并使手指侧偏,轻轻挤压掌骨头,可使向两侧移位的骨块复位。屈曲掌指关节,向背侧推顶掌骨头,可使向掌侧移位的骨折块复位。如手法复位失败,可行切开复位及不锈钢针内固定术。但应注意,掌骨头处为松质骨,骨折复位后,钢针打入应准确,争取一次成功,否则反复穿入,会使钢针松动,固定不牢或失败。一般钢针可保留3～4周,然后去除固定,开始活动。

紧握拳时拳击较锐性物质可致关节软骨损伤,如牙齿、玻璃等致使关节软骨破碎剥脱。这种损伤多为开放性损伤,能从伤口看到破碎的软骨面。应彻底清创,摘除脱入关节内的小骨折片,较大的骨折块可在复位后用可吸收缝线缝合,石膏托做短时间固定。

掌骨头粉碎性骨折多发生于较大暴力的损伤,常合并有相邻的掌、指骨骨折及严重的软组织损伤。骨折移位不明显,关节面尚平整者,可用石膏托固定3～4周后开始主动功能练习。有移位的骨折在治疗上比较困难,可行切开复位,以多根较细的不锈钢针分别将骨折块固定;若骨折块较小,钢针粗,贯穿骨折块时容易碎裂。固定后,一旦骨折初步愈合,即可开始活动以防关节僵直。如掌骨头严重粉碎、短缩,已无法使用内固定时,可用骨牵引3～4周,然后开始主动功能练习。

（二）掌骨颈骨折

掌骨颈骨折(拳击手骨折)为常见骨折,多累及环、小指。"拳击手骨折"其实名不副实,因为第5掌骨颈骨折很少发生在职业拳击手身上,而更多见于打架或用拳击打硬物者。骨折后掌骨向背侧成角,原因是:①冲击发生在掌骨头背侧而导致掌骨颈掌侧粉碎。②跨越关节的手内在肌位于掌指关节掌侧,骨折后由于内在肌的牵拉,常加大向背侧的成角。

此类骨折的治疗争议较大,包括手术治疗与保守治疗之争,以及内固定的方式、方法之争。骨折不愈合少见,但畸形愈合却时有发生,不容忽视。患者主诉主要包括:正常掌骨头凸起消失,掌指关节活动范围减小,在手掌侧可触及掌骨头以及偶尔发生的旋转畸形。

由于第4、5腕掌关节在矢状面方向有20°～30°的活动度,因此第4、5掌骨成角畸形可以获得更好的代偿。对骨折成角的测量有两种方法:其一,掌骨骨干长轴(经骨髓腔)方向与掌骨头中心轴线方向所成夹角;其二,骨折近端及远端掌骨背侧皮质切线形成的夹角。由于投照体位很难标准化,测量结果可比性较差。

有医生认为第5掌骨颈骨折即使存在明显的成角畸形也对手功能的影响不大。Hunter 和 Cowen 以及 Kuokkanen 等人提出 70°的成角畸形也不会造成明显的功能障碍。Hunter 和 Cowen 对于成角小于40°的骨折不予以复位,发现骨折愈合过程中成角畸形不会加重。Statius Muller 等对 40 名成角小于 70°的骨折病人进行研究,比较了尺侧石膏固定3周后活动和加压弹力绷带固定1周后活动两种治疗方法,发现早期活动更适合患者需求;两种方法在关节活动度、痛觉及患者满意度上无统计学差异。

Mckerrell 等对保守治疗及手术治疗的两组第5掌骨颈骨折患者进行统计分析后发现,尽管保守治疗组残留背向成角畸形,但这一畸形与手功能障碍无关。Tavassoli 等对比了掌骨颈骨折治疗中伸直位固定和屈曲位固定之间的差异,结果显示两种体位在手功能及掌骨影像学表现上无差异。

1. 掌骨颈骨折的闭合复位　Jahss 认为将掌指关节屈曲 90°可以松弛引起成角畸形的骨间肌并紧张侧副韧带,通过近节指骨对掌骨头施加背向压力以帮助复位。Jshss 手法是目前最合理的复位技术,但是小指不能固定在"Jshss 位"(掌指关节和近指间关节屈曲 90°),因为这很可能造成近指间关节的屈曲挛缩畸形。

闭合复位经皮交叉穿针固定掌骨颈骨折是处理掌骨颈或掌骨干骨折的常用方法。也有使用用克氏针经皮横向与邻近的掌骨固定的报道。经皮固定减少了有创操作,降低了术后肿胀及因切开复位内固定导致关节僵硬的风险。其缺点在于固定不够强固,需要辅以2～3周的外固定。

潘勇卫等使用顺行髓内针内固定技术治疗第5掌骨颈骨折也获得了较好疗效(图5-16)。这种技术手术操作非常简单,手术创伤非常小,仅有 0.5～0.8mm 的切口,而且远离骨折部位,在腕背横纹处,位置隐蔽,术后瘢痕不明显。由于对骨折采用闭合复位,对骨折端没有任何干扰,使患者骨折能迅速愈合;对掌指关节结构也没有干扰,使掌指关节功能能够迅速恢复。

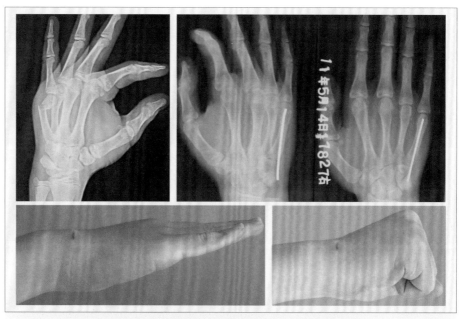

图 5-16　顺行髓内针内固定技术治疗第五掌骨颈骨折

2. 掌骨颈骨折切开复位　切开复位适用于手法复位后对位不良、仍存在严重成角和旋转畸形的情况。小型髁钢板的应用可使这类骨折获得坚强固定,疗效可靠。

第 5 掌骨颈骨折畸形愈合很少导致明显的功能障碍。掌骨颈截骨术可纠正此类畸形,但有导致掌指关节僵硬的风险。

（三）掌骨干骨折

掌骨干骨折大致可分为三类:横行骨折、斜行骨折(包括螺旋形骨折)和粉碎性骨折。横行骨折通常由轴向暴力所致,由于骨间肌的作用常致背向成角。凡成角大于 30°的第 5 掌骨骨折,成角大于 20°的第 4 掌骨骨折,以及任何角度畸形的第 2、3 掌骨骨折,均需骨折复位。

斜行及螺旋形骨折常由扭转暴力造成,可致旋转畸形。旋转畸形必须予以矫正,但在 X 线平片上难以辨认。可以通过屈曲手指来判断有无旋转畸形。如果存在剪切动作或畸形旋转,同时伴手指屈曲受限,应考虑切开复位。

粉碎性骨折多因直接的压缩暴力引起,常合并软组织损伤和指骨短缩。对于短缩多少可以接受尚存争议。多发骨折(特别是螺旋形及斜行骨折)、开放性骨折,特别是合并骨缺损和软组织损伤者,以及不耐受石膏固定者需要手术切开复位内固定。

1. 闭合复位石膏固定　多数掌骨干骨折闭合复位石膏固定可获得良好的效果。因为相邻掌骨间的韧带及骨间肌起着稳定的作用,故孤立的掌骨干骨折比较稳定,移位较少,可予以短期固定。Burkhalter 认为临床无旋转畸形移位用短前位,平均的多掌骨骨折存在内在稳定性,可进行保守治疗。可使用短臂石膏固定,维持腕关节背伸 30°～40°,指背侧石膏挡板维持掌指关节屈曲 80°～90°,指间关节伸直。全程配合主动掌指关节及指间关节屈曲练习,石膏制动 4 周。Tavassoli 等人通过比较不同石膏制动方法治疗掌骨颈、掌骨干骨折,发现掌指关节屈伸角度、指间关节是否制动对于后期关节活动、握力和骨折对位均无影响。他们建议将掌指关节置于伸直位固定,并允许指间关节充分活动。

2. 闭合复位经皮穿针固定　随着 C 型臂等术中透视技术的普遍应用,闭合髓内针固定技术治疗不稳定掌骨骨折方法已经逐渐开展。于第 5 掌骨基底尺侧腕掌关节以远 1cm 处用锥钻在骨皮质上开窗,将预弯(大约 30°)的 1～1.2mm 克氏针植入并埋入髓腔内可以使骨折获得较好的固定。

3. 切开复位　掌骨干骨折切开复位的适应证十分广泛。其指征包括:开放性骨折,多发骨折,不稳定骨折,骨折移位特别是存在旋转畸形时。

横行骨折如果出现背侧成角畸形相对危害较小,特别是当骨折位于第4、5掌骨时,由于腕掌关节的代偿而对手功能影响较小。但是背侧成角也会产生如下不良结果:①掌骨头于掌侧凸起,造成抓握时疼痛;②代偿性掌指关节过伸导致假爪形指畸形;③背侧的凸起影响美观;④掌骨短缩,如果短缩严重,手内在肌不能适应,可造成内在肌萎缩。

掌骨干骨折内固定技术繁杂,包括克氏针、外固定架、钉板系统、可吸收材料等。克氏针固定几乎适用于所有类型骨折,操作简便,减少组织剥离,对组织损伤小,适用范围广。穿针可为单根或多根,可以交叉、横行、纵行,或联合使用,还可以进行髓内固定。该法可作为其他骨折固定方法的辅助,也可作为多种复杂固定失败后的补救措施。但克氏针固定并不强固,骨折端可能发生松动甚至移位,如果穿针不当,也可造成骨折块分离。

掌骨干骨折是最适合用钢板和螺钉进行固定的骨折类型。但是 Page 和 Stern 依然报告了多种钢板固定的并发症,包括畸形愈合、骨折不愈合和关节僵硬(关节和肌腱粘连)。多数内固定物由不锈钢或钛金属制成。虽然钛金属价格昂贵,但其具有耐腐蚀、免疫反应轻、易塑形、弹性模量与骨组织相当的优点。但也有研究显示,应用钛板固定仍然出现明显的腐蚀并产生金属碎屑。在治疗效果上不同钛板间无明显差异。使用钛板时需小心操作,尤其是取板时有螺钉断裂可能,并且钛板在使用前过多塑形也可引起断裂。

外固定架固定最适用于无法完成解剖重建的严重骨折,包括合并或不合并骨缺损的严重开放性掌骨干粉碎性骨折,移位的、粉碎性关节内骨折,合并软组织损伤或缺损的骨折。另外,外固定技术也可用于稳定清创术后的化脓性骨折不愈合。但单纯掌骨干骨折使用外固定架固定也获得了良好的治疗效果。Schuind 等人将外固定方法的优点概括为:"这是对于骨骼自身生物特性的尊重。"Hastings 提出外固定架也有较多的并发症,包括针道感染、骨髓炎、外固定拆除后针道处骨折、置入固定针时血管神经损伤、骨折不愈合、复位失败、影响肌腱滑动、邻近关节活动障碍等。

生物可吸收材料固定目前使用尚不广泛。通过对尸体标本的掌、指骨进行生物力学研究,发现可吸收材料可提供与金属内固定物相当的稳定性,其抗扭转力的能力介于1.7mm 和2.3mm 的钛板之间。生物材料的优点在于不需二次手术取出。

第一代可吸收内固定物见于20世纪90年代,主要由多聚乙醇酸制成,其在固定术后7～30周引起无菌性炎症反应的发生率为5%～25%。新一代可吸收内固定物由多聚左旋乳酸、聚 L 丙交酯等材料制成,熊革等使用 SR-PLLA 可吸收棒髓内固定治疗第4、5掌骨干骨折获得了良好疗效(图5-17)。

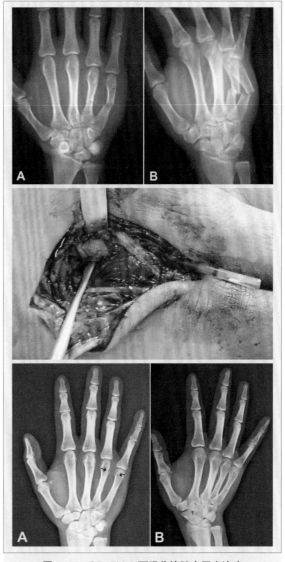

图 5-17　SR-PLLA 可吸收棒髓内固定治疗第 4、5 掌骨干骨折
(箭头所示为可吸收棒入骨点)

（四）掌骨基底骨折和腕掌关节骨折、脱位

1. **第 2、3 掌骨基底骨折**　因为第 2、3 掌骨基底位于手部中央区,且腕掌关节活动度小,单独发生在第 2、3 掌骨基底的骨折少见。这类骨折通常由于腕关节屈曲位摔伤所致,由于桡侧腕伸肌腱的牵拉导致掌骨基底撕脱骨折。临床治疗时要恢复桡侧腕长、短伸肌的延续性及腕掌关节面的平整,并消除骨背侧可能存在的凸起。

2. **第 4、5 腕掌关节骨折脱位**　第 4、5 腕掌关节,或称钩骨-掌骨关节,通常由第 4、5 掌骨基底及钩骨远端构成:钩骨远端被一前后走行的骨嵴分成两个不典型的鞍状关节面,分别承载第 4、5 掌骨基底。有时头状骨远端也参与进来,与第 4 掌骨基底桡侧相关节。第 4、5 腕掌关节虽是非典型的鞍状关节,但其活动幅度仍明显地大于第 2、3 腕掌关节。

由于解剖关系密切,第 4、5 掌骨基底部的损伤往往与钩骨损伤并发。我们将钩骨-掌骨损伤分为 8 型(图 5-18),来指导选择合适的治疗方法。根据钩骨的损伤情况先将其分为 4 型,再根据掌骨基底脱位伴/不伴骨折分为两个亚型(表 5-1)。

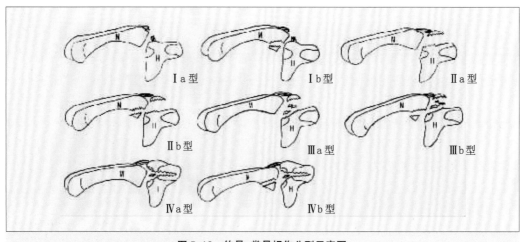

图 5-18　钩骨–掌骨损伤分型示意图

表 5-1　钩骨-掌骨关节损伤的分型

部　位	腕掌关节韧带损伤,钩骨无骨折	钩骨背侧撕脱性骨折	钩骨背侧粉碎性骨折	钩骨冠状面劈裂骨折
第 4 和(或)第 5 掌骨基底单纯性脱位或半脱位	Ⅰa 型	Ⅱa 型	Ⅲa 型	Ⅳa 型
第 4 和(或)第 5 掌骨基底关节内骨折脱位	Ⅰb 型	Ⅱb 型	Ⅲb 型	Ⅳb 型

尺侧腕伸肌腱止于第 5 掌骨基底尺背侧,钩骨背侧缘骨折或背侧关节囊、韧带损伤后,在该肌腱的牵拉下掌骨基底向近端和尺背侧移位,机制类似于 Bennett 骨折后第 1 掌骨基底向背侧脱位。由于这一解剖特点,钩骨背侧缘骨折块较大时,关节复位后稳定性差,很容易再脱位,因此宜选择手术治疗。

不稳定或关节内骨折,如钩骨Ⅳ型骨折和所有 b 型损伤,手术是避免导致严重手部畸形、握力减弱和延缓创伤性关节炎发生的重要方法。掌骨关节内骨折,闭合复位很难获得满意的效果。Petersen 分析了 64 例第 5 掌骨基底关节内骨折,发现存在骨折移位的病例闭合复位后获得改善者仅为 32%,晚期创伤性关节炎的比例高达 68%。

钩骨背侧缘骨折块较小时,尚有足够的骨质可以对抗掌骨基底向背侧脱位的趋势,因此可以保守治疗。Syed 认为，Ⅱa 型钩骨-掌骨关节损伤可以保守治疗，但应密切随访，及时更换支具或石膏，以避免消肿后固定失败。

三、指骨骨折

（一）远节指骨骨折

远节指骨骨折是手部最常见的骨折。可分为三种类型：爪粗隆骨折、指骨干骨折以及指骨基底骨折。

1. 爪粗隆骨折　爪粗隆骨折多由挤压或压砸伤引起，多合并甲床或/和指腹的撕裂伤。闭合爪粗隆骨折常合并甲下血肿，可引起剧烈疼痛。可用细小的钻头或烧红的曲别针穿孔减压以减轻疼痛。术后需要短时间的制动（10～14 天）以缓解症状。粉碎性末端骨折很少需要内固定。反而是损伤引起的指腹及甲床的撕裂伤更值得关注。如果怀疑甲床损伤则需要拔甲进行修复。爪粗隆骨折多为纤维性愈合，但能够获得较好的稳定性，对功能影响很小。

2. 指骨干骨折　可有横行、斜行、纵行和粉碎性骨折，此处由于没有肌肉及韧带的牵拉而移位较少。但无论是哪种类型的骨折，任何有意义的移位都应进行复位。手法整复时需用骨折远端去对接近端，一般复位并不困难。对于难复性骨折，应怀疑甲床可能嵌入其中，需要切开复位，修复甲床，并用克氏针纵行穿入固定骨折。注意不要穿过远侧指间关节，以免损伤关节面；也不要损伤甲根，以免指甲生长畸形。

3. 指骨基底骨折　指骨基底骨折均为关节内骨折。骨折多发生在指骨基底的背侧，也有发生于掌侧或侧方者。当暴力强烈屈曲远节手指时，可发生背侧撕脱骨折。有时力量不大，仅在掏耳朵或手指伸直位时轻轻撞击一下，就造成了断裂。骨折片大小不一，可以小如针尖，大的可包括大部分关节面。新鲜骨折如撕脱的骨折片不超过关节面的 1/3，可将远侧指间关节伸直位固定 6～8 周，然后去除固定，开始活动。但需要密切随诊，以免发生远节指骨将掌侧脱位。如骨折片超过关节面的 1/3，且伴有远侧指间关节脱位者，可行切开或闭合复位，用克氏针或钩形钢板固定（图 5-19）。如骨折块很小，可将其切除，然后进行肌腱止点重建。

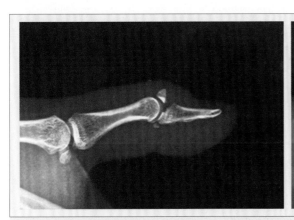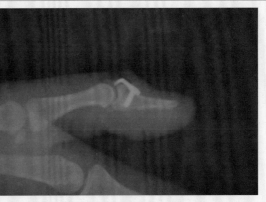

图 5-19　钩形钢板固定治疗远节指骨基底骨折

掌侧的撕脱骨折，多为指深屈肌腱附着点撕脱，导致远节指间关节屈曲受限。X 线片上，可见到手指掌侧的骨折片。骨片的部位，视撕脱肌腱回缩多少而不同。这种骨折需要手术治疗（图 5-20）。

侧方撕脱骨折，多由指间关节侧方受直接外力或旋转暴力所致，常伴有关节囊或韧带撕裂。骨折片多较小，移位不多。可在伸直位固定患指，3 周后做主动功能练习；如骨折块较小，移位较多，关节有侧方不稳，可做切开复位，用克氏针或螺钉做内固定。

（二）中、近节指骨骨折

指骨骨折可以被分为关节内骨折和非关节内骨折。前者包括指骨髁骨折和基底掌侧、背侧或侧方骨

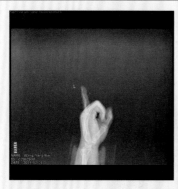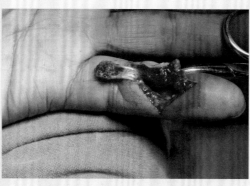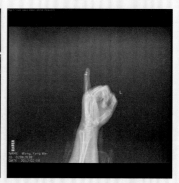

图 5-20 远节指骨基底掌侧撕脱骨折
手指屈曲受限,需要切开复位内固定

折。关节外骨折包括指骨颈、干或基底不通关节的骨折。

1. 指骨髁骨折　指骨髁骨折可分为三型:Ⅰ型为无移位的稳定性骨折;Ⅱ型为单髁骨折,不稳定性骨折;Ⅲ型为双侧髁骨折或粉碎性骨折。

Weiss 和 Hastings 认为即便初始为无移位的骨折也有其内在不稳定性,因此选择非手术治疗时需要密切随访。有移位的单髁骨折多需要切开复位内固定。最常用的两种固定技术是克氏针固定和拉力螺钉固定。注意用克氏针固定时需要至少 2 枚克氏针以控制旋转。

双髁骨折和粉碎性关节内骨折治疗困难。无论采用何种固定方式,关节僵硬的发生率均比较高。双髁骨折固定时一般应该先固定两个髁,使指骨头关节面恢复,再将成为一体的指骨头与近端对位并固定。

累及关节的损伤会对预后产生很大影响。Shibata 等人认为恢复关节稳定性和力线对预后的影响比恢复关节面平整性更大。对于指骨头粉碎性骨折无论采用何种治疗方法,均难以避免遗留功能障碍。

2. 指骨头的其他骨折　因侧韧带损伤导致的近节指骨头撕脱骨折并移位者,因不愈合或纤维愈合可引起关节侧方不稳定,多需要切开复位。

3. 指骨基底背侧、掌侧或侧方骨折　中节指骨背侧基底的撕脱性骨折提示中央腱在其附着处断裂,多因近指间关节掌侧脱位所致。如果骨折块移位大于 2mm,需要切开复位,或闭合复位经皮穿针内固定,以防止近侧指间关节(PIP)伸直受限以及继发的钮孔畸形。

近节及中节指骨基底侧方骨折常提示副韧带撕脱性损伤。如移位不大,不影响关节稳定性或关节面平整度,可以用指托固定或用胶带将相邻手指缠绕固定,并且可以早期开始活动。有明显移位的基底部侧方骨折可致关节不稳定,需切开复位内固定。

指骨基底掌侧骨折多为打球时戳伤手指引起,骨折多较小且移位不大,可以保守治疗。如果掌侧骨折合并关节背侧脱位,说明掌侧结构损伤严重,则需要手术修复(图 5-21)。

中节指骨基底的 pilon 骨折包括关节面压缩以及骨块向掌/背侧和桡/尺侧边倾斜。此类损伤治疗困难,可以切开复位内固定(图 5-22),或外固定架固定。近指间关节炎或关节僵硬日后可通过手术进行治疗。

4. 指骨关节外骨折　中节指骨骨折的移位受两种力量的影响,即损伤的外力和手指肌腱的牵拉力。如骨折线位于指浅屈肌腱止点的远端,由于指浅屈肌腱的牵拉,使近端骨折块屈曲,同时由于指伸肌腱在远节止点的牵拉,使远端骨折块背伸,则骨折向掌侧成角。骨折向掌侧成角治疗可采用手法复位,将骨折远端进行屈曲以获得复位。若骨折线在指浅屈肌腱止点的近端,由于指浅屈肌腱的牵拉,使远端骨折块屈曲,而指伸肌腱中央腱束在中节指骨基底背侧止点的牵拉,可使近端骨折块背伸,则骨折向背侧成角,整复时需将骨折远段伸直复位。复位后如果稳定,可将掌指关节固定于屈曲 70°～90°,指间关节伸直位。固定 3～4 周,去除石膏,用胶带捆绑相邻手指再继续制动 2 周,期间可以适当主动活动。

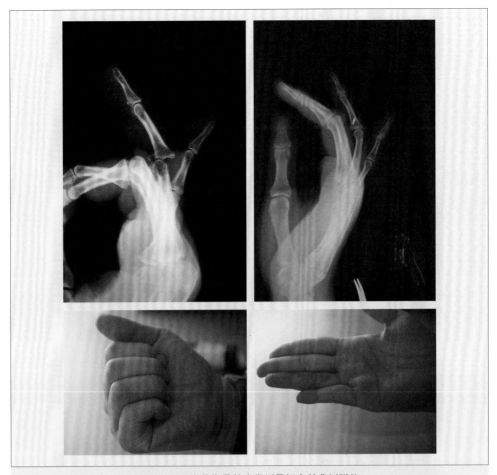

图 5-21　中节指骨基底掌侧骨折合并背侧脱位
说明掌侧结构损伤重，由于骨折片小，予以切除，用骨锚修复掌侧结构，术后功能大致正常

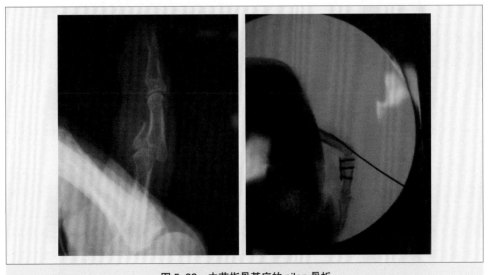

图 5-22　中节指骨基底的 pilon 骨折
切开复位内固定，背侧阻挡克氏针防止关节再脱位

　　难复性骨折需要手术治疗，中节指骨由于其骨骼小，周围又有肌腱、韧带包绕，背侧使用钢板必然影响肌腱的滑动和关节的活动，因此建议使用克氏针固定，或侧方使用钢板固定（图 5-23）。

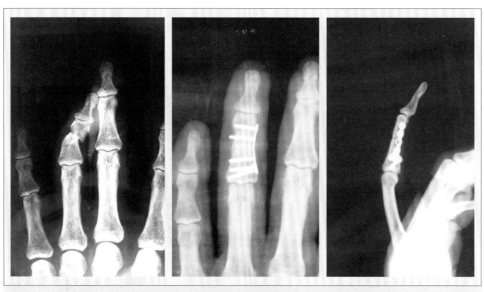

图 5-23　中节指骨骨折
（侧方钢板固定）

近节指骨骨折在指骨骨折中最常见，常为直接暴力造成。骨折线可有横行、斜行、螺旋形、纵行等。近端骨折块由于骨间肌的作用呈屈曲位，远端骨折块由于伸肌腱中央腱束在中节指骨止点的牵拉作用呈背伸位，使骨折向掌侧成角。

治疗可用手法整复、外固定。整复时将伤指轻轻牵拉，使骨折断端分开，术者用另一手指从掌侧向背侧按压，矫正成角，然后在牵引的情况下逐渐屈曲，复位后可用石膏托固定，还可用绷带卷固定，有些粉碎性骨折也可用此法固定。

手法复位外固定失败者以及斜行骨折不稳定者，或是开放性骨折需做清创者，可考虑行切开复位内固定。固定可以使用克氏针或钢板螺钉，需要注意术后石膏制动时需将近指间关节固定于伸直位，以免将来发生伸肌腱迟滞，关节不能充分背伸。

四、指间关节脱位

（一）指间关节脱位

指间关节脱位多由于手指过度伸展损伤所致，其次是受侧方外力造成，因过度屈曲所致者极少。体征多表现为远位指骨向近位指骨背侧脱位，同时向侧方偏移。

根据外伤史以及伤指所出现的畸形、局部症状及 X 线片，很容易作出诊断。

可在指神经阻滞麻醉或不用麻醉下，牵引手指同时轻度屈曲，脱位的指骨很容易复位。部分患者就诊时已自行复位，但应注意，如复位后关节有明显侧方不稳者，应及时手术修复侧副韧带；如早期未行修复，晚期有症状者，也应做修复手术。手法复位或手术修复后的手指，用石膏托固定 4 周，然后做关节活动。

也有的指间关节脱位很难整复，因破裂的掌板、指深屈肌腱以及侧副韧带和肌腱等结构嵌入其中，使手法整复失败，此时应早期行手术切开复位，术中只要将嵌入关节内的组织拉出，关节即可顺利获得复位。

陈旧性指间关节脱位，手法整复多不能成功，手术切开复位容易造成关节僵直及疼痛。因此，对陈旧性指间关节脱位，若无明显症状，且不太影响工作和生活时，可不做特殊处理；若关节疼痛、无力，应做关节融合术。对已经僵硬且有疼痛的关节，可行人工关节置换；或用足趾的蹠趾或趾间关节进行游离移植，以恢复指间关节的活动，但最终疗效尚有待求证。

（二）指间关节侧副韧带损伤

指间关节为单向活动的屈戌关节,关节两侧有侧副韧带以维持稳定。因指骨头关节面侧面呈半圆形,关节无论处于伸直或屈曲位,侧副韧带都保持同样的紧张状态,只有少许的被动侧方活动。

当手指远端受到侧方应力或扭力时,由于近侧指间关节比远侧指间关节力臂长,所受的外力更大,因而发生侧副韧带损伤的机会比远侧指间关节多。

伤后关节出现梭形肿胀、疼痛、屈伸活动受限、局部压痛,被动侧方活动关节时疼痛加重。若侧副韧带已经断裂,则有明显的侧方不稳,出现"开口征"阳性表现。加外力拍正位 X 线片,可见伤侧关节间隙增大。

早期部分韧带损伤,无明显关节不稳,可行伤指伸直位制动,使损伤的关节囊及侧副韧带得以愈合,4 周后开使练习活动。但需 3~4 个月才能使指间关节处肿胀消退、疼痛消失及恢复正常的活动范围。在恢复期间可配合理疗及关节主动功能锻炼。

如侧副韧带完全断裂,应早期行手术修复,特别是示、中指桡侧侧副韧带,因用手指做捏、握动作时,上述部位承受从桡侧来的外力较大,手术适应证就更强些。术后,固定手指于伸直位 4 周(图 5-24)。

五、拇指骨折

由于邻近关节的代偿运动,拇指畸形较其余四指更容易被人接受。旋转畸形往往不会成为大问题。冠状面上小于 15°~20° 的成角畸形虽不美观,但在功能上尚可接受。同样,小于 20°~30° 的侧方成角也不会引起明显功能丢失。但关节内骨折必须认真治疗,以防止活动度丢失和创伤性关节炎的出现。拇指掌、指骨的骨折治疗原则与其余手指并无太大的区别,但由于解剖特点和功能的不同,有些发生于拇指的骨折治疗有其特点。

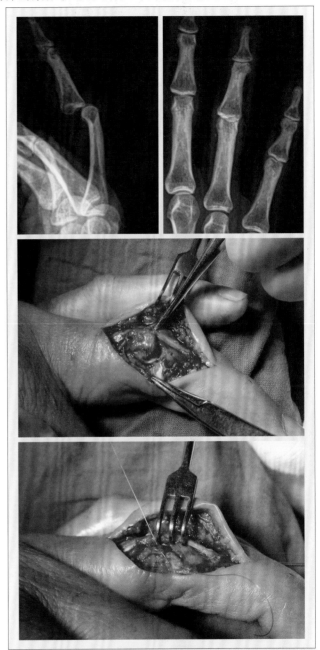

图 5-24 环指桡侧侧副韧带损伤(手术修复)

（一）Bennett 骨折

拇指掌骨基底关节内骨折,骨折线位于掌尺侧。Bennett 骨折实质是骨折半脱位。多因拇指掌骨半屈曲时受到轴向负荷时导致骨折。骨折块大小不一,形似金字塔。前斜行韧带起于掌骨基底尺掌侧,止于大多角骨,此韧带可把持骨折块的解剖位置。而掌骨基底则在拇长展肌和拇短伸肌的作用下向桡侧、近端和背侧半脱位。

19 世纪 70 年代以前,非手术治疗一直是 Bennett 骨折的标准治疗方法,而关于是否需要解剖复位的争论一直持续至今。Cannon 等人回顾了近 10 年来采用非手术方法治疗的病例,他们发现尽管复位不完美,但无症状性关节炎的迹象。Livesley 追踪 17 例闭合复位石膏固定的患者,随访 26 年,发现所有患者关节活动度及肌力均有下降,X 线片中有退行性关节炎及关节半脱位征象,因此他认为该骨折不应保守治疗。

Bennett 骨折的闭合复位克氏针固定方法有很多。闭合复位,在透视引导下将克氏针自拇指掌骨穿入大多角骨,不需解剖复位腕掌关节,这一方法已被越来越多的人所采用。Niekerk 和 Ouwens 则推荐了另一种方法,即将第 1、2 掌骨选用克氏针固定(掌骨间穿针)。在透视下准确复位,用外固定架维持这一复位位置,也在临床上获得了良好疗效(图 5-25)。

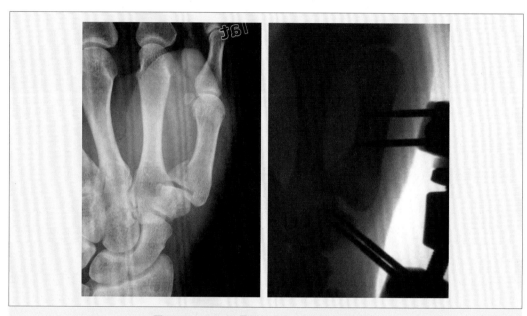

图 5-25　Bennett 骨折闭合复位(外固定架固定)

如果 Bennett 骨折难以闭合复位,则需切开复位内固定。沿拇指掌骨的皮下边界(位于拇长展肌和鱼际肌间)切开,向近端、尺侧延伸至桡侧腕屈肌桡侧缘。牵开鱼际肌,切开关节囊,显露折端。用复位钳复位骨折块,重建关节面的完整。对于较大的骨折块,可用 1.5mm 或 2mm 的拉力螺钉固定。如果骨折块较小,可用克氏针固定。如果采用克氏针固定,需另外用克氏针固定第 1 腕掌关节。

如果采用克氏针固定,术后需用拇指人字形石膏固定 4 周,之后拔除经关节的固定针。6 周后再拔除固定骨折块的克氏针。

(二)Rolando 骨折

Rolando 骨折是指拇指掌骨基底关节内粉碎性骨折。切开复位的方法包括多根克氏针固定和钢板固定。这种骨折也可通过闭合复位外固定架固定的方法治疗。钢板螺钉固定的手术入路与 Bennett 骨折相同。

六、拇指掌指关节创伤

拇指掌指关节是由近节指骨基底、掌骨头、掌板、桡尺侧籽骨、侧韧带以及副韧带和关节囊所组成的多轴关节,具有屈、伸、内收、外展、回旋和旋转运动。但由于掌骨头横径大,关节面宽阔,侧方偏斜运动的幅度明显小于手指的掌指关节。

掌骨头略呈四边形,曲率小,横径小于前后径,掌侧关节面内有两个与籽骨成关节的小面,这两个小面有时突出,在关节背侧脱位后可影响掌板恢复原位。籽骨一般为两个,分别位于掌板的桡、尺侧并接受拇短屈肌和拇收肌的止点。侧韧带起自掌骨头的侧方偏背侧,止于近节指骨基底偏掌侧,关节屈曲时,韧带紧张,伸直时松弛,是维持关节侧方稳定的重要结构。副韧带薄而平,由掌骨头止于掌板和籽骨。在关节尺侧,拇收肌腱止于尺侧籽骨和近节指骨基底的尺侧,并有部分纤维加入指背腱膜的尺侧扩展部。在桡侧,拇短展肌腱和拇短屈肌腱除了止于桡侧籽骨和近节指骨基底桡侧外,也有部分纤维并入指背腱膜的桡侧扩张部。这些结构对关节的稳定也有一定的作用。

拇指掌指关节脱位和韧带损伤包括尺侧侧副韧带损伤、桡侧侧副韧带损伤和拇指掌指关节脱位三种类型。

1. 尺侧侧副韧带损伤 拇指掌指关节过度桡偏和背伸的暴力,常会导致尺侧侧副韧带及掌板的不全性断裂或完全性断裂。断裂多发生在指骨基底附着部,有时可并发基底撕脱骨折。侧副韧带断裂后,指背腱膜的尺侧扩张部往往会置于断端间,妨碍韧带愈合。

过去苏格兰狩猎场的看护人,常有拇指掌指关节尺侧侧副韧带慢性损伤,这与他们经常徒手处死小猎物的职业习惯有密切的关联。Campbell将此种损伤称为"狩猎场看护者拇指"。急性损伤则使用"滑雪者拇指"来表示,因为滑雪杖与拇指的撞击是其常见的原因。

尺侧侧副韧带断裂后,在应力下拍拇指正位X线片,可见掌指关节尺侧间隙增宽,关节面不平行。与韧带损伤并发的骨折,多为近节指骨基底的撕脱骨折,骨折块大小不等。

急性不全性断裂不需手术治疗,仅用短臂拇指人字管形石膏将掌指关节固定在稍屈位4～6周即可,固定时间的长短与损伤的严重程度成正比。

急性完全性断裂应及时进行手术修复。在关节的尺背侧做纵向弧形切口,切断拇收肌与指背腱膜的连接,显露损伤的韧带。如断裂发生在韧带的实质部,可用作褥式缝合修复,术后使关节处于轻度屈曲位固定;若损伤为指骨基底附着部的撕脱,可用骨锚重建韧带止点;小的撕脱骨折块可以切除,直接重建韧带;撕脱骨折块较大时,可用克氏针或螺钉做固定。术后给予短臂拇指人字管形石膏固定5～6周。

陈旧完全性断裂如果无创伤性关节炎,关节活动良好,可行韧带重建,入路同上。充分暴露掌骨头和指骨基底后,在尺侧面距关节面0.5cm处,各钻一个横行穿透掌骨和指骨的孔洞,然后将游离的掌长肌腱穿行于内,两断端在尺侧抽出,稍拉紧后做重叠缝合。短臂拇指人字管形石膏固定5～6周后,开始功能锻炼。术后关节屈曲活动可能会有所减少。有创伤性关节炎的陈旧损伤,宜行关节融合术。

2. 桡侧侧副韧带损伤 较少见。急性损伤的治疗与尺侧韧带损伤相同。正常时,由于桡侧受力较尺侧小,因而疗效也较好。对陈旧性损伤,可将拇展短肌止点前移1cm,使其止于拇指基底的桡侧,用以维持关节桡侧的稳定。

3. 拇指掌指关节脱位

(1) 背侧脱位。常为关节过伸暴力所致,掌板多从膜部撕裂,并随指骨一起向掌骨头背侧移位。此种损伤时,桡、尺侧侧副韧带常不断裂,而是随指骨基底滑向背侧。但是如果损伤时暴力偏向一侧,也可导致一侧韧带断裂。

首先应试行闭合复位,手法是被动屈曲腕关节和拇指指间关节,以放松拇长屈肌腱,然后背伸掌指关节并由背侧向远侧推挤近节指骨基底,同时屈曲掌指关节直到复位。如复位开始即施以纵向牵拉,有可能会加大掌板的背向移位,使之嵌入掌指关节;关节囊、拇长短屈肌腱等结构也会因此而紧张,夹持掌骨颈,阻挡复位。复位后用石膏托将掌指关节固定于屈曲位3周。在实施固定前,应仔细检查有无侧副韧带损伤,如有断裂,应同时予以处理。

闭合复位失败者,应在手术室臂丛麻醉完全后再试行一次闭合复位,失败后再行切开复位。手术多采用拇指桡侧纵行切口,在掌板与侧副韧带接合部做纵行切开,将嵌夹在关节面之间的组织,如关节囊、籽骨、拇长屈肌腱等推开,掌骨头即容易由关节囊的纵行裂口处推回。如掌骨头仍不能复位者,可在嵌夹于两关节面之间的关节囊纤维软骨板处做一纵行小切口,则掌骨头很易推回。术后固定同上。

(2) 掌侧脱位。极罕见,往往并发侧副韧带损伤,治疗以切开复位为主。

第四节　腕关节不稳定

腕关节不稳定,即腕关节骨性成分对应关系或运动异常,多为创伤所致,也可源于炎症、韧带松弛等病症;可急性发作,也可潜伏多时再缓慢发展而至。腕关节是一个由腕掌关节、腕中关节、腕骨间关节、桡腕关节和桡尺远侧关节所组成的复合关节,任一关节均可发生不稳定,类型多种多样。其中舟月骨间关节不稳定最常见。腕关节不稳定一直是研究热点,一方面由于腕关节不稳定的病理力学还有许多方面需要探讨,另一方面由于该病所造成的功能障碍可能对患者的生活和工作造成较大的影响。

一、功能解剖

(一)骨骼解剖

腕关节连接前臂和手,该关节涉及 14 块骨所构成的关节以及豌豆骨。豌豆骨是一个籽骨,为尺侧腕屈肌腱起到杠杆作用。豌豆骨具有自身的病理学特点。桡腕关节由桡骨远端和三角纤维软骨构成的前臂关节窝与向近端凸起的腕骨关节面组成。桡骨远端有两个关节凹面,在矢状面有平均 10°的掌倾角,冠状面有平均 25°的尺偏角。舟骨近端关节面的曲率大于月骨近端关节面。为了确保关节的匹配,桡骨远端有两个关节面(舟骨窝和月骨窝),两个关节面间,有一位于矢状面的关节软骨脊。腕中关节由三组关节构成:外侧的舟大小多角骨关节(STT 关节)以及舟头关节,中部的月头关节,以及内侧的三角钩关节。

(二)韧带解剖

腕关节有多条韧带将腕骨相互连接,分为外源性和内源性韧带。前者连接尺骨、桡骨和腕骨,后者连接腕骨之间。在不同应力模式下的检测表明:外源性韧带易出现韧带中部断裂,而内源性韧带更多发生撕脱损伤。外源性韧带可分为三组:桡腕掌侧韧带、尺腕掌侧韧带和桡腕背侧韧带。尺骨和腕骨间无背侧韧带。桡腕掌侧韧带包括桡舟韧带、桡舟头韧带、长桡月韧带和短桡月韧带。前三条韧带均起自桡骨远端掌侧缘的外 1/3,斜行止于舟骨结节(桡舟韧带)、头状骨掌侧关节面(桡舟头韧带)以及月骨(长桡月韧带)。短桡月韧带起自桡骨远端前内侧缘,向远端垂直走行,止于月骨掌侧关节面。在桡舟头韧带与长桡月韧带间存在一个韧带间隙(Poirier 间隙),该间隙是一个薄弱区域,月骨周围脱位易发生于此处。尺腕掌侧韧带由浅层的尺头韧带和深层的尺三角韧带及尺月韧带组成。尺头韧带与桡舟头韧带构成远端 V 形结构或称为弓形韧带。尺月韧带和桡月韧带构成了近端的 V 形结构。桡腕背侧韧带仅含背侧桡三角韧带,也称为桡腕背侧韧带,该韧带为宽大扇形,起自桡骨远端关节面的背侧缘,止于三角骨背侧缘,部分深部纤维止于月骨。

腕部内源性韧带为连接腕骨间的韧带。舟月骨间韧带由三部分结构组成:掌侧韧带、背侧韧带和近端的纤维软骨膜。后者从背侧至掌侧,沿舟骨、月骨近端的弧面分布,并将桡腕关节和腕中关节隔开。舟月骨间韧带背侧部是维持舟骨、月骨稳定的关键结构。掌侧部的纤维较长,斜行走行,允许舟骨相对于月骨在矢状面做更大幅度的旋转,但其对于稳定舟骨、月骨仅起到次要作用。月三角骨间韧带同样由掌侧、背侧和近端的纤维软骨膜三部分组成,与舟月骨间韧带相反,月三角骨间韧带掌侧部较背侧部粗大且强韧。退变或外伤导致的舟月韧带或月三角韧带膜部穿孔一般不会导致发生不稳定。月三角骨间韧带掌侧部分在各种形式活动时较舟月骨间韧带更加紧张,因此使月骨及三角骨的运动学关系更为密切。在背侧,仅有的腕中关节韧带称为背侧腕骨间韧带。该韧带起自三角骨背侧缘,横行经过月骨远侧缘,扇形展开后分别止于舟骨、大多角骨及小多角骨的背侧缘。在掌侧,有数条腕中关节韧带。包括连接三角骨与钩骨、头状骨尺侧弓形韧带,以及桡侧的舟头骨间韧带和舟大小多角骨间韧带。月骨与头状骨间无韧带结构;腕关节也无真正意义上的桡侧或尺侧侧副韧带。尺侧的尺侧腕伸肌腱(ECU)和桡侧的拇长展肌腱可以在某些程度上替代侧副韧带功能。远排腕骨间有多条强韧且紧张的横行骨间韧带，远排腕骨间韧带能够维持腕横弓，起到保护腕管内容物的作用。

（三）腕关节生物力学

近排腕骨没有直接的肌腱附着，因此肌肉收缩首先作用于远排腕骨，再间接传导至近排腕骨。远排腕骨之间少有活动度，可以被认为是一个功能单元。近排腕骨间相互连接，但没有远排腕骨间牢固，舟骨、月骨及三角骨间在运动方向以及旋转幅度方面仍存在明显差异。当腕关节在矢状面做屈伸运动时，舟骨的旋转幅度最大，其次为三角骨，月骨活动幅度最小。在腕关节做桡尺偏运动时，三块近排腕骨协同运动，从桡偏的屈曲位至尺偏时的背伸位。腕关节屈曲时，远排腕骨同步屈曲，同时伴有尺偏。相应地，腕关节背伸时，远排腕骨背伸同时伴有轻度桡偏。

在轴向应力作用下，远排腕骨向近排腕骨施加轴向压力。由于近排腕骨关节面方向与前臂长轴存在夹角，舟骨在应力作用下屈曲旋前。当舟月骨间韧带与月三角骨间韧带完整时，舟骨所产生的屈曲运动会传递给月骨和三角骨。如果没有跨越腕中关节的韧带制约，近排腕骨将会发生屈曲。桡侧的舟大小多角骨骨间韧带和舟头骨间韧带，以及尺侧的三角钩头骨间韧带（即尺侧弓形韧带）对腕中关节的稳定尤为重要。月骨位于头状骨和桡骨之间，因此称为中间体（intercalated segment）。腕关节中立位时，可呈掌屈也可呈背伸，但幅度均小于15°。以此为标准，月骨掌屈大于15°称为中间体掌屈不稳定（volar intercalated segmental instability，VISI）；背伸大于15°称为中间体背伸不稳定（dorsal intercalated segmental instability，DISI）。跨越腕中关节的韧带失效将导致近排腕骨异常屈曲，产生VISI。当轴向应力作用时，腕中关节掌侧韧带对三块近排腕骨的限制作用并不相同。舟骨较月骨可做更大幅度的掌屈和旋前，而三角骨则与远排腕骨牢牢固定。当舟月骨间韧带完全撕裂时，将产生异常的屈曲和旋前（也称为舟骨旋转半脱位），而月骨和三角骨表现为异常背伸，表现为DISI。同理，当月三角骨间韧带失效时，舟骨和月骨呈异常的屈曲状态，出现VISI。

二、创伤机制

直接暴力和间接暴力均可以导致腕关节排列紊乱。一种典型的直接暴力机制是由冲压暴力或绞拧类机器导致腕横弓塌陷而引起的腕关节不稳定，另一种直接暴力机制是爆炸伤。但更多的不稳定是由间接暴力造成的。为了阐明暴力与韧带损伤进展之间的关系，Mayfield等进行了一系列尸体标本研究。他们的研究结果证实，大部分月骨周围的腕骨脱位（从轻度舟月损伤至完全性月骨掌侧脱位）是由相似的病理学机制造成的，可分为四期：

Ⅰ期为舟月分离或舟骨骨折。当远排腕骨在外力作用下过伸时，腕中关节掌侧的舟大小多角骨间韧带和舟头骨间韧带张力增高，使舟骨背伸，这种背伸趋势经舟月骨间韧带传递至月骨。由于月骨被长、短桡月韧带牢固约束，这种扭矩的增加导致舟月骨间膜部及韧带从掌侧至背侧的撕裂逐渐加重，最终导致完全的舟月分离（SLD）。当腕关节桡偏发生上述情况时，月骨及舟骨近极被桡舟头韧带牢固固定，因此可能发生舟骨骨折，而不是舟月分离。

Ⅱ期为头月关节脱位。当舟月关节分离或舟骨骨折发生后，腕关节继续过伸，远排腕骨将向背侧移位，相对于月骨发生脱位；或出现头状骨骨折，骨折远端和其他远排腕骨一起向背侧脱位。

Ⅲ期为月三角分离或三角骨骨折。当头状骨向背侧脱位时，三角钩月韧带复合体极度紧张，造成三角骨背伸。进而造成月三角骨间韧带撕裂而导致月三角分离，或三角骨在矢状面的骨折。

Ⅳ期为月骨脱位。当月骨周围所有韧带均撕裂时，月骨的位置仅由背侧关节囊及掌侧桡月韧带维持。这种情况下，已发生背侧脱位的头状骨会在月骨背侧施加使月骨向掌侧脱位的应力。根据月骨掌屈的不同程度，Ⅳ期又可分为三个亚型：①月骨脱位Ⅰ型，月骨轻度掌屈（＜90°）；②月骨脱位Ⅱ型，月骨掌屈大于90°，但舟月掌侧关节囊（短桡月韧带）完整；③月骨脱位Ⅲ型，月骨从破裂的掌侧关节囊完全脱出。

三、分类

腕关节不稳定临床分类方法有多种。

根据韧带损伤至诊断所经历的时间分为三型:急性、亚急性和慢性。急性损伤指1周内的损伤,韧带愈合能力最强。1~6周为亚急性损伤,畸形仍容易复位,但由于韧带残端回缩,修复能力下降。超过6周为慢性损伤,尽管仍有复位及韧带修复的可能,但概率很小。

根据不稳定的程度也可以分为三型:前动态型不稳定(部分韧带撕裂,不伴有应力作用下的腕关节排列紊乱)、动态型不稳定(韧带完全断裂,在特定应力作用下可出现腕关节排列异常)以及静态型不稳定(韧带完全断裂,永久性腕关节排列紊乱)。

根据病因可以分为外伤性不稳定和炎症性(如类风湿性)不稳定。

根据不稳定时腕关节排列异常的方向可以分为:DISI,VISI,腕关节尺侧脱位(部分或全部近排腕骨向尺侧偏移超过正常范围),腕关节桡侧脱位(近排腕骨能够被动桡侧移位超过正常范围),腕关节背侧脱位(通常由于桡骨畸形愈合,掌倾角消失甚至出现背倾,腕骨主动或被动向背侧半脱位或脱位)等。

根据不稳定模式的不同可以分为:①分离型腕关节不稳定(CID),指不稳定发生于同排腕骨的骨内或骨间;②非分离型腕关节不稳定(CIND),指同排腕骨间无断裂,桡骨与近排腕骨间或近排腕骨与远排腕骨间存在不稳定;③复杂性腕关节不稳定(CIC),CID和CIND同时存在;④适应性腕关节不稳定(CIA),指导致腕关节不稳定的因素不在腕关节,而在其近端或远端,如由于桡骨远端畸形愈合导致正常腕关节发生排列紊乱。

四、诊断

(一)临床检查

体格检查前,首先应询问患者病史,尤其要了解受伤机制。包括:疼痛部位、持续时间及疼痛特点;症状加重或缓解的因素;以及是否进行过相关治疗。

除腕关节开放脱位外,多数腕关节不稳定的外观并不显著。通过触诊找到最明显压痛部位是诊断腕部疾病最重要的方法之一,尤其是慢性腕关节不稳定病例。急性脱位病例中,由于软组织损伤广泛,很难在特定部位诱发疼痛,而是表现为弥漫性疼痛模式。急性病例中,腕关节活动常因疼痛而受限,慢性病例中多为正常。对于慢性患者,被动活动腕关节不但可以发现异常活动或骨擦音,更重要的是能够诱发出患者的疼痛及弹响。如:

1. 舟骨漂移试验(Waston试验) 检查者一手将四指置于桡骨背侧,拇指置于舟骨结节;另一手将被检查者腕关节被动地由尺偏转位桡偏。尺偏时,舟骨背伸,而桡偏时,舟骨屈曲。但腕关节尺偏转向桡偏时,按压舟骨结节,可阻止舟骨屈曲。在这种情况下,若舟月骨间韧带强度不足或完全撕裂,舟骨近极则与桡骨远端发生半脱位,并引发腕关节桡背侧疼痛。当放松舟骨结节,可出现典型的弹响,说明舟骨从桡骨背侧缘自行复位。

舟骨漂移试验特异性较低。当舟月韧带完好,但局部存在可导致滑膜炎的其他问题时,该试验仍可诱发明显疼痛,很难鉴别是否存在异常的舟骨近极半脱位。另外,当关节松弛症患者进行该项检查时,可表现为"无痛性"弹响。因此,行双侧对比检查非常重要。

2. 舟月骨移动试验 检查者一手于受检关节掌、背侧捏持舟骨,一手捏持月骨,然后前后相向移动二骨。不稳定者常有局部疼痛和弹响,也应该注意双侧对比。同样的手法也可以用于检查月三角骨移动试验。

3. 握拳试验 嘱患者强力握拳并依次掌屈、背伸、桡偏和尺偏腕关节。桡侧有疼痛者,提示有不稳定。

(二)常规影像学检查

对怀疑腕关节损伤患者,常规影像学检查至少应包括腕关节的四种体位:后前正位、侧位、舟骨位(尺偏后前位)以及 45°旋前斜位。后前正位片上,当看到三条光滑的弧线(Gilula 线),即可判定腕骨排列正常。任何一条弧线不连续,说明在弧线中断处发生了腕骨脱位。舟月间隙和对侧比较异常增宽称为 Terry Thomas 征(英国喜剧演员,其牙齿间隙宽)阳性。舟月间隙应当在舟骨内侧关节面的中点处进行测量。任何不对称的舟月间隙大于 4mm 或宽于健侧或周围关节间隙 2 倍,可诊断为舟月分离。舟骨屈曲时,其在正位 X 线片上短缩。舟骨结节在正位 X 线片上呈密度增高的圆环,称为皮质环征(cortical ring sign),其下界与舟骨近极关节面间距小于 7mm 或较健侧短 4mm。这个环形征可出现在任何原因导致的舟骨异常屈曲情况下。但该征的出现并不能证实舟月分离,不存在也不能排除舟月分离。

腕关节排列异常可通过测量来判断。常用测量指标有侧位片上的头月角、舟月角和桡月角以及正位片上的尺骨变异、腕高比。

1. 头月角 为获得标准的侧位,应当保证第 3 掌骨和桡骨的长轴尽可能地平行,并使豌豆骨和舟骨结节共线获取旋转中立位。月骨轴线为垂直于月骨掌、背侧极连线的垂线。头状骨轴线为头状骨头部的中心与其远端腕掌关节面中心的连线。两者之间的夹角即为头月角。腕关节中立位时,正常头月轴线的夹角为 0°,但正常值范围为 15°。

2. 舟月角 舟骨轴线为其掌侧凹面远近极的切线。由该线和月骨轴线构成的夹角即为舟月角。舟月角正常范围从 30°～60°(平均 47°)。舟月角大于 80°表示舟月骨间韧带断裂,但舟月角小于 80°并不能排除这种病理情况。

3. 桡月角 桡月角指桡骨轴线与月骨轴线的夹角,正常为 0°,但正常值范围为 15°。可作为判断月骨掌倾或背倾的依据,用于评估 DISI 或 VISI 畸形。

4. 尺骨变异 桡骨和尺骨的相对长度称为尺骨变异。尺骨变异应在标准后前正位片上测量。拍片时,肩外展 90°,屈肘 90°,腕关节中立位,投照中心位于腕关节。

5. 腕高比 腕高比是判断进行性腕关节塌陷的参数之一。腕高是指在第 3 掌骨长轴近端延长线上,第 3 掌骨基底与桡骨远端关节面间的距离。腕高比(腕高除以第 3 掌骨长度)在正常腕关节为 0.54 ± 0.03。也有建议用头状骨长度代替第 3 掌骨者(腕高除以头状骨长度,正常值为 1.57 ± 0.05)。

(三)弯曲和应力位 X 线片检查

弯曲位指腕关节于投照时取非中立位体位,如掌屈位、背伸位、桡偏位或尺偏位等。应力位则指腕关节在投照时要承受一定的外力,如掌屈/背伸/桡偏/尺偏外力、掌向移位/背向移位/桡向移位/尺向移位外力等。前几种应力位实为被动弯曲位,承受的是生理性外力,而后几种关节自身并不具有,属于非生理性外力。无论是弯曲位还是应力位,均可与正位、侧位投照组合使用。手指屈曲强力握拳,也可使腕关节承受较大的轴向负荷,加剧头状骨向近侧移位的倾向,增大舟月骨间关节分离程度。弯曲位和应力位检查时,由于外力加剧关节的不稳,可使隐含的不稳定表露出来。因此,此种检查主要用于常规体位 X 线平片检查结果阴性者,如动态不稳定患者。

(四)电视 X 线摄影或透视

腕关节的动态不稳定在常规及补充 X 线检查中均有可能呈阴性。而腕关节电视 X 线检查能够提供许多有效信息。一些患者异常的关节半脱位只有在特定的应力作用下才能表现出来。此外,应用透视技术可研究腕关节的主动活动。使用录影带记录透视结果,可对腕关节运动进行细节研究。通常,电视 X 线摄影主要观察腕关节主动活动,包括后前正位片上由桡偏转向尺偏,侧位片上由屈曲至背伸,以及侧位片上由桡偏转向尺偏。如果患者腕关节存在痛性"弹响",在检查中将其复制十分重要。

(五)闪烁摄影

又称骨扫描、核素扫描,需要从静脉注入放射性药物。注射后即时摄影可观察血管情况,1～2 分钟后显示的是软组织状况,3～4 小时是骨组织。核素浓聚于舟月骨间关节,提示此处有损伤,根据时相可确定损伤组织性质。对动态不稳定的诊断有帮助作用。

闪烁摄影是一种高敏感性的检查,与 X 线片检查结合使用可提高诊断的准确性。

（六）关节造影

长期以来，腕关节造影被认为是诊断腕关节排列紊乱的金标准，然而目前已很少单独应用。腕关节造影技术最初基于如下推测：当造影剂能够从桡腕关节流入腕中关节或反之亦然，则表明存在病变。但随着时间推移，人们逐渐发现舟月或月三角近端膜部无症状的撕裂并不少见，尤其在老年人群。症状部位与造影显示的病变部位常不吻合。然而随着技术的改进，腕关节造影仍能发挥一定作用，特别是与高清晰度体层摄影或腕关节 CT 联合应用时，对软骨及韧带损伤的诊断比磁共振成像（MRI）准确度更高。

（七）磁共振成像（MRI）

以前的 MRI 检查很难清晰显示细微的韧带损伤。随着硬件与软件、成像序列、腕关节成像算法的改进，可以高清晰度地显示关节软骨、内源性和外源性韧带以及软骨盘的细节影像。由于其良好的软组织对比度，直接获取多维图像以及不产生电离辐射，MRI 是判断腕关节稳定的有效方法。

（八）关节镜

腕关节镜技术在骨科领域是革命性的实践，该技术无须进行关节开放手术便能够对关节内疾病进行检查和治疗。除了能够直接观察关节面、滑膜以及腕骨间韧带外，关节镜还成为各种急性和慢性腕关节损伤的有效治疗手段。

五、治疗

依据不稳定的类型制订治疗方案。

（一）急性单纯型不稳定

急性单纯型不稳定指不伴有其他损伤的不稳定，主要为分离型不稳定，临床中比较常见的为舟月骨分离和月三角骨分离。闭合复位前臂管形石膏固定治疗舟月骨分离效果欠佳，应避免使用。较好的办法是闭合复位经皮穿针内固定：透视下背伸腕关节，使脱位的手舟骨复位，再经皮穿克氏针固定舟月骨间关节和舟头骨间关节，维持复位，克氏针至少要用 3 枚才够。然后掌屈腕关节，以便掌侧断裂的韧带可以端端对合，愈合后能恢复原有张力；最后用石膏托将腕关节固定在掌屈位。治疗月三角骨分离方法类似，但管形石膏一般需固定腕关节于背伸尺偏位。

闭合复位并非每次都能成功，如果失败，需要行切开复位韧带修复术。其方法是：腕背侧或掌、背侧联合切口，矫正手舟骨旋转半脱位或外侧移位，用克氏针固定舟月骨间关节、舟头骨间关节，缝合修复桡腕掌侧韧带和舟月骨间韧带。舟月骨间韧带通常断裂于舟骨附着部，与月骨仍保持联系。此时，可用细克氏针自舟骨近极尺侧关节面背侧缘、近侧缘向舟骨腰部骨质裸露区钻数个小孔，于韧带断端穿扎缝线，然后引入骨孔，由舟骨腰部抽出，拉紧打结，使韧带断端与舟骨近极关节边缘部紧密对合，重建韧带止点；或者使用微型骨锚修复韧带。韧带断端带有撕脱骨片者，切勿切除，尽可能复位，用缝线或细克氏针固定。术后，用长臂管形石膏固定腕关节于掌屈位。6 周后换为前臂管形石膏，8～10 周拆石膏拔针，开始功能锻炼。治疗月三角骨分离方法类似。

（二）急性复合型不稳定

伴发其他损伤的不稳定为复合型不稳定。无论并发的是舟骨骨折、月骨周围脱位还是月骨脱位，只有条件允许，最好是做切开复位韧带修复术，因为此时闭合复位难度远远大于单纯型不稳定。选择背侧切口或掌、背侧联合切口，依损伤状况和术者习惯定。其余步骤与单纯型不稳定类似。

（三）急性动态不稳定

可予以石膏托固定 6～12 周，对多数患者有效。无效者可行韧带修复术。

（四）无关节炎的慢性不稳定

既往多行韧带重建，期望通过恢复桡舟或舟月骨之间的联系来稳定关节，材料有桡侧腕屈肌腱和桡侧腕长、短伸肌腱等,方式多样。有些效果不尽如人意,有些报告较好,但目前响应者甚少。原因除了操作难度大外,还与肌腱弹性模量远小于韧带有关。肌腱弹性模量小,替代韧带连接骨骼之后关节虽可恢复稳定,但却缺少必要的活动,本该由关节活动吸收消散的应力此时全部集中到了肌腱和为之束缚的骨骼上,久而久之就会导致骨骼或肌腱断裂,或是关节软骨磨损、关节间隙变窄,肌腱作用减弱,不稳定复发;关节如有活动,肌腱稳定关节的作用又消失殆尽;既要关节保存活动又要恢复稳定,仅凭肌腱难以做到。目前韧带重建已为局限性腕关节融合所取代,如舟大小多角骨间关节融合、舟头骨间关节融合和舟月骨间关节融合等。舟月骨间关节融合虽然操作简便,但由于存在巨大扭力,术后不愈合率高,效果不如前两种融合。术后舟月骨联合为一体,曲率与桡骨远端不匹配,桡、尺偏斜难以进行。1967 年 Peterson 率先用舟大小多角骨间关节融合治疗舟月骨间关节不稳定,取得较好效果。1979 年 Uematsu 融合舟头月骨间关节,也有好的疗效。融合术后关节运动会有改变,但舟骨旋转畸形得到矫正,桡舟关节接触恢复正常,可避免关节软骨退变的发生。Watson 认为,融合时桡舟角应为 50°,并将桡骨茎突切除。前者是为了保持桡侧腕骨列原有高度,后者是为了避免桡骨与茎突撞击,引发退行性关节炎。术后关节掌屈背伸运动保留 80%,桡尺偏保留 66%。尺偏时,舟月骨间分离依然存在。掌屈时舟骨近极向背侧移位幅度加大,有时会引发背侧缘磨损。月骨过度背伸也会依然存在。术后予以前臂管形石膏固定。有人认为关节融合术后桡舟关节轴向应力加大,关节软骨退变之虞依然存在。但目前尚未见到相关的临床报道,原因可能是关节软骨对轴向应力有耐受性。术后长臂管形石膏固定 4 周,前臂管形石膏固定 4 周,然后拔针,逐渐开始功能锻炼。

Blatt 认为,治疗舟月不稳定,背侧关节囊韧带固定术的效果要优于局限性腕关节融合术,尤其是当断裂韧带回缩难以直接缝合时。其方法是:在舟月骨间关节背侧关节囊做 U 形切口,掀起一个由韧带和关节囊所组成,宽 1~1.5cm,蒂在桡骨上的舌形瓣,复位手舟骨并用克氏针钉头、舟月骨间关节,去除舟骨远极背侧部分皮质,将舌形瓣游离牵向远方,固定于手舟骨远极背侧。此法可矫正舟骨的过度掌屈。术中若见舟月骨间韧带可以直接对合,应予以缝合修复,方法同急性损伤。尽管关节背侧韧带走行与关节应力方向斜交,理论上容易疲劳,但 Blatt 已经证实关节囊固定术后其内在韧带会增生肥大,不会发生疲劳性断裂。

(五)伴发关节炎的慢性不稳定

此时软骨下骨裸露、相互研磨是关节疼痛的主要原因,韧带重建或单纯的局限性腕关节融合已无济于事,需要附加手术才行。Watson 的方案是切除舟骨之后融合月头骨间关节,Sennwald 则不切舟骨,而是在融合月头骨间关节时植骨,增大头状骨的高度,避免舟骨与桡骨接触。两种方法均有良好疗效。切除舟骨融合月头骨间关节既可保留腕关节高度,防止进一步塌陷,同时也可消除由桡舟关节、月头骨间关节炎所致的疼痛。是否植入人工骨意见分歧较大。腕关节破坏严重者,应行全腕关节融合术。

(郜永斌 田 文 田光磊)

参 考 文 献

[1] 王澍寰.手外科学[M]2 版.北京:人民卫生出版社,1999:286-345.

[2] 顾玉东,王澍寰,侍德.手外科手术学[M].上海:上海医科大学出版社,1999:279-288.

[3] 于胜吉.腕关节外科[M].北京:人民卫生出版社,2002,269-334.

[4] 郜永斌,田光磊,王澍寰,等.钩骨-掌骨关节损伤的分型及治疗.中华骨科杂志,2005,25(9):547-551.

[5] 田光磊.月三角关节不稳定的诊治进展[J].国外医学:骨科学分册,2005:26.

[6] 郜永斌,郜永斌,田光磊,等.钩骨体部骨折的分型与治疗[J].中国骨与关节杂志,2014,3(3):168-171,(5):269-271.

[7] Cooney W P, Lincheid R L, Donbyns J H. The wrist: diagnosis and operative treatment [M]. 1st ed. Mosby St. Louis, 1998.

[8] Weil W M, Slade J F, Trumble T E. Open and arthroscopic treatment of perilunate injuries [J]. Clin Orthop Relat Res, 2006, 445: 120-132.

［9］ Moran S L，Ford K S，Wulf C A，et al. Outcomes of dorsal capsulodesis and tenodesis for treatment of scapholunate instability ［J］. J Hand Surg Am，2006，31(9)：1438-1446.

［10］ Links A C，Chin S H，Waitayawinyu T，et al. Scapholunate interosseous ligament reconstruction：results with a modified Brunelli technique versus four-bone weave ［J］. J Hand Surg Am，2008，33(6)：850-856.

［11］ Wolfe S W，Pederson W C，Hutchkiss R N，et al. Green's operative hand surgery，6th ed ［M］. Philadelphia：Elsevier Churchill-Livingston，2010.

第六章 足部缺损修复

随着现代社会的高速发展,足部外伤的发生概率也大大增加。没有一个健全的足,下肢则无法正常发挥功能,既往对足部外伤救治的传统思路已经远远不能满足当前的要求,现代医学发展要求我们必须改变足部外伤治疗的传统思路。手与足尽管外形差别很大,但都有构造精细、功能复杂的特点,在我国手外科应用显微外科技术后取得快速发展,手部组织缺损显微修复的学术成就已达到国际先进水平的基础上,把显微外科技术应用到足外伤的修复与重建上,挽救既往认为应截肢的伤足,从理论到技术来讲是完全可行的,并已取得很大进步。本章就显微外科在足外科的应用作一探讨。

第一节 足部的解剖

由于足部特殊的负重功能特点,足部的解剖结构具有其特殊性,了解这一点,对于足部缺损修复重建时考虑供体的结构和厚度有重要的意义。

一、足底皮肤

(一)足底皮肤功能分区

按照足底负重功能的主次,将足底皮肤分为四区:足跟区、前跖区、外侧区及跖弓区(图6-1)。前三者为负重区,其中以足跟区最为重要,前跖区其次,外侧区最次。跖弓区为非负重区。跖弓区的非负重区特点,可以用来修复负重区的皮肤缺损。

(二)足底皮肤的结构

足底皮肤结构致密,有较厚的角质层,皮下组织坚实,尤其在负重点的足跟、第1足趾基底部及足外侧缘。皮肤与跖腱膜之间,或与深筋膜间,有垂直走行的韧带相连,使足底皮下组织分成许多间隔。足底筋膜配布特点如下:①限制皮肤过度移动,形成所谓的"皮肤连接";②有些区域构成弯曲的皱褶;③足底肌及肌腱被限制在足和趾的凹陷处,利于肌肉及肌腱滑动,并可限制其过度移动;④避免血管、神经过度受压。

足底皮肤在负重过程中受到持续冲压,特别在跟结节后下方、跖骨头及趾远节膨大处。这些部位都存在脂肪垫,脂肪垫内充满了散在的细小、强韧的结缔组织束,可固定皮肤,限制脂肪移位,并增加了脂肪垫的弹性作用。这些结缔组织束从深筋膜穿过皮下组织,延伸至皮肤的真皮层,它们的排列方向与主要压力线相适应,因此,足底皮肤具有耐磨、耐压、承重的功能,并且有不滑动和不同部位厚度不同的特

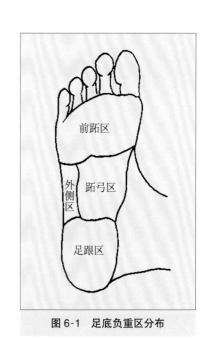

图6-1 足底负重区分布

（图中标注：前跖区、跖弓区、外侧区、足跟区）

点,有利于行走和负重时的稳定。足底皮肤结构的特殊性,使其缺损的修复技术,成为临床治疗的考验。

（三）足底的血供

1. 足底的血供　足底内侧动脉和足底外侧动脉为足底皮肤的主要供血动脉,有同名静脉伴行。足底外侧动脉在跚展肌深部到足跟前方分出足跟支,在足底向前及外侧走行,于趾短屈肌及足底外侧肌群间有分支分别至两组肌肉。足底内侧动脉在跚展肌后半部进入跚展肌深层后,进入足底,在跚展肌及趾短屈肌之间的间隙内前进,血管位于跚腱膜层。该动脉向远端走行,沿途分出皮支,其中有一约0.6mm直径的皮支,穿过跚筋膜,进入跚弓区皮下。足底内侧动脉经第1跖骨深面达跚趾外侧,供应足底内侧及跚趾的皮肤。显微解剖研究显示,这些动脉在皮下形成密集的皮下血管网。血管网在外踝、内踝将足底与足背动脉的分支吻合。足背与足底的皮下血管网在足跟侧方形成网络。

2. 足跟区皮肤、皮下组织的血供　来自足底内、外侧动脉及腓动脉的跟外侧动脉。这几支动脉在足跟皮下组成血管网。足底内、外侧动脉足跟支为主要血供来源,两动脉中只要有一支是完整的,即可保证足跟部的血供。

3. 跚弓区的血供

（1）足底内侧动脉的皮支,它与足跟支构成相互交通的血管网,该血管网与足底外侧动脉系统的血管网交通。因此,以足底内侧动脉为蒂可构成跚弓区岛状皮瓣。

（2）跚弓区的独立皮支,足底内侧动脉的皮支穿过跚腱膜分布于跚弓区的皮肤和皮下组织,以此皮支可构成足底岛状皮瓣或游离皮瓣。

（3）足底外侧动脉皮支,分支至趾短屈肌或足底外侧肌群,并构成血管网,足底跚弓区的皮肤与跚腱膜深部的趾短屈肌或足底外侧肌群通过该支获得营养。

4. 其他区域血供

（1）足底外区位于足中部1/3的外侧。其血供来自于足底外侧动脉,它与足背动脉相互吻合。该区也可与跚弓区连成一片由足底内侧动脉供应。

（2）前跖区,足背动脉的足底深支与足底外侧动脉在跚腱膜的远方形成跖底动脉弓,足底内侧动脉也参与此弓,动脉弓向远侧分出跖底动脉及趾底动脉,分别供应前跖区及足趾。

二、足弓

人在发育过程中,随着站立、行走和跑跳,足弓(foot arch)逐渐形成。婴幼儿因骨骼、肌肉和韧带不发达,足部没有负重行走的经历,故无足弓。足弓是由跗骨、跖骨及其连接的韧带、肌肉共同形成,按形态可分为纵弓与横弓(图6-2)。

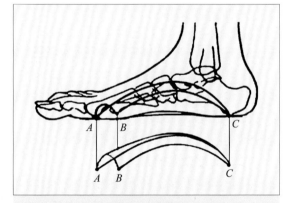

图6-2　足弓
AB:横弓;AC:内侧纵弓;BC:外侧纵弓

（一）纵弓

纵弓(longitudinal arch)包括内侧纵弓和外侧纵弓(图6-3)。

1. 内侧纵弓　内侧纵弓较高,自前至后由第1跖骨、内侧楔骨、足舟骨、距骨与跟骨排列而成,足舟骨位于其最高点,为关键足骨。在直立姿势时,有前、后两个支点(负重点),前支点为第1～3跖骨头;后支点位于跟结节的下面。内侧纵弓主要由胫骨后肌腱、趾长屈肌腱、跚长屈肌腱、足底肌、跚腱膜及跟舟足底韧带等结构维持。因为此弓的曲度较大(男性高径为47mm,女性为40mm),弹性较强,有缓冲震荡的作用,也称弹性足弓。

2. 外侧纵弓　外侧纵弓较低,由跟骨、骰骨及第4、5跖骨构成,跟骨构成后支点,第4、5跖骨构成前支点。骰骨位于弓的顶点,为关键足骨。维持外侧纵弓的结构主要是腓骨长肌、小趾的肌群、足底长韧带及跟骰足底韧带等。外侧纵弓的骨与骨间韧带联合较强,比较稳定(男性高径为22mm,女性为21mm),在行走、跑跳时,当内侧纵弓承受躯干重力之前,外侧纵弓先承受,腓骨长肌腱在纵弓的顶点通过骰骨下方,成为弓的吊索,参与维持直立姿势,故也称支撑足弓。

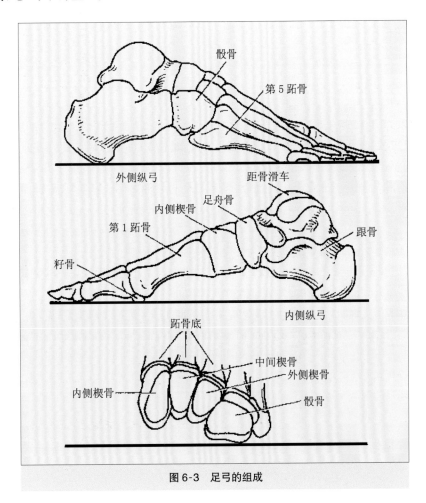

图6-3 足弓的组成

(二) 横弓

横弓(transverse arch)由各跖骨的基底部和前部的跗骨构成,跖侧面较背侧面大。其宽度男性为6.6~9.8cm,女性为6.3~8.8cm。足底自前向后有3个横弓。

1. **跖骨头平面横弓** 由第1~5跖骨头构成,非负重时第1、5跖骨头借软组织与地面接触,而第2~4跖骨头离开地面,第2跖骨头离地面最高。负重时此横弓变平,所有跖骨头均贴紧地面。此横弓主要靠蹈收肌的横头维持,该肌部分纤维由第1跖骨头发出,分别止于第2~5跖骨头。蹈收肌损伤可导致此弓稳定性丧失。跖骨横韧带也支持此弓。

2. **楔骨平面横弓** 由3块楔骨和骰骨构成。外侧由骰骨接触地面,内侧3块楔骨成穹隆状离开地面,中间楔骨离地面最高,此处横弓最为强劲有力。与跖骨头平面横弓相比,该弓在负重时不会完全变平,仍能维持弓状。此弓主要由腓骨长肌腱的腱纤维维持弓的紧张度。

3. **足舟骨和骰骨平面横弓** 由足舟骨和骰骨组成,骰骨与地面相接触,足舟骨离开地面。与其他两横弓比较,本弓弧度最大,弓顶的足舟骨离地面最高。该横弓主要靠胫后肌的张力维持,坚韧且具有弹性。

(三) 足弓稳定的维持

足弓稳定的维持依赖于足骨、韧带和肌肉。足骨为维持足弓稳定的支持结构。肌肉为维持足弓的最重要因素,尤以胫骨后肌腱及腓骨长肌腱最为重要,它们作用于纵弓的中点,起悬吊作用,又相互拮抗,维持均衡。跖腱膜在足底起弓弦作用,对维持足弓及稳定性也起着重要的作用。足弓的完整不仅在于其高低,也与下肢力线密切相关。当力线正常,骨骼、肌肉和韧带又保持均衡时,足弓则富有弹性。正常足弓负重后相应降低,重力传达到韧带,韧带达到适度紧张时,足部内、外在肌立即收缩,协助韧带维持足弓的最低限度。

三、足动脉

(一)足背动脉

1. 足背动脉的走行和毗邻 足背动脉于两踝中间伸肌支持带下缘延续于胫前动脉,有两条同名静脉伴行,血管浅面覆以皮肤、浅筋膜和伸肌支持带,接近终端处还覆以踇短伸肌腱。该动脉内侧有踇长伸肌腱,外界有趾长伸肌至第2趾的腱和腓深神经内侧终支。从内、外踝中点至第1跖骨间隙近端,可触及足背动脉的搏动。该动脉与腓深神经伴行,越过距骨、足舟骨及中间楔骨,至第1跖骨间隙近侧,穿至足底。足背动脉起始处外径,左侧为3.2mm,右侧为3.3mm,中部外径为2.5mm,发出跗外侧动脉后,外径为1.8mm。

2. 足背动脉的分型 足背动脉可分为五型:

Ⅰ型:正常型,足背动脉为胫前动脉的延续,在两踝之间下降,经距骨、足舟骨及中间楔骨的前方达第1跖骨间隙,在此分为第1跖背动脉和足底深支,占82.8%。

Ⅱ型:足背动脉细小或缺如,跗外侧动脉较粗,明显弯向外侧,达第2跖骨间隙,占5.2%。

Ⅲ型:腓动脉穿支代替足背动脉,穿支与胫前动脉间有细支相连,形成动脉环,占3.6%。

Ⅳ型:足背动脉行程极度弯向外方,为趾短伸肌所掩,在正常位置摸不到其搏动,占5.4%。

Ⅴ型:足背动脉行程向内弯曲,占3.0%。

3. 足背动脉的分支(图6-4)

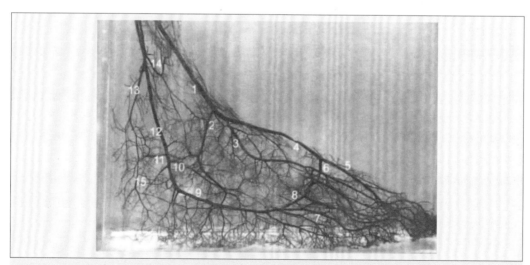

图6-4 足背动脉的分布
1.胫前动脉;2.跗内侧动脉;3.跗外侧动脉;4.足背动脉;5.第1跖背动脉;6.足底深支;
7.跖底动脉;8.足底弓;9.足底外侧动脉;10.足底内侧动脉;11.跟外侧支;12.胫后动脉;
13.腓动脉;14.腓动脉前穿支;15.腓动脉跟支

(1)外踝前动脉(lateral anterior malleolar artery)。常为足背动脉的第一个分支,多为1条,两条时则分别起自胫前动脉和足背动脉。此动脉经趾长伸肌腱和第3腓骨肌腱后方,分布于踝关节外侧、跗骨窦和趾短伸肌起始部,并与腓动脉穿支和跗外侧动脉升支吻合。

（2）内踝前动脉（medial anterior malleolar artery）。约于踝关节下方起自足背动脉的占56%，有2～3支，在踝间线上1.5cm起自胫前动脉。经踇长伸肌腱和胫前肌腱后方，分布于踝关节内侧，并与胫后动脉和足底内侧动脉分支吻合。

（3）跗外侧动脉（lateral tarsal artery）。是足背动脉较大的分支，有时为跖背动脉的起源。有1～2支，近侧支口径为1.8mm，远侧支较细。按动脉起点位置，有高、中、低之分。中位者较多，占81.7%，平距骨头、颈接合处发出，经趾短伸肌深面至足外侧缘，继穿腓骨短肌腱和骰骨之间到足底。沿途发支滋养趾短伸肌、跗骨及跖骨间隙，并与弓状动脉、外踝前动脉、足底外侧动脉和腓动脉穿支吻合。高位者占9.81%，靠近踝关节平面发出。低位者占37.4%，平距舟关节发出，末端一般不到达足外侧缘，比近侧支细。跗外侧动脉在支数、位置和大小上变异都较大。

（4）跗内侧动脉（medial tarsal arteries）。有2支或3支，常与内踝前动脉共干发出（占57%），经踇长伸肌腱深面走向足内侧缘，分别至胫骨前肌腱止点的前、后部，到胫骨前肌止点后方的一支较常见（92%）。此动脉与内踝网相连，分支至附近足骨及踇趾侧诸肌。

（5）弓状动脉（arteria arcuata）。出现率为35.5%，其中典型的弓状动脉平第1跗跖关节起自足背动脉，占29.87%，高位弓状动脉平舟楔关节处发起，占5.7%。起始后于趾长、短伸肌腱深面外行，与跗外侧动脉和足底外侧动脉分支吻合，形成动脉弓。自动脉弓向近侧发出小支，参与足背网；向远侧发出第2～4跖背动脉，沿第2～4跖骨间隙的骨间背侧肌表面前行，到跖趾关节附近，各分成两支趾背动脉。趾背动脉沿相邻二趾的毗邻缘前行，至趾端与对侧同名动脉吻合。第4跖背动脉另发一支到小趾外侧。弓状动脉缺如时，跖背动脉则由跗外侧动脉或跖底动脉发出。跖背动脉在各跖骨间隙近侧部发近侧穿支与足底弓相连；在跖骨间隙远侧部发远侧穿支与跖足底动脉相连，因此，足背动脉与足底动脉间有广泛交通。

（6）足底深支。为足背动脉的终支之一，起始处口径2.3mm。在第1跖骨间隙近侧端发出后，穿第1骨间背侧肌两头之间至足底，与足底外侧动脉终支吻合，形成足底弓。

（7）第1跖背动脉。在第1跖骨间隙的近侧端发出，沿第1骨间背侧肌表面前行，行至近节趾骨底处，分为3支趾背动脉，至踇趾背内、外侧缘及第2趾内侧缘。

（二）胫后动脉

1. **胫后动脉的走行和毗邻** 胫后动脉为腘动脉的直接延续。于股骨内、外上髁连线下方101.5mm处的腘肌下缘起始，经比目鱼肌腱弓深面，下降至小腿后部浅、深两层屈肌之间。至小腿下1/3部，动脉行于趾长屈肌腱外缘与跟腱内缘之间，仅为小腿深筋膜所掩。向下至内踝与跟骨结节之间、踇展肌起端的深面，分为足底内侧动脉和足底外侧动脉。胫后动脉为比目鱼肌掩盖的部分，称掩盖部，下端仅覆以深筋膜的部分称显露部。

2. **胫后动脉的分支**

（1）内踝支。于内踝后方发出，绕内踝前行，与内踝前动脉共同构成内踝网。

（2）跟支。起自胫后动脉分出终末支处的上方，穿过屈肌支持带分支至跟骨内面、足跟部皮肤和足底内侧部肌肉，并与内踝前动脉和腓动脉跟支组成足跟弓。

（3）腓动脉。通常在腘肌下缘下方2.9cm处起自胫后动脉，有两条静脉伴行。为供应腓骨及邻近肌肉、皮肤的动脉干，也供应小腿伸肌。腓动脉起点外径为4.0mm，向外下行走，约在腓骨头尖平面下10.3cm处靠近腓骨，沿腓骨内侧下行，贴近小腿后肌间隔，居腓骨长肌和比目鱼肌之间。后牵比目鱼肌，即可显露腓动脉上段。其下段贴腓骨后侧下行，被踇长屈肌所掩，手术时必须切开踇长屈肌内侧，才能露出血管。腓动脉远端终于跟支。腓动脉沿途发出以下分支：①腓骨滋养动脉：起自腓动脉起始处下方6.7cm处，距腓骨头13.8cm，起点处外径1.2mm，长度为7.9mm。②弓形动脉：平均有9支，8支以上者占69%。节段性从腓动脉发出，从后外向前环绕腓骨，滋养腓骨骨膜并通过骨膜滋养腓骨。第1、2弓形动脉起点变异较大，可起自腘动脉、膝下外侧动脉、胫前动脉、胫后动脉、胫前动脉或腓动脉，分布于腓骨头、颈。第3弓形动脉及以下弓形动脉均分布于腓骨体，大部起自腓动脉。腓骨体上段分布有3～4支，中段分布 4 支,下段分布 1～2 支,各起点间距离平均 4.4cm。近侧弓形动脉略呈水平走向,远侧支呈螺旋向下。有的弓形动脉末梢成为肌支,有的穿小腿深筋膜成为皮支,还滋养踇长屈肌、腓骨肌和小腿后外侧皮肤。③吻合支:距外踝上方 6.2cm 处发出,向内侧至屈肌深面与胫后动脉交通。④穿支:自外踝上方 4～6cm 处由腓动脉发出,穿骨间膜远侧裂孔至小腿前面,与外踝前动脉吻合。对小腿侧支循环的形成和血液供应有实用意义。腓动脉穿支有时较大,可代替足背动脉。⑤肌支:在小腿下 1/3 段或以上,发出 2～7 支肌支,穿过骨间膜供应小腿前肌群,并在肌中与胫前动脉分支吻合。

(4)足底内侧动脉。为胫后动脉的较小终支,先于踇展肌深面,后于踇展肌与踇短屈肌之间伴足底内侧神经前行(神经居外侧),至第 1 跖骨底迅速变细,于踇趾内侧与第 1 跖背动脉分支吻合。另发 3 小支与趾底总神经伴行,在第 1～3 跖间隙转向深部,与跖底动脉吻合。

(5)足底外侧动脉。胫后动脉的较大终支,在足底内侧神经外侧走向前外,经趾短屈肌与足底方肌之间,至第 5 跖骨底处发出小趾固有趾底动脉后,转向内行,经踇收肌斜头与骨间肌之间,于第 1 跖骨间隙与足背动脉的足底深支吻合,形成足底弓。弓的凸面朝向前外,位于足底外侧深支后方。由此弓向前发出 4 支趾足底总动脉,行于跖骨间隙内,至跖趾关节,每一趾足底总动脉分为 2 支趾足底固有动脉,滋养邻趾的相对缘。足弓还发出 3 条穿支,经第 2～4 跖骨间隙与跖背动脉吻合。

第 1 趾足底总动脉从足底外侧动脉与足背动脉的足底深支接合处发出,它除发出分支分布于第 1 趾毗邻侧外,还发一趾足底动脉到踇趾内侧缘。至第 5 趾外侧缘的趾足底固有动脉是由足底外侧动脉靠近第 5 跖骨底发出的。

足底动脉的分支有 3 种类型,即腓侧型(足底外侧动脉占优势)、胫侧型(足底内侧动脉占优势)和中间型(两足底动脉平均分布)。足底动脉弓的形式有两种:一是由足底外侧动脉与足底深支组成,足底深支占优势,吻合部位在第 1 跖骨间隙处、足中间部或外侧部;二是由足底外侧动脉与足背动脉的中间小分支吻合而成。

四、足静脉

(一)足的浅静脉

每一足趾有 4 条浅静脉,即两条趾背静脉和两条趾底静脉。趾背静脉起自甲床静脉丛,沿趾背后行,每两条趾背静脉于趾蹼处汇合成跖背静脉,3～4 条跖背静脉注入足背静脉弓。足背静脉弓横行于跖骨头连线上,弓的内、外侧两端后行,沿途分别收纳足内、外侧缘静脉后延续为大隐静脉和小隐静脉。大、小隐静脉和内、外侧缘静脉与足背静脉弓之间借一些交通支相连,组成足背静脉网。位于足背深筋膜表面足底皮下静脉网由较粗的静脉组成,此网在前方连成足底皮下静脉弓。此弓位于跖趾关节线皮下,接受各趾跖侧皮下网的静脉,并借头间静脉与足底静脉弓吻合。向后与较大的跟静脉相连。足底皮下静脉网另借小静脉注入足底深静脉,或汇入足内、外侧缘静脉。

(二)足的深静脉

足背静脉有两条,主要接受足背深部的静脉属支,静脉干与浅静脉间吻合支很少,对足背皮肤及足趾的静脉血液引流作用不大。在足底,趾足底沿跖趾侧行走,每两条趾足底静脉汇合成跖足底静脉,该静脉接受小头间静脉的血液,向后注入足底静脉弓,与足底动脉伴行;静脉弓内、外端分别起始有足底内侧静脉和足底外侧静脉,两者在内踝后方汇合成胫后静脉,并分别与大、小隐静脉交通。

足背静脉弓外侧部分通常无瓣膜存在,在弓的内侧端、第 1 跖骨间隙穿支的外侧,常存在一个瓣膜,说明第 1 跖背静脉的血液主要流入大隐静脉。足底内侧静脉和足底外侧静脉瓣膜恒定存在,足背静脉也常见到瓣膜。

第二节　前足组织缺损的修复

　　按照解剖结构可将足分为跟部、顶部和前部,跗骨以远称之为前部,即前足(forefoot)。根据测量,人体全足直立时,前足承受体重的37%,当足跟离地时,体重几乎全部落到前足。前足组织缺损的修复是按照足的功能要求,通过组织移植的方法,把前足组织缺损从结构上修复完善,从而使伤者能够行走负重。

一、前足的解剖及修复要求

(一)前足的应用解剖

　　1. 前足骨骼的解剖特点　足部骨结构类似于屋顶桁架结构,距骨为顶部,跟骨相当于后支撑杆,跗、跖骨相当于前支撑杆,在前支撑杆与后支撑杆之间的跖腱膜,起拉杆作用,拉杆缩短则桁架顶升高,其耐压程度相对增加,反之下降,这种桁架结构称为足弓或称足纵弓,是人体负重行走的重要基础。前支撑杆连同相应的皮肤软组织称之为前足。前足除组成纵弓外,跗、跖骨还组成足横弓,正常站立时的负重研究表明,当不负重时,第2、3跖骨为顶,第1及第4、5跖骨为臂,前足一旦受载,横弓顶下降,所有跖骨都与地面接触,也就是说横弓并不是一个总是存在的足弓,只有在前足腾空或刚接触地面时存在,随着身体重量的前移,前足负荷增加,横弓顶下降,足横弓也就消失。当足抬起,足横弓又恢复,这样的横弓出没,对吸收震荡至为重要(图6-5)。所以在前足修复中一定要设法维护足弓,维护跖骨的长度与形态。在合并皮肤软组织缺损时,修复创面不应轻易短缩骨骼,而应该通过皮瓣移植来解决,特别是第1跖骨与第5跖骨不仅是组成横弓的两块基石,也是纵弓的重要组成部分,纵弓不完整,足底就失去三点支撑力学结构,足就降低了负重能力。

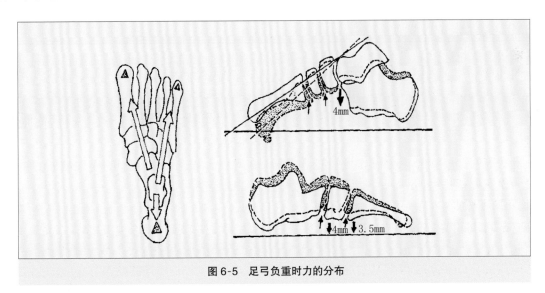

图6-5　足弓负重时力的分布

　　2. 前足韧带解剖学特点　从前足横弓出没变化中,可以看到跗、跖骨组成的前足横弓是一个动态弓。这种弹性结构主要依赖两个部分:一是骨骼框架;二是将骨骼编织在一起的跖骨横韧带,使之分不开,压不散。足底横韧带又由跖底浅韧带和跖骨深横韧带组成,其交叉编织强韧而富有弹性。因此在前足修复重建中不能忽视对跖骨横韧带的检查、修复与重建。

　　3. 前足皮肤解剖学特点　足底皮肤软组织有别于全身其他区域软组织,要耐压、耐磨、富有感觉并能吸收震荡,因此修复足底所选择的皮瓣供区应是血供好,有皮神经供缝合,以恢复感觉。另外依据修复区域不同,皮瓣需要一定的厚度。据解剖学测量,前足第1跖骨和第5跖骨负重点的皮肤软组织厚度分别为 (0.99 ± 0.13) cm 和 (1.01 ± 0.15) cm。这种厚度对保证负载、压力分散及吸收震荡十分重要,在选择皮瓣供区时要尽可能满足这些要求。

（二）修复前足缺损的三种骨皮瓣比较

前足缺损,不仅包含皮肤,常常也包括骨骼、足底软组织等多种组织的缺损,重建时常需用复合组织瓣移植修复。全身能提供皮瓣的供区很多,能提供骨瓣的供区也较多,但能提供较大面积的骨皮瓣,特别是能提供较大骨量的骨皮瓣修复前足缺损的,目前只有髂腹部、肩胛部及小腿外侧部三个部位。这三种骨皮瓣有时可以任意选择,但在多数情况下并不能互相替代,这是由前足创伤和骨皮瓣解剖特点决定的,因它们所能提供的皮肤面积、质量、骨骼长度、宽度都有区别。

1. 皮瓣面积　肩胛部最大,除能够提供最大 18cm×13cm 肩胛皮瓣外,如果同时利用肩胛下动脉和胸背动脉,还可以提供侧胸皮瓣,制成侧胸与肩胛双叶皮瓣,互叠式修复前足,或者在修复前足缺损的同时利用另一叶皮瓣修复足的其他部位的皮肤缺损,从而可以满足修复足部缺损皮瓣面积的需要。

小腿外侧部皮瓣切取范围,前后可达中线,上至小腿上 1/3,下至踝关节,最大切取范围可达 30cm×16cm。

髂腹部旋髂浅血管供应范围包括腹股沟外侧半上部以及大腿外侧上部的皮肤,最大皮瓣为 27cm×17cm,旋髂深血管的皮肤供养范围要比旋髂浅血管小得多,而且必须包括皮瓣深层髂骨周围的肌肉。

2. 皮瓣皮肤质地　肩胛部皮肤较厚,耐磨耐压性能较好,小腿外侧部居中,髂腹部皮肤相对较薄。

3. 感觉恢复　小腿外侧皮瓣可吻合腓肠外侧皮神经恢复皮瓣的感觉,但如果皮瓣切取较大,在皮瓣下部有感觉恢复盲区。肩胛部皮瓣没有直接可供缝合的皮神经,但可缝合胸背神经。胸背神经属混合神经,包含一定的感觉纤维,移植于足部后经过训练,可恢复部分粗感觉,并能部分改善皮肤神经营养状况。髂部皮瓣也无皮神经可缝接,移植后不能恢复前足的感觉功能。

4. 骨瓣的长度　在腓骨,除腓骨远端 5cm 因参与踝关节的组成不能截取外,其他部分均可应用,在长度上完全能满足修复足任何部位的要求,截断对折后,皮瓣也必将跟随折曲,我们曾利用这一特点做足跟再造,但修复前足缺损时这种应用受到限制。髂骨能提供的骨瓣主要是髂嵴,因为有一定弧度,临床上截取的长度很少能超过 10cm。肩胛骨只能用外侧缘,能提供最大长度为 12cm,提供骨量有限。

5. 骨瓣的宽度　腓骨仅能提供柱状骨瓣,宽度有限。肩胛骨虽然切取的宽度能达到 3cm,但靠近中心部骨质非常薄,没有太大实用价值,能提供临床修复应用的也就是一骨条。骨瓣宽度最大的当属髂骨,其切取范围可从髂骨嵴直至髋臼上缘,最宽可以达到 8～9cm,不过靠近髂骨翼的中心部位,骨质也很薄。

6. 骨骼的坚度　腓骨为密质骨,非常坚硬,在修复下肢缺损中用一根腓骨移植,代替胫骨或股骨,愈合后能适应一般的行走负重,其强度作为修复足缺损没有问题。从这三块骨骼讲,坚硬度弱的当属髂骨,髂骨主要为松质骨,平时不负重,易压缩变形;肩胛骨介于腓骨与髂骨之间。

7. 血管蒂的长度　在前足修复中血管蒂的长度非常重要,如果血管蒂长,可以修复远隔部位,还可以把吻合口上移到比较健康的部位做血管吻合。有些情况下复合组织瓣不能应用的原因不是皮瓣或骨瓣大小的问题,而主要是由于血管蒂长度不够。旋髂深动脉血管蒂的长度达 7～8cm,旋髂浅血管蒂的长度为 5～6cm,旋肩胛动脉从肩胛下动脉起始至肌皮血管分支 4～6cm,如果将肩胛下动脉一并加上可达 9～11cm。要是取中段腓骨,腓动脉血管仅 1～2cm 长,如果将骨瓣的部位向远侧移,骨瓣近侧的腓动脉解剖游离出来,其长度也可相对增加,但到小腿下段,皮瓣切取的大小范围就受到很大影响。

在修复前足缺损中,最终选用哪一个供区要根据患者的具体情况全面衡量,上述七个因素都要考虑到。经常遇到的情况是要全部满足前足修复要求非常困难,只能抓主要矛盾,首先要保证游离组织移植成活,也就是血液循环的重建问题;其次要保证创面覆盖;第三要保证骨支架建立。在此基础上再考虑足的感觉功能重建、骨骼坚硬程度和皮肤的质地,最终选择哪一种应该由伤足的伤情决定,而不是由医生的习惯决定。在临床中修复前足缺损用得最多的是肩胛骨皮瓣,其次是腓骨皮瓣,髂骨皮瓣由于皮下脂肪太厚,不能恢复感觉,最好不要单独使用。

二、肩胛复合瓣修复前足内侧缺损

第1、5跖骨及跟骨是足三点支撑力学结构的基石,也是组成足纵弓和横弓的基石,如果失去三点中任何一点,足弓结构就被破坏,足的平衡也就被打破,人体的负重行走将会受到重大影响。对前足来讲,无论是内侧或是外侧部分缺损,都应妥善修复。前足部分缺损主要指包括皮肤、骨骼等在内的复合组织缺损,肩胛部复合瓣是其中较为理想的修复方式。

(一)肩胛部的应用解剖

在肩胛部可切取以旋肩胛动脉为蒂的肩胛旁皮瓣、肩胛皮瓣、肩胛骨瓣和肩胛骨皮瓣,是修复前足缺损常用的组织瓣。

1. **肩胛骨** 肩胛骨位于背部,呈三角形,它的上角很薄,上缘和脊柱缘也较薄,下角和外侧缘较厚,并有肌肉附着。肩胛冈把肩胛骨背面分成冈上窝和冈下窝,肩胛冈向外延伸为肩峰,肩胛下角、肩胛外侧缘及肩胛冈是肩胛部皮瓣、骨瓣及骨皮瓣设计的重要标志。国人肩胛骨外侧缘平均长度有13.4cm,约12cm可以利用。肩胛骨外侧缘2cm宽的范围内厚度为1~1.2cm,此处的供骨量较髂骨少,与腓骨中段相似。

肩胛骨的血供来源甚为丰富。主要有肩胛上动脉、肩胛下动脉、颈横动脉降支、部分肋间动脉及腋动脉直接发出的肌支等,这些动脉的分支形成肩胛骨周围动脉网,营养肩胛骨及其附近的肌肉和皮肤。肩胛骨虽有几处滋养动脉,但肩胛骨的营养主要来自骨膜血管。

肩胛骨外侧缘及其表面皮肤的血供主要由肩胛下动脉的主要分支旋肩胛动脉所供应。肩胛下动脉在邻近三边孔处分为胸背动脉与旋肩胛动脉。旋肩胛动脉的外径有3.3mm,两条伴行静脉。旋肩胛动脉不论起源于何处,都100%出现。旋肩胛动脉在三边孔内分为深、浅两支,浅支由大圆肌表面浅出营养肩胛部皮肤,深支由肩胛盂下3~4cm处肩胛骨外侧缘加入肩胛骨周围动脉网。

2. **三边孔** 三边孔又称三边间隙,是由3块肌肉围成的一个间隙,上边是大圆肌,下边是小圆肌,而外侧界是肱三头肌长头。肩胛下肌起于肩胛窝的大部分,覆盖肩胛骨肋面的大部分,肌肉纤维汇聚形成一个比较宽阔的附着部,上部为腱性,下部含较多肌纤维,止于肱骨小结节并向下延伸至肱骨小结节嵴。实际上,肩胛骨构成腋窝后壁的大部。腋神经、旋后血管和旋肩胛血管都围绕肩胛下肌下缘转向,肩胛下血管在更内侧和下方部位越过肩胛下肌的下缘。

3. **肩部皮肤的血供** 旋肩胛动脉发出两个直接皮下分支,即肩胛皮下动脉和肩胛旁皮下动脉供养肩部皮肤区。肩胛皮下动脉供养的皮肤垂直宽度最多10cm,水平长度13cm,其上界为肩胛冈,下界为肩胛下角上方3cm;内侧界可达脊柱外侧2cm处,外侧界限为腋后线。肩胛旁皮下动脉供应的皮肤区域以肩胛骨外缘为中心,在成人其横行宽度为15cm,纵行长度可达30cm。

(二)适应证

(1)皮肤面积缺损较大,而骨骼缺损较小的前足缺损,肩胛部能提供的皮瓣面积较大,完全可以满足修复要求,但提供的骨量有限,基本就是肩胛骨外侧缘条状骨块,且长度也不能超过12cm,如果骨骼修复的范围过大,则无法应用。

(2)不用骨皮瓣修复重建前足骨桁架结构,足功能会受到严重影响者。

(3)如果创面感染能够控制,移植骨能植入到健康的骨骼中或创面经彻底清创能植入相对健康的骨骼之中。

(4)受区血管条件要好,特别是胫前动脉和大隐静脉在吻合口附近没有损伤。因为胫后动脉到前足已分为足底内侧动脉和足底外侧动脉,不仅血管口径较细,而且位置较深,吻合起来比较困难。

(5)此手术一般多选用全麻,要求病人全身情况较好,特别是胸腹部没有严重影响手术安全的疾病。

（三）基本原则

要按照足的生物力学要求,尽可能恢复足结构的完整,从而最大限度恢复足的功能。具体有下述5点:

(1) 彻底清除病灶,切除失去功能的瘢痕组织。

(2) 前足基底均为骨性组织,皮瓣移植肿胀时退缩余地小,皮瓣宽度要足够大。

(3) 骨移植时,近端要争取插入跗骨或距骨骨质内,加快愈合,并建立相对稳定的骨支架,因此骨瓣的长度不宜太短。

(4) 血管蒂要足够长,保证吻合后没有张力,特别是对于足背皮肤条件不好者,更要注意。在肩部皮瓣设计时应在血管蒂处带一个舌瓣,以保证血管吻合后有一个宽松健康的血管隧道。

(5) 肩胛部皮瓣血循环较好,皮瓣形状可自由截取,为保证修复后平整,应于术前或术中对受区形状进行仔细测量。

（四）手术方法

1. 麻醉和体位　手术涉及肩胛部及足部,麻醉多采用全麻。多采用侧卧浮动体位,两个部位一起消毒,取皮瓣时稍向前倾斜,待皮瓣取完后将体位改成半仰卧位,以便足部操作。

2. 手术要点

(1) 切取肩胛复合组织瓣。一般采用梭形切口,分两步进行:第一步显露血管蒂,由腋后皱襞向肩胛冈连线中点做一长约 6cm 切口;第二步,待血管蒂解剖出来后,由上述切口两端向肩胛骨下角做两弧形切口,使皮瓣呈梭形。先在切口中分离三边孔。三边孔由肱三头肌长头与大、小圆肌组成,用血管钳稍加钝性分离,在孔内即可看到旋肩胛动脉。如看不到搏动,用示指向关节盂下 3～4cm 处肩胛骨外侧缘抵压即可触到旋肩胛动脉深支的搏动。然后钝性分离,即可显露旋肩胛动脉及其两条伴行静脉。此血管束在三边孔顶分为深、浅二支,慎勿损伤。旋肩胛动脉除深、浅二支大的分支外,沿途还发出 2 支或 3 支细小肌支,应仔细予以结扎,以免破裂出血。血管蒂游离后,做一梭形切口。由肩胛骨外侧缘将小圆肌切断,向下分离大圆肌,用手指将肩胛骨外侧缘由胸壁掀起。在肩关节盂下约 1cm 肩胛骨外侧缘内 2～3cm 处用钻头钻一小孔,送入线锯,向肩胛骨外侧方向锯开肩胛骨外侧缘。下端用同法锯开。此时,术者左手将肩胛骨外侧边缘同皮瓣抓在拇指与其他手指之间,将另一侧的软组织连同部分肌肉切开直到肩胛骨,用骨剪或线剪可很容易地将肩胛骨由两个骨孔之间剪开。待受区准备就绪后,即可断蒂。断蒂前应再次检查骨皮瓣血供情况。断蒂部位一般由胸背动脉分支处结扎切断。如果需要较长的血管蒂,可先将胸背动、静脉结扎切断,然后由肩胛下动、静脉起始部结扎切断。

(2) 骨骼的固定。当距骨头或趾骨还存在,骨瓣为嵌入移植;若远端足趾跖骨均已丧失,移植的肩胛骨无法嵌入,只能将近端插入近侧跗骨或距骨,为插入移植。嵌入移植:在缺损近端的跗骨或距骨的所需部位凿一个与移植骨直径相当的骨洞,将远端距骨或趾骨断端制成粗糙面,用一枚 2mm 克氏针自近向远穿过肩胛骨边缘骨嵴部,因此处骨髓腔不是圆腔,穿针时要把握好方向,穿出远端 1～2cm,再经距骨或趾骨髓腔从跖底或趾尖穿出,更换克氏针骨钻的固定端,将肩胛骨骨条近端插入骨洞,克氏针向跗骨或距骨推进 3～4cm 固定,即可吻合血管、缝合皮瓣。插入移植:前足缺损远端没有距骨,也没有趾骨,远端无法做骨骼对端固定,为保证骨移植重建足弓的稳定性,也为了在重建一个稳定的纵弓的同时重建一个稳定的横弓,因此,在肩胛骨骨瓣切取时不仅需切取外侧缘,肩胛骨下角也应同时取下,并将骨瓣修整成 L 形。移植时,近侧跗骨打洞和经髓固定与嵌入移植法基本相同。在远端要将邻近的距骨头制成粗糙面,按照前足横弓的弧度将肩胛骨通过克氏针固定到邻侧的距骨头上。如果仅缺第 1 跖骨,所需肩胛骨下角的宽度应窄些,如果缺 2～3 根跖骨,所需肩胛骨下角则相对宽些。

(3) 血管吻合。一般用肩胛下动脉或旋肩胛动脉与足背动脉吻合,以 9-0 尼龙线间断缝合,同样将肩胛下静脉或旋肩胛静脉与大隐静脉吻合。因为足背动脉伴行静脉外径太细,而大隐静脉与肩胛下静脉外径相当。

（4）足底感觉功能重建。用肩胛部皮瓣重建足底的感觉功能比较困难，因为该部皮肤不是单一感觉神经支配的，不可能通过缝合皮瓣来重建再造前足的感觉功能。作为补救办法，可把胸背神经与足背的感觉神经吻合，实践证明吻合后，局部皮肤可恢复一些保护性触觉，特别是皮肤失神经营养状况有所缓解。在足底负重点用感觉神经植入的方法从实验到临床都证明是有意义的，手术时从足背切口取一段皮神经与趾神经吻合后，植入相当于第1或第5跖骨头负重区。如果移植至足部的皮瓣很小，可不做神经植入，四周的皮神经以及创面基底部的感觉神经可以延伸到皮瓣，从而恢复移植皮瓣的感觉功能。

（5）创面闭合。血管神经修复后，即可闭合创面，皮下置引流条，并小腿石膏托固定。

（五）主要优点缺点

1. 优点

（1）皮瓣面积大，可以修复前足任何范围的皮肤缺损。

（2）血管蒂长，易与足背动脉及大隐静脉吻合。

（3）皮肤质地较好，血供充分。

（4）肩胛骨外侧缘较厚，硬度适中，可同时截取肩胛角，同时修复足的纵弓和横弓。

（5）旋肩胛血管解剖位置恒定。

2. 缺点

（1）没有可供吻合的皮肤感觉神经，足底感觉功能恢复较差。

（2）复合瓣切取后，进行移植修复时需要变换体位。

【典型病例】肩胛骨皮瓣移植修复前足缺损，见图6-6。

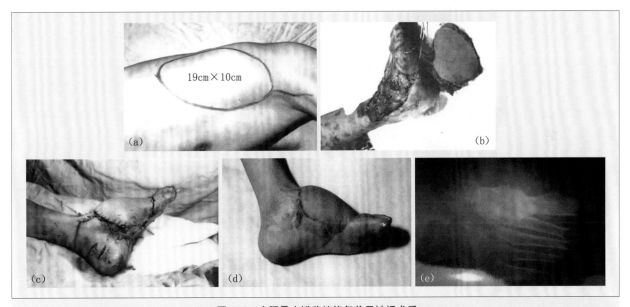

图6-6　肩胛骨皮瓣移植修复前足缺损术后
(a)肩胛骨皮瓣设计　(b)皮瓣已准备好　(c)修复完成　(d)再造前足外观　(e)骨骼愈合

三、小腿外侧复合瓣修复前足外侧缺损

前足外侧第5跖骨是足三点支撑的重要结构之一。前足外侧缺损也可用肩胛部复合瓣重建，但如果缺损不仅包括第5跖骨，还有骰骨乃至部分距骨，肩胛复合瓣的骨长度就满足不了修复需要，此时髂骨瓣长度也不够，小腿外侧复合瓣是目前唯一的选择。小腿外侧部的应用解剖参见第三节(足跟皮肤软组织缺损的修复)。

（一）适应证

（1）前足外侧缺损。

（2）小腿外侧上段皮肤健康，可以直接切取复合组织瓣，并可游离出相当长的血管蒂以便逆行转位修复前足缺损。

（3）前侧缺损合并感染，病灶相对稳定，周围皮肤软组织无红肿等急性感染现象，可对病灶实施彻底清创者。

（二）皮瓣设计

（1）彻底清除病灶并切除失去功能的瘢痕组织。

（2）要携带腓肠外侧神经以重建足的感觉功能。

（3）腓血管蒂要够长，皮瓣要尽量靠近上方。

（4）血管蒂隧道应设计在外踝后，隧道要相对宽松。为保证血管蒂不受压，在皮瓣远端应设计一个三角瓣以扩充隧道。

（5）腓骨远侧断端逆转插入跗骨或距骨应足够深，以求可靠的稳定性。

（6）术前应仔细探测腓动脉皮支的穿出点，并以这些点为中心设计皮瓣。

（7）要同时携带部分比目鱼肌及拇长屈肌以充填残腔，修复足底的厚度，以尽可能恢复足部外形。

（三）手术方法

1. 麻醉　选用硬膜外麻醉或者全麻。

2. 手术要点

（1）切取皮瓣。同本章足跟再造的小腿外侧复合瓣的切取。

（2）骨骼固定。同肩胛骨固定一样也可分为嵌入固定和插入固定。固定方法与注意事项也相同，唯一不同的是肩胛骨有其下角可利用，可顺利与邻近距骨建立骨性连接。而移植腓骨的远端要与邻近距骨形成骨性连接则相对困难，如果只缺第 5 跖骨，可把第 4 跖骨远端制成粗糙面，用一枚螺钉将之与第 4 跖骨头固定在一起即可。如果缺两根跖骨则需要在移植腓骨与第 3 跖骨间移植一骨块，再用一枚螺钉将移植腓骨与所植骨块一起固定到第 3 跖骨头上，以重建足的横弓和纵弓。有时也可不做骨性融合，而是分离解剖出一段趾长伸肌腱，在移植腓骨远端钻一骨孔，将趾长伸肌腱通过骨孔环绕过第 4 跖骨颈部再与趾长伸肌腱编织缝合。

（3）感觉功能重建。小腿外侧复合瓣切取时须携带腓肠外侧皮神经，复合瓣转位移植后可将腓肠外侧神经与足背中间或足背内侧神经缝合。因皮瓣的切取位于偏小腿上方，腓肠神经切取长度有限，常常不能直接与足背神经缝合，因此缝合时需游离一段神经作桥，这样手术较麻烦。也可将趾神经从远端游离出来与腓肠外侧神经吻合，两断端距离较接近，吻合较为容易。因趾神经两侧有重叠交叉支配，切取后对足趾感觉影响不大。

（四）注意事项

（1）连同腓骨头切取时要保护好腓总神经。

（2）腓骨下 1/4 参与踝关节组成，不能切除，否则将影响踝关节的稳定，久之可造成创伤性关节炎。如果切取腓骨超过腓骨下 1/4，宜在踝关节上胫腓骨之间行植骨融合。但腓骨远端所留长度不得少于 5cm。

（3）静脉回流不足时，可将腓静脉与大隐静脉吻合。

（4）术中要保护好腓动脉穿支，防止皮瓣和腓骨分离。

（5）腓骨做嵌入移植时，如果邻侧距骨头缺损，腓骨经髓固定后稳定性不好，应加做距骨横韧带重建术。

（6）同侧血管条件不好时可行交腿修复（图 6-7）。

（五）主要优缺点

1. **优点**　主要有以下优点：①切取范围大，最大达 39cm×10cm。②除腓骨下 1/4 不能切取外，其余腓骨均可切取移植。③小腿外侧皮肤质地较好，厚度适宜，移植后不会太臃肿。④腓骨坚硬，术后下地负重不会受压变形。⑤可携带腓肠外侧皮神经，重建前足感觉功能。⑥可以携带部分比目鱼肌和拇长屈肌填充残腔，恢复比较饱满的足外形。特别是在合并感染或骨髓炎时，其有较强的抗感染能力。

2. **缺点**　①腓骨在前足只能做单根移植，在有多根跖骨缺损时无法同时修复。②有时静脉回流不足，尚需另外重建静脉回流通道。

【病例】小腿外侧复合瓣交腿移植修复前足外侧缺损，见图 6-7。

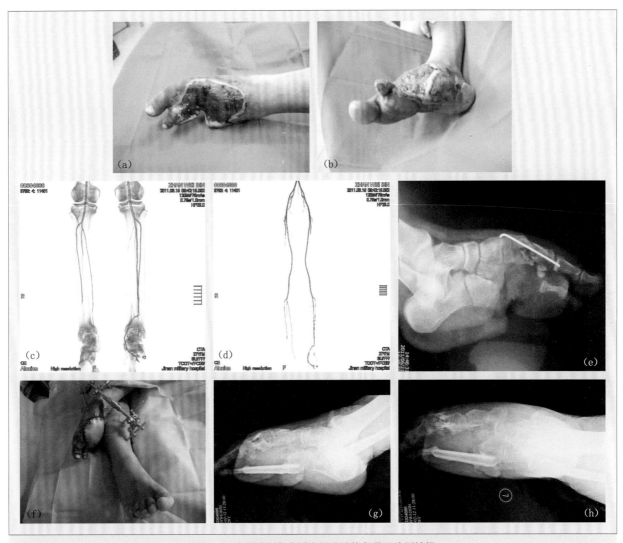

图 6-7　小腿外侧复合瓣交腿移植修复前足外侧缺损

（a）前足外侧缺损外观　（b）前足外侧缺损外观　（c）术前血管造影　（d）同侧血管没有交通支
（e）术前 X 线片　（f）修复完成　（g）术后 1 年 X 线片　（h）术后 1 年 X 线片

四、带血管带皮瓣组合髂骨瓣修复前足缺损

前足部分缺损选用何种方法，主要取决于骨骼缺损情况。一般情况下前足缺 1 根跖骨可用腓骨或肩胛骨附加相关的皮瓣修复；缺 2 根跖骨可用肩胛骨外侧缘及肩胛骨下角修复，并重建足的纵弓和横弓；缺 3 根跖骨，肩胛骨达不到要求，只有髂骨才够宽，但髂部皮下脂肪厚，又无法携带皮神经重建感觉，特别是

肥胖的病人不能应用。在这种情况下可采用组合瓣来修复前足缺损,用带血管的小腿内侧或踝前皮瓣联合带血管髂骨瓣,将逆转的胫后动、静脉或胫前动静脉残端与供应髂骨的旋髂深动、静脉吻合,以重建移植髂骨的血液循环。

（一）髂腹部的应用解剖

髂腹部可作为多种皮瓣和骨皮瓣的供区,前足缺损的重建有的需用髂骨皮瓣(iliac flap),其血管蒂可以用旋髂深血管,也可以用旋髂浅血管,这由髂骨皮瓣有关的骨骼、血管和皮肤的解剖学特点决定。

1. **髂嵴** 髂骨作为移植供区,一般用髂嵴以及邻近的部分髂骨翼。髂嵴自髂前上棘延伸至髂后上棘,呈弧形弯曲,位于皮下,全长可摸到,是手术设计的重要骨性标志。旋髂深动脉和旋髂浅动脉参与髂骨血液供应,但主要是旋髂深动脉,旋髂深动脉滋养支从髂嵴和髂翼内侧的滋养孔直接进入骨骼。髂骨在两个平面上有弯曲弧度,特别适于做前足修复,恢复足弓。旋髂浅动脉通过其附着在髂骨上的肌肉支供应髂骨,临床上可以安全地以旋髂浅血管为蒂移植髂嵴前1/4髂骨,但切取髂骨瓣时一定要在髂骨上保留1cm厚的肌袖。

2. **旋髂浅血管** 在腹股沟韧带下1~4cm处发出。旋髂浅动脉可起自股动脉、旋髂深动脉、旋股外侧动脉、股深动脉和旋股内侧动脉。动脉外径,单干者1.5mm,共干者2.1mm;旋髂浅静脉79.5%为1支,与动脉伴行不紧密,外径2.5mm。旋髂浅动脉是一支皮下动脉,主要营养皮肤,分布在髂前上棘附近的肌肉,部分进入骨膜。该动脉主干发出后行走于阔筋膜深面,分深、浅2支,浅支在离缝匠肌内缘1.5~2.7cm处穿出阔筋膜进入浅层;深支位于阔筋膜与缝匠肌之间,两者均走向髂前上棘方向。应用旋髂浅血管为蒂髂骨移植,只有与皮肤同时移植,骨质才能获得较多的血供,一般不宜单独用作带血管的骨移植。旋髂浅动脉供养腹股沟韧带外侧半上面的皮肤以及大腿外侧上部的皮肤,它所供养的皮肤区域是以血管行径为纵轴的。在临床上设计一个以旋髂浅血管为蒂的皮瓣时,从腹股沟韧带下方2.5cm的股动脉上的一点,即旋髂浅动脉的起点开始,经髂前上棘画一条线作为皮瓣的纵轴。以此为轴心设计一个纺锤形的皮瓣,其内缘刚好位于股动脉上。如果希望血管蒂游离得长一些,或为避免皮瓣的内侧部过于臃肿,皮瓣的内缘也可以向外移至股三角的外侧。皮瓣的上界随个体的大小而异。文献中报告过最大的皮瓣为27cm×17cm。

3. **旋髂深血管** 与旋髂浅血管相比,旋髂深动脉和静脉外径大,解剖位置比较恒定,而且手术时可以游离的长度也长。其起始于髂外动脉或股动脉,多从起始动脉的外侧或后外侧部发出。大多数情况下,旋髂深动脉的起始部位于腹股沟韧带深面或者位于其上方,偶尔也可位于其下方。在起始部,旋髂深动脉的外径自1~4mm不等,平均为2mm。旋髂深动脉主干沿着髂骨内唇的弧度并与之平行向后走行。血管位于腹横筋膜和髂肌之间。腹横筋膜与髂筋膜融合后沿着腹股沟韧带后侧缘的沟内延伸至髂窝的侧壁,因此可以作为手术解剖旋髂深动脉的标志。在其髂骨段行程内,旋髂深动脉直接或经过髂肌发出几个滋养支,经髂嵴和髂骨翼内侧面的滋养孔进入髂骨。动脉还发出一些肌皮支穿过腹横肌供养腹外侧壁及其浅层的皮肤。大多数情况下,旋髂深动脉只有一条伴行静脉。大约40%的有两条伴行静脉。静脉的行程与动脉平行。旋髂深血管也有一个位于髂嵴上面的比较恒定的皮肤供养区。该区皮肤是由旋髂深动脉的肌皮支供应血液的,这些血管沿着髂嵴的内唇走行,并在腹外斜肌于髂嵴的附着部附近从肌肉内穿出来。由于旋髂深动脉的分支和旋髂浅动脉通过纤细的交通支血管网彼此吻合,旋髂深动脉的皮肤供应区可以和旋髂浅动脉的皮肤供养区相连或者重叠。不过旋髂深动脉的皮肤供养区较旋髂浅动脉小得多。基于这样一个解剖结构的特点,皮瓣必须与包含这些血管的肌肉组织一起移植才行。

（二）适应证

(1) 前足缺损长度不超过10cm,宽度不超过3根跖骨者。

(2) 利用胫前胫后任何一条动脉后不会对肢体造成血供危象者。

(3) 小腿及踝内侧皮肤没有受损伤,可供皮瓣移植者。

(4) 病人肥胖,髂腹部皮下脂肪厚,修复后足外形不好者。

（5）前足开放伤，病灶基本稳定者。

（三）皮瓣设计

（1）胫后动、静脉或胫前动静脉血管蒂要够长，逆转后保证没有张力。

（2）皮瓣面积足够大，大隐静脉应尽量包含在皮瓣内。

（3）皮瓣的血管蒂隧道要够宽，沿途没有受压情况。

（4）皮瓣神经蒂应够长，逆转后能顺利与足部皮神经吻合。

（5）髂骨瓣以旋髂深动脉为供应血管，髂骨瓣要够长够宽，嵌入跗骨的净长度达 1cm。

（6）选用同侧髂骨，利用髂嵴代替第 1 跖骨，利用髂嵴的弧度重建足纵弓，利用髂翼的弧形重建足横弓，利用髂肌恢复足底的厚度，并把供应髂骨的旋髂深动、静脉蒂置于远侧以便与逆转的胫后动、静脉吻合。

（四）手术方法

1. 麻醉与体位　硬膜外麻醉，病人取仰卧位。

2. 手术要点

（1）联合组织瓣的设计。仔细测量前足骨骼及皮肤缺损范围，根据骨骼缺损范围在同侧髂骨取带旋髂深血管的髂骨瓣。根据前足皮肤缺损范围和所需胫前或胫后血管的血管蒂长度，在小腿设计相应大小和形状的带蒂岛状皮瓣，并标出切取神经的切口。

（2）切取髂骨瓣。髂嵴中部做切口，沿髂嵴弧度切至髂前上棘，继续向前沿腹股沟韧带切至股动脉搏动处。在腹股沟韧带上方显露髂外动脉，在其发出的腹壁下动脉对侧找到旋髂深动脉，沿血管束向髂骨方向分离，切断结扎沿途分支及腹壁肌肉的各分支。在髂前上棘附近仔细分离出股外侧皮神经，保留好附着在髂嵴及髂窝的肌肉，髂骨外侧的肌肉予以剥离，按照设计大小用骨刀切取髂骨。

（3）切取小腿内侧皮瓣。按手术设计先从皮瓣后侧切开皮肤，至深筋膜深面，腓肠肌及比目鱼肌表面向前分离，在小腿下段至肌间隔处可见血管神经束。将胫神经从血管束分离出来，继续向上分离，显露出所需长度的胫血管。切开皮瓣前缘，沿深筋膜下向后分离至肌间隔处，结扎血管至肌肉的分支。在切口上端沿大隐静脉行走方向分离出隐神经，用血管夹阻断胫后动、静脉，观察远端胫后动脉搏动情况和皮瓣皮缘出血情况，如皮瓣血供可靠，可切断并结扎胫后动脉，提取皮瓣向远端直至血管蒂所需的长度。踝前逆行皮瓣切取见前述。

（4）固定骨骼。在跗骨上凿出骨槽，其大小正好容纳髂嵴及髂翼。用一枚 2mm 克氏针从髂嵴远端穿入，垂直从髂骨表面穿出，将髂嵴及髂翼插入骨槽，克氏针钻入跗骨中固定。髂骨的倾斜度相当于足纵弓弧度。在髂翼的前下角钻孔，邻近的距骨头制成粗糙面，用趾长伸肌腱穿过骨孔，将之捆绑在距骨颈，如果检查发现固定不可靠，可从髂骨表面再向跗骨植入一枚克氏针追加固定。

（5）吻合血管。按照设计先予以定位皮瓣，缝合数针。将胫前或胫后血管蒂与旋髂深血管蒂行端-端吻合，吻合后观察肌袖出血情况。

（6）神经吻合。将隐神经与足背内侧皮神经对端吻合，或将足背皮神经与趾底神经吻合，缝合口避免有张力。

（五）注意事项

（1）在切断结扎胫后动脉时，远端结扎要靠近末端。尽量不用血管夹，因用血管夹在皮瓣分离、转位过程常易脱落引起出血且易引起血管壁损伤。

（2）髂嵴及髂骨翼用克氏针固定不可靠时，也可用长螺钉代替。

（3）在髂嵴内侧应携带 1cm 厚肌袖，特别是髂前上棘附近是重建跖骨头的负重点，其底面应有肌肉组织铺垫以恢复足底的厚度，抗压耐磨。

（4）用踝前皮瓣组合髂骨瓣再造前足时，因切取皮瓣范围较大且涉及踝关节，为保证踝关节活动功能不受大的影响，需要小腿内侧胫后动脉穿支皮瓣修复踝部供区缺损，小腿内侧供区可直接缝合或用游离植皮覆盖(图 6-8)。

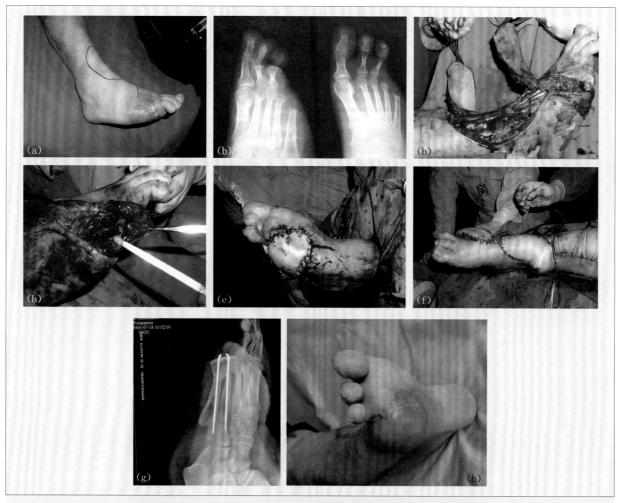

图 6-8　踝前皮瓣组合髂骨瓣再造前足
(a)前足外侧缺损外观及皮瓣设计　(b)术前 X 线片　(c)皮瓣切取完成　(d)髂骨瓣固定
(e)修复完成　(f)修复完成　(g)术后 1 年 X 线片　(h)术后 1 年外观

(六) 主要优缺点

1. **优点**　①小腿内侧皮瓣或踝前皮瓣逆行移植操作简便,血供可靠,成功率高,安全系数大。②髂骨瓣宽,血供好,皮瓣质地好,可重建足底感觉功能,比较符合前足的修复要求。③以小腿内侧或踝前皮瓣和髂骨瓣作修复材料,可满足多根跖骨缺损修复的需要。④利用胫前胫后动、静脉残端重建髂骨血供,不增加创伤而又使移植髂骨重建血液循环。

2. **缺点**　①手术涉及三个部位,整个手术相对比较复杂。②髂骨主要为松质骨,坚硬程度不如腓骨,早期下地负重活动应避免暴力。③髂骨切取长度有限。

第三节　足跟皮肤软组织缺损的修复

由于足跟结构的特殊性,全足跟缺损或大部缺损后不可能有类似的材料修复,治疗较为复杂,这是一个长久没有很好解决的问题。解决足跟重建问题的关键是探索符合足部生物力学及功能要求的生物材料和技术方法,足跟再造应达到下列要求:①每一种组织都要基本符合足跟的功能要求,如皮肤应有一定厚度,耐磨耐压,有感觉;骨骼有足够的硬度,不致被压缩变形;在骨骼与皮肤之间有较厚的软组织充填,以分散压力,吸收震荡。②皮肤、皮下组织、跟骨应同期修复,力争恢复足跟解剖结构的完整性,以缩短疗程,提高疗效。③所有移植组织必须血供充足,尽量同属一条动脉供应,便于整体移植。

对单纯足跟部皮肤软组织缺损,有多种感觉皮瓣可利用,足部或小腿部血管条件差的患者尚可用吻合臀下皮神经的臀部皮瓣带蒂移植修复。但对于全足跟缺损则非常复杂,要将所有组织同期得到修复,供区受到严格限制。临床实践证明,小腿外侧作为供区的逆行岛状复合瓣基本可满足上述要求,且安全可靠。因为:①腓骨质地较硬,符合跟骨要求,为增加负载能力,将腓骨折成两段并排移植,并把远端断面磨圆,增加接触面积。移植时使骨干纵轴倾斜,符合跟结节角度数并恢复足的弓状结构。②小腿外侧皮肤较厚,且切取范围基本可满足修复足跟皮肤缺损的要求。③感觉可通过腓肠外侧皮神经与近侧足背内侧皮神经或腓肠神经缝接来实现。④跟部需较厚的皮下结缔组织层,用携带小腿部分踇屈肌或比目鱼肌替代,这样既能达到厚度要求,也可恢复足跟部饱满的外形。⑤在小腿外侧,上述移植组织同属腓动脉供应,血供丰富,可整体切取共同移植。

一、应用解剖

(一)小腿外侧皮肤与皮神经

小腿外侧的皮肤较薄而松弛,移动性较大,皮下组织内有脂肪层,较肥胖的患者脂肪层较厚,在稍深处有浅筋膜层,小腿外侧腓肠神经的分支和皮肤浅静脉均分布在这一层内(图 6-9)。在浅筋膜深部为深筋膜层,腓动、静脉的皮肤营养支都穿过肌肉间隙分布到这一层。切取小腿外侧皮瓣,无论做游离吻合血管移植还是带血管蒂转移移植都必须保护好这一层。

腓总神经沿腘窝外侧缘行向下、外方,在腓肠肌和股二头肌之间通过,在腓骨后方刚好位于皮下,并发出腓肠外侧皮神经,该皮神经在腓肠肌外侧头浅面的浅筋膜中下行分布于小腿外侧面皮肤,在切取小腿外侧皮瓣时,凡是移植后需要重建感觉者,应把这一神经分布区包括在内,并保护好皮神经主干,以便缝接。

(二)腓骨

腓骨是小腿两根管状骨中较细的一根,与胫骨并列,位于其外侧。腓骨的骨干细长,向上延伸成近四方形的腓骨头,向下延伸成扁平的外踝。外踝比内踝长,以一个较大的三角形关节面与距骨相对应,其后方有一个较深的外踝窝。在腓骨关节面的

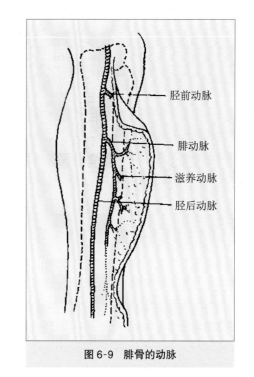

图 6-9 腓骨的动脉

右侧标注:
胫前动脉
腓动脉
滋养动脉
胫后动脉

上方,为一粗糙不平的三角区,胫、腓骨骨间韧带附着在这里,将它和胫骨连接在一起。胫、腓骨骨间韧带系骨间膜下部的增厚部分。腓骨的下 1/4 段对踝关节的稳定和功能至关重要,因此即使需要移植较长的腓骨,其远 1/4 段也必须保留在原位,不能切取。从功能上看,腓骨除了参与构成踝关节之外,仅仅作为一个支柱供肌肉附着,并无重要的负重功能。因此,切除腓骨干上部及中部对小腿的负重功能没有大的影响。

腓骨干有 3 个缘、3 个面。腓骨为肌肉所包绕,这些肌肉又影响腓骨干的塑形,因此它的形状随个体肌肉的发达程度而各异。不过,有一些共同的特点,即由下向上追踪时,腓骨的骨间缘、前缘和后缘,以及内侧面、外侧面和后面向内呈螺旋形上升。骨的后面大,以突起的内侧嵴为标记,尤其在其中部更是如

此。由于这一突起的嵴将腓骨的后面分成两半,为此有人说腓骨有四个面。有鉴于此,将腓骨的 3 个面描述成伸肌面、腓骨肌面和屈肌面显得更加准确,而且恰与小腿的 3 个肌间隙呼应。腓骨肌面光滑,易于鉴别,腓骨长肌和腓骨短肌附着在这个面上。伸肌面位于骨间缘与前缘之间。这个面狭窄,在其上端尤其如此,在那里腓骨的骨间缘与前缘有的甚至会合在一起。屈肌面位于骨间缘与后缘之间,这个面比较宽,有胫骨后肌、趾长屈肌及踇长屈肌附着。

腓骨被附着的肌肉所包绕,它们构成腓骨毗邻结构的大部分。在腓骨的伸肌面,上 2/3 段为趾长伸肌的附丽处,此肌的下部与第三腓骨肌(假如存在的话)相延续。第三腓骨肌起于腓骨前面的下 1/3 段。腓骨干的外侧面为腓骨长、短肌所占据。腓骨长肌起于腓骨头的外侧面以及腓骨干外侧面的上 2/3 段,它在腓骨头与腓骨体的起点并不是延续不断的,而是有一个间隙,这个位于腓骨与腓骨长肌之间的间隙成为腓总神经的通道。腓骨短肌起于腓骨干的下 2/3 段,它的上部肌纤维位于腓骨长肌下部肌纤维的前方。在屈肌面,比目鱼肌的外侧头起于腓骨头及腓骨体上 1/3 段。胫骨后肌有一些纤维起于腓骨干的后面,在腓骨骨间缘与内侧嵴之间,位于比目鱼肌起点的下面。踇长屈肌的起点在腓骨干下 2/3 段,内侧嵴的外侧。

(三)腓骨的血液供应

腓骨同其他的长骨一样,有 3 个血供来源:①骨骺和干骺端血管;②进入骨干的固有滋养血管;③骨膜血管(图 6-9)。

1. **腓骨头** 其血供是由集中在上端骨骺的多条血管完成的。起于膝降动脉、腘动脉和胫前动脉的分支在腓骨骨骺上的肌肉及骨膜之内彼此相互沟通。特别值得指出的是,营养腓骨头的一条或两条分支很固定地发出于胫前动脉的近端 2～3cm 处,这个解剖特点使临床上可以应用胫前血管为蒂移植腓骨头。

2. **腓骨干** 其血供是由滋养动脉和节段性肌肉骨膜血管组成。前者供养骨皮质的内侧半或 2/3,后者供养骨皮质的其余部分。两者皆为腓血管的分支,因此腓血管是腓骨干的主要血供来源。

正常情况下,腓动脉是胫后动脉的最大分支。腘动脉在腓骨颈平面分为胫前和胫后动脉。后者作为胫腓干向下延续一段距离后再分出腓动脉。从手术的角度出发,这段胫腓干的长度很有临床意义的。因为胫腓干如果很短,腓骨的血管蒂就比较长;相反,如果胫腓干比较长,腓骨的血管蒂就比较短。腓动脉起于胫后动脉起始部下方大约 2.5cm 处,通常有两条伴行静脉。在起始部,腓动脉外径 4.5mm。腓血管斜行向下向外越过胫骨后肌上部的后面,在踇长屈肌的深面沿着腓骨的背侧走行。在这段行程中,腓血管束位于由腓骨(前外侧)、胫骨后肌(前方和内侧)以及踇长屈肌(后方)围成的管道内。有的腓血管实际上走行在踇长屈肌的肌内。腓动脉处于较深的位置通向下方,沿途发出分支供养邻近的肌肉,有些分支穿过骨间膜供养小腿前方的肌群。在正常的情况下,腓动脉向腓骨发出 1 支滋养动脉,有时发出 2～3 支滋养动脉。当腓动脉还在踇长屈肌内走行时,它发出一横向的分支,在胫骨与踇长屈肌之间走向胫后动脉并与之分支交通。或在发出这一交通支之前、后,腓动脉还发出一穿支,在胫骨和腓骨之间通过靠近骨间膜远侧边缘的间隙到达踝关节的前方,与胫前动脉的外踝支吻合,在足背与足背动脉的跗骨支吻合,全足跟逆行岛状复合瓣转位后的血供即依靠这些吻合支。腓动脉以发出外踝支和跟骨支而告终,并在踝关节后方与胫后动脉的分支吻合。

腓动脉的腓骨滋养动脉斜行穿过滋养孔进入腓骨。滋养孔靠近腓骨的中点,在大多数情况下(80%以上)位于腓骨屈肌面上突起的内侧骨嵴或者在它的后方。在髓腔内,滋养动脉分成一个升支和一个比较粗大的降支。这就是带血管移植的腓骨最好以中 1/3 段为中心的解剖学原因。

一系列肌肉骨膜动脉连续起自腓动脉,它们呈弓形环绕着腓骨走行在肌肉内,供养这些肌肉和骨膜。弓形动脉数目不等,通常在腓骨的中 1/3 段有 1～4 支,在远侧 1/3 段只有 1～2 支。在骨干的中部,肌肉骨膜动脉呈水平走向,在其下部,动脉呈螺旋形向下外走行。在内侧部,弓形动脉离腓骨约 1cm,而在前外侧部仅约 0.3cm。

腓动脉还发出一些间隔皮支和肌皮支以供养小腿外侧腓骨表面的皮肤,前者完全走行在小腿后肌间隔内,而后者则先穿过拇长屈肌、胫骨后肌或比目鱼肌,再进入小腿后肌间隔。这些皮支最终都走行在腓骨肌和比目鱼肌之间的间隙内。皮支的数目有3～6支,以3～5cm的间隔呈节段性分布在小腿外侧腓骨表面的皮肤。

腓动脉的起点和大小有较大的解剖变异(图6-10)。腓动脉可以直接起于腘动脉而不是发自胫后动脉。在这种情况下,腓骨的动脉蒂比正常的长得多,为术者做带血管的腓骨移植提供了便利。有的腓动脉发自胫前动脉,遇到这种情况,腓骨的腓动脉蒂可能很短。有的腓动脉较粗,甚至可能替代胫后动脉。如果胫后动脉纤细或者缺如,腓动脉将成为足底动脉血液的主要来源。即使遇到这种情况,只要手术中不损伤正常的胫前动脉,也不损伤足和踝关节附近胫前动脉与腓动脉之间的交通支,以腓血管为蒂切取腓骨移植仍然是安全的,并不会危及小腿和足的生存。在罕见的情况下,腓动脉可能为足部供应血液的唯一大血管,那就不能以腓动脉为蒂移植小腿外侧复合瓣。因此在术前最好行小腿血管造影,预先了解小腿血管的分布情况。

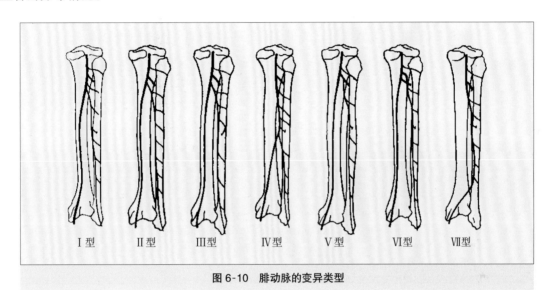

图6-10 腓动脉的变异类型

二、适应证

足跟(heel)是足部最主要的负重部,如果没有足跟整个足就不能正常发挥作用。一般来说,失去足跟的患者都是再造足跟的适应证。但要求再造后的足跟与正常足跟完全一样是不切实际的。因此,征求患者及其家属的意见是很有必要的。严格来讲,足跟再造的适应证包括:

1. **缺损不超过全足跟范围** 全足跟缺损应用小腿外侧复合瓣移植方法完全可行,如果超出这一范围,如连同小腿远侧及前足部分均有缺损,修复较为困难。因为小腿外侧皮瓣切取最大宽度也只能达到前、后中线,如果再造足跟时不能全面封闭创面,将会给术后处理造成许多困难。

2. **距骨完整、健康** 或者虽有轻度感染但经清创能彻底清除病灶,腓骨可顺利插入并融合。

3. **小腿外侧皮肤条件好** 小腿外侧皮肤应当是很少或者没有瘢痕,如果小腿外侧中1/3布满瘢痕,术后负重时易发生溃疡,用这种皮肤作为替代耐压、负重的足跟皮肤是不合适的。

4. **腓肠外侧皮神经完整** 为了使再造足跟有良好的感觉功能,再造时一定要修复感觉神经。小腿外侧感觉为腓肠外侧皮神经(lateral sural cutaneous nerve)支配,皮瓣区的腓肠外侧皮神经要能切取一定长度。另外,受区足背内侧皮神经或腓肠神经也需完整,以便能顺利与腓肠外侧皮神经吻合。

5. **血管条件要好** 由于腓动脉变异有一定比例,术前要仔细检查,多普勒超声探测应作为常规检查,必要时做下肢血管造影检查。

另外,患者全身健康状况要好,没有糖尿病或下肢静脉炎等疾病。术者要有一定显微外科经验,具有小腿外侧腓骨皮瓣切取操作的经验,特别是做逆行移植,需要向远侧游离腓血管,位置较深。但是,只要严格遵循显微外科手术操作原则,认真完成好每一个手术步骤,手术就会获得成功。

三、皮瓣设计

首先沿腓血管走行,用超声多普勒探测腓动脉及其皮穿支的部位,用亚甲蓝标记。或标记腓骨头至外踝两点间的连线,此为腓动脉的走行线,即皮瓣的轴心线,其中皮支穿出点约在腓骨头下 9cm 和 15cm 处。超声多普勒可以探测出此两点并加以标记。下面即以这些分布点为中心设计皮瓣。

1. 腓骨长度　包括双排腓骨再造足跟所需的长度,插入洞穴所占的长度及腓骨对折时中间所需截除的约 2.5cm。为保持踝关节稳定性,腓骨远侧至少要保留 5cm 长度。

2. 皮瓣大小　包括包裹足跟、瘢痕切除后的缺损大小及皮瓣切取后 20% 左右的回缩。

3. 软组织切取范围　应包括充填残腔以及恢复足跟部软组织厚度和形态所需的总量。

4. 腓动、静脉血管蒂长度　应保证修复后没有张力。

5. 腓肠神经外侧支长度　应满足移植后近侧断端能与足背内侧皮神经顺利吻合。

四、麻醉、体位

术中多采用连续硬膜外麻醉,也可用全麻。体位一般选用侧卧位,也可半仰卧位,患侧抬高,大腿部上气囊止血带。

五、手术方法

(一)受区准备

足跟缺损者一般都遗留有创面或皮肤的挛缩瘢痕,彻底清除病灶及挛缩的瘢痕组织是重建足跟的前提条件。手术一般在气囊止血带下进行,创面应彻底清创,同时切除坏死的肌腱与骨骼。对创面基底部凹陷要修整并敞开。按足弓的要求,在创面基底部的距骨或跟骨残端上凿两个洞穴,以供植骨用。在足背内侧解剖出足背内侧皮神经分支。反复冲洗创面,彻底止血,并以健足为准,测出包括骨骼、皮肤、皮下组织等缺损的大小范围。

(二)小腿外侧组织复合瓣的切取

1. 皮瓣切取　先沿皮瓣的后缘标记切开皮肤,直达深筋膜与肌膜之间,在深筋膜下向前游离皮瓣,在比目鱼肌与腓骨所形成的外侧间隙附近,要特别注意由肌间隙或比目鱼肌穿出的皮支,选择较粗的 1～2 条皮支或肌皮支作为皮瓣的轴心点,校正或重新设计皮瓣的远近及前后缘,以保证皮瓣的血供(图 6-11)。

切开皮瓣四周,并在深筋膜下向皮支或肌皮支附近解剖分离皮瓣,沿皮支顺外侧肌间隙进行分离。如果较粗的皮支血管来自姆长屈肌、比目鱼肌的肌皮支,在向深部解剖分离时应保留 0.5～1cm 肌袖于血管周围,以免损伤皮支血管。

2. 游离胫前间隙　沿前方的腓骨肌与后方的比目鱼肌之间的肌间隙锐性分离,直达腓骨。在切口近侧,沿腓总神经旁组织间隙内插入血管钳,挑起腓骨长肌,切断它在腓骨头上的附着部,然后向前向内拉开,即完全显露绕过腓骨颈斜向前下方的腓总神经。游离腓总神经并向远侧分离,直到分为腓浅神经和腓深神经的部位。用一根橡皮条将腓总神经轻轻牵向前方予以保护。术者用左手握住

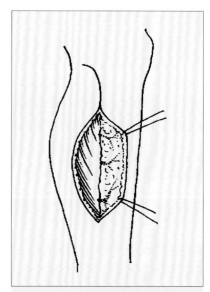

图 6-11　切取小腿外侧皮瓣

小腿,用拇指向前内推开腓骨肌及腓浅神经,同时右手用刀紧靠腓骨切断腓骨肌在腓骨上的附着部,在腓

骨上留下一薄层肌袖。这样边推边切，由近及远，直到切口远端。再从近侧开始，沿腓深神经(它位于胫前血管的外侧)，靠近腓骨切断趾长伸肌和踇长伸肌在腓骨前面的附着部，从而进入胫前间隙(图6-12)。

3. 分离切取部分比目鱼肌及踇长屈肌　在腓骨后方的浅层，从腓骨头部和上1/3部切断比目鱼肌的附着部。根据充填残腔的大小，切取部分比目鱼肌和腓肠肌。将切断的比目鱼肌牵向后方，即到达位于深层的踇长屈肌。在切断踇长屈肌时，要稍远离腓骨，让肌袖保留在腓骨上，因为腓血管和腓骨的滋养血管就包含在靠近腓骨的肌肉之中。

4. 截断腓骨　截断腓骨有利于血管的解剖和分离。分别在远侧和近侧预定截骨的部位，十字形切开腓骨骨膜，做骨膜下剥离，宽度以能接纳骨膜剥离器为宜。在腓骨前、后各插入一把骨膜剥离器，两者在腓骨的内后方相遇。用这两把骨膜剥离器隔开保护周围的软组织，用钢丝锯或摆锯锯断腓骨。

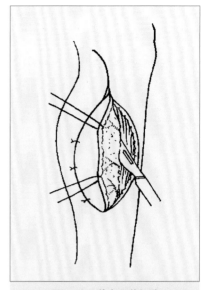

图6-12　游离胫前间隙

5. 游离腓血管　用巾钳夹住截取的腓骨两端，将其向外牵开，拉紧骨间膜，在腓骨上的附着部纵行切开骨间膜及胫骨后肌，将切断的肌肉连同骨间膜一起用拉钩牵向内侧，这样边切边拉，自远而近，逐层解剖，直到显露胫后血管神经束及腓血管为止。从腓血管自胫后血管分叉处开始，直视下分离腓血管与胫后血管神经束之间的结缔组织。这样游离后的腓血管及部分踇长屈肌的肌袖就很好地保留在腓骨上。以腓血管为蒂，向前内翻开腓骨，直视下纵行切开剩下的踇长屈肌，完成腓骨的游离。操作时注意仔细保护腓血管(图6-13、图6-14)。

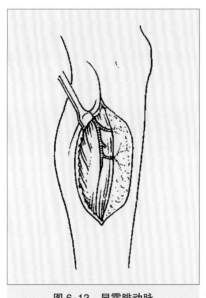

图6-13　显露腓动脉

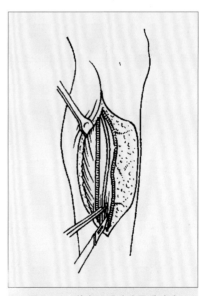

图6-14　游离胫后动脉及腓动脉

6. 取下小腿外侧复合组织瓣　在切断近端腓血管之前，放松止血带，仔细检查皮、肌瓣、腓骨髓腔和肌袖的出血情况，确定游离的腓骨是否具有良好的血运。肌袖与髓腔及皮缘有鲜血渗出是血供正常的标志。最后，靠近胫后血管，分别结扎、切断腓动脉及其伴行静脉。为了防止近端结扎线脱落，结扎前应仔细分离血管，尽量少带结缔组织。结扎、切断后将整个复合组织瓣掀起。如果血管长度不够，可自近端继续向远端分离，腓动脉越至远端，位置越深，多在胫骨与腓骨之间，整个分离血管过程都在比较狭窄的腓骨与胫骨间隙进行,且腓动脉有多个分支,切断结扎的操作都必须准确、轻柔。

(三)对折腓骨的整修

为了增加移植腓骨的强度及负重接触面积,切取的腓骨必须进行整修。整修包括三个步骤:首先要把截取的腓骨自中央截除 2.5cm,这是手术中非常关键的一步。为了保护好腓动脉对骨膜供血的连续性,应在腓骨外侧面切开骨膜,然后小心地用骨膜剥离器剥开一周,用摆锯锯断中央 1cm 一段,从断端向两端用小咬骨钳在骨膜下咬至所需长度。在操作中,骨骼一定要用可克钳妥善固定后再截骨,操作中不能撕脱骨膜,也不能损伤腓动、静脉及分支,然后对折腓骨使之平行(图 6-15、图 6-16、图 6-17)。要保证血管没有张力,如果发现张力太大,可继续增加截骨长度,直到满意为止。第二步修整负重端断面,用咬骨钳和骨锉将其锉成钝圆,以增加负重时骨端与地面接触面积。第三步修整插入端,插入端可以连骨膜一同插入,要根据预置好的洞穴深度重新修整骨瓣长度,一般应尽量加深洞穴,使插入深度增加,反复测量洞穴的深度与直径,然后一次插入,避免反复,防止损伤骨膜。无论哪一步骨骼修整都要保护好骨膜,以保证骨骼有良好的血供,因为

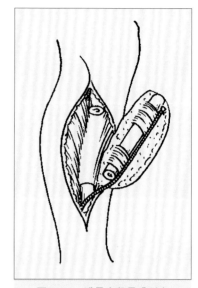

图 6-15 腓骨中段骨膜剥离

在足跟再造中手术大部分是在感染创面上进行的,要保证骨移植成功,必须具备两个条件:一是清创要彻底;二是移植骨骼一定要有良好的血供。

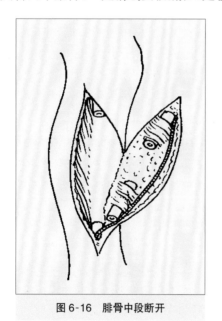

图 6-16 腓骨中段断开

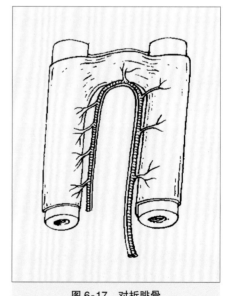

图 6-17 对折腓骨

(四)移植腓骨的定位与固定

正常人跟结角为 30°~40°,双排腓骨移植的角度应与之相当,以重建良好的足弓。移植的双排腓骨必须平行,否则在负重时偏高的一根就不能分担负重。由于腓骨插入洞穴后,皮瓣闭合创面时的牵拉有时不能保证两根腓骨完全平行排列,因此手术中需要用经髓腔的克氏针固定两根腓骨,一般选择直径 2.5mm 的克氏针,摸准腓骨外侧断端,经此穿刺到达腓骨髓腔,再继续向深处钻入,一般超过插入腓骨端 1.5~2.0cm。针尾留 4.0cm 一段作为观察调整骨移植角度及是否平行的标志。术后下肢支架,并用橡皮筋与固定克氏针连接,根据两根腓骨平行和倾斜角度的需要调整松紧度,直至骨骼愈合为止(图 6-18、图 6-19、图 6-20)。

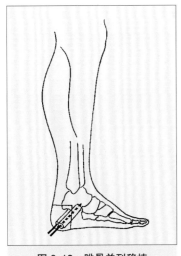
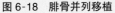

图 6-18　腓骨并列移植

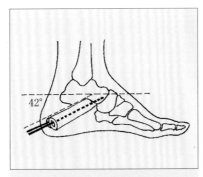

图 6-19　移植角度

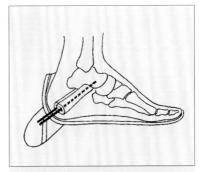

图 6-20　通过橡皮筋调整腓骨

（五）再造足跟感觉功能的重建

足跟底面和侧面感觉的恢复，对足跟功能恢复十分重要。在组织瓣切取中已切取相应长度的腓肠外侧皮神经，逆行转位后，神经断端转位在外侧与最邻近的足背内侧皮神经吻合。该神经在足背侧与断端一般有一段距离，为了能顺利地与复合瓣皮神经吻合，需要从足背内侧做一切口，然后向远侧游离一段，用丝线测量其长度并与复合皮瓣已游离腓肠外侧皮神经试行吻合。吻合对位一定要准确、平整，如吻合后没有张力，表明长度均匀，即可切断。如两断端不是在伤口或切口内，而是在切口和伤口之间，可在对合处切一小口，然后把两神经断端从小口中引出，吻合后退回到皮下，再缝合皮肤切口。如果内侧皮肤条件不好，或足背内侧皮神经已毁损，也可用腓肠神经。腓肠神经在小腿外侧向远侧游离长度有限，遇此情况，在游离切取皮瓣腓肠外侧皮神经时所留长度要足够，实在不够长可行神经移植。

（六）静脉危象的处理

足跟再造动脉供血情况通过术前血管减影一般可以判断，但静脉回流情况判断起来则比较困难。笔者在小腿外侧腓骨皮瓣游离中从未遇到过静脉回流问题，而在带动静脉血管蒂逆行移植 12 例中有 3 例术中发现静脉回流不足，主要表现为皮瓣张力增高，肤色偏暗，特别是腓静脉怒张。遇到上述情况，可将腓静脉从血管蒂中解剖出来，因腓静脉通常有两根，解剖分离时应解剖较粗的一根，上血管夹后，可间断放血，减轻皮瓣压力。作为补救措施，应把腓静脉与大隐静脉吻合，尽管大隐静脉有多种类型，但一般在足内侧均可找到。从足背内侧游离解剖出大隐静脉，其长度要在转位后能顺利与腓静脉吻合且没有张力。大隐静脉远端与腓静脉近端血管口径相差不是太大，一般是腓静脉粗，但管壁薄。吻合时可将大隐静脉稍做扩张，然后做端-端吻合。复合组织瓣刚游离时这种静脉回流不足多不明显，由于转位移植后血管蒂受到牵拉，再加上转位点形成一定角度方才发生。因此，在做静脉血管吻合前，要认真仔细地检查血管旋转点是否扭曲，周围软组织有无形成束带，血管通道中是否有组织压迫，这些因素全部去除后，再考虑做静脉血管吻合。

（七）移植肌肉组织的安排与固定

小腿外侧复合皮瓣转位后，应仔细止血，要把携带的肌肉及筋膜层安排好。一是要把肌肉层铺盖在移植腓骨的断端，使该部软组织厚度，包括皮肤在内达到 1cm 以上，这对于负重、减轻震荡与防止再造足跟皮肤溃疡非常重要。如果在克氏针穿针前安排得不够妥当，此时要重新安排，必要时拔出克氏针重新固定。二是要充填好残腔，要将肌肉组织紧贴骨骼创面，因为肌肉组织抗感染力最强，在感染创面上做足跟再造，这一步也同样关键。如果充填肌肉回缩，可用细丝线将肌肉组织与周围软组织固定几针。三是足跟塑形，尽管再造足跟时用了两根腓骨，但实际上要比正常跟骨细得多，周围没有软组织充填，其外形不会像足跟。我们希望再造的足跟既有功能,且外形又逼真,主要依靠移植腓骨周围软组织去充填,充填过程从某种意义讲是个塑形过程。如果软组织尚有富余,在上述三个步骤完成后可以修去,修剪时一定要进一步止血。

(八)创面闭合

1. 受区创面闭合　骨骼、肌肉、筋膜移植安排好后缝合皮肤闭合创面。一般来说,皮瓣的左右侧长度如按要求设计,缝合时应没有困难,但一定要注意血管蒂有无张力,一般在皮瓣远端留成一个小三角形,如一个把,皮瓣转位后这个把即落在血管蒂部,以保证血管蒂没有张力。在闭合上下侧有时会遇到问题:因小腿外侧皮瓣的宽度前后一般不超过中线,移植后由于软组织肿胀显得宽度不够。再造足跟的近侧要穿鞋,要耐摩擦,应该完整修复,足跟底部负重面更不可缺少。弓形结构顶端一般不负重,可用游离植皮来覆盖创面,在创面完全关闭时皮下应置引流管,行负压引流。

2. 供区创面闭合　仔细止血后逐层缝合关闭创面,将腓总神经置于原来位置,修复手术中切断的腓骨长肌起始部,避免压迫腓总神经,缝合腓骨肌与比目鱼肌肌膜,消灭残腔。皮瓣切取在 7cm 以内可直接缝合,如果不能直接缝合可在大腿取相应的中厚皮片。为保证植皮平整,并有一定压力,所植皮片不宜太大。如果肌肉切断创面有一些渗血,就在打包固定的近侧及远侧皮肤缝合的皮下放置引流条,以防术后发生血肿,影响皮肤成活。

(九)术后功能训练

一般情况下术后 2 周刀口愈合就可以拆线,做一些理疗,促进侧支循环建立,以消除肿胀。术后 2~3 个月 X 线片证实移植骨骼愈合后,可持拐下地活动,伤足可穿软底鞋轻轻接触地面,但不宜负重。而后逐渐增加接触地面的时间和频度,并辅以理疗,并经常观察足底负重时的情况,如果发现有皮肤磨破征象,比如红肿、起疱,则应立刻停止负重,待完全愈合后再开始进行锻炼。因足底感觉一般术后 2 个月才开始恢复,故早期知觉很差,此时皮肤磨破征象不能依靠自身感觉,而主要是靠眼睛观察。术后 6 个月后方可完全弃拐负重行走。根据笔者的观察,在术后 6 个月以内下地负重者均有磨破足跟部皮肤的可能,至 6 个月足跟部所有移植组织神经营养改善,骨骼完全愈合,经过前期持拐训练,皮肤耐磨能力也有所改善,此时方可穿软底鞋行走。在整个术后功能训练中,密切观察十分必要。如果待足底形成溃疡再去治疗,即使创面愈合,也是瘢痕组织,其负重耐磨能力变差,要恢复正常也需要一个相当长的周期,甚至会影响到再造足跟的最终结果。

8~9 个月后,当感觉用再造足跟行走无特殊不适感,伤口瘢痕也基本软化时,即可放心活动。由于再造足跟因皮肤无垂直固定纤维,行走时有打滑现象,在早期最好选择合脚的鞋类如运动鞋等。

(十)远期随访结果

在 1987—2007 年间笔者共做全足跟再造术 18 例(图 6-21),随访(最长 10 年)结果是满意的,随访内容包括多植组织局部变化和再造的足跟能否满足劳动及日常生活功能需要两方面。

1. 骨骼变化　移植腓骨在术后逐渐"跟骨化",至术后 3~4 年,大多数移植骨周围有新骨形成并融为一体(图 6-22)。并排的腓骨远端有牢固的骨性连接,断端更钝圆,原先空缺的跟结节角处,有新形成楔形骨块嵌入,外形与跟骨接近,从而大大地增强了移植后承载负载的能力。

2. 神经感觉变化　再造足底感觉功能,术后 6~8 个月可以恢复到小腿外侧水平,两点分辨觉达到 2~3cm,至术后 1.5~2 年再造足底的两点辨别觉可恢复到 0.8~1.0cm,接近正常足底的感觉功能。

3. 皮肤变化　皮肤形态仍和健足有较大差别。早期,因走路或穿鞋不合适,可发生皮肤磨破现象。2 年后受力处出现胼胝,患者常需用小刀切削才能消除填压感(图 6-23)。

4. 功能恢复情况　所有患者术后 1 年均参加一般劳动,2~3 年后可参加重体力劳动。首例女性患者可挑两桶水(40kg),第二例男性患者曾干过 2 年水泥搬运工,可扛两袋(100kg)水泥。穿鞋袜不受影响,男患者可穿皮鞋,女患者可穿高跟鞋,能完全满足他们对美的追求。

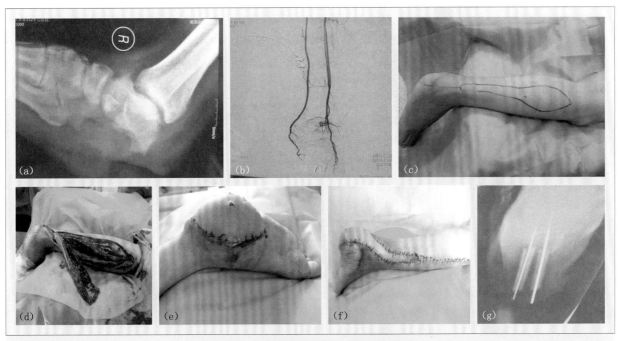

图 6-21 小腿外侧皮瓣移植修复足跟骨缺损
(a)术前 X 线片 (b)术前下肢血管造影 (c)皮瓣设计 (d)皮瓣切取
(e)皮瓣一期愈合 (f)皮瓣一期愈合 (g)术后 X 线片

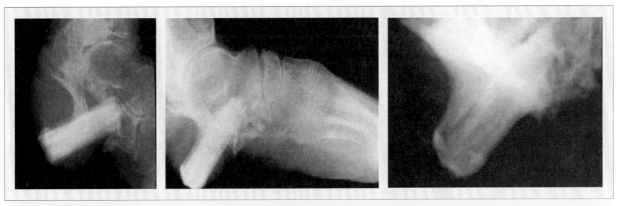

图 6-22 腓骨移植再造足跟后骨骼变化情况

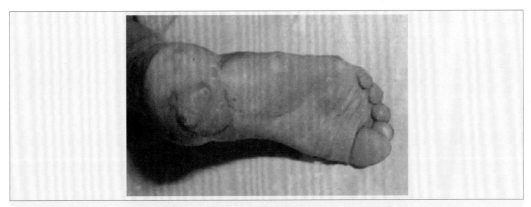

图 6-23 胼胝形成

第四节　足弓外伤缺损的修复

人正常站立时,足接触地面的部分有 50% 负荷在后跟,50% 负荷在跖骨头,第 1 跖骨头上的负荷是外侧 4 个跖骨头中每一个的两倍。在足负重时,外、内侧纵弓顶部平均下降 4mm 左右,横弓变平增宽,第 2、3 跖骨头也下降。此时,距骨头向外侧移位 2~6mm,跟骨结节内移 2~4mm,足跟部呈内旋状态。足不负重时足弓又自然恢复。这种足弓的出现,对吸收震荡非常重要,同时有重要的缓解足部疲劳作用。因此,足弓对足的负重行走具有重要作用,一旦损伤缺损,必须修复,以重建足弓完整性。

一、前足弓创伤重建

(一) 前足横弓

前足横弓是足 3 个横弓之中最为重要的一个。维持此横弓的主要肌肉是踇收肌横头,韧带是跖骨横韧带。前足横弓损伤缺损可严重影响足的功能,应力争修复重建。

手术适应证:

(1) 前足跖骨横韧带的损伤。

(2) 前足全部或部分皮肤并骨骼缺损。

手术方法:　前足单纯皮肤缺损的修复,详见本章第二节。

1. 跖骨横韧带的修复　能够直接缝合修复者则可用可吸收线缝合修复,如缺损则利用邻近的趾屈、伸肌腱或筋膜做移植重建。

2. 前足皮肤并骨组织缺损的修复重建

(1) 测量出骨缺损的长度及皮肤缺损面积。

(2) 依据清创原则进行彻底清创。

(3) 选择供区,单个跖骨头缺损者可选不带血管的游离髂骨+邻近的轴型皮瓣转移修复,骨骼及皮肤缺损较大者可以选用吻合血管的肩胛骨皮瓣修复。

(4) 移植骨及组织的固定,常采用方法简单的克氏针固定,软组织缝合固定。如为游离皮瓣移植,则将供、受区血管按显微外科技术进行吻合。

(5) 最后缝合皮肤,放置皮片引流。

主要优缺点:

前足缺损修复手术属于非典型手术,需要根据损伤缺损情况选择不同的手术方法。要求修复足底的皮肤有一定厚度,血运良好,有皮神经供吻合以恢复感觉等。

注意事项:

(1) 骨骼固定时一定要注意足纵弓与横弓的位置,应在原有解剖位置上固定。

(2) 皮瓣最好有供缝合的皮神经以恢复负重区的感觉功能。

(3) 做局部皮瓣转移时要防止血管蒂扭曲受压。

(二) 前足纵弓创伤的重建

前足的纵弓与横弓在解剖组成上不能截然分开,如第 1 跖骨头既是纵弓的支撑点,又是横弓的支撑点。因此只能按缺损部位并以何弓损伤为主来相对区分足弓的损伤,但是在前足损伤的修复过程,都应兼顾足纵弓与横弓的重建。

手术适应证:前足内、外侧纵弓任何部位的皮肤合并骨组织缺损。

手术方法:

（1）受区处理，彻底清创，测量出骨组织缺损的长度及皮肤缺损范围，伤口周围软组织的损伤情况，探明损伤周围主要血管是否能行血管吻合。

（2）供区选择，内侧（第1跖骨）或外侧（第5跖骨）骨缺损时可选用吻合血管的腓骨皮瓣或者肩胛骨皮瓣修复，单个跖骨头缺损可用吻合血管髂骨皮瓣或不带血管髂骨加局部皮瓣修复。骨组织缺损小而皮肤缺损大时可选用组合带血管髂骨串联皮瓣重建。

（3）供区的切取，根据伤情选择合适的供区后按本章前述介绍的方法游离骨皮瓣。

（4）将切取的骨皮瓣移植至受区，先行骨骼固定，软组织也做相应固定。

（5）进行血管吻合，骨皮瓣恢复血供后，缝合创缘的皮肤。

注意事项：

（1）切取的骨瓣大小要接近缺损骨骼，而皮肤要比缺损部位大1/5左右。

（2）选择的骨皮瓣应尽可能携带感觉神经与受区皮神经缝合。

（3）在足弓的正常高度固定骨骼，必要时骨断端制成斜面。

（4）术后石膏固定患足于正常位置。

二、跗骨缺损修复

手术适应证：距骨、足舟骨、骰骨和3块楔骨中任何一块或多块骨骼缺损。

手术方法：

（1）检查伤情，测量骨缺损的长度及皮肤缺损的面积。

（2）按清创原则进行彻底清创。

（3）选择供区，因跗骨多为短骨，近似立方体，故多选用髂骨。

（4）供区的切取，根据伤情选择合适的供区后，按本章前节介绍的切取方法，切取骨瓣或骨皮瓣。

（5）将切取之骨皮瓣移植至受区，并进行骨骼固定。

（6）吻合血管，骨皮瓣恢复血供后，缝合创缘皮肤。

注意事项：

（1）切取骨块时需略大于缺损，移植后才能紧密接触，以利于骨组织愈合。

（2）跗骨间关节为微动关节，损伤后应做融合，防止创伤性关节炎发生。

三、跖趾关节缺损修复

跖趾关节缺损在前足损伤中也较常见，多因重物坠落、交通事故、车轮压挤、扭转等外伤所致。

手术适应证：第1～5跖趾关节的单个或多个缺损均应力争修复，以选择髂骨修复较佳。

手术方法：

1. 跖趾关节成形术　适用于单个跖趾关节的半关节损伤，为保留关节功能可做关节成形术。

（1）按清创原则进行彻底清创，测量骨缺损长度。

（2）切取髂骨并将其修剪成跖骨头形状。

（3）切取深筋膜并将其包裹在重建的跖骨头上。

（4）将移植骨植于骨缺损处予以固定。

（5）缝合伤口，术后石膏外固定。

2. 跖趾关节植骨融合术　适用于多个跖趾关节或单个跖趾关节严重损伤，不宜做关节成形术者。

（1）按清创原则进行彻底清创，测量跖骨与趾骨之间骨缺损长度。

（2）切取髂骨并将其修剪成圆柱状。

（3）将髂骨植于骨缺损处并固定。

（4）缝合伤口，术后石膏固定。

注意事项：应修复跖骨横韧带恢复足横弓的高度；跖趾关节应融合于背伸10°～15°位。

第五节　跟腱缺损的显微修复

一、跟腱缺损的修复要求及应用解剖

跟腱是人体中最粗大的肌腱,由小腿三头肌(比目鱼肌,腓肠肌内、外侧头)肌腱在足跟的上方约15cm处融合形成,主要功能是屈小腿和足跖屈。

(一)跟腱缺损的修复要求

跟腱缺损的伤情常比较复杂,常见有单纯跟腱缺损、跟腱合并跟区皮肤缺损和跟腱-跟骨-跟区皮肤复合缺损。功能正常的跟腱不仅能够良好地滑动以便带动踝关节跖屈,还要具备良好的抗张强度;跟区也是穿鞋和负重的功能部位,需外形佳,耐磨性能好。借鉴显微外科复合组织瓣的概念,寻找一种不但能满足以上功能修复要求,且供区损伤小,能一期修复复杂跟腱缺损的术式,手术简明可行,对创伤外科医生是一个具有挑战性的问题。

理想的跟腱缺损修复应该具有以下特点:

(1)重建的跟腱具有良好的滑动功能和近似正常跟腱的外形及抗张强度。

(2)重建的跟腱愈合快,可早期功能锻炼。

(3)重建的跟腱区有良好的抗感染能力,因为跟腱缺损往往有感染或严重创伤。

(4)手术一次完成,可同时修复跟腱、皮肤缺损,甚至跟骨及腱止点的重建。

(5)重建的跟区具有感觉,外形正常以利于穿鞋,耐磨。

(二)应用解剖

1. 跟腱的形态结构　正常成人跟腱长约15cm,起自小腿中1/3,止于跟骨结节,附着点位于皮下,稍上方有两个滑液囊衬垫。皮下滑液囊位于皮肤和跟腱之间,跟腱囊将跟腱与其前方的脂肪垫隔开。在附着点上方4cm处,跟腱最窄最厚,然后逐渐展宽直达附着点。跟腱内充满胶原纤维和蛋白质黏多糖类,胶原纤维集合成初级束,再集合成次级束及三级束,三级束被疏松结缔组织包绕,内含血管、淋巴管和神经。整个跟腱被精巧的腱外膜包绕,腱外膜是小腿三头肌筋膜的延续,外面被覆腱旁组织。

2. 跟腱的血供来源　跟腱的血供来自胫后动脉及腓动脉下段主干。通过人体新鲜标本的血管造影、明胶墨汁、乳胶以及硫酸钡墨汁灌注等研究,认为其血供通过3个途径营养跟腱:①跟腱近端来源于肌-腱连接处的肌支;②跟腱的远端来源于跟骨骨膜血管;③跟腱中段来源于腱周组织血管。

(三)跟腱缺损修复术式

根据文献报道,近20余年跟腱缺损的修复术式大致可分4种类型:①带肌蒂的肌腱转位修复跟腱缺损;②跟腱替代物修复跟腱缺损;③带血管蒂组织瓣转位修复跟腱缺损;④吻合血管的复合组织瓣游离移植修复跟腱缺损。后面两种术式为显微外科范畴的治疗技术。

1. 带血管蒂组织瓣转位术

(1)优点。①带血管蒂转位较吻合血管组织瓣游离移植要安全;②跟腱及皮肤缺损大多可以一期修复;③带血管蒂组织瓣抗感染能力较强;④手术操作容易掌握,易于推广;⑤带血管蒂顺行组织瓣皮肤具有良好的感觉功能。

(2)主要方法。①带腓肠肌血管神经蒂腓肠肌(腱)皮瓣转位术:采用小腿后侧巨大倒V形切口,将腓肠肌内、外侧头的止点下移,皮肤V-Y成形推进一期修复跟腱并皮肤缺损;或者用带血管神经蒂的岛状腓肠肌肌腱皮瓣修复跟腱伴皮肤缺损,在处理腓肠肌时采用Z形延长下移推进,也可获得良好效果。②带足血管蒂踇展肌皮瓣转位术:应用足底内侧血管蒂踇展肌皮瓣转位修复跟腱缺损,也可取得良好效

果。③带胫前血管神经蒂的足背肌腱皮瓣转位术:应用带血管蒂的足背趾短或趾长伸肌腱皮瓣修复跟腱缺损合并皮肤缺损。但此手术必须在胫后血管无损伤的前提下方可应用,且在供区的创面愈合及患足的功能恢复满意程度方面仍有争议。④带血管蒂的腓骨长肌腱皮瓣转位术:应用带跟腱外侧血管或腓血管穿支降支的腓骨长肌腱皮瓣转位修复跟腱合并皮肤缺损。

2. 吻合血管的复合组织游离移植术

(1)吻合旋髂浅(深)血管的复合组织游离移植术。对跟腱合并皮肤缺损,应用吻合旋髂浅血管携带腹外斜肌腱膜的腹股沟皮瓣一期修复,跟腱止点重建的方法是在跟骨结节上钻孔将腱膜穿过缝合固定,但出现供区下腹部膨隆的并发症。对跟腱-跟骨-跟区皮肤复合缺损,应用吻合旋髂深血管携带髂骨、腹外斜肌腱膜的腹股沟皮瓣一期修复跟骨、跟腱合并皮肤缺损。

(2)吻合旋股外侧血管升支阔筋膜张肌(腱)皮瓣游离移植术。皮瓣可以重建感觉,但从修复受区的外形来看,比较臃肿,穿鞋受影响。

(3)吻合旋股外侧血管降支股前外侧阔筋膜皮瓣游离移植术。术后外形比较臃肿,可于术后1年行皮下脂肪修薄术,使跟腱区外形接近正常。

(4)吻合腹壁下血管的腹直肌前鞘肌皮瓣游离移植术。蔡锦方(1991)应用此术式一期修复跟腱伴皮肤缺损,获得良好效果,重建的跟腱为腹直肌前鞘卷成筒状,其光滑面朝外,形状大小近似跟腱。

(5)吻合桡侧副血管的部分肱三头肌(腱、骨)皮瓣游离移植术。供区取材时连同尺骨鹰嘴部分骨片同时移植,用螺钉或钢丝固定重建跟腱止点,术后肘关节功能影响小,但受区外形臃肿。

(6)吻合桡血管的前臂肌腱皮瓣游离移植术。可用掌长肌腱和桡侧腕伸肌腱皮瓣一期修复跟腱及皮肤缺损,效果较好。

术式的优点:①一期完成跟腱、皮肤甚至跟骨缺损的修复重建术;②重建的跟腱愈合快,与皮肤粘连少;③供区损伤小,外形影响小。

二、吻合血管大收肌腱组织瓣移植

(一)应用解剖

1. 膝降动脉的分支类型及分布 膝降动脉95%起始于股动脉,5%起于腘动脉,起始处距收肌结节7～8cm,起始处外径为1.9mm,主干长0.5～1.5cm。90%的膝降动脉发出3个分支,即股内侧肌支、关节支和隐支。该动脉起始及其分支类型有4种。Ⅰ型:股内侧肌支、关节支、隐支均由膝降动脉发出,占60%;Ⅱ型:股内侧肌支起自关节支,而关节支、隐支共干由膝降动脉发出,占30%;Ⅲ型:股内侧肌支、关节支共干起于膝降动脉,隐支起自股动脉,占7.5%;Ⅳ型:隐支单独起自腘动脉,股内侧肌支、关节支共干起于膝降动脉,占2.5%。膝降动脉有两支伴行静脉,外径略粗于动脉。

(1)关节支。膝降动脉关节支发出部位距收肌结节6～7cm,起始处外径为1.4mm。关节支于股内侧肌后内侧和大收肌腱之间下行,沿途发出1～3支细小的股内侧肌支(其中一支较粗者占30%)和3～5支细小系膜支供养大收肌腱,于收肌结节上方分出纵、横二支,横支为骨膜支,纵支为关节支的延续,分布于收肌结节和股骨内侧髁,末端加入膝关节网,与膝上、下内侧动脉及隐动脉形成吻合。关节支有两支伴行静脉,外径与动脉外径接近。

(2)隐支。隐支与关节支共干起自膝降动脉占90%,直接起于股动脉占7.5%,起于腘动脉2.5%,起始处外径为1.3mm。于收肌腱裂孔前方向下,至膝关节内侧,行走在缝匠肌深面,平膝关节处绕过缝匠肌后下缘浅出,供应小腿内侧上段皮肤,于胫骨平台下方与胫后动脉分支吻合。伴行静脉两支,外径与动脉相近。

(3)股内侧肌支。股内侧肌支发自膝降动脉和关节支,通常为3～5支,最粗大肌支70%发自膝降动脉,30%发自关节支,起始处外径为1.5mm。干短,发出后即进入肌内。伴行静脉两支,外径近似动脉外径。

(4)骨膜支。骨膜支由关节支发出,有1～2支,起始处外径约为0.7mm,分布于股骨内侧髁及收肌结节与股动脉发出的骨膜支和膝上内侧动脉的终末支吻合。

2. 大收肌腱的形态　大收肌呈三角形,起自坐骨结节、坐骨下支和耻骨下支,止点分前后两层:前层肌止于股骨粗线内侧唇全长,后层肌向下移行为大收肌腱,止于股骨内侧髁收肌结节。大收肌腱有两种形态:①腱膜形,肌腱扁阔,占75%;②锥状,呈前宽后窄,前面为腱,后面近端有少量肌纤维,外形近似于跟腱,占25%。

(二) 大收肌腱组织瓣的特点与评价

1. 膝降血管大收肌腱组织瓣的设计　根据膝降动脉的分支分布类型和受区组织缺损修复的需要,设计相应的组织瓣,主要有以下几种。

(1) 大收肌腱-骨瓣。以膝降血管-关节支大收肌腱-骨瓣吻合血管游离移植,适用于单纯跟腱伴小的跟骨缺损的修复。切取时要结扎膝降动脉和关节支的其他分支,如股内侧肌支和隐动脉。

(2) 大收肌腱-骨皮瓣。以膝降血管带隐血管切取小腿内侧上部皮瓣,带关节支携带大收肌腱骨瓣,即形成膝降血管大收肌腱-骨皮瓣。依据受区的功能需要,缝接隐神经,建立皮瓣的感觉功能,可修复跟骨跟腱伴跟区皮肤缺损。

(3) 大收肌腱-骨肌皮瓣。在大收肌腱-骨皮瓣设计的基础上,根据受区的修复需要,可设计带股内侧肌支携带部分股内侧肌或以隐动脉携带缝匠肌下段的肌皮瓣,形成膝降血管大收肌腱-骨肌皮瓣。既可填充受区,改善血供,又可以在大收肌腱较薄弱的个体,增加大收肌腱的强度,对跟腱跟骨的感染性缺损修复有一定意义。

2. 应用解剖学要点

(1) 由缝匠肌前缘入路切开皮肤时,要注意保护大隐静脉及隐神经。

(2) 股内侧肌与大收肌腱有时相贴紧密,可切开股内侧肌肌膜,在肌膜侧做钝性分离,以保护膝降动脉关节支。

(3) 切取大收肌腱瓣时要保持关节支与肌腱相连,防止分离,影响肌腱的血供。

(4) 切取大收肌腱-骨瓣时,应注意前方勿损伤髌上囊,下方勿伤及膝关节囊。

(5) 约有1/5左右的关节支和隐动脉为非共干型,而为直接型,大收肌腱骨瓣和(肌)皮瓣可以分别以关节支和隐动脉为蒂。

(6) 有的闭孔神经膝关节支与大收肌腱伴行,注意保护,防止术后发生膝关节皮肤感觉过敏。

(7) 腱膜状大收肌腱与跟腱相比,其截面积相差较大,但是U形大收肌腱能够填充跟腱缺损区。用跟腱筋膜包绕后,跟腱外形良好,但要注意膝降血管关节支不能扭曲,吻合血管后要镜下观察大收肌腱远端的渗血情况。

3. 优点

(1) 可以根据受区的需要来设计切取大收肌腱骨瓣、大收肌腱骨皮瓣或大收肌腱骨肌皮瓣。

(2) 大收肌腱复合组织瓣的血管分离、手术操作比较便利。

(3) 血管蒂长、外径粗、受区的适用性较大。

(4) 带血供大收肌腱移植修复跟腱缺损愈合快、粘连少。

(5) 供区的皮瓣薄,有可供吻合的感觉神经,适合足后跟区皮肤缺损的修复。

(6) 供区损伤小。

4. 缺点

(1) 关节支和隐动脉单独起始者占1/5左右,这一起始类型的大收肌腱复合组织瓣移植需吻合2组血管,增加了手术难度和时间。

(2) 供区邻近膝关节,处理不当会导致损伤。

三、手术方法

选用硬膜外麻醉、腰麻或全麻,仰卧位,健侧肩、臀垫高;患侧下肢外旋位,大腿根部上止血带。先行跟腱区域探查,纵行切开跟腱内侧皮肤,切除跟腱损伤区内瘢痕组织至正常腱性部分,于足跖屈位 10°～15°测量跟腱缺损的长度,并游离胫后血管备用。根据跟腱缺损的伤情分别选择不同的术式。

(一)吻合膝降血管大收肌腱游离移植修复跟腱缺损

自股骨收肌结节向上做 10cm 纵行切口,保护大隐静脉,将缝匠肌和股内侧肌向两侧拉开,即可见膝降血管关节支及大收肌腱,向上追溯可见膝降血管及其隐血管、股内侧肌支等分支。游离膝降血管,保护关节支,结扎其他分支,向下游离大收肌腱,并结扎各分支,断蒂移植。

(二)吻合血管大收肌腱-隐血管神经皮瓣游离移植修复跟腱伴皮肤缺损

切口同上,暴露大隐静脉、膝降血管、隐血管及隐神经。于膝下内侧做一梭形切口,确认大隐静脉、隐血管和隐神经在皮瓣内,而后游离大收肌腱,形成膝降血管蒂大收肌腱-隐血管神经皮瓣的复合组织瓣,断蒂游离移植,供区创面可直接缝合或游离植皮。受区血管为胫后血管,动脉可采用端-端或端-侧吻合,受区静脉为大隐静脉或小隐静脉和胫后静脉,神经为腓肠神经。锥状大收肌腱可直接填充缺损,膜状大收肌腱 U 形填充缺损处。

(三)吻合膝降血管大收肌腱-骨-隐血管复合组织瓣修复跟腱复合缺损

当跟腱伴跟骨止点及皮肤缺损时,可选用此术式;如果跟骨缺损大,则可在腓浅血管蒂腓骨头骨瓣重建部分跟骨的同时,组合使用此复合组织瓣,一期修复跟腱、重建跟腱及其止点,同时修复跟区的皮肤缺损。

(四)术后处理与康复

术后常规抗痉挛、抗血栓、抗感染治疗,长腿石膏托外固定。4 周后在长腿石膏托的保护下做腓肠肌主动收缩功能锻炼。术后 6 周拆除石膏扶拐行走,并做双足提踵练习。8 周后弃拐步行,行单足提踵锻炼。一般 3 个月后可逐渐恢复正常或接近正常步态。

四、吻合血管髂胫束移植修复

(一)应用解剖

1. 动脉 本术式的供血动脉为膝上外侧动脉,80% 于腓骨头上缘近侧垂直距离 5.2cm 处单独起自腘动脉,20% 与膝中动脉共干起自腘动脉,起始外径 1.8mm。该动脉向外上蜿蜒走行 3～4cm 后,分为升、降支,从股外侧肌与股二头肌短头之间的股外侧肌间隔穿出,或与膝最上动脉在股外侧肌内吻合后发出肌皮支,供养大腿中、下段髂胫束和前外侧皮肤,并在深筋膜浅层或深层近端与旋股外侧动脉降支吻合,远端与膝关节网吻合。伴行静脉 2 支,一支外径 2.0mm,一支外径 1.8mm。

2. 膝上外侧动脉起源、分支、分布 膝上外侧动脉升支起始处外径 1.2mm,干短,约 0.5cm,随后发出 1～2 支股二头肌短头肌支、3～5 支股外侧肌支、髂胫束穿支,其中 30% 髂胫束穿支由膝上外侧动脉升支与膝最上动脉在股外侧肌内吻合后穿出股外侧肌形成肌皮穿支。该穿支穿出点距腓骨头上缘 6～8cm,距膝上外侧动脉起始部 4～6cm。升支伴行静脉 1～2 支,外径与动脉外径相似。

膝上外侧动脉降支起始处外径 1.2mm,沿途发出 1～2 支股二头肌短头肌支、3～5 支股骨外侧髁骨膜支和髂胫束穿支。髂胫束穿支于股外侧肌与股二头肌短头肌间隔中穿出进入髂胫束,在髂胫束深层和(或)浅层向上与升支的髂胫束穿支及旋股外侧动脉降支吻合,向下与膝关节网吻合。降支的髂胫束穿支穿出点位于髂前上棘与腓骨头连线前后 1.0cm 范围内,距腓骨头上缘 5～7cm,距膝上外侧动脉起始部 4～6cm。降支伴行静脉 1～2 支,外径与动脉接近。

3. 髂胫束的形态与血供 髂胫束是阔筋膜的外侧增厚部分,为大腿的深筋膜结构,外形成扁带状,起自髂嵴前份的外侧唇,其上部为两层,包裹阔筋膜张肌,下部为上述两层愈合而成,形成上宽下窄的腱性结构,向下以纵行纤维紧附着于胫骨外侧髁。

髂胫束上部血供来源于旋股外侧动脉和股深动脉的穿动脉;下部血供来源于膝上外侧动脉、膝最上外侧动脉及第 4 穿动脉,上、下部通过旋股外侧动脉降支形成吻合。髂胫束纵跨膝关节外侧,并与腓侧副韧带、膝关节囊外层愈合,因此膝关节动脉网也是其血供来源之一。

（二）特点与评价

膝上外侧血管解剖位置恒定,起始部外径粗,可满足吻合血管移植的要求。在修复跟腱缺损的同时形成膝上外侧皮瓣,一期修复跟腱伴跟区皮肤缺损;也可携带股外侧肌瓣用于填充感染性跟腱缺损区残腔,抗感染能力较强;还可同时携带股外侧髁骨瓣,一期修复跟腱伴跟骨缺损,术中将髂胫束远端埋于骨瓣与跟骨残端之间,用松质骨螺钉固定,达到重建跟腱止点的目的。膝上外侧皮瓣感觉由股外侧皮神经支配,可将该皮神经与受区腓肠神经缝合,重建其感觉功能。

1. 应用解剖学特点

（1）血管蒂的处理。膝上外侧血管紧贴股骨外侧髁后侧的骨膜表面,虽然血管主干周围有许多脂肪组织,但膝上外侧静脉壁较薄,需耐心分离。为防止损伤,可断蒂后再游离血管主干。膝最上外侧血管从股血管分出,在股外侧肌内走行与膝上外侧血管吻合,故切取时需顺肌纤维仔细分离,以免损伤。

（2）髂胫束的厚度。髂胫束与跟腱相比,其厚度相差较大,因此切取髂胫束时,可以在髂胫束穿支的穿出点周围适当加宽切取髂胫束,然后游离两边缘,向血管穿出点的中央包绕缝合,形成双层髂胫束,以增加修复的跟腱强度,术中注意穿支不能扭转。

（3）髂胫束穿支的选择。膝上外侧血管升、降支分别有 1 支穿支供养髂胫束,通常外径在 1mm 左右,术中可根据切取髂胫束瓣（皮瓣）的大小,选择将 1 支或 2 支都包含在瓣内,一般保留降支的穿支,即可达到其血供要求,而且降支的穿支属肌间隙血管,手术操作简易,损伤概率小。

（4）腓总神经。走行于股二头肌短头的内侧,暴露股二头肌短头与股外侧肌肌间隔时,不要牵拉太长时间,以免造成腓总神经损伤。

2. 术式的优、缺点　应用带血供的髂胫束修复跟腱缺损的优点是:力学性能好,再造跟腱外形不臃肿,且供区影响小。本术式血管解剖位置恒定,血管蒂较长,口径粗,可用一个血管蒂同时完成髂胫束、肌、皮、骨（骨膜）复合组织瓣移植,可同时满足跟腱、跟骨和皮肤缺损的修复。

术式的缺点是血管蒂位置较深,紧贴股骨外侧髁后骨膜的表面走行,如果操作不当,容易损伤血管主干,导致移植失败;如果皮瓣切取的宽度大于 6～8cm,供区需要植皮修复创面,对膝关节功能可能会有一些影响。

（三）手术方法

1. 体位与切口　供区侧肩、髋垫高的俯卧位,膝上外后侧做弧形切口,长 10～15cm,切开皮肤、皮下组织及深筋膜。

2. 暴露髂胫束血管蒂　于股二头肌短头外侧缘进入肌间隙,屈膝位牵开股二头肌短头,于腓骨头上方 5cm 左右平面寻找膝上外侧血管,暴露主干,结扎膝中血管和股二头肌支,对骨膜支及股外侧肌支视受区具体情况决定取舍。

3. 髂胫束瓣的切取　切取相应长度和 3～4cm 宽的髂胫束（皮瓣）,贴股骨外侧髁骨膜的表面仔细游离膝上外侧血管,在确认升支和（或）降支进入髂胫束瓣内后断蒂进行血管吻合游离移植。

4. 髂胫束皮瓣神经的选择和处理　大腿前外侧下段由股外侧皮神经前支支配,前支通常在髂前上棘与髌骨外上缘连线 1cm 范围内走行,在皮瓣需带感觉神经时,可沿此标志线纵行分离,容易探及。此外,走行于股二头肌短头的内侧,暴露股二头肌短头与股外侧肌肌间隔时,不要牵拉太长时间,以免造成腓总神经损伤。

（四）术后处理与康复指导

术后常规抗痉挛、抗血栓、抗感染治疗,踝关节跖屈位石膏固定。4 周后在长腿石膏托的保护下做腓肠肌主动收缩功能锻炼。术后 6 周拆除石膏扶拐行走,并做双足提踵练习。8 周后弃拐步行,行单足提踵锻炼。3 个月后可逐渐恢复正常或接近正常步态。

典型病例,吻合血管髂胫束移植修复双侧跟腱肿瘤性缺损见图 6-24。

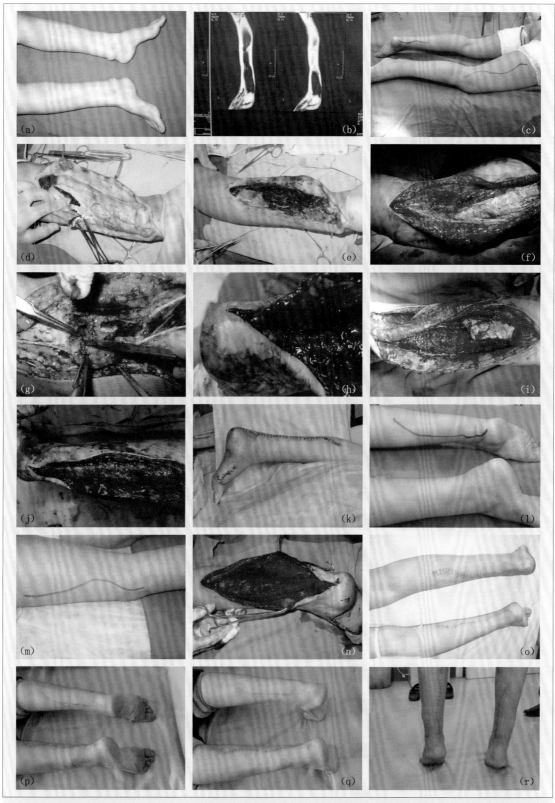

图 6-24　吻合血管髂胫束移植修复双侧跟腱肿瘤性缺损

(a)跟腱黄色素瘤外观　(b)术前 MRI　(c)右侧切口设计　(d)黄色素瘤显露　(e)切除后全跟腱缺损

(f)显露髂胫束　(g)显露膝上外侧动脉降支　(h)修复跟腱缺损　(i)修复跟腱缺损　(j)修复跟腱缺损

(k)左侧术后外观　(l)右侧手术切口　(m)右侧手术切口　(n)修复右侧跟腱缺损　(o)双侧术后外观

(p)术后功能恢复情况　(q)术后功能恢复情况　(r)术后功能恢复情况

五、血管蒂趾伸肌腱移植修复跟腱缺损

此法为带血管肌腱修复跟腱最简便的一种。

手术适应证：

（1）皮肤、跟腱缺损合并感染。

（2）火器伤所致跟腱缺损。

（3）本术式需牺牲足背动脉，要求胫后动脉完整无损伤。

手术方法：

1. 体位　平卧位。

2. 受区处理　清除跟部病灶，切除坏死组织，去除死骨，在跟骨上后方钻骨孔，牵出小腿三头肌腱残端。

3. 肌皮瓣设计　切取同侧足背肌腱皮瓣，皮瓣的面积根据足跟皮肤缺损范围而定，肌腱包括第2～5趾长伸肌腱，带有足背动、静脉及腓浅神经，为便于转位，将大隐静脉结扎。

4. 肌皮瓣切取　横行切开皮瓣远侧趾蹼上方的皮肤，将其皮下的趾背静脉分别结扎、切断；切断趾背神经。切口分离至趾长伸肌腱深面和踇长伸肌腱表面，注意保护伸肌腱腱周组织的完整。沿皮瓣内、外侧切口线切开皮肤达深筋膜深面，自两侧向中间分离。注意将大、小隐静脉和足背静脉弓、趾伸肌腱保留在皮瓣中。将皮瓣自远端掀起，向近端解剖游离，在趾长伸肌腱和踇长伸肌腱深面与骨间背侧肌表面之间锐性分离。在第1跖间隙的近端找到并结扎、切断足背动脉的足底深动脉，继续向近侧分离。将各趾长伸肌腱远侧断端编织至趾伸短肌腱上。

5. 肌腱皮瓣移植　将带有血管神经蒂的足背肌腱皮瓣通过小腿下1/3段外侧皮下隧道转位至足跟部创面。将4条肌腱的远端塞入跟骨孔内，缝合固定，4条肌腱近端与小腿三头肌腱残端编织缝合，修复跟腱缺损，皮瓣修复跟腱部的皮肤缺损。

6. 供区创面覆盖　用中厚皮片移植，打包固定，于小腿前侧及足背放置石膏托固定。

主要优缺点：

1. 优点

（1）皮瓣上的趾长伸肌腱血供良好，肌腱愈合牢固，不易断裂；保存了腱周健康疏松组织，术后不易产生肌腱粘连。

（2）皮瓣有良好的血供，抗感染能力强，术后不易发生切口感染及皮肤坏死等并发症。

（3）手术简便，可在急诊中应用。

2. 缺点

足背也是足的功能部位，在穿鞋、行走、负载时经常受到挤压、摩擦，游离植皮后容易出现磨破乃至溃疡等并发症。

六、吻合血管腹直肌前鞘皮瓣移植修复跟腱缺损

蔡锦方等于1991年介绍了吻合血管腹直肌前鞘皮瓣移植一期修复跟腱及皮肤软组织缺损，取得了理想的效果。腹直肌前鞘皮瓣是以腹壁下或上血管为蒂的肌皮瓣，具有血管解剖恒定、血管蒂长、血管外径粗和切取方便等优点，可用于游离移植修复某些足部缺损。

（一）应用解剖

1. 腹直肌的形态　腹直肌位于腹白线两侧，起自胸骨剑突和第5～7肋软骨，止于耻骨联合和耻骨嵴以下的耻骨体前面，为上宽下窄形的多腹肌，全肌被腱划分成多个肌腹。一般有2～5个腱划，绝大多数为3个，腹直肌前面经腱划与腹直肌鞘前层紧密相邻。腹直肌深层腱划不明显，不与腹直肌鞘后壁粘连。半环线以下，腹直肌鞘后壁缺如，腹直肌后面仅为增厚了的腹横筋膜，为薄弱处。

2. 腹直肌皮瓣的血供　主要来自腹壁上、下血管,腹壁上动脉为胸郭内动脉的直接延续,经胸肋三角进入腹直肌,在肌内于脐附近与腹壁下动脉分支吻合,走行过程中发出许多肌皮动脉营养表面皮肤,并有分支与后肋间动脉外侧穿支吻合。腹壁上动脉的起点(与肌膈动脉的分权点)平第 6 肋间隙或第 7 肋软骨,起点至肌门的平均长度为 46mm,起点外径平均为 2.1mm。腹壁上静脉多为 2 条,少数 1 条,位于动脉内侧的静脉外径平均为 2.2mm,外侧外径为 1.4mm。

腹壁下动脉在腹股沟中点处起自髂外动脉的前壁,起点有在腹股沟韧带上、下、后之分,腹壁下动脉自起点处斜向上内进入腹直肌,行经腹直肌外侧缘进入肌肉后面。腹壁下动脉肌外长度平均约 10.9cm,起始处外径为 2.7mm。肌门处外径为 2mm,肌门距前正中线约为 34mm,肌门在半环线以上。其伴行静脉多为两支,分别在腹壁下动脉的内侧和外侧,内侧支较粗,两支外径在注入处分别为 3.6mm 和 2.7mm。两支在多数情况下合成静脉干,注入髂外静脉。

腹直肌表面皮肤的血供,上部来自腹壁上动脉的肌皮动脉穿支和第 7 肋以下的肋间动脉前皮支;下部来自腹壁下动脉的肌皮动脉穿支、下位肋间动脉、第 1 腰动脉前皮支、腹壁浅动脉,下腹部耻骨上中线两侧皮肤由股动脉的阴部外浅动脉供应。

3. 神经支配　第 7～12 肋间神经及第 1 腰神经前支支配腹直肌,由肌肉后外侧进入。进入腹直肌的神经均呈节段性分布,神经分支细小。

(二)手术适应证

若单纯的跟腱缺损,可选择阔筋膜或腓肠肌腱膜移植修补,如伴有皮肤软组织缺损且合并感染时则难以选用。但设计切取以腹壁下血管为蒂带腹直肌前鞘的游离皮瓣,血管蒂长,可利用胫后动脉的残端进行吻合,使难题迎刃而解。若无皮肤缺损亦可单纯切取带腹壁下血管的腹直肌前鞘瓣游离移植修复跟腱缺损。

(三)手术方法

1. 体位　仰卧位,健侧稍垫高。

2. 受区处理　彻底清创,清除跟部肉芽及周围瘢痕组织,牵出跟腱的远、近端,并将跟腱上下残端的瘢痕组织切除,准确测量缺损长度,在切口近端探查、游离胫后动、静脉及大隐静脉,以备吻合。

3. 肌皮瓣设计　根据跟腱及皮肤缺损大小在脐旁设计腹直肌前鞘皮瓣,并标出腹壁下动、静脉体表投影(图 6-25)。

4. 皮瓣切取　切开皮肤、皮下组织,分离解剖腹壁下动、静脉,在其后进入腹直肌处,切开部分肌组织,寻出分布至前鞘和皮肤的血管分支。按设计切取腹直肌前鞘皮瓣,为保证血管分支的完好,可在局部前鞘深面连带部分薄层肌肉(图 6-26)。

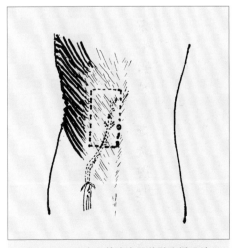

图 6-25　吻合血管腹直肌前鞘皮瓣设计

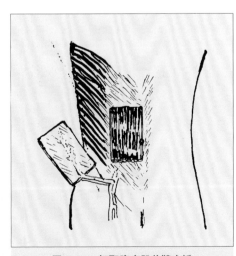

图 6-26　切取腹直肌前鞘皮瓣

5. 移植修复 前鞘光面朝外,卷成筒状(图 6-27),以 1-0 丝线间断缝合固定。先将腹直肌前鞘筒两端分别与跟腱远、近端用丝线或 4 号尼龙线做对端间断缝合修复跟腱缺损(图 6-28)。腹壁下动脉与胫后动脉吻合,腹壁下静脉与大隐静脉吻合,最后缝合皮瓣。术毕皮下置引流管,用石膏托将踝关节固定于跖屈位,8 周后开始功能锻炼。

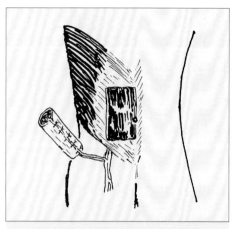

图 6-27 前鞘光面朝外,卷成筒状

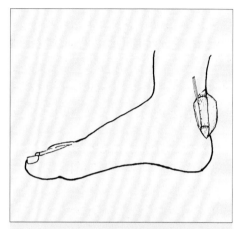

图 6-28 移植修复跟腱缺损

6. 供区修复 手术仅切取部分腹直肌前鞘,腹直肌及其后鞘仍保持完整,一般情况下不会削弱腹直肌肌力。为减轻皮肤缝合张力,可以将腹外斜肌腱鞘缘与残存的腹直肌前鞘边缘或白线缝合,然后缝合皮肤,对合一般无困难。术后常规腹带缠扎保护,以防腹胀时增加伤口张力,并可减轻咳嗽时的疼痛。

(四)本手术优缺点

1. 优点 ①前鞘及皮瓣面积可任意切取,能满足绝大多数要求。②前鞘有血供,抗感染能力强,可用于感染创面。③腹直肌前鞘较强韧,经锻炼后可满足足跟部拉力的要求。④血管蒂长,可利用胫后动脉残端吻合,不影响胫前动脉。⑤供区隐蔽,可直接缝合,不需植皮。⑥手术可一期完成,疗程短,效果好。

2. 缺点 肥胖者特别是女性腹壁脂肪厚,腹直肌前鞘移植后,皮瓣显得臃肿,有时甚至影响穿鞋,常需要行二期削薄整形术。

(五)典型病例(图 6-29)

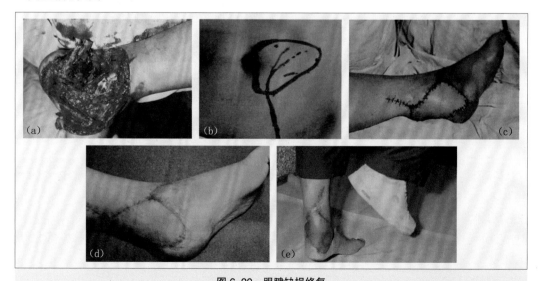

图 6-29 跟腱缺损修复
(a)术前外观 (b)皮瓣设计 (c)修复完成 (d)术后一年半随访外观 (e)术后一年半随访功能

第六节 趾端创面修复

趾端损伤缺损在临床上也比较常见,手外科的手指修复也常常应用趾端作为供区,为了手的功能与外观,一般患者愿意接受牺牲足趾、趾甲及周围皮肤软组织,但是作为一个外科医生的责任,我们不仅要把手修复好,而且也不要给足趾留下后遗症。趾端损伤缺损后妥善修复是保护足功能的重要环节。临床上常用的修复方法有直接缝合法、游离植皮法、局部皮瓣推移修复和带血管蒂皮瓣转位修复四种。

一、直接缝合

(1)趾甲部分剥离时,一般可在清创以后原位加压包扎固定。

(2)趾甲完全剥离而甲床无损伤时,在甲床上覆盖油纱压迫固定。有甲床裂伤时,修复后同上处置。

(3)趾甲剥离伴有甲根部及甲基质与骨膜分离、翻转时,甲床归位,用细尼龙线修复,在甲襞与甲基质之间填塞油纱覆盖,用纱布、棉花等加压包扎。如果甲基质剥离多伴有远节指骨骨折,修复时要保证解剖复位、确切固定。

(4)甲床从骨膜剥脱时,可行中厚皮片移植,加压固定。植皮会加重指甲畸形,而把残存甲床牵拉修复可能会促进肉芽组织增生和表皮再生,减少指甲畸形(图6-30)。

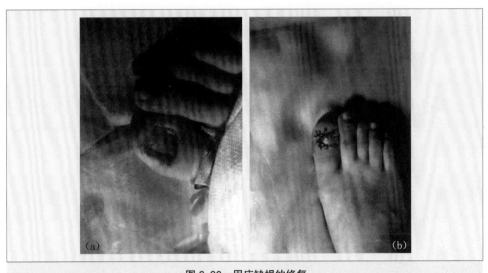

图6-30 甲床缺损的修复
(a)甲床缺损 (b)拉拢修复

(5)对于甲床、甲基质、甲襞处切割伤、撕裂伤,用细丝线缝合修复,在甲襞与甲基质间填塞油纱,防止粘连。

(6)合并远节趾骨骨折的甲床裂伤,在骨折复位、可靠固定和甲床修复后,甲床与侧甲襞皮肤之间填塞油纱,防止粘连。

(7)趾端切割伤在做皮肤移植或断端缝合甲床有张力时,因瘢痕增生,会出现歪曲的趾甲。因此,虽稍牺牲足趾部分长度,也要减小缝合张力,以减少瘢痕的形成。远节趾由于碾压伤使趾骨粉碎性骨折、甲床破裂时,也应仔细归位后修复,如不行,则考虑切除损伤部分。

(8)在不清楚甲基质破坏程度时,均可采取保守治疗。如新生趾甲畸形严重时,再考虑切除甲根和瘢痕。

（9）斜断伤应缩短骨骼，存留皮肤长的一侧覆盖足趾残端创面，在无张力下缝合。

二、局部转移皮瓣修复

足趾趾端缺损，大多数情况下可缩短趾骨直接缝合。这对足的功能影响不大。但是在某些条件下，如患者有特殊需要，或患者不愿意接受缩短受伤足趾，这时可采用局部皮瓣转移修复，常用的有如下几种。

（一）趾跖侧皮瓣推进修复法

由趾尖到近节足趾底做跖背两侧中线切口，在趾腱鞘表面分离趾跖侧皮瓣，全部游离后由后向前推移，屈曲远节足趾，先缝合皮瓣的前端，后缝合两侧，术后会暂时出现远节屈曲变形，可自然纠正。

（二）趾端 V-Y 皮瓣推进修复法

在足趾跖侧 V 形切开皮肤，保留深筋膜层，然后将 V 形皮瓣推向趾端，修复趾端创面，V 形皮瓣边缘与趾端创面皮缘缝合，供瓣区直接缝合，最终缝缘呈 Y 形。注意有时缝合过紧可能影响足趾或皮瓣血运。

（三）趾端双三角皮瓣推进修复法

在趾端足趾两侧各做一个 V 形皮瓣，向近端推移，覆盖创面供瓣区直接缝合，其实际为双 V-Y 皮瓣推进。

（四）趾端双蒂矩形皮瓣修复法

在距趾端创面约 1.0cm，足趾跖侧做一与趾端创面平行的切口，切开皮肤，皮下组织至深筋膜，在筋膜深层游离，形成双蒂皮瓣向前推移修复趾端，趾腹侧供区创面，可用游离皮片移植修复。

三、游离植皮

游离植皮是覆盖创面的一种常用的方法，但是修复足趾皮肤缺损，不单单是创面覆盖，还涉及足趾穿鞋行走需要其承受耐压耐磨的功能重建。下述几项要特别引起注意。

（一）应有血供良好的软组织床

移植在骨骼或肌腱表面的皮片不能从植皮床得到软组织渗出液营养供应，皮片是不能成活的。如何保护好或重建足趾创面血供良好软组织床，应依据不同情况采取相应措施解决。

1. 趾供区创面　如果足趾作为手指再造供区，在术前一定要考虑到术毕前创面需要植皮覆盖，所以切取组织瓣时，一定要完整保留骨膜作为植皮床，保证植皮后能成活。

2. 趾端外伤创面　对外伤等原因造成的趾端断切创面，往往合并骨质外露，为保证植皮成活，可将趾骨稍缩短，缝合周围软组织封闭骨端，遗留缺损创面用游离皮片移植修复。

3. 足趾骨骼或肌腱裸露创面　这一类创面原则上不能直接植皮片覆盖，遇此情况通常是先做局部皮瓣或带血管蒂游离皮瓣修复，供区植皮。如果有困难，则可采用近邻皮肤切开减张，直接缝合创面，减张口植皮覆盖，或者应用 VSD 技术封闭创面，待新鲜肉芽覆盖骨骼或肌腱后植皮。

（二）皮肤要有一定厚度

按照植皮的原则，皮片越薄，越容易成活，但皮片过薄带来的问题是成活皮肤易挛缩，不耐压，不耐磨。原则上应使用中厚皮片，太厚不易成活，但只要基底处理得当，中厚皮片移植是安全的。

（三）打包加压

植皮后打包加压固定对趾端植皮非常重要，特别是趾甲切取后植皮，我们不建议用小皮片，高张力。缝合张力太高，不利于创面组织液迅速渗透到皮片的血管床内，从而营养游离皮片。另外张力太高，加压包扎时在皮下容易出现间隙，不利于皮片成活。为使皮片与基底部组织创面密切接触，均匀恒定加压十分重要，局部打包是一种较为妥善的方法。

四、带血管皮瓣移位修复

（一）邻趾带血管蒂皮瓣移位修复

在相邻足趾的背侧及邻侧切取带趾神经血管蒂皮瓣，覆盖邻趾骨骼或肌腱的裸露创面，皮瓣供区用中厚皮片游离移植，并打包固定。

（二）足底内侧皮瓣转位修复

足底内侧皮瓣是以胫后动脉的分支足底内侧动脉提供血供的足心组织瓣。

第七节 断足再植

断肢再植是一项重要、复杂又极为精细的技术，一个世纪以来众多的学者进行了从基础到临床方面的全面研究，我国学者在其中做出了重大贡献。目前人们对断足再植的认识和要求不断深入和提高。一个成功的断足再植，不但具有良好的外形及运动和感觉功能，而且还克服了伤员心理上的障碍，尤其对生长发育期的少年儿童更应力争再植，可获得更为理想的效果。

一、足踝离断的类型

导致足踝部离断的原因主要是机械轧伤、重物砸伤、火器炸伤、汽车或火车轧伤。造成足踝离断，伤情往往较严重，断面不规则，但各种伤情具有不同的特点，在治疗上也就有所不同。

根据伤情的性质，大致可分为以下几类。①断面规则性离断（即切割性离断），多是锐器造成，如砍刀、铡刀、电锯、拖拉机犁刀、收割机等所致。这类损伤的特点是离断的创面整齐或比较整齐，组织损伤及缺损较轻。再植成功率高，术后功能恢复比较好。②断面不规则性离断，又可分为碾压性离断和撕裂性离断。碾压性离断多由冲床冲压、火车碾压或绳索勒扎所致，碾压部位的组织损伤较为严重，而且广泛，但损伤相对比较局限，切去被碾压部位便成为切割性伤口，修复亦有一定的成功率，术后功能恢复尚可。撕裂性离断为高速转动的机器绞轧撕拉所造成，由于足部不同组织的抗牵拉能力不同，血管、神经、肌腱、骨骼的断面常不在同一水平面上，而是从离断肢体的近端或者远端撕出，组织广泛撕裂，多需要复杂的血管移位或移植手术方能获得再植成功，同时肌肉由附丽处撕裂，难以修复，而且术后常常发生严重的组织水肿；神经从近端高位抽出者修复十分困难。再植成功率低，再植后功能恢复较差。

根据足踝离断程度又可分为完全性离断和不完全性离断，此分型临床上较为常用。

1. 完全性离断　离断的足踝远侧端已完全离体，没有任何组织相连。有时断面仅有少量损伤的组织相连，而且在清创时将这部分组织切除或切断，亦已成为完全性离体，故均称为完全性离断。

2. 不完全性离断　足局部组织的大部分已离断，并有骨折或脱位，残留有活力的软组织少于该断面软组织面积的1/4，主要血管损伤或栓塞，离断的远侧肢体端无血供或严重缺血，不吻合血管足将发生坏死者，称为不完全性离断。

注意辨别不完全性离断与开放性骨折并血管、神经、肌腱损伤。后者相连的有活力的组织较多，保留了一些侧支循环，不吻合血管也能成活；即使远端血运差，需要进行血管修复重建其血循环以保证远端足体的成活，这种损伤也不能称为不完全性离断。不完全性离断发生在踝部较多且损伤重，创面参差不齐，软组织挫灭范围广泛，存在组织缺损，再植的同时往往需要进行吻合血管的皮瓣移植来修复皮肤缺损。

二、断足再植的适应证

1. 年龄　断足多发生于生产劳动中的青壮年，对足的外形及其功能要求比较高，应当力争再植。处于发育期的少年儿童足的适应性及塑造性较强,再植后肌腱、神经及骨骼可以获得良好的功能恢复,应积极进行再植,以免遗留终身残疾。60岁以上的老年人,特别是合并有老年性疾病,身体素质差,不能耐受长时间的手术,术后不能耐受长时间卧床与制动及不适应术后抗凝药物等治疗的,应放弃再植手术。

2. **全身情况** 断足常由较大暴力所导致,常并发创伤性休克及其他重要脏器损伤。在诊断、处理时,既要注意局部情况,更需要有全局观念,以挽救生命为前提,首先进行休克或重要脏器损伤的救治,断足可暂行冷藏保存,待伤员全身情况许可后再行再植手术。如单纯的断足,没有其他合并伤,局部条件较好的,应尽快施行再植手术。对那些创伤重,全身情况短时间难以纠正的伤员,应放弃断足再植,切不可贸然手术,否则可能导致全身病情的进一步恶化,甚至死亡,也就谈不上断足的成活及功能恢复。

3. **再植的时限与环境温度** 再植时限是指从足离断丧失血运到血运恢复的时间,在这段时间内足能再植成活。肢体离断后在缺氧条件下,组织细胞逐渐发生一系列的病理变化,尤其肌肉组织对缺氧耐受性最差,肌细胞变性速度快、程度重。一般认为,常温下肌肉缺血时限为6小时。但断足肌肉较少,足趾无肌肉组织,时间可相对延长,但是缺血时间越长,双重损伤(缺血损伤与再灌注损伤)就越重。组织缺血达到一定程度,将发生不可逆的病理改变,再植后不会成活。时限是再植手术所要考虑的重要影响因素之一,同时应把环境温度等影响因素综合考虑在内。再植的时限是相对的,足脱离肢体丧失血液循环后,其组织细胞并非立即死亡,可以依靠组织内残留的营养物质进行微弱的新陈代谢而存活一定时间,而组织内残留的营养物质是有限的。组织的新陈代谢和对缺血缺氧的耐受力与环境温度有关,温度越高组织的新陈代谢越旺盛,对缺血缺氧的耐受力就越差,离体组织迅速变性坏死,其再植时限相对缩短;反之温度越低组织的新陈代谢越慢,对缺血缺氧的耐受力就越好,离体组织变性坏死慢,其再植时限就可以适当延长。因此应当根据具体情况,将各种影响因素综合起来考虑,作出正确的判断。过去曾经有人提出"超过6小时以上就不能再植"的观点,经临床实践证明是错误的,有许多超过了6小时仍旧再植成功的病例。对经过低温保存的断足,再植的时限可适当放宽。常温下缺血时间较长,组织已发生较明显变性、坏死的肢体,强行再植可危及生命,应视为禁忌。

4. **断足的局部伤情** 再植的目的是为了恢复足部的功能,绝非单纯为了足的存活。因此要求断足必须有一定的完整性。对于各个平面的较整齐的切割性断足都是再植的适应证。如果具有重要肢体功能的组织如神经、血管、骨骼、肌肉等已经毁损,再植的足虽能保证成活,但再植足不能发挥应有的功能,而是成为一个累赘,就不应再植。凡足破碎失去原有的形状,组织结构已完全破坏,应归于毁损伤的范围,显然是再植的禁忌证。若两断端损伤严重,清创时需去除较多组织,再植后肢体过短,失去了外形和功能意义,就无再植的必要。此外断足必须得到合理的保存,有些完整的断足在来医院途中经酒精、新洁尔灭、葡萄糖液及融化的冰水等浸泡时间过长,浸泡液进入血管腔及组织间隙,血管内皮细胞受到不同程度的损伤、影响成活,不宜再植。浸泡时间短,组织损伤较轻的可试行再植。

5. **技术条件** 从事断足再植的手术医生需要经过专门的显微外科训练,应具备丰富的专业知识和熟练的操作技巧。同时医院需有必备的手术设备和条件。否则应迅速后送到有条件的医院,避免或减少因技术等医源性原因造成的再植失败或足再植成活后无功能等问题。

三、足踝离断再植

踝部的上界为平内、外踝基部的环线,下界为内、外踝尖经足背和足跟的连线。如在此区域内发生离断称之为足踝部离断。

(一)应用解剖
内、外踝为此区的重要标志,踝部借内、外踝将软组织分为前后两区:踝前区和踝后区。

1. 踝前区的主要结构

(1)浅层结构。该区与再植有关的主要结构为大隐静脉和腓浅神经。大隐静脉起自足背,至踝前区已汇合形成主干,位于内踝前一横指处。腓浅神经为踝前区主要感觉神经,由小腿前面中、下1/3交界处穿出深筋膜,随即分为 2 支,通过踝前区至足背。

(2)深层结构。主要的结构有踇长伸肌腱、趾长伸肌腱、足背动脉和腓深神经。胫骨前肌、踇长伸肌和趾长伸肌腱在伸肌支持带深面通过,分别被腱鞘包绕。胫前动脉于伸肌上支持带的下缘延续为足背动脉,位于踇长伸肌腱与趾长伸肌腱之间。腓深神经在足背动脉的外侧并与之伴行,经伸肌下支持带深面,于踇长伸肌腱与踇短伸肌腱之间下行,分内、外侧支。

2.踝后区的主要结构

(1)浅层结构。该区的主要结构是胫后动脉和腓动脉的皮支。内侧皮动脉来自胫后动脉的细小皮支,腓动脉的直接皮支供应外侧。在外踝后侧有腓动脉与胫后动脉的吻合支,在吻合支中部发一条跟外侧动脉,直径为 1mm,大多有一条伴行静脉,少数有两条静脉伴行。此动脉供应足跟外侧、踝外侧和足外侧皮肤。踝后区的浅静脉内侧无主干,外侧有小隐静脉通过。皮神经外侧有腓肠神经及其发出的跟外侧支,内侧有胫神经分出的跟内侧支。

(2)深层结构。通过踝后区的肌腱可分为 3 组,即内侧组、外侧组和跟腱。内侧组为通过踝管的 3 条肌腱,自前向后为胫骨后肌、趾长屈肌和踇长屈肌肌腱,3 条肌腱包有腱鞘。外侧组为腓骨长、短肌腱。跟腱位于后方,向下附于跟骨结节。踝后区的动脉来自胫后动脉和腓动脉,各动脉的分支在跟结节周围形成跟动脉网。胫前动脉的穿支,穿骨间膜后与上述动脉分支吻合。

(二)足踝部离断再植手术方法

足踝部离断再植是一项比较细致而难度较大的工作,需一直在手术显微镜下操作,除必须熟练掌握显微外科操作技术及不同断面的应用解剖外,还必须熟练掌握骨科、整形外科、血管外科等基本知识。根据再植的一般原则和顺序,按具体情况,灵活掌握,确保手术中每一步骤、每一环节无误。

1.术前准备

(1)急诊室准备。患者进入急诊室后,医生应迅速了解受伤经过,详细查体、拍片、检查血常规、出凝血时间及血型,配好适量同型血,立即建立静脉通道及导尿,术前准备完毕后立即送手术室,准备手术。

如患者有危及生命的严重合并伤时,应首先处理,此时可将离断的足先送手术室,经刷洗、消毒,用无菌巾包好,保存在 2~4℃冰箱中备用。

(2)手术室准备。手术室接到再植通知后,工作人员应密切协作,迅速布置手术室,备齐用物,如清创车、毛刷、肥皂乳及消毒液,配制 25% 肝素盐水,铺置手术台,准备清创和再植手术器械,安装与调好显微镜。再植器械包括:①骨骼缩短与内固定器械,根据离断平面及骨端情况准备;②肌肉和肌腱缝合材料;③血管及神经的缝合器械:血管夹、小血管镊、钳、剪、持针器及无损伤针线;④血管冲洗的器材:12-18 号平头针及 20ml 注射器。

(3)麻醉准备。理想的麻醉方法是连续硬膜外麻醉。该麻醉对全身循环和呼吸影响小,可以根据需要任意延长麻醉时间,术后可在同一导管安置自控镇痛泵,以防术后因疼痛引起的血管痉挛。对于合并颈部或胸腹部损伤的患者,采用气管插管麻醉为宜。

2.手术方法

(1)体位。一般采用仰卧位。

(2)麻醉。硬膜外麻醉或全身麻醉。

(3)清创。细致准确和彻底的清创术是预防感染和保证手术成功的关键要素之一。清创要求较一般外伤更要严格,彻底的清创可以降低甚至消除肢体再植术后的炎症反应,从而提高再植肢体的成活率。彻底清创与保留肢体长度是矛盾统一的。为了保留肢体,就必须进行彻底清创,否则一旦发生感染,将危及肢体的成活,甚至危及生命。但也不应过多地去除可成活的组织,过度地缩短肢体,这将影响肢体功能,乃至丧失再植的意义。其具体的清创过程如下:①刷洗。用无菌毛刷蘸肥皂液,分别刷洗离体足和伤肢 3 遍,每遍刷洗 3~5 分钟,用生理盐水冲洗干净,然后擦干。②浸泡。将伤肢残端和离体足浸泡在 0.1% 新洁尔灭液中 5 分钟,浸泡的同时将创面污物、异物及血块去除。如创面污染严重者用 3% 过氧化氢(双氧水)冲洗 2 遍,然后再换 0.1％新洁尔灭液浸泡 5 分钟。③消毒。一般选择碘酒、酒精或碘伏消毒,按先远端后近端的顺序消毒皮肤,然后铺无菌手术巾、单。④创面清创。a. 皮肤:按一般原则洗净皮肤及伤口。根据伤情环形切除皮缘,撕脱或挫伤的皮肤应完全切除。b. 肌肉、肌腱:严重损伤、明显失去活力的肌肉应予切除。肌腱较坚韧,多数为表面污染,切除要谨慎,一般只切除断端末端。c. 神经:修复神经是恢复足功能的重要环节。不可轻易切除神经组织,以免影响端-端吻合。神经一般也是表面污染,洗净、清创后暂不切除伤部,待缝合时再决定去除多少。对挫伤未断的神经不要切断,观察恢复或二期处理。d. 血管:在断肢的平面,根据解剖,找出拟吻合的动、静脉,只剪除污染较重部分,用小动脉夹夹住断端或细线结扎、止血并作为标记,待吻合血管时再做进一步清创。

(4) 断肢灌注。彻底清创后再对断离足体进行灌注。用肝素生理盐水灌注,其效用有:①冲出代谢产物及小血管中的血凝块,有利于提高血管吻合效果和减少中毒现象。②扩大痉挛关闭的小血管和毛细血管网,恢复毛细血管的虹吸作用。③可以判断断足血管网的流通情况。断足血管正常时,灌注后凹陷的趾腹很快饱满,静脉断端有回流液体。如断足血管网受损,则灌注液体很快自断足断面流出或不能注入。注意灌注压力要适当。

(5) 再植过程。原则上包括如下步骤:①骨骼固定。固定骨骼恢复骨支架,是修复软组织的基础。肢体离断后,软组织有一定回缩,加之清创中必须切除挫灭的组织,故骨骼相对较长,骨骼去除多少,主要考虑血管、神经无张力吻合的长度以及皮肤覆盖情况。在进行固定前决定骨骼缩短的合适长度。缩短过多,影响负重和行走,但在发育期小儿例外,根据短缩情况以后可行骨骺阻滞或肢体延长术来矫正双下肢的不等长。经踝关节的离断,而关节软面相对完好时,则不能短缩,以保留关节功能。一般这种关节离断都有关节面的严重损伤,关节功能不可能恢复,可考虑做关节融合。骨的固定原则是:简便迅速,固定牢固。胫骨下段离断,可将两骨端修成阶梯形,用 1～2 枚螺丝钉横行固定,近关节处可用髓内钉经足底固定,或采用斯氏针交叉固定以及外固定架固定。②肌肉及肌腱修复。肌肉及肌腱的修复根据离断不同部位决定,其早期修复有利于足功能恢复,足踝部的离断,应尽可能地一期修复跟腱与胫骨前后肌与拇长伸肌趾长伸肌,一是有利于踝关节的稳定,二是再植成功后足在行走中有足够的推进力。肌腹离断一般用丝线做褥式缝合;肌腱与肌腹交界处断裂应先将远端肌腱缝吊 1～2 针埋入肌腹中,然后再把肌腹包裹在肌腱上,用间断褥式方法缝合数针;肌腱断裂一般用 5-0 尼龙线在张力下采用∞字形或 Kessler 缝合,肌腱对合后可再间断加针缝合,以充分对合、增加缝合强度和消灭粗糙面。③血管修复。恢复血液循环是断肢再植中最重要的环节,精细的血管吻合是再植手术成功的关键,应当认真细致地吻合血管,保证吻合质量。缝合前先于手术野中铺以清洁湿润的纱布,以便放置针线等,并易于发现及防止纱布纤维脱落带入血管腔。将血管周围的软组织牵开,以显露两端对应、直径相等的血管。吻合血管前先修复血管深部及周围的软组织,减少血管的张力,并使之与骨骼和内固定物隔离,同时消除血管周围的无效腔,形成良好的血管床。a. 血管的吻合顺序:一般是先吻合静脉,再吻合动脉。这样可以保持清晰的手术野,减少渗血。当断足时间较长时,为了尽快得到血液供应,也可先吻合动脉,开放血管夹,在动脉供血的情况下,再吻合静脉。在此情况下,必须备足全血,以免失血过多引起休克。b. 动脉与静脉吻合的比例:由于动脉数量少,血流快,管腔内压力高;静脉数量多,血流慢,管腔的压力低,且有淋巴系统与体液参与循环,形成肢体的循环平衡。当足踝离断时,静脉的侧支循环被破坏,淋巴循环中断,为重建足的循环平衡,应尽可能多吻合静脉,保证动静脉比例在 1∶2 以上。肢体静脉有许多瓣膜使静脉回流保持一定的方向。在踝以下,血液回流方向由深入浅,踝以上则由浅入深,而且浅静脉的口径比深静脉口径粗得多,因此在踝平面离断时,主要是吻合浅静脉,如只吻合深静脉,血液的回流就会受到限制,导致回流不足发生静脉危象,甚至再植失败。因此,应尽可能多地吻合浅静脉,以保证静脉的回流。c. 血管的清创:在吻合血管前,必须仔细地检查血管损伤情况,进一步进行血管清创。足离断血管损伤的范围往往较广,需剖开组织,充分游离血管,将损伤的血管彻底切除,直至正常血管,才能保证吻合后的血管通畅。血管是否损伤可以从以下几点进行观察:正常血管外观呈粉红色,圆滑有弹性。如血管呈暗红色,失去圆滑,显得松软者,表明血管有损伤;血管断口处冲洗后内膜无血凝块附着,内膜完整、光滑、呈白色,管腔内无絮状物漂浮,证明血管内膜无损伤;断裂的血管经常回缩,如血管松弛弯曲,说明血管为牵拉性损伤,大多有较长段的内膜损伤;动脉断口用肝素灌洗时无阻力,冲洗液循环回流正常,开始为血性液体,以后呈澄清液,说明管腔是通畅的。如果冲洗时有阻力,则说明远侧动脉、毛细血管床或静脉有损伤或阻塞,应找出原因及部位做相应处理。d. 血管吻合法:当前血管吻合的方法有缝合法和非缝合法两类。缝合法分为连续缝合法、间断缝合法和套叠缝合法。其中间断缝合法最为常用,可用于不同口径的血管,缝合时可达到准确对合,不易引起狭窄,血管通畅率高。非缝合方法为齿环吻合、激光焊接及黏合法等,各有利弊,未能广泛应用于临床。e. 血管缺损的处理:经清创后血管常有不同程度的缺损,在进行骨清创短缩后,血管仍不能直接吻合者,可采用以下方法。一是血管移位吻合:适用于踝关节与血管不在一个平面离断者。如胫后动脉缺损不能直接缝合,而胫前动脉在较低位断裂,可将胫前动脉近端移位与胫后动脉远断端吻合。二是自体静脉移植:静脉移植为动脉缺损修复常用的方法,也是目前最理想的血管移植材料。取材方便,受区需要多长血管,就取多长的静脉,需要多大口径的血管,就取多大口径的静脉,常用的有大隐静脉、小隐静脉、头静脉、足或手背静脉。切取前必须检查静脉是否健康,凡有急、慢性炎症,曲张及位于瘢痕内的静脉不宜取用。此外需要注意切取静脉的回流方向,防止反向吻合,导致静脉瓣阻挡,移植失败。三是自体动脉移植:自体动脉移植后手术成功率高,抗感染能力强,并能保留移植血管的滋养血管,从而减少移植后的退行性变化。足踝部有几条口径相当的动脉,当不能各自吻合时,可根据缺损的长度切取一段对足血供影响小且无损伤的动脉,移植修复一条主要的动脉,以保证这一动脉的供血通畅。④神经修复:早期正确的修复神经及其分支是恢复再植足功能的基础,因此应尽量地一期修复。神经在早期修复,解剖层次清楚,神经的形态和位置容易辨别,对较短的神经缺损可通过适当的游离、神经移位和缩短骨骼等方法达到端-端吻合。对于足踝的再植,一般要求一期修复的神经有腓浅神经、腓深神经、胫神经、隐神经。目前临床上有两种缝合法,即神经外膜缝合法和神经束膜缝合法。前者常用,但不论采用何种缝合方法,都要在显微镜下进行,切除损伤神经,达到准确对位,在无张力下缝合。⑤创面的闭合:足踝部离断再植必须早期创面闭合,不仅有助于成活,预防感染,减少瘢痕,还为后期足的功能恢复创造良好的条件。缝合时注意皮肤的张力,切勿过紧压迫静脉,影响静脉血流,对环形的皮肤创面做个斜行小切口,与原伤口呈 $60°\sim70°$ 角,将皮肤与皮下组织掀起,做 Z 形缝合。对于存在大面积皮肤挫灭或缺损的创面可利用转移皮瓣、游离皮瓣移植或植皮等方法进行修复。⑥外固定方法选择:外固定主要目的是固定再植足,防止不适宜的活动刺激血管导致痉挛,影响血供。踝部离断再植应用后侧长腿石膏托将踝关节固定在 $90°$,膝关节屈曲 $15°$,并抬高患肢。

(三)再植术后处理及并发症的防治

足踝部离断是一种较为严重的创伤,再植手术又比较复杂,术后患者全身和局部随时都可能发生变化,出现各种并发症,如休克、中毒反应、急性肾衰竭、脂肪栓塞、肢体肿胀、血管痉挛或血栓形成、伤口感染和出血等。若不及时防治,轻者足坏死,重者有丧失生命的危险。因此,术后要求密切观察、周到护理和恰当治疗,积极预防和治疗并发症,使患者早日康复,特制定以下护理、观察和防治措施。

1. 再植足的保温与镇痛　基本同断肢(指)再植,术后患者要安置在安静的房间,室温保持在 $25℃$ 左右,局部持续灯烤、保温,避免寒冷刺激、疼痛、机械刺激及体位变动等可引起血管痉挛因素,可应用镇痛剂,加强制动。小儿易躁动不安,以亚冬眠或适当镇痛使其安静入睡。

2. 禁止吸烟　香烟中的尼古丁和烟碱,在主动或被动吸入后可导致血管痉挛,即使吻合的血管已经愈合仍会发生痉挛,从而导致足坏死。故应绝对禁止患者及室内人员吸烟。

3. 密切观察全身情况　术后预防休克、中毒反应和急性肾衰竭的发生,要注意体温、脉搏、呼吸、血压、尿量及神志变化。断足再植后发生休克多见于两种情况:一是受伤后出血过多,血容量尚未补足的失血性休克;另一是踝以上创伤重,缺血时间长或严重感染,毒素吸收所致中毒性休克。一旦发现就必须及时补充血容量、电介质,纠正休克及酸碱平衡。

肾衰竭是断肢再植后的一种严重并发症,主要是肾缺血和肾毒素两种因素所导致。如患者伤后出血过多,休克又不能及时纠正,长时间处于低血容量状态,肾脏长时间缺血易发生肾衰竭。又如伤后肢体长时间缺血,术中清创不彻底,再植后大量的肌红蛋白和有毒物质被吸收入血,即可引起全身中毒反应、中毒性休克以及肾衰竭。为了预防术后发生休克、中毒和急性肾衰竭,必须注意:①对创伤重、出血多的患者,首先抗休克,迅速输血、补液以补足血容量,完全纠正休克后再进行手术,术后必须根据患者失血量进行及时补充。②术中要彻底清创,要尽量缩短缺血时间,术后密切观察,一旦发生肾功能损害,为了保全生命,要果断地截除再植足。

4. 注意体位 一般将患足保持在高于心脏平面,以利静脉回流,避免和减少患足肿胀。

5. 密切观察患足血循环 定时观察再植足颜色、温度、张力、毛细血管充盈反应,动脉搏动及趾端小切口出血情况,必要时用多普勒检查再植足动脉吻合口通畅情况。如足(趾)呈苍白色,张力低,皮温下降3~5℃,动脉搏动弱或消失,系动脉危象。经解痉方法处理后无好转,应迅速送手术室行血管探查,不能消极等待。如足(趾)肿胀、发绀、张力高,趾端小切口出血呈暗紫色,表明静脉回流受阻,可松解包扎敷料,去除压迫因素,观察其改善情况,如无改善或肿胀发绀加重,多为静脉血栓形成,也应立即探查,否则在数小时后可导致动脉栓塞。

术后多种原因可导致再植足肿胀,但静脉回流不足是主要的。术中应尽可能多地吻合静脉,特别是浅静脉,使静脉血有足够回流。如由于条件所限无法吻合较多的静脉,术后回流不足出现严重肿胀,张力较大时,可在足背或足底内侧做切开减压、引流,延缓至术后8~9天静脉侧支循环建立后,肿胀可逐渐消退。

6. 解痉与抗凝药物应用 很多原因可以引起血管痉挛或血栓形成,关键在于预防。常规注射罂粟碱30mg,妥拉唑啉25mg,1次/6小时;低分子右旋糖酐500ml,2次/天;口服阿司匹林0.1g,3次/天,以解痉抗凝。如血管反复痉挛通血不良,可及时应用肝素100mg,1次/天,连用3天。

7. 伤口感染与出血处理 术后需预防性使用抗生素,及时换药并清除坏死组织。出血原因多由于术中止血不彻底,遗漏小血管未结扎,吻合口漏血或伤口感染及过量应用抗凝剂造成,如不及时发现并处理也可造成再植足坏死,甚至威胁到生命。可临时立即加压包扎或用止血带止血,或迅速送手术室探查处理血管。

(蔡锦方　李宗玉)

参 考 文 献

[1] Vicor H Frankel. 骨骼系统基本生物力学[M]. 曹庆森,译. 天津:天津科学技术出版社,1980.

[2] 蔡锦方,孙宝国,王源瑞,等. 腹直肌前鞘皮瓣移植一期修复跟腱及皮肤软组织缺损[J]. 中华整形烧伤外科杂志, 1991,7(3):180.

[3] 毛宾尧. 足外科[M]. 北京:人民卫生出版社,1992.

[4] 蔡锦方,孙宝国,潘冀清,等. 前足损伤缺损的修复重建[J]. 中华显微外科杂志,1993,16(2):83.

[5] 叶茂,罗晓东,黄均荣,等. 足跟完全性离断再植成功一例[J]. 中华显微外科杂志,1998,21:48.

[6] 威廉斯. 格氏解剖学[M]. 杨琳,高英茂,译. 沈阳:辽宁教育出版社,1999.

[7] 张功林,葛宝丰,王世勇,等. 吻合血管的阔筋膜瓣移植修复跟腱缺损[J]. 中华显微外科杂志,1999,22(2):146.

[8] 钟世镇,徐达传,丁自海. 显微外科临床解剖学[M]. 济南:山东科学技术出版社,2000.

[9] 高建明,徐达传,钟世镇,等. 吻合血管大收肌腱复合组织瓣游离移植修复跟腱缺损的应用解剖[J]. 中国临床解剖学杂志,2000,18(2):102.

[10] 高建明,徐达传,吴水培,等. 吻合膝降血管大收肌腱修复跟腱缺损[J]. 中华显微外科杂志,2000,23(2):256.

[11] 高建明,徐达传,钟世镇,等. 吻合血管的髂胫束游离移植修复跟腱缺损的应用解剖[J]. 中国临床解剖学杂志,2000, 18(2):105.

[12] 蔡锦方,李秉胜,曹学成,等. 足跟再造术长期疗效观察[J]. 中华外科杂志,2001,11:869-871.

[13] 蔡锦方,丁自海,陈中伟. 显微足外科学[M]. 济南:山东科学技术出版社,2002.

[14] 蔡锦方,刘立峰,邹林,等. 复合组织移植治疗创伤性慢性跟骨骨髓炎[J]. 组织工程与重建外科杂志,2006,2(3): 159-160.

[15] 刘立峰,王平山,张军,等.足踝部皮肤软组织缺损的显微外科修复[J].中华显微外科杂志,2007,2:156-158.

[16] 李宗玉,蔡锦方,尹海磊,等.带腓血管蒂的小腿外侧复合瓣逆行修复前足外侧缺损[J].中华显微外科杂志,2010,33(6):454-456.

[17] 崔宜栋,蔡锦方,刘立峰,等.改良腓浅神经营养皮瓣修复前足皮肤软组织缺损[J].中国修复重建外科杂志,2010,24(5):562-565.

[18] 蔡锦方.显微足外科的研究[J].中国矫形外科杂志,2011,19(8):681-682.

[19] 蔡锦方.显微足外科的研究(二)[J].中国矫形外科杂志,2011,19(9):786-787.

[20] 崔宜栋,蔡锦方,刘立峰,等.跟腱裸露创面的修复[J].中国修复重建外科杂志,2011,25(5):565-568.

[21] 彭林,邹林,蔡锦方,等.扩大的逆行腓肠神经营养皮瓣修复足踝部软组织缺损[J].南昌大学学报,2012,52(7):46-48.

[22] 蔡锦方.足外侧纵弓缺失重建的个性化设计[J].中国矫形外科杂志,2013,21(6):531-532.

[23] Taylor G I, Miller GD, Ham FJ. The free vascularized bone graft. A clinical extension of microvascular techniques [J]. Plast Reconstr Surg, 1975, 55(5): 533-544.

[24] Taylor G I, Townsend P. Composite free flap and tendon transfer: an anatomical study and a clinical technique [J]. Br J Plast Surg, 1979, 32(3): 170-183.

[25] Will C A, Washburn S, Caiozzo V, et al. Achilles tendon rupture. A review of the literature comparing surgical versus nonsurgical treatment [J]. Clin Orthop Relat Res, 1986, (207): 156-163.

[26] Lidman D, Nettelblad H, Berggren A, et al. Reconstruction of soft tissue defects including the Achilles tendon with free neurovascular tensor fascia lata flap and fascia lata. Case report [J]. Scand J Plast Reconstr Surg Hand Surg, 1987, 21(2): 213-218.

[27] Wei F C, Chen H C, Chuang C C, et al. Reconstruction of Achilles tendon and calcaneus defects with skin-aponeurosis-bone composite free tissue from the groin region [J]. Plast Reconstr Surg, 1988, 81(4): 579-589.

[28] Fukui A, Inada Y, Sempuku T, et al. Successful replantation of a foot with satisfactory recovery: a case report [J]. J Reconstr Microsurg, 1988, 4(5):387-390.

[29] Inoue T, Tanaka I, Imaik A, et al. Reconstruction of Achilles tendon using vascularised fascia lata with free lateral thigh flap [J]. Br J Plast Surg, 1990, 43(6): 728-731.

[30] Babu V, Chittaranjan S, Abraham G, et al. Single-stage reconstruction of soft-tissue defects including the Achilles tendon using the dorsalis pedis arterialized flap along with the extensor digitorum brevis as bridge graft [J]. Plast Reconstr Surg, 1994, 93(5): 1090-1094.

[31] Cai JF, Cao XC, Liang J. Heel Reconstruction [J]. Plast Reconstr Surg, 1997, 99(2): 448-453.

[32] Haddad J L, Chavez-Abraham V, Carera J, et al. Microsurgical reconstruction of the Achilles tendon with a fascia lata flap [J]. J Reconstr Microsurg, 1997, 13(5): 309-312.

[33] Macionis V. Heel replantation [J]. Br J Plast Surg, 1998, 51(6): 473-475.

[34] Park E H, Mackay D R, Manders E K, et al. Replantation of the midfoot in a child-six-year follow-up with pedobarographic analysis [J]. J Reconstr Microsurg, 1999, 15(5): 337-341.

[35] Michlits W, Gruber S, Windhofer C, et al. Reconstruction of soft tissue defects overlying the Achilles tendon using the super extended abductor hallucis muscle flap [J]. J Trauma, 2008, 65(6): 1459-1462.

[36] Unglaub F, Wolf MB, Dragu A,et al. Reconstruction of a child's forefoot defect using a distally based pedicled medial plantar flap [J]. Arch Orthop Trauma Surg, 2010,130(2): 155-158.

[37] Caravaggi P, Pataky T, Günther M, et al. Dynamics of longitudinal arch support in relation to walking speed: contribution of the plantar aponeurosis [J]. J Anat, 2010, 217(3): 254-261.

[38] Lykoudis E G, Contodimos G V, Ristanis S, et al. One-stage complex Achilles tendon defect reconstruction with an Achilles tendon allograft and a gracilis free flap [J]. Foot Ankle Int, 2010, 31(7):634-638.

[39] Vigneswaran N,H. W. Ng,Y. M. Samuel Ho, et al. An innovative design for reconstruction of plantar heel by split partially overlapping anterolateral thigh flap [J]. Eur J Plast Surg, 2011, 34(5): 403-407.

[40] Li Z, Shang X, Cao X, et al. Surgical Reconstruction of a Severe Crush Injury of the Lateral Part of the Forefoot with Use of a Cross-Leg Osteocutaneous Pedicled Fibular Graft: A Case Report [J]. JBJS Case Connect, 2014, 3(4): e125-e125.

第七章 断肢（指）再植

第一节 治 疗 简 史

因外伤而离断的肢（指）体设法予以再植，恢复原来的外形与功能，自古以来是病人和医生所共同期望的。然而，单纯的软组织缝合和接骨不可能获得成功，只有采用缝合神经并吻合血管重建血液循环的技术才能使断肢（指）再植的理想变为现实。20世纪60年代为我们实现这一目标提供了机遇。

肢体再植的动物实验早在20世纪初就有人尝试（Höfner，1903）并取得短期的成活，以后不少学者也进行了一些探索。我国骨科老前辈王志先于1960年、屠开元于1962年先后开展了动物断肢再植实验研究并取得了成功。在此基础上，1963年1月上海第六人民医院陈中伟、钱允庆、鲍约瑟等为1例前臂远段完全离断的病人采用血管套接法重建血液循环的方法施行断肢再植获得成功并恢复了良好的功能，1963年著文发表于医学杂志并获得国际首肯，这是世界医学史上最早成功的病例报道，为国际再植外科开创了先例，是国际外科史上的一个新飞跃。王澍寰（1964）、Shorey（1965）、Williams（1966）及崔之义、钱允庆、杨铁、天津市人民医院、范国声、徐印坎等先后发表了临床断肢再植成功的报道，吸引医学界极大的关注。从此断肢再植的技术培训及实验研究广为铺开，临床病例不断增加，再植外科从此进入全面发展阶段。在早期，肢体血管修复多数采用肉眼血管套接法及Carrell三定点缝合法重建肢体血液循环。以上方法对于肢体血管口径较粗的修复较方便，但对于血管口径小于1.5mm以下的小血管进行缝合则较为困难，缝合后血管通畅率低，影响断肢（指）再植成活率，进而促使医学界开展对小血管吻合技术的研究。不久出现了放大镜及手术显微镜的应用，精细手术器械和微细缝合针缝线的研制，小血管吻合方法和小血管吻合后抗凝、防凝治疗等的研究逐步深入，为指体再植及术后治疗奠定了基础。1964年王澍寰在放大镜下实施了兔耳再植的动物实验研究，同年为1例儿童右手示指完全离断施行再植成活了两节，开创了应用显微外科技术施行断指再植的先例。上海第六人民医院陈中伟与上海第九人民医院张涤生等合作于1966年在6倍放大镜视野下为离断手指进行再植也获得了成功，继而广州中山医学院附属第一医院、日本Komatsu、Tamai等发表了断指再植成功的报道，使再植外科由大肢体发展到小指体，应用显微外科技术实施断指再植成为现实，从此我国各地又掀起了断指再植的新高潮。解放军第401医院手外科对手掌、腕部、前臂、肘部及肩胛带完全离断者施行再植，术后积极实施康复训练指导，择期未施行任何相关手术而恢复了较好的外形与功能，尤其是对1例一岁半小儿前臂中段被铡刀完全离断施行再植，术后经18年随访再植手的外形及功能与健侧完全相同，手的外在肌及手的内在肌功能获得全部恢复，随访时他已忘却了幼年时遭遇的惨剧。1981年杨克非为1例四肢严重创伤者将其右手异位再植到左前臂，不仅恢复了手外在肌功能，还恢复了手大部内在肌功能。1988年辛畅泰把本应遗弃的小腿异位桥接到前臂缺损段的再植手，恢复了手的良好功能。1991年苗开喜对当时伤情不允许再植的离体断肢采用吻合血管暂时寄养于身体某一部位，待病人情况允许时再回植并恢复了功能。这些断肢再植成功的病例反映出我国断肢再植的发展和提高，也体现了断肢再植的新水平。

20世纪60年代，在肉眼下对手指血管进行吻合的断指再植成活率仅停留在50%左右，进入70年代随着精密的手术显微镜的问世,显微外科手术器械与精细的缝合针线的研制和应用,使显微外科技术获得了发展与提高,尤其断指再植在临床的广泛应用,使断指再植有了突飞猛进的发展,使小血管直径0.5～1.0mm血管吻合长期通畅率有大幅度的提高;对断肢及断指再植术后的病理生理过程的研究和认识不断深化,加上再植技术不断改进,再植术后血管危象的预防及治疗措施的加强,促使断指再植成活率不断提高。70年代断指再植的进步主要表现在再植成活率的提高上,而80年代以后断指再植的进步则主要表现在伤情复杂、再植难度较大的各种特殊类型断指施行再植技术的进步和术后功能康复的提高。小儿手指小血管细,断指再植难度大,程国良于1979年率先施行了幼儿断指再植并对26例45指平均年龄为4.3岁的小儿断指施行再植,成活率为97.8%,经9～15年长期随访研究,按国际手外科联合会断指再植术后功能评定标准进行评定,优良率为100%。2013年雷彦文为1例因剖腹产切开子宫时致小指末节完全离断的新生儿施行断指再植,断指血管口径仅为0.15mm左右,获得了再植成功。1978—1981年程国良对31例34指末节断指施行再植,成活率为94%,首先提出了末节断指适应再植的主张。1991年田万成实施了指尖再植并获得了较高的成活率。拇指旋转撕脱性离断因伤情复杂再植难度大,曾被列为断指再植禁忌证,程国良(1982)对12例这类断指采用血管、神经、肌腱移位的方法施行再植,经3年随访成功率为92%,从而将这类断指改禁忌证为适应证。1980年他把本应遗弃的废指异位再植于前臂残端重建部分手功能获得成功,为再植外科开拓了新思路。1983年程国良等为1例因切纸机伤致双手十指完全离断,除右拇指末端无再植条件外,再植九指全部成活,1986年葛竟等为1例十指完全离断经再植获全部成活。此后十指离断全植全活不断报道,据不完全统计,我国相继已有29家医院共再植33例双手十指离断获全植全活,其中郑州解放军第153医院及北京积水潭医院各再植3例均获全部成活,我国的这一成绩为国际之最。1986年孙雪亮采用微型静脉皮瓣桥接移植为皮肤缺损的断指实施再植获得成功,扩大了断指再植适应证。1989年刘毅对手指多节段离断实施桥接再植获得了成功报道后,2007年谢昌平为1例右手断17段的女青年施行断指桥接再植获全部成活,这又是国际极为罕见的病例报道。

我国断肢(指)再植平面由肩胛带离断到指尖离断的再植;由新生儿到79岁老人的再植;由单指离断到双手十指离断的再植;手指撕脱性离断到手指多节段离断桥接的再植;手指复合组织缺损的再植到断指再植同时施行急症拇手指再造;肢体异位再植到前臂残端及断指异位再植重建部分手功能等,形成了我国断肢(指)再植的技能与特色,在国际上一枝独秀。

20世纪70年代显微外科技术的崛起,使足趾移植拇手指再造进入一个新时代。Buncke,Schuhz在1964年以猴为实验动物,采用足背动脉与桡动脉、后隐静脉外侧终末支与头静脉吻合重建血液循环的方式,施行蹑趾移植的拇指再造,4只成功3只,为临床应用奠定了基础。1966年上海华山医院和中山医院在杨东岳带领下通过人体解剖学研究,在临床采用第2足趾游离移植应用显微外科技术施行拇指再造获得成功,为应用第2趾移植拇指再造做出了里程碑式的贡献。随着显微外科的进步和临床病例增多及经验的积累,在选用足趾移植拇指再造过程中克服了足部血管解剖变异及再造术后血管危象的处理,使足趾组织移植拇指再造技术获得不断发展与提高。1979年张涤生应用第2趾足背皮瓣(包括二者合并)修复手部缺损;程国良(1989)采用带舵样、菱形、瓶样及不规则足背皮瓣的蹑趾及第2趾移植再造拇指;1980年Morrison对拇指皮肤套状撕脱采用蹑趾甲皮瓣移植再造拇指获成功;1979年于仲嘉将第2趾游离后采用人工掌骨及1981年陈中伟采用带第2跖骨固定于桡骨远端,为前臂远端手缺损实施了"再造手"获得成功,为再造外科开拓了新术式;韩来双1990年首先利用自体废弃足趾移植再造拇指的方法为废弃组织利用修复与重建开拓了新思路;侯瑞兴1999年选用第2趾趾甲皮瓣移植治疗手指皮肤套状撕脱提供了新方法。早期足趾组织移植拇指再造大部分采用缝合足背动脉及大隐静脉与受区桡动脉或尺动脉及头静脉吻合重建血液循环,1988年解放军第401医院手外科首先采用吻合趾-指血管重建血液循环的方法对拇指组织缺损进行修复与再造获成功。它具有简化手术操作,克服血管解剖变异,保护肢体重要血管,减轻病人手术痛苦的优点,扩大了足趾移植拇指缺损再造的适应证。笔者在大量足趾移植拇指再造的临床实践中于1995年提出了"不同程度拇指缺损采用不同形式足趾组织移植再造与修复",2002年又提出了"拇指部分缺损修饰性修复与重建"的理念,使足趾组织移植拇指再造与修复获得新的提高,达到了手指缺什么再造修复什么并获得精细专科修复的临床效果,使足组织移植拇指再造与修复获得了自由。

　　断肢(指)再植及足趾移植拇指再造是20世纪70年代发展起来的一门新学科,虽然有了很大的进步,但它仍有进一步改进和提高的必要。就断肢再植论,对再植的适应证掌握不严,再植手术前准备过程抓得不紧从而延长了断肢温缺血时间,修复深静脉不够,神经修复不当,肌肉、肌腱修复失当,术后肢体未做及时必要的切开减压,术后康复指导与治疗不重视等影响肢体再植成功率及功能恢复;似断指再植论,也存在适应证掌握不严,贯穿关节的内固定,肌腱及神经修复马虎,血管吻合数量少,术后过度制动,缺乏功能训练及康复治疗指导等影响再植术后外形与功能;足趾移植拇指再造还存在着为再造而再造现象,手术方案及手术设计欠缜密,部分术者还停留在足趾搬家的状态,缺乏对外形修饰的重视,仍停留在克氏针纵贯固定多关节的弊病,肌腱及神经修复不够重视,术后康复训练跟不上等影响再造术后手指的外形与功能。所以断肢(指)再植与足趾移植拇指再造技术还有待于进一步深化、提高和发展,才能满足人们对我们的期望。

第二节　断肢(指)创伤类型

一、创伤类型

　　造成肢(指)体离断的暴力多种多样,因而也造成不同类型的肢(指)体离断,临床上大致可分为以下几种。

　　(1)切割伤型。因锐利的刀刃造成肢(指)体的切割性离断,常见有家用切菜刀、斧头、农村的铡刀、玻璃断面及各种切割机、切纸机等。这类断肢(指)的特点是:断面整齐,组织挫灭及污染轻。切割伤离断的肢(指)体再植条件最好,再植术中肢(指)体骨骼可不短缩或少量短缩,再植手术时间相应较短,再植术后功能恢复较满意。

　　(2)电锯伤型。电锯伤致肢(指)体离断较为多见。常见电锯有带锯、轮锯等。轮锯中有大轮锯及小型轮锯等。这类断肢(指)的特点是:断面尚整齐,断面组织有一定挫灭但挫灭污染较轻。电锯伤致肢(指)体离断再植条件较好。常因肢(指)体损伤时体位不同可造成横断、斜行及纵行等多种。以横断伤条件较好,斜行及纵行条件较差。带锯及大轮锯的锯片厚度一般为2.5～3mm,锯齿又各向两侧倾斜1mm,因此电锯伤锯缝为4.5～5mm,所以这类断肢(指)已造成4.5～5mm的组织缺损。若肢体横断伤,再植术中经清创肢(指)体两端各短缩1～2mm对肢体长度影响不大,若手指横断伤则指体短缩较明显;若造成斜行或纵行伤则两断面组织挫伤比横断为重,再植条件相对比横断者差。凡电锯离断再植后功能恢复比切割伤差。

　　(3)冲压伤型。致伤机器常有冲压机、冲床及截板机等。这类断肢(指)是发生于两个呈直角的钢面,因钝性剪刀造成的离断。冲压伤断肢(指)的特点:断面比较整,污染较轻,但两断面软组织挫伤较重且范围广;另一方面因冲压离断的程度与冲床的模具及冲压速度有关。凡冲压模具呈锐性且是空心的,速度快,则肢(指)体损伤程度较轻,具有较好的再植条件;若冲压模具呈钝性且是实心的,不论速度快慢,指体挤压挫伤程度较重,甚至造成两侧皮肤脱套或挫灭,再植条件较差。因冲压伤致肢(指)体离断凡有再植条件者,清创时两侧软组织切除较多,因此造成肢(指)体骨短缩较多,尤其是断指,术前应向病人说明。冲压伤肢(指)体再植术后功能恢复同电锯伤。

　　(4)压砸挤压伤型。致伤原因多种多样,为机械性外伤、乱石砸伤、绞面机压面机及交通事故伤等。因压砸伤造成肢(指)体离断伤常伴多发骨折,血管、神经、肌肉肌腱及皮肤挫伤重,全身情况差,多伴休克发生。所以急诊来院时以救治全身情况为主,当病人情况稳定后方可考虑是否施行再植。这类伤肢(指)常有部分软组织相连,有的挫伤重,有的挫伤轻,应视伤情决定是否具有再植条件。单指压砸性离断指体一般挫伤重,无再植条件;而多指压砸伤尚有部分指体挫伤轻,可利用该指做移位再植,以恢复重要指体功能。这类断肢(指)再植后功能恢复一般恢复较差。

(5)撕脱伤型。病人常因违章操作,肢体被卷入传送带或远端肢(指)体连同袖裤或手套等被缠入快速旋转的机器而撕脱离断。这类断肢(指)伤情复杂,断肢(指)的特点:①肢(指)体各种组织断端不在同一平面;②血管、神经、肌腱均从近端或远端撕脱而抽出,血管呈缎带状,神经呈鼠尾状,肌腱均在肌肉肌腱交界处撕裂;③皮肤均有不同程度撕脱,严重者呈瓣状或套状撕脱;④拇指离断者大多数发生于左侧,离断平面多在掌指关节附近;⑤手指多发性撕脱性离断者,大部分丧失再植条件。这类断肢(指)再植条件差,除拇指外,再植后功能恢复较差。

(6)其他。手指离断除上述损伤外还有三角皮带轮、炸伤、电刨、切削机、脱粒机、粉碎机、碎纸机及动物咬伤离断等。应视各种伤情、病人全身情况、肢(指)体条件全面衡量,凡被动物(人)咬断者原则上应放弃再植。

二、离断性质

肢(指)体离断可分完全性和不完全性离断两大类。

(一)完全性离断

肢(指)体远侧部分完全与肢体或伤手分离,无任何组织相连或只有少量挫灭组织相连,清创时必须将这部分组织切除,称完全性离断。这类断肢(指)远端已失活,凡有再植条件者再植时仍需做骨短缩。若肢(指)体远端较完整,无明显挫伤及多发骨折,预计再植后能恢复一定功能且有再植要求者,可予以再植。

(二)不完全性离断

肢(指)体外伤后大部分组织均已离断,仅有少量皮肤或其他组织与近端肢(指)体相连,不吻合血管不能成活者称不完全性离断。由于这类断肢(指)尚有部分组织相连,再植时或再植后对指体的成活与功能均有一定影响,因此不完全性离断又可分为下列几种情况。

1. 有皮蒂相连

(1)皮蒂内无任何可见血管相连,肢(指)体苍白,再植时需吻接动、静脉者。

(2)皮蒂内有可见的静脉相连,但无动脉供血,肢(指)体略呈淡灰色,瘪、有毛细血管回充盈现象,但速度缓慢,再植时需吻接动脉才能成活者。

(3)皮蒂内只有动脉相连,无明显静脉回流,肢(指)体呈暗紫色,远端肢(指)体腹张力增高,切开后先流出暗紫色血液,以后流出鲜红色血液,此时肢(指)体由紫色转为淡红色,再植时需吻接静脉才能成活。

2. 有神经相连　肢(指)体致伤后其他组织均已离断,仅有神经相连并有一定挫伤,再植时需吻接动脉、静脉及肌腱,神经大部不需修复,再植术后易发生动脉痉挛,再植成活后感觉或运动功能恢复尚好。

3. 有肌肉或肌腱相连　肢(指)体外伤后除部分伸、屈肌肌肉或肌腱相连外,其余组织均离断。再植时需吻接动脉、静脉、神经,仅修复部分或不需修复肌肉肌腱者,这类断肢(指)再植后功能恢复较好。

除上述情况外,还有上述组织的混合相连,但不吻血管肢(指)体难以成活者均列入不完全性离断。

三、年龄

肢(指)外伤性离断,绝大部分发生于青壮年,这与青壮年频繁地参加生产劳动有关。从大量肢(指)体离断伤中我们观察到,年龄对再植的需求及功能恢复是有差别的。

(1)青年。青年有朝气、爱美,这是他们的特点,尤其是女青年。但他们缺乏经验,工作较冒失,造成外伤的机会较多,一旦造成肢(指)离断,心理上会造成较大创伤,甚至影响其婚恋。所以对青年应理解他们的心情,凡有再植条件者应设法予以再植。

（2）小儿。由于小儿处在生长发育阶段,他们对创伤有较强的再生及修复能力,所以对于小儿断肢（指）应抱积极的态度予以再植,以免给他们带来终身残疾。从再植术后随访中发现,小儿断肢（指）成活后能毫无顾忌地应用伤肢（指）,且适应能力较强,所以功能恢复多较成人为优。因此,小儿断肢（指）凡有条件者均应予以再植。

（3）老人。老年人肢（指）体离断机会较少。老年人多具有不同程度的器质性疾病,不宜接受长时间的手术,术后用药也应慎重,术后长期制动对关节功能恢复不利。所以,对 60 岁以上老人的断肢（指）是否再植应慎重选择。60 岁以上的老人,除肢体远端及拇指离断以外,高位肢体及其他单指离断一般不考虑再植。对 60～65 岁左右的老人,体质较好,无器质性疾病,凡远位肢体、拇指或多指离断,条件较好者应根据老人的要求,可以考虑予以再植。

四、离断平面

大量临床病例证实,凡正规实施断肢（指）再植成活后肢（指）体功能恢复与离断平面有关,离断平面越高再植后功能越差,反之离断平面越低再植术后功能越好。这与神经修后功能恢复有密切关系。

显微外科应用于断指再植以来,对手指不同平面离断是否适应再植的认识随着时代的变迁、技术的进步和方法的改进而有不断变化和提高。20 世纪 80 年代初,不少学者仅主张再植近侧指间关节以近的断指,对其以远者不主张再植。而新近则认为近侧指间关节及其以近断指再植后的功能不如中节中段以远。理由是,近侧指间关节及近节手指离断再植后因指骨固定及关节融合,Ⅱ区屈指肌腱缝合及制动易发生肌腱粘连;而中节中段以远的断指,因近侧指间关节、中央腱及指浅屈肌腱均未受损伤,即使远侧指间关节做融合及伸、屈指肌腱修复后发生粘连,对再植指功能影响不大。以后不少学者掌握了 0.3mm 小血管吻合技术,把断指再植的平面由末节基部向远端延伸,直达末节中段甚至达指尖。作者通过大量断指再植病例及术后随访的体会是,经正规的断指再植术后功能恢复,离断平面越近功能越差,离断平面越远功能越好。

五、再植的时限、地区与季节

肢（指）体离断后软组织能够耐受缺血的时限是多少？到目前尚无一个确切的定论,在临床上也没有一种可靠的方法来测定肢（指）体再植后能否成活及功能恢复程度的测定指标。根据病理形态学的观察,在通常情况下肌肉离体 6 小时以内组织呈轻度变性,8 小时以内呈中度变性,10 小时以后呈重度变性。因此,不难理解随着缺血时间的延长,肢（指）体再植成活率逐渐减低、功能恢复较差的道理。所以在通常情况下,断肢再植手术应是分秒必争的,应争取在肌肉组织尚未变性或仅轻度变性前重建血液循环,不至于造成不良后果。凡温缺血时间超过 10 小时的高位肢体离断应放弃再植。

指体组织仅为皮肤、细小血管及神经、肌腱、骨骼等,这些组织对缺血缺氧有较强的耐受性,其再植时限也可相对延长。如果指体经正规冷藏保存可以减慢组织变性,为再植成活创造有利条件。作者认为在通常情况下,指体离断后虽未经冷藏,到达医院后及时冷藏保存,争取在 24 小时内重建血液循环,断指是可以再植成活的,成活后指体的外形、功能影响不大。如果指体离断后立即予以冷藏保存,断指的耐受缺血缺氧时间还能延长,甚至可达 40 小时。当然随着缺血时间延长,其成活率必将逐渐下降,功能也将受到影响。

地区及季节的变化对断肢（指）温缺血时间是有影响的。在寒冷季节或地区,离体组织变性较慢,以延长肢（指）体耐受温缺血时限。相反,在盛夏季节或炎热地区,离体组织变性较快,必然影响耐受温缺血的时限。所以在炎热季或地区,肢（指）体离断后应争取尽早冷藏,并尽快施行再植手术,否则随着温缺血时间延长,当组织发生不可逆变性时,就难以再植成活,即使再植成活功能也极差。

第三节　急救处理和离断肢（指）体保存

一、断肢离断的急救处理与保存

（一）完全性离断急救处理及断肢保存

各种原因致完全性肢体离断，病人往往发生创伤性休克及局部大出血，在旁人员应立即把伤员扶至平卧位并通知医护人员来现场急救。与此同时，在旁人员或医护人员用右手拇指指腹紧压伤侧腹股沟处股动脉或腋部的腋动脉、肱动脉以减少肢体出血，立即寻找并把多层干净纱布、棉絮、毛巾、衣布类等软织物超面积压迫伤肢近侧断面，用绷带或布条加压缠绕包扎以阻止断面出血，必要时也可用止血带、橡胶带或软皮管等于断面近端缠绕肢体止血并记录时间。离体断肢用干净敷料、布单包裹，有关人员立即通知120急救中心。

断肢保存：离体断肢用干净敷料、布单包裹。外伤若发生于春、冬季节或寒冷地带，断肢一般不需要冷藏；若发生于夏季或炎热地带，预计送达医院时间较长者，有条件时应冷藏保存。方法：用多层敷料或布单包裹断肢后，放入不漏气的塑料袋内，紧扎袋口，放入装有碎冰块的容器中，再用碎冰块覆盖装有断肢的塑料袋，与病人一起送达医院。到达医院后因种种原因暂不能立即实施断肢再植时，将包裹的断肢置冰箱内冷藏。

（二）不完全性离断急救处理及断肢保存

不完全性离断伤的伤员因伤肢相连，急救及局部处理同上，也不存在肢体保存的特殊处理。但运送过程有别，伤员经抗休克及局部加压包扎止血后，取长夹板或木条置伤肢远近端两侧，用绷带或布条做多段捆扎固定，防止肢体异常活动再运送。

二、断指离断的急救处理与保存

（一）完全性离断急救处理及断指保存

各种原因致手指完全性离断因伤情不同，可发生单指、多指及一侧或双侧。凡发生一侧单指或多指完全性离断，伤员一般情况尚可，个别伤员有短时晕厥现象或轻度休克发生，片刻后就能好转，在旁人员应立即扶其安坐并通知医护人员来现场处理。伤手断面一般都有活动性出血，可用干净纱布、药棉等软织物超面积压迫伤手近侧断面，用绷带或布条加压缠绕包扎以阻止断面出血。

断指保存：离体断指用干净纱布、敷料包裹。外伤若发生于春、冬季节或寒冷地带，断指一般不需要冷藏；若发生于夏季或炎热地带，预计送达医院时间较长者，有条件时应做冷藏保存。方法：用多层纱布或敷料包裹断指后，放入不漏气的小塑料袋内，紧扎袋口，放入装有碎冰块的容器中并使碎冰块覆盖装有断指的塑料袋与病人一起运送达医院（图7-1）。到达医院后因种种原因暂不能立即实施断指再植时，将包裹的断指置冰箱内冷藏。指体离断后若在运送途中未经冷藏，到达医院后方行冷藏，温缺血时间超过24小时再植者，大多数指体通血后呈蜡白色，无毛细血管回充盈现象，指体肿胀，指腹张力高，指端侧方切开仍可见活跃

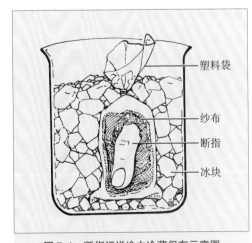

塑料袋

纱布

断指

冰块

图7-1　断指运送途中冷藏保存示意图

出血,说明血液循环存在,经 1~3 天后指体渐渐呈樱桃红色,多数断指可出现毛细血管回充盈现象,这类断指成活后会脱落一层角化层,感觉功能恢复较差。

(二)不完全性离断伤

伤员的伤指相连,急救处理同上,也不存在指体保存的特殊处理。伤手局部采用上述加压包扎止血后送医院。

这里需特别指出一点,冰箱内冷藏的断指只能置于 4℃ 的低温层内,绝不能置于冰冻层内。如果把断指置于冰冻层内,指体在冷却过程中组织细胞内水分结晶并膨胀,致细胞膜破裂,导致细胞死亡。结果会使指体变成一个冰冻块,复温后经再植,虽一时也能通血,大部分断指难以再植成活。

造成肢(指)体离断伤原因多种多样,肢体离断伤可发生一肢、两肢、三肢甚至四肢,也可发生一肢多断;指体离断伤可发生一侧或两侧,单指、多指甚至双侧十指或多节离断。也可在断肢同时发生断指,在发生肢(指)体离断伤同时伴其他组织器官损伤等。因此在急救处理过程中要全面检查综合考虑,不能顾此失彼,延误或影响生命及其他重要组织器官的急救处理,生命与肢体相比生命是第一位的。

第四节　断肢(指)再植适应证

一、断肢再植适应证

(一)全身情况

因致伤原因不同,肢体离断后全身情况也各不相同。上肢肩部撕脱性离断,下肢膝部以上离断以及爆炸性离断,伤情往往较重,常伴其他组织及器官损伤并有大出血及严重休克发生;上臂、肘部、前臂近端及小腿上端离断者也常伴有大出血及休克发生;前臂中远端及小腿中下端离断者,一般全身情况尚可并有轻度休克发生。肢体离断伤病人入院时或手术前均需积极抗休克治疗并及时做术前准备,待全身情况稳定后方可实施手术。

(二)肢体条件

肢体远近两端无明显挫伤及多发骨折,血管、神经、肌腱无撕脱,预计再植后能恢复一定功能者,在温缺血时间内应予以再植。若病人全身情况不允许,伴有其他组织及器官损伤,肢体严重挫灭、撕脱伴多发骨折,血管、神经、肌腱(肉)长段撕脱挫灭,温缺血时间较长,即使经长段骨缩短,预计再植后无功能者,应放弃再植。

(三)温缺血时限

肢体离断后由于远端肢体有较丰富的肌肉,长时间肌肉组织因缺血缺氧将发生组织变性。当肌肉组织尚未发生变性或发生轻度变性前重建血供,组织将起死回生;若已发生中度或重度变性即使重建血供,肌肉将发生明显水肿,继发组织间压力明显增高,若不及时采取有效措施,肌肉将发生变性呈玻璃样变,甚至发生坏死而丧失功能。所以在通常情况下凡有再植条件者力争在离断后温缺血 7 小时以内重建血液循环;若断肢经低温保存,尚可延长温缺血时间,但不宜超过 9 小时。肢体离断部位越低,相应温缺血时间也可延长。凡高位肢体离断虽经低温保存,预计重建血液循环后已明显超过温缺血时限者,也应放弃再植。

手指无肌肉组织仅为皮肤、肌腱、骨骼及神经,这些组织对缺血缺氧耐受性较强,组织变性较慢。手指离断后经及时冷藏保存,争取在 24 小时内重建血液循环,均可实施再植。笔者曾遇 1 例双手十指完全离断者,伤后在运送过程中断指经及时正规冷藏,到达医院后又经冰箱冷藏保存,右手小指缺血 30 小时重建血液循环,指体立即红润并出现毛细血管回充盈现象,再植成活10年后随访外形、功能与较早再植断指一样,说明断指经及时冷藏保存,即使在30小时以内也能再植成活。

二、断指再植适应证

断指是否适应再植,随着时代发展与医疗技术的进步而有不断认识和提高。在显微外科技术应用于断指再植之前,用肉眼对手指血管进行缝合成活率仅在30％左右。随着显微外科技术的发展,手术显微镜和显微外科手术器械及缝合针线的应用,使断指再植进入了一个新时代,使断指再植成活率大大提高。20世纪80年代初,不少学者认为中节中段以远断指难以再植成活而不主张再植。进入90年代,不仅成人的末节断指可以再植成活,而且小儿的末节断指也能再植成活,成活率可达90％,成活后指体的外形与功能均较满意。1981年笔者在对末节手指血管神经做镜下解剖研究的基础上,施行了末节断指再植,成活率达96％,提出末节断指适应再植的主张。以后田万成又提出了指尖离断再植的主张。拇指旋转撕脱性离断造成血管、神经、肌腱从近端抽出较长,不少学者认为这是无法再植的,从而把它列入断指再植禁忌证。随着再植技术的改进,1982年笔者应用邻指血管、神经、肌腱移位的方法施行再植获得成功,使过去视为无法再植的拇指,经再植后基本保存了原拇指的外形与功能;过去对手指多节段离断也是望而生畏,现在却可以把它互相串接起来获得再植成活,并恢复了一定功能。由此说明,对断指再植适应证,应在不断发展的基础上有新的认识和提高,预计今后还将有新的认识和提高。

断指再植适应证应与断指再植的目的相统一。手指离断后通过再植,使病员恢复一个完整的有功能的手指是我们再植的目的,而不是为再植而再植。为此,对断指再植的适应证应有一个较完整的认识。笔者认为,60岁以内,因各种原因致伤,手指离断于末节基部以近的完全性断指,或不吻合血管不能成活的不完全性断指,只要指体结构完整,远近两端无明显挫伤及多发性骨折,凡要求者均适应再植。

(一)全身情况

手指外伤性离断全身情况一般尚可,仅多指压砸性、双手多指及伴有其他组织或器官损伤离断的病人可发生创伤性休克,入院后应积极实施抗休克治疗,待病人全身情况稳定后根据伤情实施断指再植术。

(二)指体条件

指体远近两端无明显挫伤及多发骨折,血管、神经、肌腱无撕脱,预计再植后能恢复一定功能者可予以再植。若病人全身情况不允许,伴有其他组织及器官损伤且有器质性疾病,指体严重挫灭伴多发骨折,血管、神经、肌腱长段撕脱挫灭,温缺血时间较长,预计再植后无指体长度及功能者,应放弃再植。手指仅为皮肤、肌腱、骨骼及神经,这些组织对缺血缺氧耐受性较强,组织变性较慢,手指离断后经及时冷藏保存,争取在24小时内重建血液循环均可实施再植。

(三)指别

1. 拇指　拇指占手功能的40％,一旦造成缺损,手的对捏功能完全丧失。所以当拇指外伤性离断后,只要指体较完整,无明显挫伤,应尽量予以再植。即使指体有轻度挫伤或部分血管缺损,可采用血管移植、移位的方法实施再植。拇指于指间关节处离断或末节基部甚至末节中段离断,凡有再植条件者应予以再植,以保全拇指长度与功能。拇指离断同时伴有其他手指离断者,若拇指已挫灭丧失再植条件,可将其他有再植条件的断指做移位再植,以重建拇指功能,必要时也可在急症做足趾移植拇指再造。

2. 示、中、环指　这三个手指与拇指相对来完成手的捏握功能,起着稳定、准确、协调的重要作用。如果缺少其中之一,就会丧失手功能的完整性,使持物不稳、捏握减弱、协调能力减退。所以,当以上三个手指或其中1～2个手指离断时,凡有再植条件者均应予以再植。若在离断的手指中有1个挫灭,应再植或移位再植重要手指以利外形与功能。离断于中节中段至末节基部的断指应按以上原则做原位再植或移位再植。三指离断,指体均已挫灭,残端缝合后又无功能长度者,根据残存小指功能及病员要求,必要时也可在急症做第2足趾移植手指再造。

3. 小指　大部分学者认为,单个小指离断无再植意义,因此很少主张再植。笔者刚开始做断指再植时为了满足病员要求,对单个小指离断也予以再植。在术后的随访中发现,凡从近侧指间关节以近离断再植成活的小指,始终不能参与手的功能活动,小指总是翘着,常使同侧肢体发生萎缩。笔者曾为1例小指近节不完全离断者施行了再植,成活后恢复了原工作,由于这一小指功能不灵,影响其他手指操作,结果再一次造成严重手外伤。为此作者认为,小指离断,除个别为适应职业的需要与美观外,再植应慎重。然而,对于多指离断同时伴小指离断者应予以再植,理由是多指离断再植后,诸指功能大致相似,再植小指有利于外形及协调功能。对于小儿单个小指离断,应根据条件尽量予以再植。

三、断肢(指)再植禁忌证

因外伤致肢(指)体离断遇到以下几种情况者,不宜再植。

(1) 肢(指)体离断,同时伴其他组织或器官严重损伤并危及生命者。

(2) 患有全身性疾病,不允许长时间手术,或病员有出血倾向者。

(3) 肢(指)体远近端有多发性骨折及软组织严重挫伤,血管床严重破坏,血管、神经、肌肉或肌腱从远近端撕脱较长并挫伤严重,预计再植成后无功能者。

(4) 肢(指)体经刺激性液体浸泡时间较长者。

(5) 断肢(指)发生于夏季或高温地区,送达医院时间较长,未经冷藏或超温缺血时限,尤其是高位肢体离断者。

(6) 下肢离断,虽有再植条件但肢体短缩超过6cm以上,预计再植术后功能不佳者。

(7) 精神异常,本人无再植要求者。

第五节　断肢(指)再植手术步骤

一、断肢再植手术步骤

有再植技术条件的医疗单位遇适应断肢再植者,应及时组织技术人员,制订再植手术方案,分秒必争地展开断肢再植术前准备,减少术前病人在病区不必要的时间停留;手术者应立即对离体断肢实施清创术,以减少断肢温缺血时间。

(一)麻醉

应根据病人全身情况、年龄、伤情、离断部位,酌情选用不同麻醉方法,麻醉者要果断采取有效措施,尽快实施麻醉,以减少肢体温缺血时间。凡高位肢体离断、老人及小儿以选全身麻醉为宜。

(二)再植方法

1. 清创　清创术是一切开放性损伤的处理基础,认真细致地清创,不仅清除被污染挫灭的组织,为减少术后感染,防止粘连,早日建立侧肢循环,促进术后功能练习的重要手术步骤,同时也是使术者全面了解伤情以利制订再植方案的一个重要手术步骤。完全性断肢,为减少温缺血时间,应分两个手术组先后或同时进行清创;对有挫灭的软组织相连者,再植清创前应切断挫灭的软组织,按完全性断肢清创;对不完全性离断,仅由一个手术组进行清创再植。

(1) 断肢洗刷。一般用无菌肥皂液或皮肤清洁剂超范围洗刷肢体皮肤并用大量外用盐水冲洗,连续三遍后擦干皮肤,再用皮肤消毒液消毒创面常规铺单。

(2) 清创术。先对知名血管、神经做标记后,由表入里、由浅入深按组织层次循序进行清创。先沿皮缘切除 2~3mm 皮肤及皮下组织,切除一切污染挫灭组织及一层挫伤肌肉肌腱断面,最后对骨断端做清创。然后对断面再次用皮肤消毒液及 $3\% H_2O_2$ 清洗,再用大量生理盐水冲洗,擦干,更换敷料。远近两端清创术要求在 30 分钟内完成。

2. 骨支架形成 根据断肢条件及血管、神经、肌肉及肌腱损伤情况做相应骨缩短,可减低上述组织修复的张力以利重建功能。上肢骨短缩不受长度限制,但也应以重建并恢复功能为原则。下肢骨短缩以不超过 6cm 为限。术中应采用简单、快速、牢固为原则的各种内固定材料与方法。如上臂采用髓内针并钢丝十字内固定(图 7-2);前臂采用钢板加髓内针内固定(图 7-3);腕部采用交叉克氏针内固定(图 7-4);掌部采用克氏针纵向内固定(图 7-5)等,以建立牢固的骨支架。骨内固定要求术者在 30 分钟内完成操作。下肢骨支架形成可参照上肢内固定方法实施,要求快速、牢固为原则。

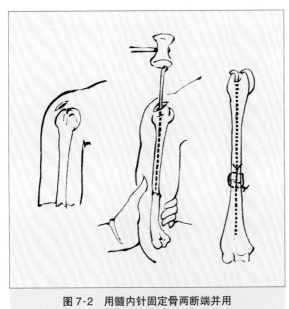

图 7-2 用髓内针固定骨两断端并用
钢丝十字内固定以防分离

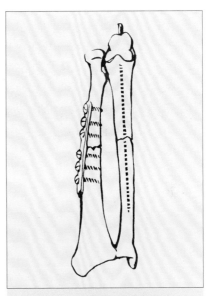

图 7-3 桡骨用钢板螺钉固定
尺骨用髓内针固定

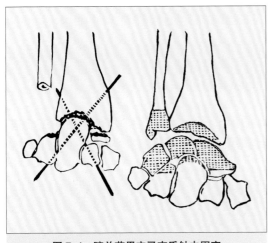

图 7-4 腕关节用交叉克氏针内固定

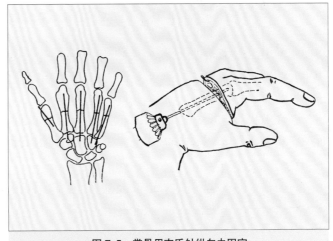

图 7-5 掌骨用克氏针纵向内固定

3. 修复软组织床及重建组织结构连续性 在完成骨支架固定后,应及时准确缝合骨膜,先修复伸侧肌(腱)群,后修复屈侧肌群(腱),使肌张力调节于正常位(休息位)。上述操作要求在 1 小时内完成。

4. 修复神经 肢体经骨缩短及神经清创,使神经两断端为正常神经束时,在镜下对上肢的正中、尺、桡神经及下肢的坐骨、股、胫后、腓总神经,在神经滋养血管及神经相应轴束对准时做外膜缝合 6～8 针为宜(图 7-6)。神经缝合时神经干应以无张力为原则,争取在 30 分钟内完成操作。

5. **重建血液循环** 血液循环重建应在放大镜或手术显微镜下进行,根据肢体离断部位决定血管修复原则与数量,在温缺血时间内按以下顺序修复血管。先修复静脉。上臂及前臂离断,先修复1～2条深静脉,再修复1～2条浅静脉;腕、掌部离断,以修复2～3条浅静脉为主。后修复动脉。上臂离断仅修复1条肱动脉;前臂及腕部离断,挠、尺动脉均应修复;掌部离断修复掌深、浅弓或3条以上指总动脉。

下肢离断血液循环重建类同。

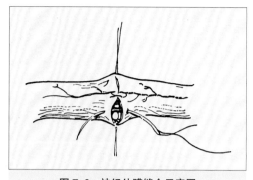

图7-6 神经外膜缝合示意图

再植术中若温缺血时限已到期,为尽早恢复血供,在备血充分条件下可先缝接一条伴行(深)静脉再缝接一条动脉,断肢通血后,再迅速修复其他动静脉。神经修复及血液循环重建要求在2小时内完成操作。

6. **缝合皮肤及预防性深筋膜切开减压** 凡上臂及小腿近段以近肢体离断,由于离断平面以远有丰富的肌肉组织,经长时间缺血,再植术后一旦通血,远端肌肉细胞通透性增加,导致肌肉组织水肿致筋膜间隙内压力增高,出现肢体明显肿胀,若不及时切开减压,将引起离断平面以远筋膜间隙综合征发生并易继发急性肾衰竭。为预防上述并发症发生,应于上臂、前臂、股部、小腿内外侧做深筋膜下切开减压(图7-7)。

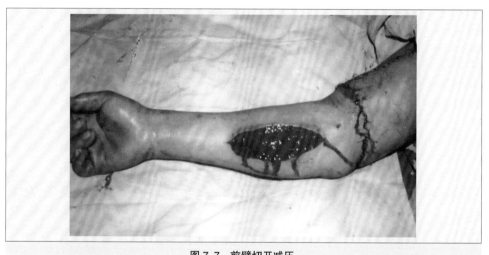

图7-7 前臂切开减压

缝合皮肤及切开减压操作在30分钟内完成。断面皮肤经清创及必要修整可直接缝合;若血管、神经行经段及深部组织外露处无正常皮肤覆盖时,可做局部皮瓣转移覆盖;其他部位皮肤缺损处,可用皮片移植覆盖。

按上述速度施行断肢再植手术操作时间为4.5～5.0小时,手术者若操作熟练,与助手间配合得当,手术操作时间还能缩短。

(三)术后处理

术后病人应安置在空气新鲜、安静、整洁的病房内休息治疗,使室温保持在25℃左右。肢体抬高与心脏平面一致。局部用侧照灯照明,以便观察血液循环。病区内禁止吸烟。医护人员每间隔0.5～1小时巡视并及时记录肢体血液循环变化。

术后治疗原则:防凝;解痉止痛;抗生素及康复治疗。术后一旦发生血管危象,应积极寻找原因,立即实施解痉止痛及保温措施。若经上述保守治疗仍无效,应及时手术探查,找出原因重新建立肢体血液循环。断肢再植成活后应及时制订功能康复训练计划,尽早实施主被动功能练习、物理及职业治疗,以利尽早恢复肢体功能。

这里需特别提醒医护人员及职业治疗师,断肢再植术后病人的康复训练需遵守以下原则:肢体离断平面在神经肌支以近,术后康复训练以被动练习为主,主动练习为辅;肢体离断平面在神经肌支以远,术后康复训练以主动练习为主,被动练习为辅。术后酌情辅以物理治疗及后续的职业治疗(图7-8、图7-9、图7-10、图7-11、图7-12、图7-13、图7-14)。

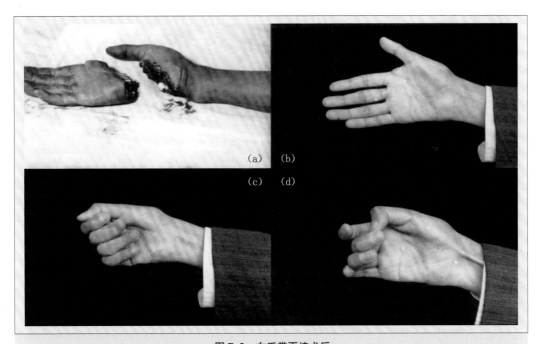

图7-8 右手掌再植术后
(a)中年男性,右手掌因电锯伤致完全离断 (b)、(c)、(d)经再植成活术后2年随访所示外形与功能

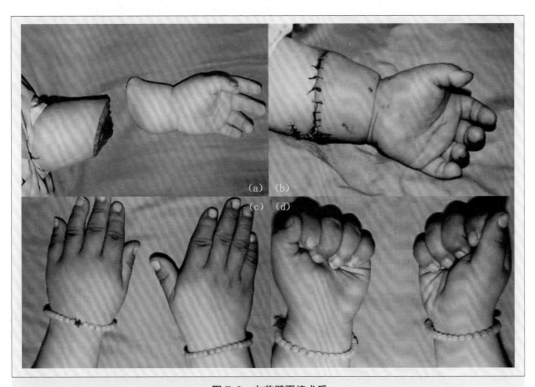

图7-9 左前臂再植术后
(a)1岁半男孩,左前臂中下段因铡刀完全离断 (b)经再植缺血7小时重建血液循环成活
(c)、(d)术后1年半随访,左手功能完全诙复并恢复手内在肌功能

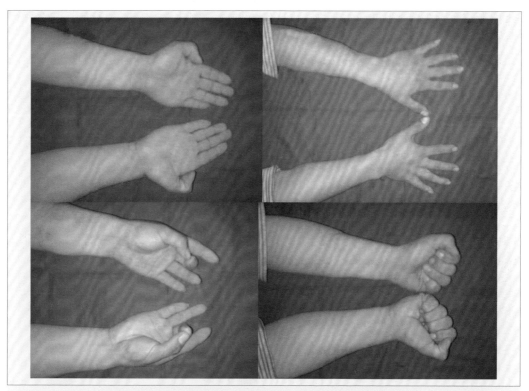

图 7-10　左前臂再植术后 18 年随访左手功能完全恢复(续图 7-9)

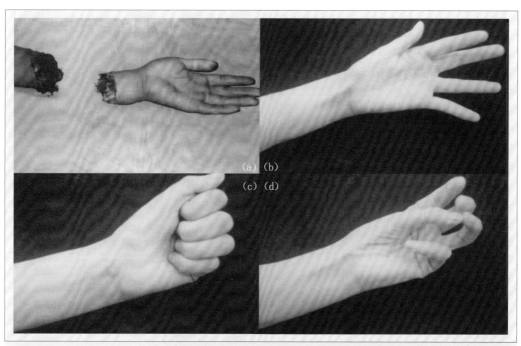

(a)　(b)
(c)　(d)

图 7-11　左前臂再植后左手功能恢复手内在肌功能大部恢复
(a)青年女性,左前臂下段电锯伤致完全离断
(b)、(c)、(d)经再植缺血 8 小时成活,术后 2 年随访,左手功能完全恢复,手内在肌功能大部恢复

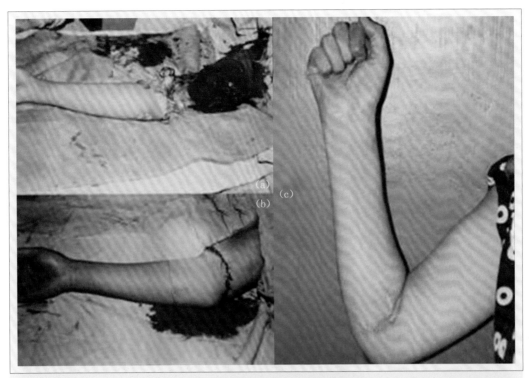

图 7-12　右臂再植术后右手功能的恢复

(a)中年女性右肘上电锯伤完全离断　(b)经再植缺血 7 小时成活

(c)术后 2 年经随访,右手功能完全恢复,手内在肌功能大部恢复

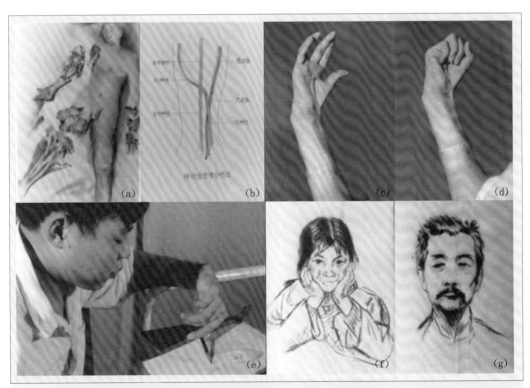

图 7-13　右前臂远端将移位再植至左前臂近端

(a)青年男性战士,因车祸致四肢严重离断伤　(b)将右前臂远端移位再植至左前臂近端所示血管神经修复示意图　(c)、(d)、(e)经再植成活,术后 3 年随访,左手及手内在肌功能大部恢复,他爱好绘画[(f)、(g)](本资料由杨克非教授提供,特此感谢)

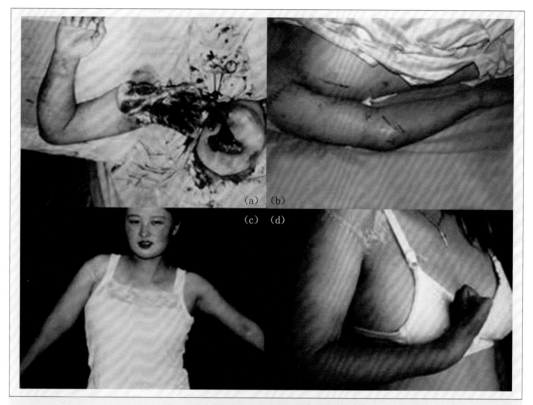

图 7-14 右肩胛部完全撕脱离断的再植术后
(a)青年女性,右肩胛部完全撕脱离断 (b)经再植缺血 6 小时成活
(c)、(d)术后 3 年随访,右肩外展 50°,恢复伸、屈肘及屈腕屈拇屈指功能,伸腕伸指伸拇及手内在肌功能未恢复

二、断指再植手术步骤

(一)断指再植麻醉

手指外伤性离断发生率明显高于肢体离断,要求再植的群体差异大,伤情多种多样,所以断指再植的麻醉应根据不同年龄、不同伤情采用不同的麻醉方法。成人单侧及 1～2 个断指再植常采用臂丛神经阻滞麻醉;若单侧多指离断再植因手术时间长可根据医院麻醉技术状况而定,必要时采用全身麻醉;小儿断指再植以全身麻醉为宜;60 岁以上老人应根病人健康状况及伤情灵活掌握;双侧多指离断及多段离断再植宜全身麻醉为妥。臂丛神经阻滞麻醉有腋路法及肌间沟法两种,局麻药中若适当配伍地塞米松及罂粟碱,有延长麻醉阻滞时间并预防术后血管痉挛发生的效果。

(二)断指再植方法

断指再植有顺行法及逆行法两种,临床常采用顺行法再植。现以顺行法再植为例陈述再植方法。

(1)远、近端清创。断指洗刷及皮肤创面消毒,同断肢再植术。由于手指小,血管神经细,为寻找并保护上述组织,清创前应先对两断端血管、神经做标记,再按顺序、按层次于镜下清创。手指指背静脉有一定走向规律:①偏离中线;②由分散→集中→分散→集中→分散→集中;③静脉呈网状相连(图 7-15)。只要掌握手指指背静脉走向规律,远近两端指背静脉寻找及标记就容易多了;指固有动脉及神经也有一定走向规律:指固有动脉位于神经的外背侧,指固有神经位于动脉的内掌侧;拇指、示指尺侧指动脉较粗,桡侧较细;小指桡侧动脉较粗,尺侧较细;中、环指桡、尺侧指动脉粗细无明显差别。术者清创时可按上述解剖规律先对两断端静脉、动脉及神经做标记并清创,断指清创宜在手术显微镜下按图 7-16 方法及顺序进行。

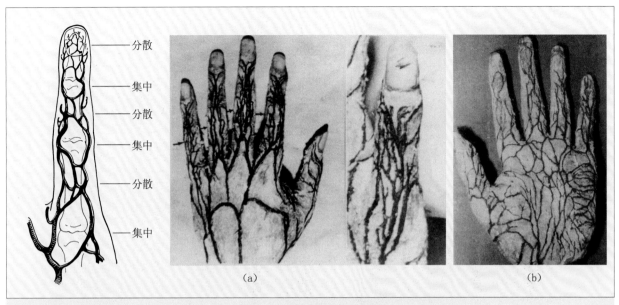

图 7-15 指背静脉走向规律

(a)由分散→集中→分散→集中→分散→集中　(b)指背静脉偏离中线

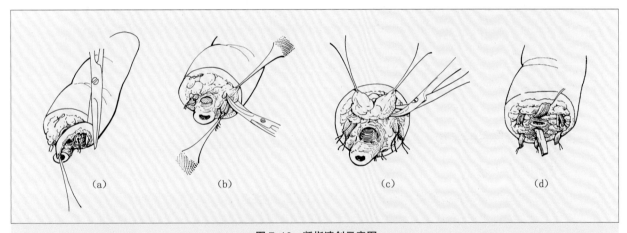

图 7-16 断指清创示意图

(a)用眼科组织剪在肉眼下紧贴真皮下剪除皮缘1~2mm　(b)以一侧血管神经束为中心向周围及对侧扩大清创范围
(c)切除一层厚1~2mm挫灭及污染的组织　(d)清创结束断端成为健康的创面,标记的血管、神经、肌腱均露于断面

（2）指骨内固定。断指在清创术中,可根据不同伤情,在两骨断端做适当骨缩短行内固定,要求血管、神经、肌腱能在无张力下缝合为原则,一般骨总缩短约5mm左右。断指再植指骨内固定大部分采用不贯穿关节的单枚斜向或交叉克氏针固定,也可采用钢丝十字内固定。上述内固定方法以利术中肌腱张力的调节及术后功能练习。为此,应积极提倡采用不贯穿关节的内固定,尽量避免克氏针纵向内固定(图7-17)。第2~5指于掌指关节离断时宜行关节成形术,禁做关节融合术;拇指于掌指关节及第2~5指于指间关节离断者宜行关节融合术。

（3）修复伸、屈指肌腱。修复肌腱时宜选用3-0无创尼龙单线缝合。先修复伸指肌腱后修复屈指肌腱,使肌腱张力调节于休息位。

伸指肌腱修复要领:手指近节离断-拇指修复拇长伸肌腱,手指修复中央腱及两侧腱束;指间关节离断-关节做融合,仅修复两侧腱束;手指中节离断仅修复侧腱束;远侧指间关节离断仅做关节融合术,不需修复肌腱。

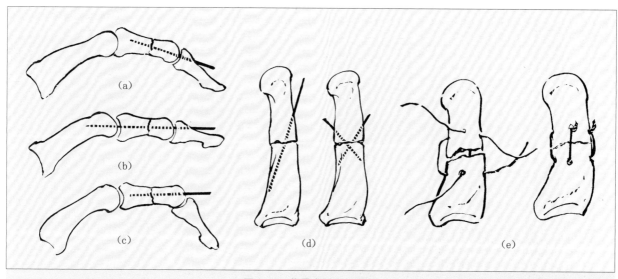

图 7-17　指骨内固定示意图
(a)克氏针只允许贯穿一个关节的纵贯内固定　(b)不允许贯穿两个关节　(c)更不允许克氏针从关节间隙穿出皮肤
(d)提倡单枚斜向或交叉克氏针内固定　(e)钢丝十字内固定

屈指肌腱修复要领:手指近节离断-拇指修复拇长屈肌腱,手指修复指深屈肌腱;指间关节离断-关节融合,仅修复指深屈肌腱;中节离断-修复指深屈肌腱。远侧指间关节离断行关节融合术,不需修复肌腱。为防术后肌腱粘连,断指再植术中指浅屈肌腱不宜修复,术中可予以切除。

(4)静脉修复。根据不同离断部位及标记静脉多寡与粗细,每指指背静脉宜修复 2～3 条,必要时也可修复指掌侧静脉。

(5)缝合指背皮肤。指背静脉修复毕,及时缝合相应指背皮肤,以保护已修复的静脉。小儿断指指背皮肤宜在镜下缝合,以防缝合时缝线损伤已修复的静脉。

(6)指神经及动脉修复。指骨经缩短固定,两侧血管、神经束一般可在无张力下修复。为便于术中操作,先缝合两侧指神经,每条神经外膜以缝合 4～6 针为宜;最后缝合动脉,一般选用 11-0 无创尼龙单线缝合两侧指动脉(图 7-18)。注意在吻合动脉前先用罂粟碱液外敷近端动脉,当近端动脉痉挛解除后可开放止血带或血管夹,待近端动脉出现有力的喷血时方可与远端动脉进行缝合。两侧指动脉应尽量予以修复,开放止血带或血管夹,重建断指血液循环,断指由苍白变为红润。

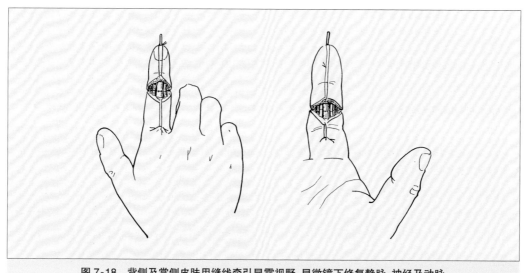

图 7-18　背侧及掌侧皮肤用缝线牵引显露视野,显微镜下修复静脉、神经及动脉

(7) 缝合掌侧皮肤。开放血管夹后远近两端均有活动出血,应小心结扎止血,伤手经温盐水清洗,缝合掌侧皮肤。遇小儿断指,为防缝线损伤动脉,宜在镜下缝合皮肤。

(8) 包扎。再植术毕断指及伤手再次用温生理盐水清洗,擦干用纱布逐层交叉包扎,使再植指指端外露以便观察血液循环的变化。

(三) 术后处理

断指再植术后处理(图 7-19)同断肢再植术后处理。

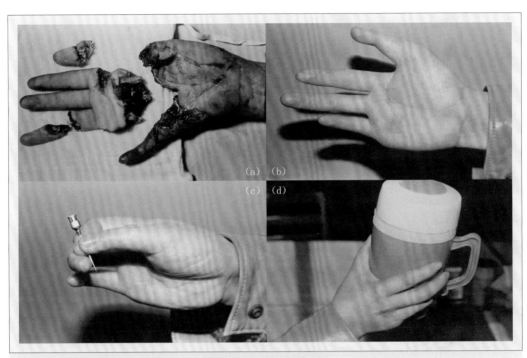

图 7-19　断指再植术后
(a)青年女性,右手冲床伤离断伤情　(b)、(c)、(d)断拇挫伤重若做原位再植拇指短缩较多,故将环指异位再植于拇指,断掌原位再植,术后 3 年随访外形与功能

(四) 特殊类型断指再植

(1) 末节断指及指尖再植。手指于远侧指间关节以远离断,远近两端无明显损伤,可予以再植。远侧指间关节离断者经关节融合不需修复伸、屈指肌腱;若离断末节基部以远,以缩短远端指骨为主,克氏针纵贯内固定,缝合两侧神经并吻合动、静脉各一条就有成活把握。末节断指再植操作简单,手术时间短,术后功能佳,是该类断指再植的特点。于甲弧影线以远离断称指尖离断,有再植条件者可予以再植,若无静脉可缝,仅吻合动脉,采用指端切开放血或拔甲放血,有成活可能(图 7-20)。

(2) 拇指旋转撕脱性离断再植。因戴手套违章操作车床、钻床等,手套端毛纤维被缠入快速转动的旋转轴上导致拇指、手指呈旋转撕脱性离断。该类断指特点:常发生在左手拇指,位于拇指近节指骨基部离断,血管从近端撕脱呈缕带状,神经从近端撕脱呈鼠尾状,伸、屈指肌腱在肌肉肌腱交界处撕裂,皮肤常伴瓣状撕脱。这类断指曾被列为禁忌证,1981 年笔者采用邻指血管、神经、肌腱移位的方法实施再植获得成功,改禁忌证为适应证。方法:常规清创骨内固定后,取示指固有伸肌腱移位代拇长伸肌腱[图 7-21(a)];环指指浅屈肌腱移位代拇长屈肌腱[图 7-21(b)]。也可将撕脱的拇长屈肌腱经清创,通过腕管于前臂远端做切口,将肌腱缝埋于原拇长屈肌肌腹中。也可将尺侧腕伸肌移位修复拇长屈肌腱;示指尺侧指神经移位修复拇指尺侧指神经[图 7-21(d)];第 2 掌骨背侧静脉移位与断拇静脉吻合[图 7-21(c)];示指桡侧或尺侧指动脉移位修复拇指尺侧指动脉[图 7-21(e)]。皮肤若呈瓣状撕脱面积较小者可直接缝合,面积较大者可将该皮肤修成全厚皮缝合加压包扎(图7-22)。

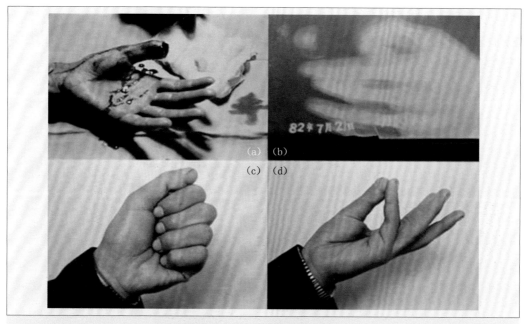

图7-20 左手拇指离断再植术后
(a)、(b)青年男性,左手拇指于末节中段电锯离断 (c)、(d)经再植成活术后2年随访外形与功能

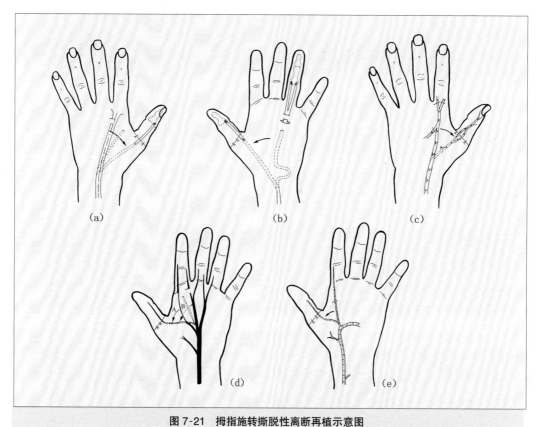

图7-21 拇指施转撕脱性离断再植示意图
(a)示指固有伸肌腱移位代拇长伸肌腱 (b)环指指浅屈肌腱移位代拇长屈肌腱
(c)第2掌背静脉移位与断拇静脉吻合重建静脉回流 (d)示指尺侧指神经移位与断拇尺侧指神经缝合
(e)示指桡侧或尺侧指动脉移位与断拇尺侧指动脉吻合

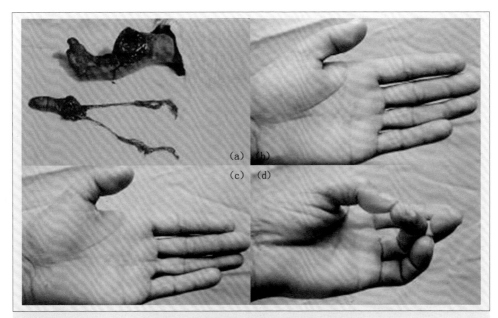

图 7-22　左拇指呈旋转撕脱性离断再植术后
(a)青年男性,戴手套违章操作车床致左拇指呈旋转撕脱性离断
(b)、(c)、(d)采用上述邻指肌腱、血管、神经经移位再植成活,术后 16 年随访外形与功能

(3) 小儿断指再植。小儿手指小,血管细,再植难度大。经过严格训练,若能吻合血管直径为 0.3mm 者,再植幼儿末节断指并不十分困难。小儿断指再植方法同成人。基于小儿特点,要重视保护骨骺,再植术中禁做关节融合;采用克氏针纵行内固定,术后 3 周拔针,可获得理想的骨连接。因小儿处于生长发育阶段,对创伤的修复再生能力强,小儿伤后能毫无顾忌地使用伤手,故术后功能恢复较成人优。所以小儿断指应积极予以再植(图 7-23)。小儿断指再植术后为保证治疗及换药需要,宜应用冬眠疗法使其安睡,经3~4 天适应后停药。

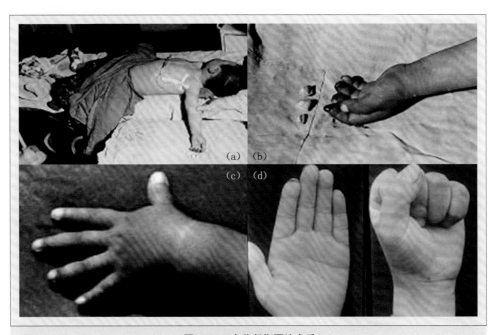

图 7-23　小儿断指再植术后
(a)、(b)男,2 岁 8 个月,左示、中、环指末节切割离断,示指原缝合成活中、环指经再植成活
(c)术后 2 年随访外形　(d)、(e)术后 9 年随访外形与功能

（4）双侧多指离断再植。这类断指常因操作冲床或切纸机失误致伤，多发于青壮年且双侧对称。再植宜采用全身麻醉，手术时要组成2~3个手术组同时施行清创与再植。再植方法同一般断指，先再植主要功能手指，为了保证全植全活，预防术后血管危象发生，术者应保证每条血管的吻合质量。据不完全统计，我国双手十指完全离断经再植全部成活者有29个医院计33例（图7-24）。

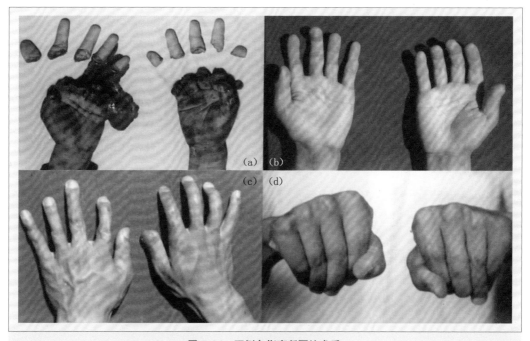

图7-24 双侧多指离断再植术后
(a)青年男性，1983年因切纸机致双手十指完全离断 右拇指末端血管神经挫伤严重无再植条件
(b)、(c)、(d)9指经再植全部成活，术后12年随访所示外形与功能

（5）多节段断指再植。因操作失误或机器失控连切造成手指多节段离断。这类断指伤情各异，应视不同年龄、不同伤情及医疗单位技术力量情况全面衡量选择。凡中间节段大于1cm且指体完整无挫伤，有条件者可予以桥接再植或移位再植。这类断指再植时先在无血条件下再植远侧部分，逐节再植，最后与近端再植，采用克氏针纵贯固定。这类断指再植难度大，所有断指血管、神经及肌腱都是通过桥接再植而连接，必须保证高质量的小血管吻合技术才能获全植全活（图7-25）。

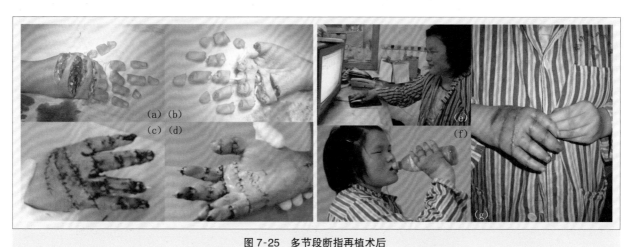

图7-25 多节段断指再植术后
(a)、(b)青年女性，因操作切纸机失控连切致右手断17段离断 (c)、(d)经桥接再植全部成活
(e)、(f)、(g)术后半年随访所示外形与功能 （本例资料由谢昌平院长提供，特此致谢）

（6）足趾组织节段桥接断指再植。重要功能手指外伤性离断造成中间节段缺损,而远端断指结构正常,要求保留手指长度与功能,可选用足趾相应组织做节段移植拼接再植,可获得理想的外形长度与功能。方法:量取手指中间节段组织缺损长度,在足趾相应部位切取相应长度复合组织做移植桥接再植。缺点:本手术需牺牲一个足趾为其不足,术前应征得病人同意方可实施(图7-26)。

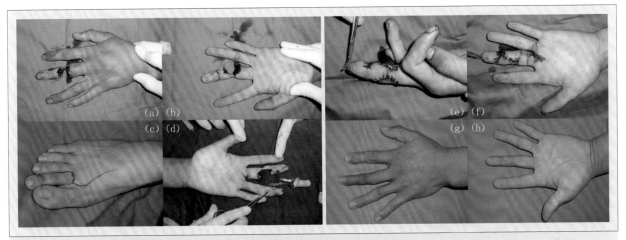

图7-26 足趾组织节段桥接断指再植术后
(a)、(b)青年男性,左中指因冲床伤致中节节段缺损,仅有5mm皮蒂相连,远端无血供,要求保留长度与功能
(c)选同侧第2趾节段组织桥接移植手术设计 (d)第2趾节段组织移植至受区
(e)、(f)移植桥接再植术毕 (g)、(h)术后1年随访所示外形

（7）断指再植同时施行拇指再造。手部因创伤致手指多发离断,为了减轻病人多次手术痛苦和经济负担,在急症断指再植同时可对主要功能手指施行足趾移植拇指再造,尽早恢复伤手功能(图7-27)。

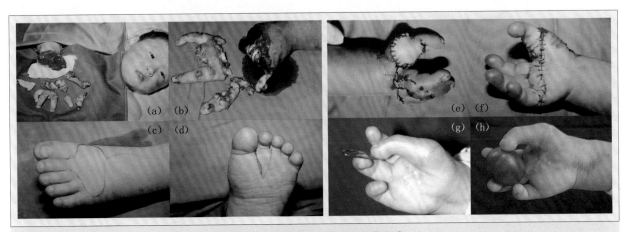

图7-27 断指再指同时施行拇指再造
(a)2岁8个月小儿因铡草机伤致右手毁损,仅有指蹼相连轻度挫伤的中、环、小指有再植条件,行掌指关节成形原位再植[(b)类似病例] (c)、(d)取对侧带足背皮瓣及跖趾关节的第2趾移植再造手术设计 (e)、(f)手术结束时情况 (g)、(h)术后2年所示外形与功能

第六节 拇手指缺损的再造

拇指、手指因外伤性缺损或先天性缺如将明显影响手的外形与功能。20世纪60年代以前对拇指缺

损者采用虎口延长、皮管植骨、示指或残指移位等方法施行拇指再造,再造后拇指外形欠佳、功能差,所以要求再造病人较少。随着显微外科技术的应用和发展,1966年杨东岳采用足趾移植再造拇手指获得成功,推动了足趾移植拇手指再造技术的发展和提高。它具有以下优点:

(1)手术一次完成,缩短了疗程,减轻了病员多次手术的痛苦及经济负担。

(2)再造指长度适中,具有指甲,外形较佳。

(3)再造指具有良好血液循环,不畏寒,术后就可开始功能锻炼。

(4)再造指具有伸、屈、对掌及捏握等手的基本功能。

(5)再造指能恢复原来手指的感觉功能,两点分辨觉可达5～8mm。

(6)再造拇手指同时能重建或修复虎口、指蹼及对掌背侧皮肤缺损的修复。

(7)供足功能无妨。

一、拇指、手指缺损的分度

为便于对拇指、手指不同程度缺损,选用足趾组织移植施行再造与修复,术前制订合理的手术方案,需对拇指、手指缺损进行分度。

(一)拇指缺损分度[图7-28(a)]

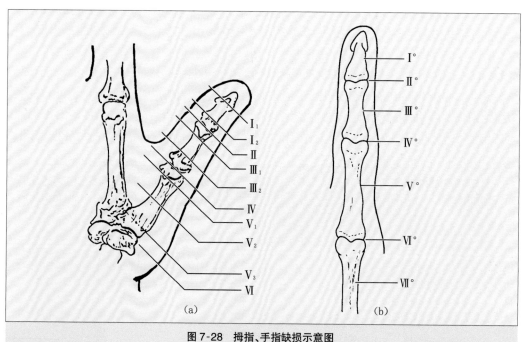

图7-28 拇指、手指缺损示意图

(1)Ⅰ度缺损。位于末节指骨基部以远的缺损。丧失拇指功能的20%～40%,这类缺损尚保留拇指功能长度,一般不需要做特殊处理。考虑到病员的心理、美观、职业及社交需要,对拇指Ⅰ度缺损可采用吻合趾-指动脉静脉重建血液循环的方式施行踇趾末节移植再造。

(2)Ⅱ度缺损。位于指间关节部缺损。丧失拇指功能的50%,为了增进拇指功能,改善外形,可以采用吻合趾-指动静脉重建血液循环的方式施行踇趾末节或第2趾部分移植再造。

(3)Ⅲ度缺损。位于近节指骨部缺损。丧失拇指功能的60%～90%,拇指Ⅲ°缺损应予以再造,可选用吻合趾-指动静脉重建血液循环的方式施行第2趾移植再造。

(4)Ⅳ度缺损。位于掌指关节部缺损。这类缺损已丧失拇指功能的100%,是再造的绝对适应证,选用带踇趾关节的对侧第2足趾移植再造并行拇对掌功能修复。

(5)Ⅴ度缺损。位于第1掌骨部缺损。是拇指再造绝对适应证。选用带菱形足背皮瓣及踇趾关节的对侧第 2 趾移植再造拇指并行拇对掌功能重建。

(6)Ⅵ度缺损。位于腕掌关节或大多角骨及舟状骨部位缺损,是拇指再造的绝对适应证。再造方法也同Ⅴ度缺损,因第 1 腕掌关节或部分腕骨已缺损,再造时可将第 2 跖骨与大多角骨、舟状骨或第 2 掌骨做骨性对掌位内固定。

(二)手指缺损分度[**图 7-28(b)**]

示、中、环、小四个手指每个手指都具有它一定功能,缺损一个手指不仅造成手的不完整而且影响手的功能。因患者的职业不同对手指的使用与要求各不相同,所以对手指缺损怎样选择再造比拇指缺损再造复杂得多。

(1)Ⅰ度缺损。位于末节指骨基部以远缺损。这类缺损基本保留该手指的功能长度,丧失该指功能的 20%～30%,可不予以再造。

(2)Ⅱ度缺损。位于远侧指间关节部缺损,将丧失该指功能的 45%,单一示、中指Ⅱ度缺损,仅丧失该手功能的 9%,基本保留手指功能长度且失能不多,可不予以再造。若单一示、中、环指Ⅱ度缺损并有残端痛,影响外形并有心理障碍要求再造者,可选用第 2、第 3 或第 4 趾移植采用吻合趾-指动静脉重建血液循环方式再造。

(3)Ⅲ～Ⅵ度缺损。位于手指中节至或近侧指间关节部缺损。若单一示、中、环指Ⅲ～Ⅵ度缺损将丧失该指功能的 60%～80%,丧失该手功能的 8%～16%,明显影响该手外形及功能。凡要求再造者,可选用第 2 趾移植采用吻合趾-指动静脉重建血液循环方式再造;若造成示、中、环、小四指同时缺损,由于四个手指断面比较整齐,虽失功能达 48%,只要病人能不断地使用伤手而代偿适应,不宜施行再造。

(4)Ⅴ度缺损。位于手指近节指骨部缺损,将丧失每一指功能的 90%;单一示、中指Ⅴ度缺损将丧失该手功能的 18%,示、中指同时缺损,将丧失该手功能的 36%;若造成示、中、环三指同时缺损,将丧失该手功能的 45% 左右,示、中、环小四指同时缺损,将丧失该手功能的 54% 左右。单一示指Ⅴ度缺损,由于中、环、小三指长度及功能正常,可不必再造;有强烈要求再造者,可选第 2 趾移植长趾再造;造成中、环指单一Ⅴ度缺损,为改善外形增进功能,可选第 2 趾移植长趾再造;若造成中、环指同时Ⅴ度缺损,为改善外形增进功能,可选双第 2 趾移植长趾再造;有指蹼的示、中、环、小指Ⅴ度缺损,则以再造示、中指或中、环指为原则,不宜再造更多的手指;示、中、环、小指四指Ⅴ度缺损且无指蹼,可选对侧第 2、3 趾一并移植再造示、中指或中环指。

(5)Ⅵ～Ⅶ度缺损。位于手指掌指关节及掌骨部缺损。单一示、中指Ⅵ度缺损将丧失手功能的 20%,单一环、小指Ⅵ度缺损将丧失手功能的 10%。单一手指或两指Ⅵ度缺损,不宜再造;若示、中、环、小指同时Ⅵ～Ⅶ度缺损,则以选带跖趾关节的双第 2 趾移植再造示、中或中、环指。

二、足趾移植拇手指再造适应证及禁忌证

(一)适应证

(1)拇指Ⅰ度以上缺损。

(2)拇、示、中、环、小五指全部缺失,其残端无功能长度。

(3)示、中、环、小指近节中段以远全部缺损,或其他残指尚有长度而不能与拇指完成对捏者。

(4)示、中、环指近节中段以远缺损,小指虽完好而无代偿功能,不能与拇指对捏者。

(5)残存于手掌部无功能的单指或无对掌功能的两指。

(6)符合以上的先天性拇指、手指缺如。

(7)因职业、美观及交际需要,对 1～2 个手指部分缺损要求再造者。

拇指、手指再造除以上适应证外,病员必须有再造的要求,年龄为 3～50 岁之间,全身情况良好,无器质性疾病,心、肺、肝、肾功能正常,血糖正常,第 2 足趾或踇趾外形正常,足背无外伤、手术及感染史,无冻疮,足部无活动性脚癣或甲癣,均具有再造条件。

（二）禁忌证

（1）局部有明显感染者。

（2）全身性疾病不能耐受手术者。

（3）有活动性足癣及甲癣者。

（4）手指及足趾有烫伤及冻伤者。

（5）单一小指缺损不宜选足趾移植再造。

（6）病人无再造要求，不宜动员或劝其施行再造。

三、手术设计原则

根据拇指及手指不同缺损程度和手部皮肤条件，结合足趾长度及外形、病人要求，以再造外形美观、功能满意的拇指、手指。为此应遵循以下手术设计原则：

1. **拇指 I～II 度缺损**　要求再造者宜选踇趾末节移植采用吻合趾-指动静脉重建血液循环的方式再造；若拇指残端较细，可选第 2 趾移植再造。

2. **拇指 III 度缺损**　可选第 2 趾移植或同侧踇趾甲皮瓣加植骨移植再造。凡选第 2 趾移植再造应修复拇长伸、屈指肌腱。

3. **拇指 IV 度缺损**　选对侧带跖趾关节的第 2 趾移植再造并修复拇对掌功能。

4. **拇指 V 度缺损**　选对侧带菱形足背皮瓣及跖趾关节的第 2 趾移植再造并重建虎口，修复或重建拇对掌功能。

5. **拇指 VI 度缺损**　再造设计原则同 V 度缺损，第 2 跖骨可与大多角骨、舟状骨或第 2 掌骨固定于骨性对掌位。

6. **再造拇指的长度**　应与正常拇指等长或略短，以不超过示指近节中段为限，并使拇指处旋前对掌位。

7. **手指 IV 度以内缺损**　根据足趾长度、外形及趾甲形状可切取相应的第 2、第 3 或第 4 趾移植，采用缝合趾-指动静脉重建血液循环方式再造手指。

8. **第 2～5 指 V 度缺损**　有指蹼者，以切取双足第 2 趾移植再造示、中指或中、环指；无指蹼者，以切取对侧带趾蹼的第 2、3 趾一并移植再造示、中指或中、环指。

9. **第 2～5 趾 VI～VII 度缺损**　根据皮肤条件切取带跖趾关节双第 2 趾移植再造示、中指或中、环指并重建蚓状肌功能。

10. **造成第 1～5 指全手指缺损**　根据拇指、手指不同缺损程度按上述足趾组织移植拇指、手指再造手术设计原则移植再造，再造以"少而精不求多而全"为原则。

11. **造成掌背侧皮肤严重缺损**　除选用带不同形式足背皮瓣的第 2 趾或踇趾甲瓣移植外，也可选用皮肤较薄的游离皮瓣移植采用血管串联或并联缝合重建血液循环，完成再造与修复。

12. **跖-掌骨及趾-指骨**　以采用不贯穿关节的内固定方法为原则，它利于术中肌腱张力的调节及术后功能练习。

13. **受区**　要选择 IV 级以上的动力肌来修复伸、屈指肌及对掌或蚓状肌功能重建。

14. **血管蒂通过的地方**　应有良好的皮肤覆盖，避免在瘢痕区及骨干部通过。

四、足趾组织移植拇指、手指再造手术方法

（一）麻醉

上肢采用臂丛神经阻滞，下肢采用蛛网膜下腔或硬脊膜外阻滞麻醉，对双侧或小儿拇指、手指再造者，宜选用全身麻醉。

（二）拇指缺损再造方法

（1）受区。根据拇指缺损程度、部位及残端皮肤情况，残端可做冠状或掌背侧切除三角形皮肤切口，

松解两侧皮肤,找到两侧指神经瘤并标记,松解伸、屈指肌腱以恢复肌腱的正常弹性,根据再造方案,对骨残端做必要的处理及血管准备。若采用吻合趾-指动静脉重建血液循环者,可在残端或做延长切口准备找到正常动脉及静脉;若采用切取足背动脉及大隐静脉与受区桡动脉及头静脉吻合重建血液循环者,需在鼻烟窝处做横切口解剖分离出桡动脉及头静脉准备之(图7-29)。

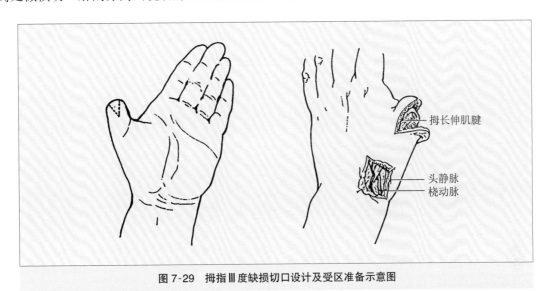

拇长伸肌腱

头静脉
桡动脉

图7-29　拇指Ⅲ度缺损切口设计及受区准备示意图

(2)供区。根据指缺损程度及再造方案,于同侧或对侧的足部设计皮肤切口(图7-30),切开皮肤,小心解剖分离趾背、跖背、大隐静脉,第2趾趾长、短伸屈趾肌腱及两侧趾底神经,并根据第1跖背动脉分型切取蹞趾或第2趾的趾背及趾底动脉、第1跖背或跖底动脉及相延续的足背动脉,以保持供血系统的完整性,最后根据受区指神经、血管、伸、屈指肌腱及骨骼残留长度切断足趾的神经,动、静脉,趾长伸、屈肌腱并截断趾、跖骨或关节,使足趾组织移至受区。供区创面直接缝合或皮片移植覆盖(图7-30)。

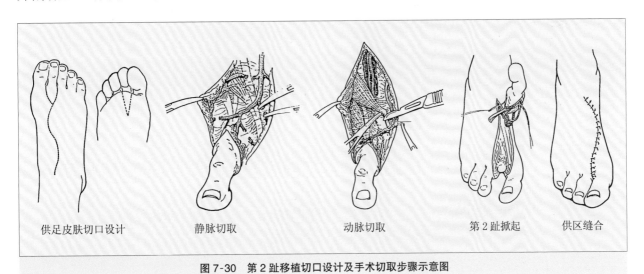

供足皮肤切口设计　　静脉切取　　动脉切取　　第2趾掀起　　供区缝合

图7-30　第2趾移植切口设计及手术切取步骤示意图

(3)移植再造。根据再造指长度需要及两侧皮肤覆盖的可能性做必要骨缩短与修整,采用不贯穿关节的钢丝十字或克氏针斜行及交叉内固定的方法重建骨支架,缝合骨膜,修复伸、屈指肌腱,使张力调节于休息位,于镜下修复两侧趾-指神经、静脉及动脉,重建再造指血液循环,最后修整缝合皮肤,包扎术毕(图7-31)。

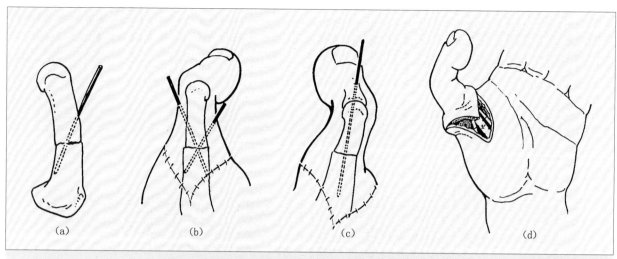

图 7-31　骨内固定形式选择及修复肌腱，神经及动静脉示意图
(a)单枚克氏针斜向内固定　(b)克氏针交叉内固定　(c)钢丝十字内固定
(d)修复指-趾神经、伸屈指肌腱、重建血液循后待缝合皮肤

（4）术后治疗。足趾移植拇指术后治疗同断指再植。

（三）足趾移植拇指再造形式

1. 拇指Ⅰ～Ⅱ度缺损再造　选同侧踇趾末节移植再造。根据拇指-踇趾外形及周径差，决定保留踇趾胫侧舌状瓣宽度，解剖切取踇趾末节，游离后咬除踇趾末节膨大骨嵴，适当修薄趾腹皮下脂肪，缝合胫侧皮肤，形成近似拇指外形的趾体。若拇指残端较细，则可切取第 2 趾移植再造（图 7-32、图 7-33、图 7-34）。

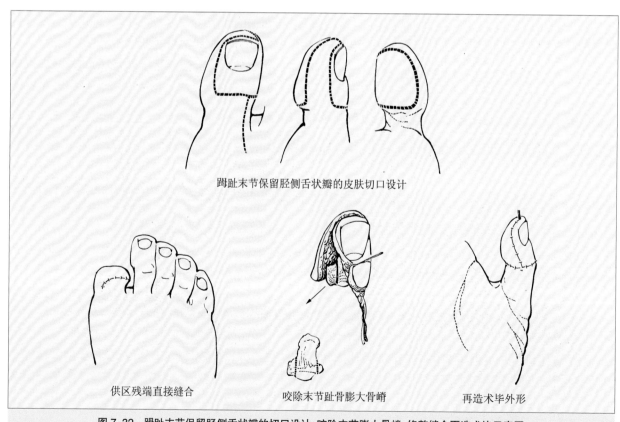

踇趾末节保留胫侧舌状瓣的皮肤切口设计

供区残端直接缝合　　咬除末节趾骨膨大骨嵴　　再造术毕外形

图 7-32　踇趾末节保留胫侧舌状瓣的切口设计、咬除末节膨大骨嵴、修整缝合再造术毕示意图

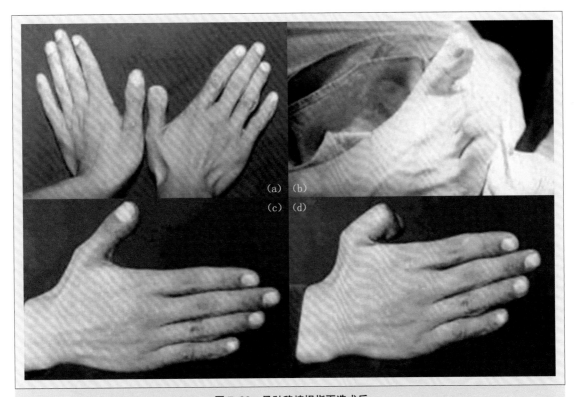

图 7-33 足趾移植拇指再造术后

(a)青年男性,右拇指Ⅰ度缺损强烈要求再造 (b)选同侧姆趾末节移植再造切口设计

(c)、(d)再造术后 2 年随访所示外形、功能

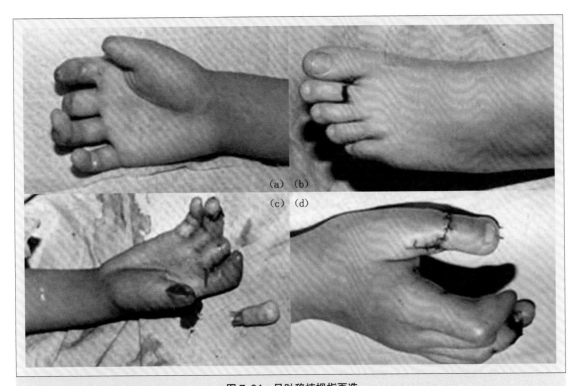

图 7-34 足趾移植拇指再造

(a)12 岁男童,右拇指Ⅱ度缺损 残端较细 (b)选对侧第 2 趾移植再造切口设计 (c)第 2 趾游离移至受区

(d)采用吻合趾-指血管重建血液循环再造术后出院前外形

2. 拇指Ⅲ度缺损再造　宜选同侧或对侧第2趾移植再造。手术切取同图7-30,再造长度不宜超过示指或中指近节中段,再造后拇指虽细,但功能较好(图7-35)。

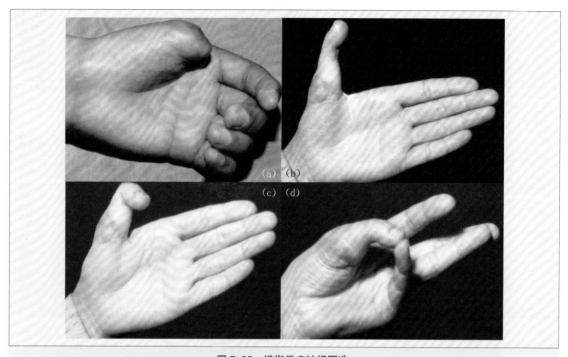

图7-35　拇指Ⅲ度缺损再造
(a)青年女性,左拇指Ⅲ度缺损　(b)、(c)、(d)选对侧第2趾移植再造,术后经康复训练2年所示外形与功能

3. 拇指Ⅳ度缺损再造　宜选对侧带跖趾关节的第2趾移植再造。手术方法类同,术中注意拇短展肌的修复以恢复拇对掌功能(图7-36)。

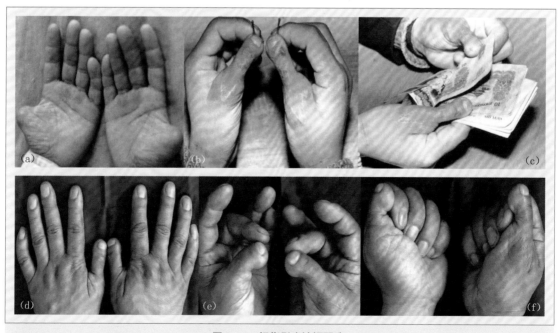

图7-36　拇指Ⅳ度缺损再造
(a)中年男性,双拇Ⅳ度缺损要求再造,取带跖趾关节的双第2趾交叉移植再造
(b)、(c)术后2年随访外形与功能　(d)、(e)、(f)术后16年随访所示外形与功能

4. **拇指Ⅴ度缺损再造**　宜选对侧带菱形足背皮瓣及跖趾关节的第2趾移植再造。

手术步骤及方法：

(1) 受区。于第2掌骨桡侧设计一杯形皮肤切口,杯口位于第2掌指关节近端,宽2.5～3cm,杯底位于第2掌骨中段,杯柱长约2cm(图7-37)。切开皮肤掀起舌状瓣,修整骨残端,解剖分离两侧指神经和拇长、短伸屈指肌腱,于环指掌横纹处做切口,将环指指浅屈肌腱切断从腕横韧带以近抽出,通过皮下隧道于拇指切口掌侧引出,为拇对掌功能重建之动力肌(图7-38)。

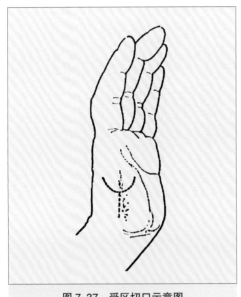

图7-37　受区切口示意图

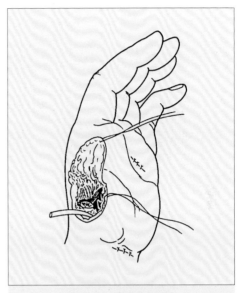

图7-38　受区准备完毕

(2) 供区。以对侧第2跖趾关节为中心,自第1及第2趾蹼各向胫腓侧展开一等边菱形足背皮瓣,边长3.5～4cm,胫腓侧各呈60°角,远、近端各呈120°角,足背设计皮肤切口(图7-39)。切开皮肤保留皮瓣内静脉的完整性,逆行分离静脉,并与大隐静脉近端相延续,切断结扎无关的分支(图7-40)。显露足背动脉,并由近向远解剖分离该动脉,在保留姆趾趾长、短伸肌腱腱周组织的前提下从胫侧及腓侧掀起皮瓣(图7-41)。在跖侧做Ⅴ形皮肤切口,解剖分离并高位切断两侧趾底神经及趾长、短屈肌腱(图7-42),常规

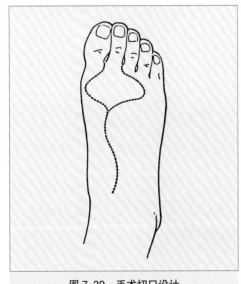

图7-39　手术切口设计

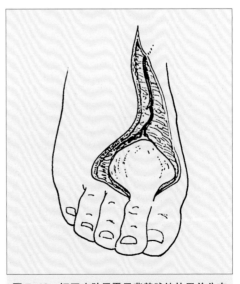

图7-40　切开皮肤显露足背静脉结扎无关分支

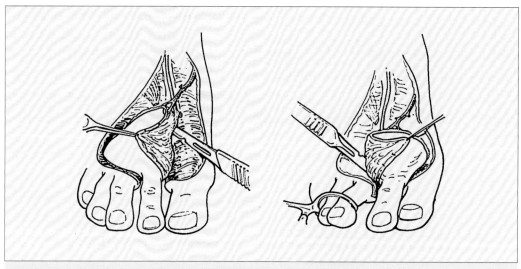

图 7-41　从胫、腓侧向第 2 趾中心掀起皮瓣

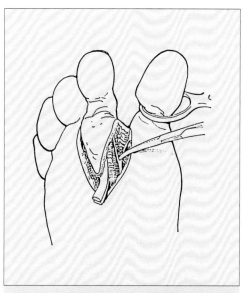

图 7-42　在跖侧切开 V 形皮肤显露并高位切断
两侧趾底神经及趾长、短屈肌腱

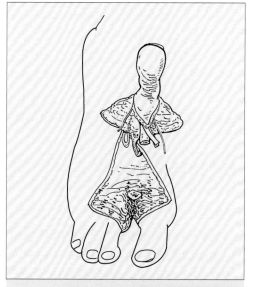

图 7-43　切开第 2 趾长、短伸肌腱截断跖骨切断
内在肌除血管蒂相连外第 2 趾已游离

切取第 2 趾（图 7-43）。将带足背皮瓣的第 2 趾移
至受区，对跖、掌骨做相应短缩后行十字钢丝内固
定并缝合骨膜，将第 2 趾跖板前移与十字内固定的
钢丝处缝合固定，修复伸、屈指肌腱使张力调节于
休息位，将移位的环指指浅屈肌腱调节张力后与第
2 趾跖趾关节桡侧蚓状肌腱性组织牢固缝合重建拇
对掌功能，以消除跖趾关节过伸畸形（图 7-44），镜
下缝合神经、血管重建再造指血液循环并缝合皮肤
术毕（图 7-44～图 7-47）。供区创面取中厚皮片采
用褥式双向加压包扎（图 7-45）。

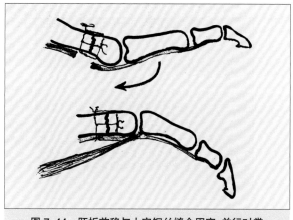

图 7-44　跖板前移与十字钢丝缝合固定，并行对掌
功能重建以消除跖趾关节过伸畸形

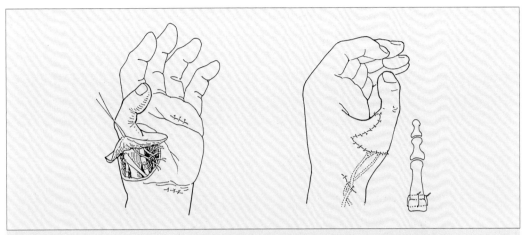

图 7-45 环指指浅屈肌腱移位拇对掌功能重建并缝合神经、血管,重建血液循环

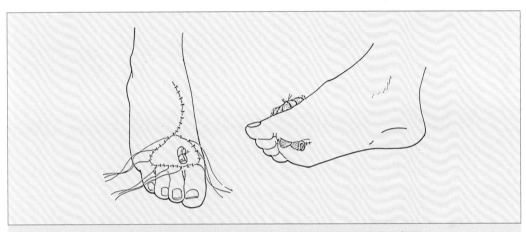

图 7-46 供区创面取中厚皮片移植,采用褥式双向加压包扎示意图

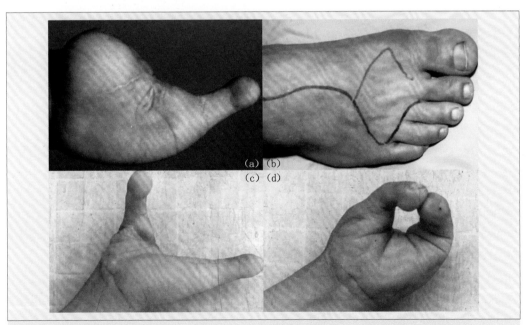

图 7-47 拇指 V 度缺损再造

(a)中年男性,左拇指 V 度缺损伴示中环Ⅶ度缺损,小指Ⅲ度缺损,按少而精原则仅再造拇指
(b)取同侧带跖趾关节及菱形足背皮瓣的第 2 趾移植再造切口设计 (c)、(d)术后 3 年随访所示外形与功能

（3）拇指Ⅵ度缺损再造。手术设计及手术步骤同拇指Ⅴ度缺损的手术方法，仅第2跖骨可与大多角骨、舟状骨或第2掌骨挠掌侧固定于骨性对掌位，不需行对掌功能重建(图7-48)。

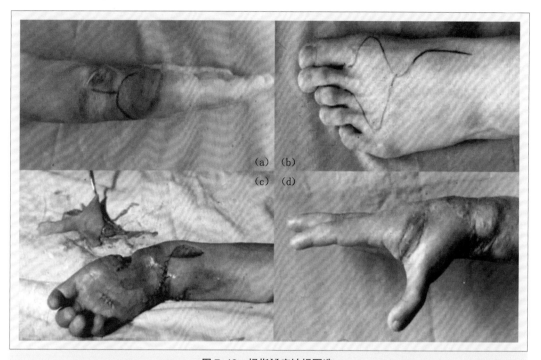

(a) (b)
(c) (d)

图7-48　拇指Ⅵ度缺损再造
(a)中年男性，右拇指呈Ⅵ度缺损皮肤切口设计　(b)取左足带足背皮瓣及跖趾关节的第2趾切口设计
(c)带足背皮瓣的第2趾移至受区　(d)再造术后2年所示外形与功能

（四）手指缺损再造手术设计原则及手术方法

1. 手术设计原则

（1）手指Ⅳ度以内缺损，根据残端长度，足趾长度、外形及趾甲形状可切取相应的第2、3、4趾移植，采用吻合趾-指动静脉重建血液循环方法再造手指。

（2）第2～5指有指蹼的Ⅴ度缺损，以切取双足第2趾移植再造示、中指或中、环指；无指蹼者，以切取对侧带趾蹼的第2、3趾一并移植再造示、中指或中、环指。

（3）第2～5趾Ⅵ～Ⅶ度缺损，根据皮肤条件切取带跖趾关节双第2趾移植再造示、中指或中、环指并重建蚓状肌功能。

（4）第1～5指全手指缺损，根据拇指、手指不同缺损程度按上述足趾移植拇指、手指再造手术设计原则切取移植，再造以"少而精，不求多而全"为原则。

2. 手术方法

（1）受区。根据手指缺损程度、部位及残端皮肤情况，残端可做冠状或掌背侧切除三角形皮肤切口，松解两侧皮肤，找到两侧指神经瘤并标记，松解伸、屈指肌腱以恢复肌腱的正常弹性，对骨残端做必要的处理及血管准备(图7-49)。

（2）供区。以吻合趾-指血管重建血液循环为例，第2～4趾按[图7-50(a)]设计皮肤切口，小心保护并解剖游离趾背、跖背静脉[图7-50(b)]，第2趾趾长、短伸、屈趾肌腱及两侧趾底神经，并根据第1跖背动脉分型切取足趾的供系统的完整性[图7-50(c)]，最后根据受区指神经，血管，伸、屈肌腱及骨骼残留长度切断供足趾的神经，动、静脉，趾长伸、屈肌腱并截断趾、跖骨或关节[图7-50(d)]。将足趾组织移至受区，供区创面直接缝合[图7-50(e)]。

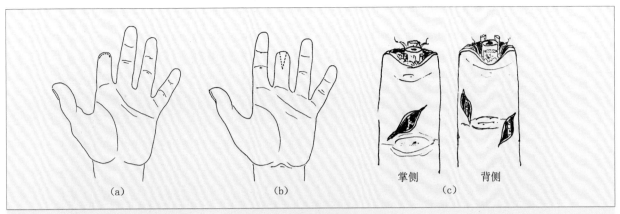

图 7-49 手指缺损再造手术受区
(a)残端冠状切口 (b)掌背侧切除三角形皮肤切口 (c)受区掌、背侧已做好准备

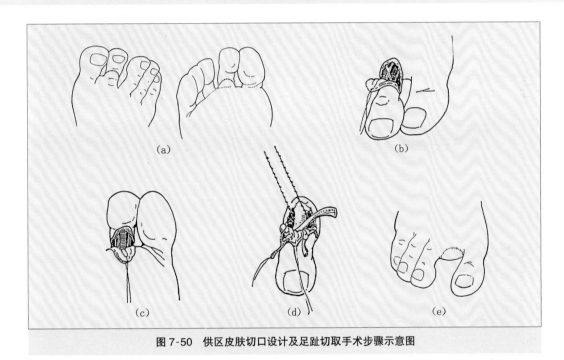

图 7-50 供区皮肤切口设计及足趾切取手术步骤示意图

(3)移植再造。根据再造指长度需要对骨骼做相应缩短并行不贯穿关节的内固定,修复伸、屈指肌腱使张力调节于休息位,缝合两侧指神经,吻合趾-指血管重建血液循环(图 7-51)。

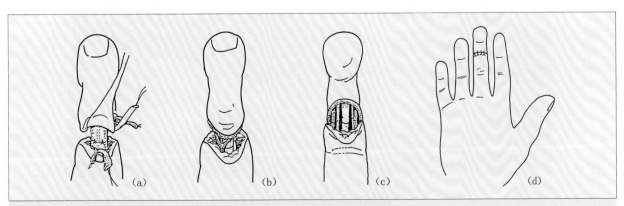

图 7-51 手指缺损移植再造手术步骤示意图
(a)骨钢丝十字内固定并缝合骨膜 (b)修复伸、屈指肌腱后吻合指背静脉 (c)缝合掌侧两侧指趾神经及动脉 (d)修正缝合皮肤术毕

3. 足趾移植手指再造形式

（1）手指Ⅰ～Ⅲ度缺损再造。以改善外形为主，切取带远侧趾间关节及趾甲较大的第2～4趾移植再造，术中注意修小修整足趾膨隆的趾腹，以达近似对侧相应指指腹外形（图7-52、图7-53）。

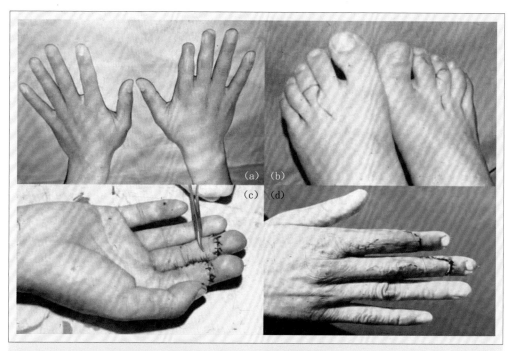

图7-52　手指Ⅰ、Ⅱ度缺损再造手术
（a）青年男性，右示指Ⅱ度、中指Ⅰ度缺损，强烈要再造　（b）切取外形较好的双第3趾移植再造手术设计
（c）采用吻合趾-指血管重建血液循环术毕　（d）出院前外形所示

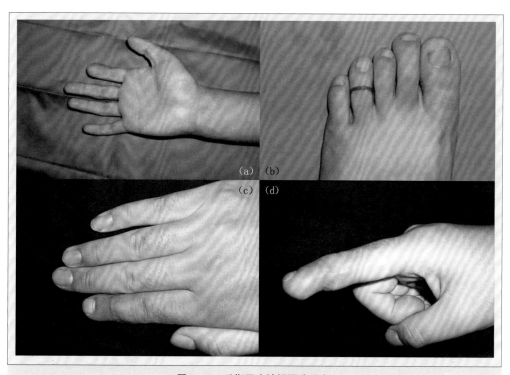

图7-53　手指Ⅲ度缺损再造手术
（a）青年男性右示指Ⅲ度缺损，强烈要求再造　（b）选同侧趾甲较大的第4趾移植切口设计
（c）、（d）术后1年所示外形

（2）手指Ⅳ度缺损再造。以改善外形增进功能为主,宜切取带近侧趾间关节的第2趾移植再造,以补齐长度为原则,再造方法同上(图7-54)。

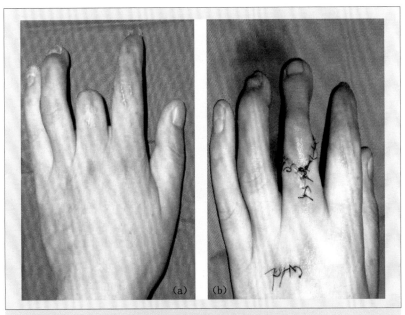

图 7-54　手指Ⅳ度缺损再造
(a)中年女性,左中指Ⅳ度缺损　(b)选同侧第2趾移植再造术后

（3）手指Ⅴ度缺损再造。根据手指缺损指别及缺损指数灵活掌握。凡示、小指Ⅴ度缺损一般不主张再造,若单一中、环指或中、环指同时Ⅴ度缺损可选第2趾长趾移植再造并以补其长度为原则,再造方法类同(图7-55)。

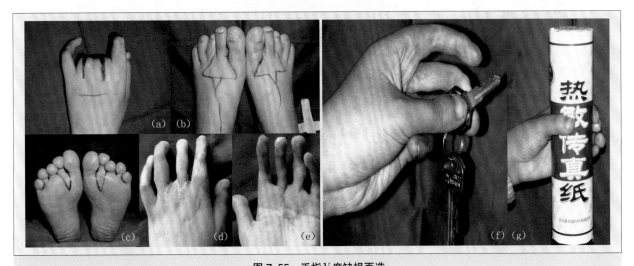

图 7-55　手指Ⅴ度缺损再造
(a)中年女性,无指蹼的左中、环指Ⅴ度缺损　(b)、(c)选双第2趾移植长趾再造切口　(d)、(e)、(f)、(g)再造术后2年所示外形与功能

（4）手指Ⅵ～Ⅶ度缺损的再造。一指或两指同时缺损不主张再造,若造成2～5指同时缺损,可选双第2趾带跖趾关节移植再造示、中指或中、环指并行蚓状肌功能重建。本类缺损的再造不宜切取同侧带跖趾关节的第2、3趾移植再造,否则将破坏供足足弓而影响行走功能。再造手指的位置设置应根据残存指长度做灵活选择(图7-56)。

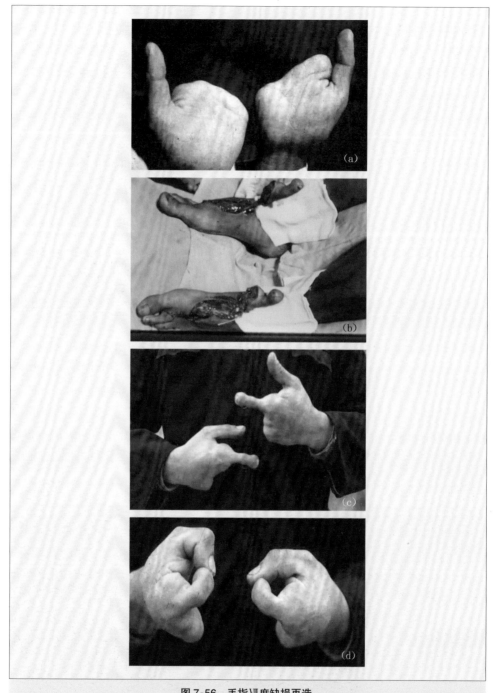

图 7-56　手指Ⅶ度缺损再造
(a)青年男性,双手2～5指Ⅶ度缺损　(b)选带跖趾关节第2趾移植再造断蒂前
(c)、(d)右手再造示指　左手再造中指术后3年随访所示外形与功能

(五) 拇指、手指或全手指缺损的再造

造成拇指、手指或全部手指缺损是再造绝对适应证,可按上述拇指及手指缺损再造手术设计原则与方法结合起来实施。当然应根据拇指、手指缺损程度及指别灵活掌握(图7-57),尤其对全部手指缺损者应掌握"少而精,不求多而全"的原则为宜(图7-58)。否则切取多个足趾移植再造后将造成多个足趾样的手,其外形不佳,不一定能有像正常手指一样发挥再造指的全部功能,还将影响供足功能得不丧失。

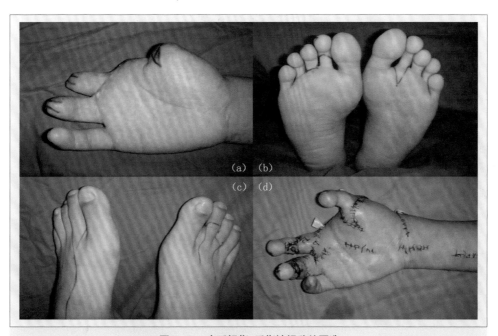

图 7-57　右手拇指、手指缺损移植再造

(a)青年男性,右手拇指、手指缺损情况及术前切口设计　(b)、(c)选左侧第 2 趾
移植再造拇指,右侧第 3、2 趾移植再造中、环指切口设计　(d)再造术毕所示外形

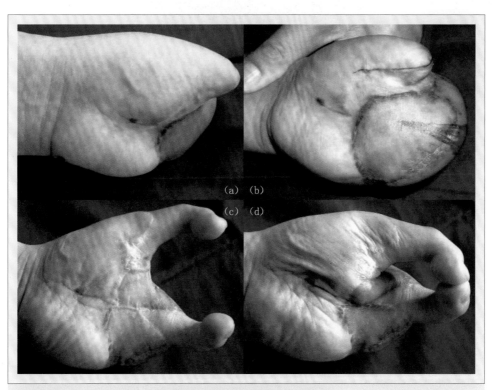

图 7-58　左全手指缺损移植再造

(a)、(b)中年男性,左全手指缺损术前及切口设计
(c)、(d)选双足第 2 趾交叉移植再造拇、中指术后 2 年所示外形与功能

(六）虎口及手部皮肤挛缩（缺损）的拇指、手指再造与修复

这类病例虎口及手部挛缩瘢痕一经切除，当第1掌骨伸展后造成大面积虎口及手部皮肤缺损，难以采用带足背皮瓣的第2趾移植完成再造与修复时，可选用小腿内侧皮瓣、足外侧皮瓣、前臂皮瓣、足底内侧皮瓣及趾蹼皮瓣等重建虎口并修复相应创面，再选足趾移植再造拇指、手指，采用血管串联或并联吻合的方法重建血液循环，一期完成复合组织移植再造与修复（图7-59）。

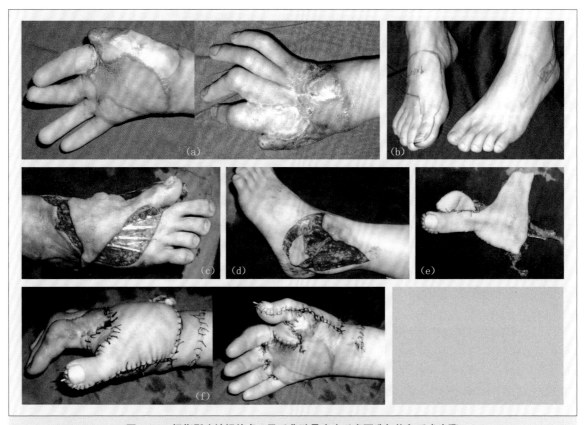

图7-59 拇指Ⅳ度缺损伴虎口及手背贴骨瘢痕手术再造与修复手术步骤
(a)中年男性，拇指Ⅳ度缺损伴虎口及背侧皮肤瘢痕挛缩 (b)带足背皮瓣踇趾甲皮瓣及足外侧皮瓣切口设计 (c)带足背皮瓣踇趾甲皮瓣掀起 (d)足外侧皮瓣掀起 (e)两组织瓣血管并联吻合 (f)拇指再造、虎口及手背皮肤修复术毕

(七) 踇趾及第2趾趾甲皮瓣的应用与选择

1. 踇趾甲皮瓣 踇趾甲皮瓣移植外形近似拇指为其优点，适用于拇指皮肤套状撕脱的急症拇指再造，为首选（图7-60），也适应拇指Ⅱ度以内缺损的再造。手术宜以切取带踇趾末节趾骨的踇趾甲皮瓣移植再造为妥，它有利于再造拇指指甲的完整外形。

手术方法：现按 Morrison（1980）创用的手术方法陈述如下。

（1）选同侧踇趾甲皮瓣移植的皮肤切口设计［图7-61(a)］。

（2）分离趾背、跖背静脉，第1跖背动脉及足背动脉［图7-61(b)］。

（3）小心从背侧掀起趾甲瓣，并在甲床与踇趾末节背侧趾骨骨膜间锐性分离甲瓣［图7-61(c)］。

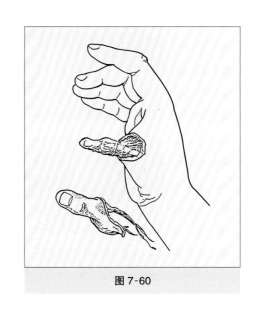

图7-60

（4）保留踇趾胫侧舌状瓣,自踇趾胫侧跖背侧掀起踇趾甲皮瓣[图7-61(d)]。

（5）高位切断踇趾腓侧趾底神经,除足背动脉及大隐静脉相连外,其余组织均已游离[图7-61(e)]。

（6）拇指清创,解剖分离出拇指尺侧指神经,于解剖鼻烟窝做横切口,解剖分离出头静脉、桡动脉腕背支,踇趾甲瓣断蒂移至受区[图7-61(f)]。

（7）踇趾跖背侧创面用中厚皮片移植加压包扎[图7-61(g)]。

（8）踇趾甲皮瓣包裹拇指指骨并使其旋前,踇趾腓侧趾底神经与拇指尺侧指神经缝合,缝合桡侧皮肤,大隐静脉-头静脉、足背动脉-桡动脉行端-端吻合,重建踇甲皮瓣血液循环[图7-61(h)、图7-62]。

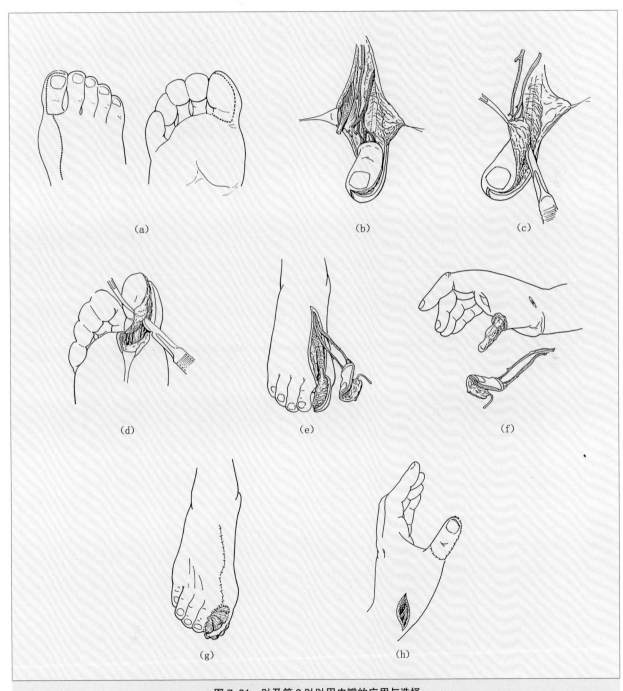

图 7-61 趾及第 2 趾趾甲皮瓣的应用与选择

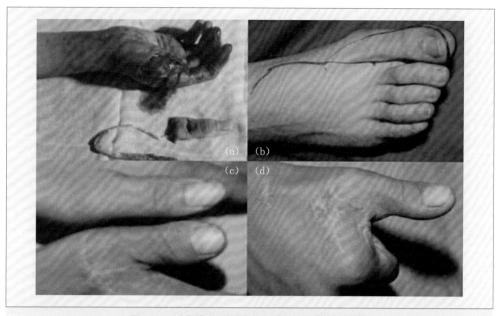

图7-62 右拇指撕脱性离断行踇趾甲皮瓣移植术后
(a)中年男性,右拇指撕脱性离断无再植条件要求再造 (b)取同侧带末节趾骨的踇趾甲皮瓣移植皮肤切口设计 (c)、(d)再造术后2年所示外形与功能

2. 第2趾趾甲皮瓣 遇1~2个手指中、末节皮肤套状撕脱,若无再植条件可选第2、3、4趾趾甲皮瓣移植,采用吻合趾-指动静脉重建血液循环实施急症手指再造;若造成1~2个全手指皮肤套状撕脱伤,可选用带烧瓶样足背皮瓣的第2趾甲皮瓣移植再造,再造手术方法与带足背皮瓣的第2趾移植再造类同,在此不再重述,其外形及功能均优于其他传统方法(图7-63)。

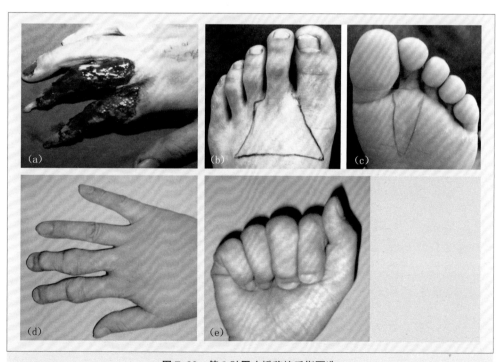

图7-63 第2趾甲皮瓣移植手指再造
(a)中年男性右示、中全指指皮肤撕脱 (b)、(c)选烧瓶样足背皮瓣的双第2趾趾甲瓣移植切口设计
(d)、(e)再造术后2年外形与功能 (本病例资料由侯瑞兴博士提供,特此致谢)

(八) 做好足趾移植手指再造外形

足趾移植拇手指再造已有近 50 年历史,由单纯足趾搬家经历着发展和提高的历程,拇手指再造技术队伍也在不断壮大,发展到今天我们不应还停留在单纯足趾搬家的理念,应重视再造后功能的提高,更要重视外形修饰的手术操作,要做到正确设计,精心操作,要像艺术家一样再造出病人满意、术者满意、专业满意的精美作品(图 7-64、图 7-65、图 7-66)。

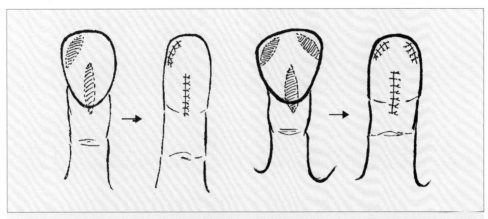

图 7-64　把第 2 趾膨大的趾腹端-侧或两侧及趾腹正中做棱形皮肤切除
修整缝合后形成近似手指指腹外形

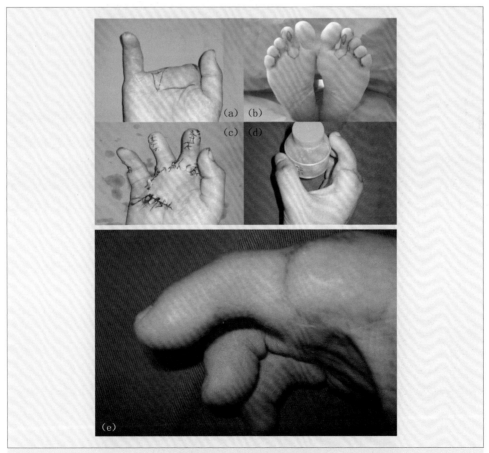

图 7-65　手指 V 度缺损再造
(a)青年男性,右示、中、环指 V 度缺损要再造　(b)选双足第 2 趾移植再造中、环指皮肤切口设计
(c)采用吻合趾-指血管重建血液循环手术结束时　(d)、(e)术后 1 年随访所示外形与功能

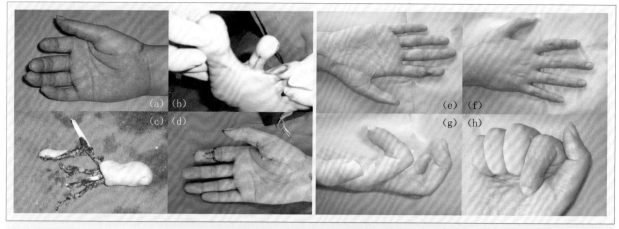

图 7-66　手指Ⅲ度缺损再造

　　(a)青年男性,右示指Ⅲ度缺损强烈要求再造　　(b)选同侧第 2 趾移植及第 3 趾胫侧带血管蒂岛状皮瓣移位皮肤切口设计　　(c)带第 3 趾胫侧血管蒂岛状皮瓣的第 2 趾已游离　　(d)把岛状皮瓣相嵌缝合于第 2 趾狭窄处以增宽第 2 趾周径,采用吻合趾-血管重建血液循环出院前外形　　(e)、(f)、(g)、(h)术后 1 年所示外形与功能

（九）手术注意事项

　　(1)选带𧿹趾末节趾骨的𧿹趾末节或𧿹趾甲皮瓣移植再造并保留足够宽度胫侧舌状瓣,该舌状瓣内含有𧿹趾胫侧趾底动脉及神经,𧿹趾末节基部膨大的骨嵴予以咬除修小并切除部分皮下脂肪,胫侧皮肤缝合后形成近似拇指大小为宜。

　　(2)凡选用带不同形状足背皮瓣的足趾移植时,应根据皮肤缺损面积准确设计携带皮瓣面积并切取皮瓣及足趾,保证该皮瓣的有效血供,足背皮肤缺损创面取中厚皮片移植,采用双向加压包扎方法以利皮片成活。

　　(3)选用带跖趾关节的第 2 趾移植再造拇指、手指者,可采用跖板前移缝合固定及对掌或蚓状肌功能重建来消除跖趾关节过伸畸形。

　　(4)目前能做足趾组织移植拇手指再造的医院,大部分采用吻合趾-指动静脉重建血液循环方法施行再造,切取足背动脉及大隐静脉与受区桡、尺动脉及头静脉吻合的方法基本已被淘汰。

　　(5)术后发生血管危象时应及时采取有效措施及时手术探查,绝不能采取观察或轻易放弃来对待。

　　(6)手术者应建立全程康复意识,重视术中无创操作技术及功能重建操作,采用不贯穿关节的骨内固定,准确调节肌肉肌腱张力,精心缝合神经;术后及时指导病人进行主动及被动功能练习以达理想的功能恢复。

　　(7)应重视再造后功能的提高,更要重视外形修饰的手术操作,要做到正确设计,精心操作,要像艺术家一样再造出病人满意、术者满意、专业满意的精美作品。

（程国良）

参 考 文 献

［1］陈中伟,钱允庆.断肢再植[M].北京:人民卫生出版社,1966.

［2］杨东岳,吴敏明,顾玉东,等.第 2 趾游离移植再造拇指 40 例报告[J].中华外科杂志,1977,15:13.

［3］程国良,潘达德,曲智勇,等.89 例 121 个断指再植的体会[J].中华外科杂志,1981,19(1):10.

［4］程国良,潘达德,曲智勇,等.末节断指再植[J].中华骨科杂志,1982,2(3):130.

［5］程国良,潘达德,曲智勇,等.拇指旋转撕脱性离断的再植(附 12 例报告)[J].中华外科杂志,1982,20(12):712.

［6］程国良,潘达德,杨志贤,等.小儿断指再植[J].中华外科杂志,1984,9:54028.

［7］程国良,潘达德,方光荣,等.九指再植全部成活一例报告[J].中华外科杂志,1984,11:681.

［8］程国良,方光荣,林彬,等.吻合趾指动静脉的拇指手指再造与修复[J].中华手外科杂志,1994,2:79.

［9］程国良,方光荣,泮达德,等.不同程度拇手指缺损采用不同形式的足趾组织移植再造与修复[J].中华手外科杂志,1995,4:200.

［10］王澍寰.手外科学[M].2版.北京:人民卫生出版社,1999.

［11］程国良.手指再植与再造[M].2版.北京:人民卫生出版社,2005.

［12］程国良,方光荣,侯书健,等.拇手指部缺损的修饰性修复与重建[J].中华医学杂志,2005,38:2667.

［13］程国良.中国的断肢(指)再植与足趾移植拇手指再造[J].中华显微外科杂志,2013,2:110.

［14］Morrison W A, O'Brien B M, MacLeod A M. Thumb reconstruction with a free neurovascular wrap-around flap from the big toe [J]. J Hand Surg Am, 1980, 5(6):575-583.

［15］Cheng G L, Pan D D, Zhang N P, et al. Digital replantation in children: a long-term follow-up [J]. J Hand Surg Am, 1998, 23(4): 635-646.

［16］Cheng G L, Pan D D, Yang Z X, et al. Replantation of digits amputated at or about the distal interphalangeal joint [J]. Ann Plast Surg, 1985, 15(6): 465-473.

［17］Cheng G L, Pan D D, Qu Z Y, et al. Replantation of avulsively amputated thumb: a report of 15 cases [J]. Ann Plast Surg, 1985, 15(6): 474-480.

［18］Cheng G L. Replantation and Reconstruction of Fingers [M]. Beijing: People's Medical Publishing House, 2008.

第八章　截　肢　术

第一节　适　应　证

一、历史回顾

截肢术最早起源于新石器时代,2010 年考古学家在法国、德国和捷克各发现一个新石器时代先民接受截肢手术的例子。在古代,截肢是一种常用的刑罚,至今一些原始部落仍沿用。另外战争导致了许多伤员不得不接受截肢。早期的截肢很原始,直接将肢体从没有麻醉的病人身上迅速地切割下来,采用压迫残端或将其浸入沸油中进行止血。手术后残端愈合往往不佳,不适合安装假肢,而且死亡率高。

Hippocrates 第一个实用结扎法截肢。后到 16 世纪早期,法国军医 Ambroise Pare 再次通过动脉钳及结扎术控制了截肢术后出血,降低了死亡率,获得了良好的残端。同时他还设计了相对复杂的假肢。

在 17 世纪,Morel 引入止血带止血法进行截肢和 19 世纪 Lord Lister 引入了无菌技术进行截肢,进一步推动了截肢术的发展。19 世纪后期的全麻技术的应用,更使得外科医生能仔细进行残端的处理。20世纪来,随着对生物学及生理学的理解,手术、康复技术改进以及生物力学和假肢材料学的发展,截肢术取得更好的发展,截肢患者能够完成更高水平的活动。2012 年伦敦奥运会出现了历史上第一位戴着假肢的运动员皮斯托瑞斯,号称"刀锋战士",和其他健全的运动员站在同一起跑线上比赛。

二、手术适应证

在临床上,90％以上的截肢是由于周围血管疾病导致的。因此我们把截肢手术适应证分成周围血管疾病和非血管疾病两大类。

1. 周围血管疾病引起的截肢

(1) 慢性缺血。多见于动脉闭塞疾病引起的肢体缺血。其中因周围血管疾病截肢的患者中有一半伴有糖尿病。目前,全世界每 30 秒即有 1 例糖尿病患者接受截肢手术。无论在发达国家还是在发展中国家,糖尿病足溃疡截肢率是非糖尿病患者截肢率的 10～15 倍,是非外伤性截肢的首要原因;而截肢后 1 年病死率为 13％～40％,5 年高达 39％～80％,超过恶性肿瘤的病死率。

费扬帆等回顾性分析 2005 年 1 月 1 日至 2011 年 6 月 30 日在四川大学华西医院糖尿病足诊治中心住院的 685 例 Wagner 分级 1～5 级的糖尿病足患者临床资料,有 78 例(11.4％)患者截肢,糖化血红蛋白、踝肱指数、既往截肢(趾)史和糖尿病足 Wagner 分级是截肢的独立危险因素。糖尿病周围神经病变、下肢动脉缺血、感染程度、全身营养状况与糖尿病足截肢密切相关。早期控制血糖,有效控制感染、改善全身状况以及多学科协作治疗有助于预防糖尿病足截肢。

(2) 急性缺血。严重的创伤累及缺血肢体的血管无法重建或者进行修复者。创伤是年轻患者最主要的截肢原因。尽管有很多截肢的评分系统,但在面对严重创伤,哪种条件下进行保肢,还存有争议。多数学者同意Ⅲc 型胫骨开放性骨折是截肢的绝对适应证,而笔者也有Ⅲc 型胫骨开放性骨折保肢成功的个例。为了去除主观因素,对于截肢评分系统,现阶段我们推荐肢体末端碾压综合征分数(MESS),7分及以上需要截肢。李齐寅等回顾性调查浙江大学附属第二医院在2007—2011年上半年所有截肢患者,截肢患者仍以青壮年男性为主,创伤是其主要原因,高位截肢、住院时间长、医疗费用高是其主要特点。

非创伤的肢体急性缺血的情况有急性血栓形成和急性动脉栓塞。随着取栓导管的应用,以及动脉转流术和导管溶栓术的发展,肢体急性缺血后导致截肢的发生率降为18%~30%,死亡率为18%。在急性缺血疾病中,动脉造影有助于区别栓塞和血栓形成,也是制订手术方案的依据。心肌梗死是最重要的危险因素,充血性心脏病也是手术致死的危险因素。

2. 非血管疾病引起的截肢

(1)烧伤、电击伤或冻伤。烧伤、电击伤或冻伤引起的组织严重损伤有时需要截肢。但是这些损伤后,组织破坏范围早期不确定。故进行这类损伤救治时,早期清除坏死组织,积极处理伤口,密切观察组织破坏的范围,及时明确截肢平面后进行截肢,截肢时应该切除坏死的肌肉,保留有活性的肌肉及皮肤组织。与烧伤、电击伤损伤相反,冻伤截肢往往需延迟2~6个月。

(2)肿瘤。无转移的恶性肿瘤常为截肢适应证。虽然外科重建技术的进步使得保肢成为大多数骨软组织恶性肿瘤患者的一个选择,但是截肢仍然是一个无法抛弃的方案,尚无研究显示保肢与截肢哪种手术更具有生存优势。恶性肿瘤的保肢手术的围手术期问题更严重,发生感染、皮瓣坏死、失血和深静脉血栓的风险更高。远期并发症还可能有假体松动、假体周围骨折、下肢不等长、晚期感染等风险。而且在保肢成功的患者中,仍有近1/3长期生存的患者最终需要截肢。因此,恶性肿瘤的截肢,需要根据肿瘤的性质、患者的长期目标及生活方式等综合做出决定。对于常规手术治疗无效、放化疗不敏感、疼痛的转移性病变患者,截肢也可作为姑息治疗方案。

(3)感染或坏疽。抗生素及手术清创术治疗无效的感染,可选择开放性截肢术。对于产气微生物引起的感染,如厌氧性蜂窝织炎、梭状芽孢杆菌坏死、链球菌肌坏死等,发生气性坏疽前,开放伤口清创并用抗生素,可能能保肢;若发生气性坏疽,应选择截肢。慢性感染肢体截肢的适应证应视具体情况而定。顽固性感染有全身行影响需要截肢。慢性溃疡不愈合、慢性骨髓炎或感染性骨不连导致残疾,影响功能,患者截肢后安装假肢能达到更好功能的,可选择截肢。慢性窦道有恶变,发展成鳞状细胞癌的,也应截肢。

随着老龄社会的到来,由于下肢感染而需要截肢的患者多出现在糖尿病足病人中。当糖尿病足患者血管病变加上组织出现溃烂感染时,应考虑截肢。及时的清创目的在于发现感染的范围,给坏疽和化脓组织引流,而且可以取得深部组织的培养。如果清创后足部的结构和承重面不能保留,或组织已坏死,应选择截肢。

(4)先天性畸形。先天性畸形的肢体无任何功能,对截肢后适合装配假肢,并可改善肢体的功能者,可考虑截肢。在婴儿期或幼儿期将先天性发育不良的肢体部分或全部切除,此为一种治疗手段。这类病变包括完全性腓侧半肢畸形和胫侧半肢畸形。

(5)神经损伤。神经损伤后,感觉障碍的肢体出现神经营养性溃疡是截肢适应证。手或足部的营养性溃疡常出现感染,可引起大量的组织破坏。若有肢体功能完全丧失,是截肢和安装假肢的明显适应证。

三、截肢的注意事项

(一)截肢平面的选择

随着现代的全接触式接受腔和先进的假肢安装技术的发展,任何愈合良好、无压痛、构造恰当的截肢后的残端都可满意地佩戴假肢。因此截肢的平面决定于手术的需要。准确截肢平面的选择至关重要,这是因为在尽可能减少死亡率和病残率的同时,还必须考虑残端对康复条件的影响。截肢平面选择应遵循在尽量保持足够长的肢体情况下,残端部位能够良好地愈合。因此正确地判断截肢部位的血供是关键。

选择截肢平面时一定要从病因与功能两方面来考虑,病因是要将全部病变、异常和无生机组织切除,在软组织条件良好,皮肤能达到满意愈合的部位,即最远的部位进行截肢。功能水平是在这个部位截肢可以获得最佳的功能。一般的原则是在达到截肢目的的前提下,尽可能地保留残肢长度,使其功能得到最大限度的发挥。截肢部位对假肢装配、代偿功能的发挥、下肢截肢佩戴假肢行走时的能量消耗、患者生活活动能力、就业能力等有着直接关系,所以外科医生应该对截肢平面作极为审慎的选择。

对恶性肿瘤,截肢平面最好隔一个关节为宜,一般情况欠佳的患者,特别是双下肢截肢时,宜行膝下截肢。儿童先天发育异常的截肢,要考虑骨骺的继续生长,应尽量避免经胫骨截肢,以防止骨残端的过度性的继续增长,最好行关节离断术,保留骨骺的残肢生长;如被迫经骨干截肢,则尽量保留肢体的长度。

确定能够愈合的最远截肢平面是个挑战,有时需要和血管外科会诊,共同来确定平面。以下方法可用于选择截肢面:①临床经验判断;②多普勒动脉节段性测压;③荧光染色法血流检测;④激光血流检测;⑤光电血流容积描计测量皮肤灌注压;⑥放射性核素血流灌注压以及供血测量;⑦透皮氧分压和二氧化碳分压测定。

1. 临床经验判断　术前,对患肢皮肤颜色、毛发生长及皮肤温度的临床评估提供有价值的初步信息。测定用红外线温度测量计对皮肤测量发现,皮温和肢体供血密切相关。有研究表明,直接测量皮肤温度对截肢平面的判断敏感性为94%。有资料表明,经验性的判断在80%的膝下截肢和90%的膝上截肢手术中是成功的。但是在踝关节以下的截肢中只有40%的成功率。虽然截肢平面以上扪及动脉搏动是预后较好的提示,但是未扪及搏动并不一定导致截肢的失败。同样根据皮肤温度、动脉造影结果和术中皮肤边缘出血情况判断往往低估截肢平面。当临床结果可疑时,年轻患者可选择较低的位置截肢,而年老者的截肢平面相对较高。

2. 节段性动脉多普勒动脉测压　此项检查在判断膝上和膝下截肢较准确,但是对踝、足部截肢和截趾的平面判断准确性较差。这种情况常发生在糖尿病肢体中,这些患肢的末段的动脉硬化,测出的结果较实际的动脉压高。检查的准确性较差的根本原因在于它不是直接测量皮肤灌注情况。一般认为,腘动脉多普勒未发现血流时,远端截肢的成活率较差。但是,如果踝关节血压低于8kPa(60mmHg)时,强制性地实施膝关节以上截肢的概念是错误的,理由是单纯的节段血压并不能反映侧支循环的状况。有学者发现,足趾动脉搏动比肱踝指数更能预测截肢的成功,这是因为趾动脉较少发生动脉中层钙化。

3. 荧光染色剂检查　原理是利用荧光染色剂经静脉注射后,分布于肢体皮肤,其分布的多少和皮肤血流灌注量相关。此后,利用光纤荧光探测计测量,输入电脑计算。这种检查适用于各种不同的截肢平面,在膝关节平面准确率达到93%,在踝关节平面达到80%,该项检查的准确率是多普勒测压的2倍。然而当出现坏疽或感染时,这项检查的可靠性下降。

4. 激光多普勒血流测量仪　原理是当光照射于肢体上时,静止的组织和活动的红细胞对光散射,根据多普勒效应可以测出红细胞的速度和血流量;由于可见光的穿透距离为1M,所以此项检查能很好地反映出皮肤血流灌注的情况。在常温静止情况下,缺血肢体和正常肢体的测量结果相近,但是当激光探头把皮肤加热到44Y时,可立即辨别出缺血肢体。在没有血流的地方截肢是不明智的。此项检查比较准确,但其价值较经皮氧分压测定差。

5. 光电皮肤血流灌注压　光电测量的是毛细血管的血流,测量的方法是先于皮肤外通过袖带加压,阻断血流,然后,以光电容积描计的红外线测量压力减少皮肤由苍白转红时的末梢动脉压力。对于截肢的皮肤,不应低于2.67kPa(20mmHg)。此项检查的准确率达到80%。

6. 放射性核素皮肤血流灌注压和放射性核素皮肤血流量测定　前者的测量方法是静脉注入放射性的碘或氙,然后计算放射性物质在皮肤和肌肉中的清除率,当肢体外的压力能成功阻止放射性碘的灌注时,这个压力为灌注压。后者的测量方法较为复杂,采用r闪烁照相机测量放射性核素在下肢中的清除率。这项检查由于对设备的要求较高,所需时间长,而且是侵袭性检查,所以逐渐被淘汰。

7. 经皮氧分压测定和经皮二氧化碳分压测定　经皮氧和二氧化碳分压测定最早于1972年由Huch和Eberhard采用。在常温下,成人皮肤表面的氧分压接近零。临床上测量时必须把皮肤温度升至40～45℃,使皮肤上层血管扩张。目前几乎所有的研究都提示,氧分压的测定对截肢面伤口的愈合有较好预测力。氧分压为零的皮肤术后愈合能力欠佳,而氧分压超过5.87kPa(40mmHg)时,提示截肢平面的预后良好。这项检查与动脉的实际灌注压密切相关,特别是在组织缺血的情况下,如此可使手术者避免伤口出现皮岛的不愈合。氧分压的测定是一项非侵袭性的检查,不足之处在于设备昂贵,且检查时间过长。

(二)截肢的技术问题

术前良好的设计及评估,术中仔细处理骨残端及软组织对于减少术后并发症,获得功能优异的截肢残端尤为重要。在保证伤口愈合的情况下,尽最大努力保留长的截肢残端。因此,有时还需在截肢时行血管重建,这样不仅使肢体在较低的平面伤口愈合,还能增加完全康复的可能性。血管重建后肢体还可采用非常规的皮瓣,这种皮瓣在近端截肢时较常应用,而皮瓣的供血由前述的客观指标测定。

1. 术前评估

(1)手术史。确定截肢手术后,医生必须询问患者是否有骨科手术病史,并仔细检查肢体的瘢痕,以确定过去手术的方式。因为髋关节或股骨手术后可能遗留移植物,这种移植物不能被常规的锯子所截断。摄片可以获得详细的资料。如果有髓内钉,最好于截肢手术前于关节另行做切口取出。

(2)心血管疾病。许多老年患者都伴随着心脏病,所以心内科的医生参与药物治疗是必要的。充血性心脏病要监测排血量。如果近期出现进展期心绞痛、心肌梗死、充血性心力衰竭、动脉瓣膜严重病变,需要进一步检查和治疗。

(3)呼吸系统。尽可能采取神经阻滞麻醉,以减少对呼吸系统的影响。肺功能的检查能判断患者肺功能情况。中心静脉压测定有利于控制输液量,避免出现血容量过剩或不足。

(4)关节畸形。术前存在的关节畸形,如膝关节或髋关节屈曲挛缩,本身恢复行走的能力就有限。在这种情况下,一般建议行经股骨截肢。严重的关节炎是膝下截肢的相对禁忌证。全膝关节置换术失败后,建议行膝上截肢。

(5)骨髓炎。骨感染对抗生素不敏感,而外科治疗失败时,必须截肢。截肢的平面要高于感染的范围。如果指(趾)感染,行放射状截肢;如果是胫骨或腓骨的骨髓炎,则行膝关节离断;如果膝关节或股骨感染时,经股骨截肢。如果截肢的部位十分接近感染灶,最好把骨切缘送培养和药敏检查。

(6)软组织感染。糖尿病足往往造成足前部的感染和溃疡。处理这类病人时,必须使用广谱抗生素,同时测量局部的患肢的供血状况。如果出现败血症,应采用斩断截肢术,开放创口,缓解淋巴管炎,待到局部的感染控制后,行膝下截肢。

(7)神经病变性溃疡。除了血管疾患,周围神经病变也能导致足部溃疡。如果尽早治疗,采用足部调整,改变足部的压力分布并且给予患者教育,多能治愈。截肢平面最好在有感觉的地方,否则仅仅足趾或足前部截肢,术后常复发溃疡。

(8)足部坏疽。糖尿病或肾衰竭,如果有这两种代谢性疾病,伤口的愈合常不良。坏疽最好首选截肢。这种情况的患者常常有静息痛,可能还伴有足部的溃疡。但是80%~85%的患者采用膝下截肢后伤口能愈合。如果腘动脉多普勒超声检查未发现搏动,经股骨截肢往往能取得90%的愈合率。

(9)术前活动能力的评判。手术操作者必须评估患者的康复能力和活动能力。无法下床或丧失活动力的患者,如脑卒中或痴呆者,由于无法行走,如果行膝下截肢可能导致膝关节挛缩和残端伤口破坏,最终不得不采取更高平面的截肢。

2. 止血带 除了缺血性病变的肢体外,截肢手术一般都建议用止血带。这样可以使截肢操作更容易操作。通常在止血带充气之前,先用驱血带驱血;但因感染或肿瘤而截肢时,不宜驱血,这种情况下充气止血前应抬高肢体5分钟。上肢的止血带位于胸大肌的止点,下肢的止血带位于股长收肌的起点。止血带固定好后,以驱血带驱血3~5分钟,然后给止血带充气。止血带的上肢压力为21.3~24kPa(160~180mmHg),下肢为34.7~40kPa(260~300mmHg)。关闭切口前,应松开止血带仔细止血。

3. 皮肤与肌瓣 截肢的残端要有良好的皮肤覆盖。截肢残端的皮肤应该可移动,感觉正常。以往的经验已证实了不同截肢平面的最好皮瓣类型。但在近端截肢时总是要采用不典型的皮瓣。采用现代的全接触式假肢接受腔后,瘢痕的位置已不再重要。但瘢痕不能与深面的骨质形成粘连,因为粘连的瘢痕会使假肢安装变得极为困难,并会在长时间使用后出现破溃。软组织臃肿或较大的狗耳样皮瓣也会给假肢安装带来困难,并能影响其他方面构建良好的截肢端的最佳功能。

一般的皮肤切口呈弧形,常用前后等长的皮瓣或者后长、前短的皮瓣。以前对残端的瘢痕愈合的部位比较重视。现在全接触式的套桶式义肢出现,对残肢瘢痕的部位不过于严格要求。但是残端的皮肤必须张力小、可以活动、有感觉,而且不能和骨残端粘连。

常规截肢肌肉应在截肢平面的远侧截断,以便肌肉的断端会缩至截肢平面。肌肉的切断平面要在截肢骨平面的远侧5cm。同时可通过肌肉固定术或成形术稳定肌肉。有研究表明,如果没有牢固固定,那么横断的肌肉将会在2年内萎缩40%～60%。但在周围血管疾病或主要为缺血性肢体中禁用肌固定术,因为会增加伤口破溃的危险性。对肌腱原则上宜在肌腹与肌膜交界处切断,其断端不必与对侧的肌腱断端缝合。

4. 筋膜　筋膜是缝合残端、覆盖骨组织的重要组织,愈合后可以防止皮肤和骨残端的粘连而影响皮肤的活动性。它包围周围切断的肌肉,使得肌肉有新的止点。因此,残端切断时,必须和皮瓣的形状一致,不应使其与皮肤分离。

5. 神经　神经切断后,常常形成神经瘤。现在对神经处理方法很多,如神经周围闭合、硅胶膜覆盖、神经包埋等,但多数医生处理认同的方法是,将神经游离、牵拉用锋利的刀片整齐切断,切断后的神经断端回缩至截骨平面的近侧。操作过程不能对神经施加过度的牵引,否则截肢残端仍能出现疼痛。主要神经如坐骨神经伴行较大的动脉,在神经切断前应该结扎伴行血管。

6. 血管　在切断主要血管前,应先进行分离,用可吸收的或不吸收的缝线分别予以结扎,大血管游离后用丝线结扎双道,小血管只要简单结扎即可。仔细止血非常重要,在关闭残端时,应放松止血带,把所有出血点钳夹后结扎或烧灼。止血不严密会造成残端伤口血肿、术后皮肤脱离或因此产生伤口感染。

7. 骨　不要过度地剥离骨膜,否则可能造成环状死骨或骨过度生长。无法用软组织充分衬垫或覆盖的骨性突起一定要切除,残留的骨端需修成圆滑的外形。这在膝下截肢时的胫骨前面、腕关节离断时桡骨茎突等部位处理时尤为重要。骨段不能太长或太短,过长可致皮瓣的破坏,过短因不能承重而导致假肢不能穿戴。对骨端的成角或凸出应锉成合理的平面,这样的截肢端有平整的外观。骨残端不应过度生长或产生死骨片,故对骨膜不能过度剥离,否则会导致骨坏死。

一些医生建议采用骨、骨膜期闭合骨端的髓腔,以保持髓腔内的正常压力梯度;有一些医生则主张在胫腓骨间建立骨连接,以防行走时,这些骨骼出现异常的偏斜。但是有关这些手术方法的经验还不足以推广。

8. 引流　松开止血带止血。关闭切口前,需用生理盐水冲洗截面,以去除血凝块和脱落的组织碎片。必须放置某种类型的引流,Penrose软橡皮引流条(即烟卷引流条)或塑料管负压引流效果都很好,引流条或引流管在术后48～72小时拔除。

9. 包扎　除了截趾和开放性截肢,一般手术后均需要对残端进行包扎。包扎可以采用石膏或成形夹板。有时可用加压包扎,这种方法能减轻水肿,促进伤口的愈合,对残端的形状有塑形作用,有利于术后的康复和假肢的使用。但是,这种包扎并不是术后的万能药,使用不当可能适得其反。

目前采用软性包扎和硬性包扎两种治疗方案,采取或不采取早期戴假肢行走,虽然软性包扎方案通常被认为是传统的术后处理方法,但硬性包扎所证明的优点已使其成为最常采用的方法。截肢残端术后处理采用硬性包扎,就是在手术后将一石膏管形固定在截肢端。如果手术后不立即负重行定,固定时截肢端的石膏可由外科医生简单容易地完成。但要遵守石膏固定的常规注意事项,包括骨突部位加垫,避免在肢体的近端出现缩窄。如果在术后短时间内负重行走,就应该采用真正的假肢石膏,最好由专业的假肢师完成。截肢端的硬性包扎可有效地用于上、下肢几乎所有截肢平面。

术后截肢端采用传统软性包扎方法处理时,先用无菌敷料妥善包扎,注意垫好所有骨突处。缠绕弹力绷带时必须极为小心,避免在残端近侧形成绞窄,导致远端缺血。

通常在术后48小时更换敷料,拔除引流。通过软性包扎在截肢端保持轻度加压,如果截肢端肿胀不严重,患者全身状况允许,应尽早起床。包裹截肢端可以加速其愈合、收缩和成熟。这一步骤极为重要,每个截肢的患者都必须严格执行。

10. **开放性截肢** 顾名思义,开放性截肢时残端表面的皮肤不进行缝合。这一手术是构造满意残端的两次手术中的第一次手术。还需行二期闭合切口、再截肢、残端修正术或修复成形术。这种截肢手术方法是为了预防或消灭感染,最终可以闭合残端切口而不出现伤口的破溃。因此,开放性截肢适用于感染和伴有广泛组织破坏及大量异物污染的严重创伤。术后选用恰当的抗生素直至截肢端最终愈合。

开放性截肢术分为两大类:皮瓣式开放截肢术和环形开放截肢术。内翻皮瓣开放截肢,术后伤口能通畅地引流,常可于术后10~14天内二期闭合伤口,无须短缩残端。相反,环形开放性截肢的愈合时间过长,并且需要持续性皮肤牵引,将所有软组织均牵拉过截肢残端,常形成屑形或卷曲的瘢痕。近年来,笔者广泛采用 VSD 负压封闭引流技术,后期清创至伤口闭合,取得满意的效果。

11. **术后并发症**

(1)血肿。在闭合截肢端前松开止血带仔细止血,使用引流条或塑料负压引流管,通过包扎可最大限度地降低血肿形成的机会。血肿可延迟伤口的愈合,并且是细菌感染的培养基,因此如果血肿导致切口延迟愈合,应该再次手术清除干净。

(2)感染。周围血管病变尤其是糖尿病足患者截肢时,感染发生率比创伤和肿瘤显著升高。其他截肢感染发生率小于一般的择期手术。所有感染伤口必须彻底清创、彻底引流,开放伤口。分泌物要及时培养,根据细菌培养结果选用抗生素。有时由于水肿和皮瓣回缩,伤口延迟关闭会较难。可以将中间一部分关闭,其余部分开放,防止皮瓣回缩。

(3)坏死。皮缘的轻微坏死可采取保守治疗,停止使用假肢,适当局部清创处理伤口,营养支持,可能达到延迟愈合。严重皮肤坏死需要重新评估截肢平面。可进行经皮氧分压测定,结合人血白蛋白水平和淋巴细胞总数,判断伤口愈合的潜力。补充营养,禁止吸烟。如果骨残端覆盖较差,发生更为严重的坏死,则说明截肢平面血供不足,必须立即进行楔形切除或在近端再截肢。楔形切除后,整个残端再次形成半球形,减少局部压力。有研究表明,高压氧和经皮神经电刺激能促进愈合。

(4)挛缩。截肢术后应正确放置残肢、进行增强肌肉力量及增加关节活动的练习,预防残肢的关节挛缩。一旦发生轻度或中度挛缩,可通过正确放置残肢、轻柔地被动拉伸关节和加强控制关节的肌肉力量来治疗。严重的固定性挛缩可能需要应用楔形石膏技术或松解挛缩结构的手术进行治疗。

(5)疼痛。术后伤口可能出现慢性疼痛。有很多肢体残留痛是由假肢安装不良引起的。应该评估残端骨突部位,是否有异常压力区,有些甚至引起溃疡或坏疽。肢体残留痛还可能是由髋关节炎或膝关节炎等其他疾病引起的。如非手术治疗不能缓解,可考虑手术治疗关节炎等疼痛的原发病因。

如果残端神经受压力或反复刺激可形成疼痛性神经瘤。神经瘤引起的疼痛通常由于瘤本身被瘢痕组织所固定使神经受到牵拉所致。在近端整齐切断神经,使其回缩远离截肢端,进入正常软组织,常可有效地防止出现疼痛和神经瘤。神经瘤引起的疼痛通常也可通过适当改变假肢接受腔,避免对病变的压迫和牵拉来缓解。保守治疗失败后,应将神经瘤切除,在更高的平面切断神经。

(6)幻肢感。截肢后很多患者都会感觉到截除的肢体仍然存在。这种幻肢感很少疼痛,异常感觉会逐渐消失,尤其是经常佩戴假肢后。偶尔,幻肢感表现为非常严重的疼痛,难以治疗。患者需要不断开导及心理暗示,同时应该接受全面的心理评估,然后用神经阻滞和鉴别性脊柱麻醉等诊断措施,进行生理性评估。治疗措施包括药物治疗、心理治疗、经皮或直接的神经电刺激或联合使用这些方法。很多患者有"伸缩性幻肢"的阶段,最后幻肢感缩短至残端。

第二节 上肢截肢术

上肢截肢(除外手指截肢术)占截肢患者的 3%～15%,平均年龄比较轻。上肢出现原发动脉硬化闭塞的情况较少。其中大多数患者的截肢由创伤所致,肩关节及肩胛带离断主要是恶性肿瘤引起的。其他患者截肢由上肢肿瘤、先天性疾病、血管硬化和医源性损伤引起,通常应尽量保留患肢的长度。假肢的功能随截肢平面的升高而下降,肩关节截肢患者很少使用假肢。肘关节以上及以远的截肢安装假肢能鼓励患者恢复双手活动,减少心理的打击。机电假肢对于肘下截肢患者是个不错的选择。

(1)肩胛带离断。肩胛带离断术是比较复杂和困难的手术。肩胛带离断术是指从肩胛骨和胸壁间截除整个上肢和肩胛带,又称做肩胛带截肢术或肩胸间截肢术。此手术仅用于切除恶性肿瘤或肿瘤已侵犯肩关节区域以及广泛浸润至三角肌、胸肌和肩胛下肌时,常常要做非典型皮瓣,造成切口关闭困难而常需要腋部植皮。

具体步骤:切口的上部起自胸锁乳突肌外缘,沿锁骨的方向外侧延伸,经肩锁关节越过肩关节上方到达肩胛冈,然后向下沿肩胛骨脊柱缘到达肩胛角。切口的下部起自锁骨中 1/3,沿三角肌、胸大肌间沟向下延伸,经过腋部,在肩胛角与上部皮肤切口相连。切断并向远侧翻转胸大肌的起点。紧贴锁骨分离锁骨上的深筋膜,用手指和钝性弧形分离器游离锁骨深面。牵拉颈外静脉,结扎、切断。钢丝锯在胸锁乳突肌外侧缘截断锁骨,向上提起,切断肩锁关节后去除锁骨。完全显露神经血管束,游离、双重结扎、切断锁骨下动脉和静脉,然后分离出臂丛神经,逐个切断神经,任其向上回缩。切断背阔肌和连接于肩胛带和前胸壁间的软组织。切断肩胛骨固定于胸壁上的斜方肌、肩胛舌骨肌、肩胛提肌、大、小菱形肌及前锯肌。至此,整个上肢完全游离,缝合胸大肌、斜方肌及其他残留肌肉,覆盖外侧胸壁,形成一个软组织衬垫。最后止血、缝合筋膜和皮瓣伤口,放置引流。

(2)肩关节离断。具体步骤:病人仰卧,皮肤切口的方向起自喙突,沿三角肌前缘向远端延伸,直至该肌止点。然后沿三角肌后缘向上止于腋皱纹后方,经腋窝做第二切口将第一切口两端相连。在三角肌、胸大肌间沟游离、切断并结扎头静脉。分离三角肌和胸大肌,在喙肱肌和肱二头肌短头间隙显露神经血管,分离、双重结扎、切断腋动脉和静脉,找到胸肩峰动脉,同样方法处理。找到并游离正中神经、尺神经、肌皮神经和桡神经,高位切断。逐个切断肩关节周围的肌群,将肌肉残端翻入肩关节盂填塞并缝合。修整肩峰、皮瓣,最后止血、缝合筋膜和皮瓣伤口,放置引流。

(3)上臂截肢术。上臂截肢,是指从肱骨髁上至腋窝之间任何水平的截肢。正如其他部位截肢时所要求的,应尽可能地保留长度。然而,肘关节以上截肢病人的假肢必须具有内部肘锁装置和肘部转盘。肘关节的扣锁装置应使肘关节在充分伸展、充分屈曲的任何位置上保持稳定。另外保留肱骨最近端的部分,包括肱骨头,能保留正常的肩关节外形,满足了美观的需要,并且保留的肱骨有可能使接受腔易于抓紧,这样安装的假肢就更为稳定。

具体步骤:做前后等长的前后皮瓣,翻转皮下组织及深筋膜后,钳夹结扎肱动脉,切断桡神经、尺神经、正中神经。截断肱骨,用骨锉将骨端锉平整,修整肱三头肌腱,于前方筋膜缝合,最后止血、缝合筋膜和皮瓣伤口,放置引流。

(4)肘关节离断。肘关节是一个理想的截肢平面,因它有宽阔的肱骨髁利于接受腔牢固把持,肱骨的旋转也能传至假肢。具体步骤:自肱骨内外髁做前后等长的前后皮瓣,翻转皮下组织及深筋膜后,找到肱二头肌腱膜,显露内侧的神经血管,钳夹结扎肱动脉,找到并切断桡神经、尺神经、正中神经。截断肱骨,用骨锉将骨端锉平整,切断前臂肌群,把肱三头肌腱和肱二头肌肌腱缝合。最后止血、缝合筋膜和皮瓣伤口,放置引流。

(5)前臂截肢术。前臂远端的深部软组织基本是由血运相对较差的肌腱和筋膜构成。因此,前臂中下1/3处截肢更好一些。前臂近端1/3处截肢,即使保留肘下短残端,也优于经肘或肘上截肢。从功能上讲,保留病人自己的肘关节非常重要。应用先进的假肢技术,可取得优良的效果。

前臂截肢需考虑两点:①保留多少长度才能维持旋前和旋后动作。越近端的截肢,前臂的旋转功能保留就越少。②能否使用假肢。

具体步骤:做前后等长的前后皮瓣,翻转皮下组织及深筋膜后,钳夹结扎桡动脉、尺动脉,切断桡神经、尺神经、正中神经。截断尺骨和桡骨,将骨端锉平整,最后止血、缝合筋膜和皮瓣伤口,放置引流。

(6)腕部截肢术。对前臂截肢来说,应力争经腕骨截肢或腕关节离断术。因为假如下尺桡关节正常,前臂的旋前、旋后功能即可保留。尽管只有50%的旋前或旋后功能可以传递到假肢,但对病人而言,这些动作具有极其重要的价值,因此应尽一切努力保留下尺桡关节。

对需做手部截肢的患者,保留断掌的好处在于保存关节的屈伸和感觉功能,但是如果患者需要残肢还能成为一个独立的功能单位,就必须选择离断关节,以适合安置钩状的假肢。如果行腕关节离断术,就必须切除桡骨和尺骨茎突,这样使得残端更适合假肢,而不会使手腕处的凸起磨损。桡神经、尺神经和正中神经的处理有一定难度,切断的长度和牵拉的张力都必须合适。尺神经和桡神经的皮支必须尽可能保留,以保证感觉功能的存在。

具体步骤:做一个长掌侧和一个短背侧皮瓣切口。分别于腕部尺、桡骨掌侧寻找尺、桡动静脉,并于近侧方结扎,切断显露尺、桡和正中神经,牵向远侧锐性切断。切断所有的屈伸肌腱,使其自然回缩。环行离断腕关节,切除尺骨和桡骨茎突,并将其断端锉平。止血冲洗后,留置引流。分层缝合肌腱、筋膜和皮瓣。

(7)手部截肢。经手指及掌部进行截指是最大限度地保存手部未损伤部分功能的一种挽救措施。勉强保留严重损伤的结构可能会导致延迟愈合、加重功能障碍、增加再次手术的概率,因此对许多特殊病人首选早期截指。但是一般来讲,还是应尽最大努力以保存骨性结构的长度、关节的活动度和皮肤的感觉。

不可逆的血供丧失是早期截指的唯一绝对适应证。此外,在决定是否截指时还必须考虑其他因素。如不截指,残指最终的功能应好到足以值得病人花费时间和精力来保留。当其他手指也损伤时,截某一手指更应慎重。对骨关节及软组织的分析,有助于决定是否截指。如果手指三种或三种以上的组织需要特殊处理,如皮肤移植、肌腱和神经的缝合、骨的固定或关节的闭合等,应考虑截指。儿童很少有截指的适应证,除非伤指已坏死。即使有截指的适应证,如果伤指在以后的重建中能有用,延缓截指也是明智的。其他没有功能的手指的皮肤可以用作游离皮片移植,皮肤及其深部软组织可以用作带蒂皮瓣使用。如果需要,可以先切除骨组织,保留的皮肤可在第二次手术时修成合适的形状。肌肉肌腱,尤其是指浅屈肌和示指固有伸肌应保留以便移位,用以改进存活手指的功能。应尽一切努力来保留拇指。

不论是一期还是二期截指,都必须遵守一定的原则以便获得一个无痛、有用的残端。掌面的皮肤应有足够长度以覆盖残端的掌面和尖端,并且能与背面的皮肤无张力地缝合。指神经末端应仔细地从掌侧皮瓣中分离出来,在距末端至少6mm处切除;神经上的张力应不至造成轴索在近端断裂,以免日后引起不适。神经残端形成神经瘤有时是不可避免的,但只能使之形成于有软组织衬垫的区域,以减少疼痛的发生。骨端垫好,皮瓣覆盖好,避免残端疼痛和伤口延迟愈合。

(8)单指截指术。食指在近节指间关节或更近的平面截断时,残端不但无用而且会妨碍拇指和中指间的动作。因此对于大多数病人,如果第一次截指必须在此平面,则再次截指应位于第2掌骨基底部。从美观的角度讲,食指截指术适于妇女。然而因手指截指手术涉及的部位广泛,可能导致其他手指的僵硬,在中老年及患有手关节炎的病人可能不适用。

中指或环指的近节指骨具有重要的功能,如果中指或环指的近节指骨缺失就在指间形成"洞",当手用作勺状盛物时,小的物品会自缺损处漏掉;另外,缺损会致其他手指向中线偏移。因此中指截指时,尤其在掌骨头的近侧截指时,可能适合将示指向尺侧转位代替中指。此手术使外形更自然,去除显眼的残端。环指有相似的截指时则很少有将小指向桡侧移位替代第四指的适应证。在形成无痛残端的条件下,应尽量保留小指长度。通常当其他手指均完全损坏时，小指尚存活，此时因为小指可与拇指完成捏物的动作。

拇指的功能约占手功能的 40%，所以必须重视拇指的保留。拇指部分截指时，不能采用为闭合伤口而在更近的平面再截指的方法，拇指不能短缩。因此应选游离皮瓣、带蒂推进皮瓣、局部或远隔皮瓣闭合创面。当需要皮瓣移植时，先采用手背、示指或中指指背侧的带蒂皮瓣，提供稳定触摸垫，不能用腹部皮瓣覆盖拇指掌面。当拇指指腹缺损时，先用断层植皮覆盖，后采用神经血管岛状皮瓣移植。当拇指断指后，近节指骨尚保留一段有用的指骨时，除闭合伤口，还要采用 Z 字成形术加深拇指指蹼，必要时要进行拇指重建。

（9）指端截指。远端截指常见的原因是机械损伤，许多医生尝试过断指尖再接，但是多因血管重建困难而失败。如果远端指骨的近侧未被累及，指深屈肌腱和伸肌腱的止点没损伤，那么保留这段指骨的一段长度，意味着保留了一定的功能；如果近侧指骨被累及，最好做指间关节离断；如果 50% 的甲床仍存在，可以修复并保留指甲的外形和功能。以下几种方法可供选择来进行覆盖。

单纯的皮肤缺损可以通过二期愈合或皮瓣移植而达到愈合。然而，如果软组织缺损很深且有指骨暴露，必须把深部组织连同皮肤一起置换。在更近端的水平再截指可以提供足够的皮肤和其他软组织用于覆盖，但需缩短手指。远端的指骨以咬骨钳咬断至能够被足够的皮肤覆盖。如果皮肤覆盖后的缺口小于 1cm，可以留待二期愈合。另一种覆盖伤口的方法是植皮，但是植皮往往导致感觉丧失。二期处理的好处在于，瘢痕的缩小使皮肤的感觉空白区会减少，此时可再行植皮。

截指的皮瓣设计较多，可以选择下列几种皮瓣：V-Y 或三角推进皮瓣，应用于受伤的手指推进组织，可能会影响感觉。双蒂背侧皮瓣，应用于手指在甲床近侧离断时。邻指皮筋，可以提供良好的覆盖，但会出现手指的僵硬，不仅伤指，甚至供皮指也会发生。这种皮瓣需要分两个阶段进行。鱼际皮瓣，也需要分两期进行，有时供皮区会出现压痛。局部神经血管岛状皮瓣，可以向远侧推进并且提供具有正常感觉的良好的衬垫，但需要医生丰富的经验和精湛的技术。如果需要植皮，皮源可以来自掌尺侧、前臂肘关节和腹股沟等处的皮肤。

第三节　下肢截肢术

1. 髋关节离断术　在髋关节前方做球拍状皮肤切口。皮肤切口起于髂前上棘，呈弧形弯向下内方与腹股沟韧带平行，直至大腿内侧面内收肌起点远端，分离皮下组织，找到并结扎股动脉、股静脉，用刀片锐性切断股神经，使近端回缩。然后，在坐骨结节远端约 5cm 水平，向大腿后方延长切口。在股骨大转子基底远端 6～8cm 水平，沿大腿外侧面延长切口。最后，皮肤切口呈弧形弯向近端，恰于髂前上棘下方与切口起点汇合。

将缝匠肌和股直肌分别由髂前上棘和髂前下棘分离下来。找到耻骨肌，距耻骨约 1cm 处切断耻骨肌。外旋大腿以显露股骨小转子和髂腰肌腱，于髂腰肌附着处将其切断并牵向近侧。将长收肌和股薄肌由耻骨剥离下来，并于起点处切断大收肌坐骨部。接着，顺耻骨肌和闭孔外肌、短外旋肌群之间的肌间隙向深层解剖，显露闭孔动脉的分支。钳夹、结扎并切断这些分支。闭孔外肌应于其股骨止点处切断，处理好闭孔动脉，否则闭孔动脉可能缩回盆腔，导致难以控制的大出血。

内旋大腿，将臀中肌和臀小肌由大转子附着部分离下来，牵向近侧。按切口方向，于阔筋膜张肌附着部远端切断阔筋膜和臀大肌最远端肌纤维，将臀大肌腰肌附着部由粗线上剥离下来。结扎并切断坐骨神经。将外旋短肌群、股方肌于其股骨附着部逐一切断，并于坐骨结节处切断腘绳肌。然后，切开关节囊，切断圆韧带。最后将臀部皮瓣拉向前方，臀肌远端与股薄肌、内收肌群起始部缝合。切口下留置引流，用不可吸收线间断缝合皮肤。

2. 大腿截肢术　取平卧位,使用止血带。缺血性肢体,可不使用止血带。切口从预期截骨平面的近端开始,向前方和后方画出等长的皮瓣,各自长度至少是大腿所截平面直径的一半。常常在更高的截骨平面上施行非典型的皮瓣。前侧皮瓣起于截骨平面大腿内侧中点,切口向远端及外侧做弧形切开,在确定的大腿平面前方经过,然后向近端切开,止于大腿外侧与内侧切开起点相对应处。同样方法处理后方皮瓣,向深部切开皮下组织及深筋膜。向近端反折皮瓣达到截骨平面。沿前方切口切断股四头肌及其上面的筋膜,并向近端反折达截骨平面,作为肌肉筋膜瓣。在大腿截骨平面辨认并分别切断并结扎股管内的股动静脉,环形切开股骨骨膜并在此稍远处锯断股骨。然后,用锐利骨锉磨平股骨的边缘及股份的前外侧,以减残端软组织间的摩擦及压力。在腘绳肌下方辨认坐骨神经,在截骨面的近端将神经锐性切断,使之近端回缩。然后,逐个切断后方的肌肉,使肌肉断端回缩。最后,离断腿部并切除所有周围神经,使得神经的残端很好地回缩至肢体断端内。用盐水冲洗切口,非缺血性肢体可在股骨近端钻孔、用缝线将内收肌和股绳肌附着于股骨的孔上。缺血性肢体尽量保持肌肉血供,不做肌肉成形术。肌肉在较低的张力下缝合,同时松解止血带并仔细地止血。然后,将股四头肌包埋骨端,并将它的筋膜层与大腿后侧的筋膜相缝合,修剪肌肉或筋膜组织,使之更整齐。在肌瓣与深筋膜下留置塑料吸引管,在距肢体残端从大腿外侧穿出。用不可吸收缝线间断缝合切口。

3. 膝关节离断术　切口从髌骨的下极开始,切一个长而宽的前方皮瓣,长度约为膝关节的直径。后方从腘窝平面,做一短的后方皮瓣,长度约为膝关节直径的一半。皮瓣的外侧起于胫骨髁平面,在切口前方,向深部切开经过深筋膜到达骨,并将皮瓣前方与胫骨及邻近的肌肉分离。皮瓣中包括髌腱和鹅足的止点。从胫骨的前、后方切断膝关节囊,显露膝关节;分离十字韧带并将关节囊后方从胫骨上离断。找到胫神经并轻柔地向远方牵扯,近处锐性切断,使近端回缩到截肢平面的近侧端。再找到腘血管,分离并用双线结扎腘血管。从腓骨头上松解二头肌肌腱,完成后侧部分的截肢手术,同时离断小腿。不要切除髌骨或试图将它与股骨相融合。而且,不要处理股骨髁及髌骨的关节软骨。如果有明确的指征,可以同时行滑膜切除术。后将髌韧带缝合至十字韧带上,将腓肠肌的残端缝合至髁间切迹。留置负压引流管,用可吸收缝线缝合深筋膜及皮下组织,用非可吸收缝线缝合切口。切口愈合后,可在6~8周后安装永久性假体。

4. 小腿截肢术　取仰卧位,患肢上止血带。先向远端量出所需骨的长度。并用记号笔在胫骨嵴上皮肤标记,画出等长的前后皮瓣,每个皮瓣的长度等于预计截骨平面的小腿直径的一半。皮肤的前方切口始于预计截骨平面的内侧或者外侧,弧形向远端切到上述决定的平面,止于小腿对侧与起点相对的位置,当经过胫骨嵴时,向深部切开。后侧切口与前侧起点位置相同,并且也是先向远端弧形切开,然后转向近端。将后侧切口向深部切开至深筋膜,皮肤或深筋膜与下面的肌肉组织不要分离。将前部皮瓣、深筋膜与胫骨前内侧的骨膜作为整体反折。继续切开至预定截骨平面。应用预先在胫骨骨膜上的标记来测量皮瓣的正常长度,从而再次确定截骨平面。在趾长伸肌与腓骨短肌的间隙,辨认并分离腓浅神经,轻柔地向远端牵拉,将其锐性切断,使近端回缩至截肢肢体的残端内。在截骨平面远端1cm处切断小腿的前侧间隙的肌肉,使肌肉平整地回缩至残端;找到、分离并结扎胫前血管。牵拉切断腓深神经,在近端切断,使它能够回缩至截肢肢体的残端近侧。截断胫骨,斜行锯除胫骨嵴;横行截断胫骨及腓骨,用持骨钳据住它们的远端部分,从而显露后侧肌肉群。分离并切断后方肌肉,使它们可以平整地回缩至截骨残端。显露胫后和腓侧血管及胫后神经于腓肠肌及比目鱼肌上。结扎并切断血管,切断神经使它们能很好地回缩至截骨端近端处。用刀切分腓肠肌及比目鱼肌肌肉群,使形成的肌筋膜瓣有足够的长度,能经过胫骨的末端包至前方的筋膜。用骨锉把骨端锉光滑,冲洗伤口。松开止血带,钳夹出血点止血,将腓肠肌及比目鱼肌覆盖在截骨残端,并将它们缝至深筋膜和前方骨膜,放置塑料吸引管在肌瓣及筋膜深部,并从截骨平面末端上外侧穿出。修剪皮瓣使之无张力,并用不可吸收缝线间断缝合皮瓣。

术后对于肢体缺血的老年患者或糖尿病患者,最简单、基本的包扎可能是传统的软性包扎方法。对于强壮的、灵活好动的病人最好使用硬性包扎,可用临时的假肢义足。当伤口愈合后,青少年及年轻的患者可行假肢佩戴的,但应在有经验的假肢师的指导下进行。

5. 足与踝关节截肢

（1）足趾截肢术。足趾截肢应采用趾侧长、背侧短的皮瓣。皮肤切口从足趾截骨平面的内侧中点起，呈弧形越过趾背，止于该足趾外侧的对应点。以同样的方法做趾侧皮肤切口，但趾侧皮瓣长度长于该足趾截骨平面的直径。向近端游离皮瓣至截骨平面，分离屈、伸趾肌，使其恰好回缩到截骨端的近端，分离并切断趾神经，切断并结扎趾血管。然后在所选择的平面截断趾骨，并用骨锉将截骨面锉平，用不吸收缝线间断缝合皮瓣。

（2）跖趾关节离断术。对于糖尿病足、足缺血或者骨髓炎的患者，经趾跖关节的截肢术是绝对适应证。手术方法：跖趾关节离断术基本上与足趾的截肢术相同，只是截骨平面不同。皮瓣可以有多种设计，应当选择较长的跖侧皮瓣，游离皮瓣到跖趾关节水平。确认跖趾关节囊，在足趾极度背屈时切断背侧关节囊。然后切断处理屈肌肌腱、神经血管束，可一并切除籽骨。切除籽骨时要连同骨膜一起切除，电凝止血，缝合切口。术后处理：要用扶拐或助行器保护性负重1～2周。视伤口愈合情况，决定是否需要保护性负重。

（3）经跖骨截肢术。设计跖侧长、背侧短的皮瓣。自足背内侧的预定截骨平面开始做背侧切口，呈弧形向远端略超出截骨平面，至足外侧缘的中点。跖侧切口起点与背侧切口相同，但切口向远端越过跖骨头，转向近端至足外侧缘的中点。由于内侧皮瓣覆盖的横截面积较大，内侧切口要长于外侧切口。在跖趾关节处去掉足趾，并于跖骨中远处将跖骨横断，辨认神经并在近端将其仔细地分离出来后切断，以便神经残端能够缩回到截骨平面近端。切断肌腱，用跖侧长皮瓣覆盖残端，止血后用不吸收线缝合切口。

（4）足后部及踝部截肢术。足后部截肢术，经典的方式就是Syme截肢术和Boyd截肢术。但是Syme截肢术要注意切口愈合问题。Boyd截肢术也能在踝关节部形成良好的负重残端，消除了Syme截肢术后常发生的跟垫后移问题。但是该手术包括切除距骨、跟骨前移以及跟胫融合，操作比Syme截肢术较复杂。

6. Syme截肢术　切口起自外踝远端顶点，于胫骨远端越过踝关节前方至胫骨内踝下方一横指处，然后直接转向跖侧，越过足底至外侧面，回到起点，形成一个长的后跟皮瓣。将足跖屈，切开踝关节囊前部。将手术刀插入内踝与距骨之间的关节间隙内，向下切断三角韧带，注意保护后面的胫后动脉。在外侧以同样的方式切断跟腓韧带，将骨钩放入距骨后，使足尽量跖屈，向后继续解剖，切开踝关节后方关节囊。继续向后解剖，接近跟骨，于止点处切断跟腱，注意勿损伤表面皮肤。用骨膜剥离器从跟骨内外侧表面将软组织分离，并将足跖屈，继续沿跟骨下面行骨膜下分离，直到跖侧皮瓣的远端。然后，去除足跟皮瓣以外的所有足部组织，向后牵开皮瓣，从踝部分离软组织。并于关节线上方环形切断骨膜，在这个平面截断胫骨和腓骨。然后分离跖内外侧神经，并将其在截骨断端近侧切断，向下牵开并切断所有裸露的肌腱，使其向近端回缩到小腿内。游离胫后动脉和静脉，在足跟皮瓣远侧的近侧线处结扎、切断。在前方皮瓣内结扎、切断胫前动脉。修整跖侧的所有肌肉残端和足跟皮瓣筋膜，注意保留完整的皮下脂肪及其间隔，止血后，留置引流管，用不可吸收线缝合切口。

7. Boyd截肢术　患者平卧，同样设计一个较长的跖侧皮瓣和一个较短的背侧皮瓣。皮肤切口从外踝尖开始，于距舟关节下平面越过足背到内踝下方一横指处，然后转向下远侧，在距骨基底部经过足底再向上、向近端回到外踝尖。掀起皮瓣，经跗骨间关节截除前足。紧贴骨面锐性切断胫骨与跟骨间的韧带。切除距骨，然后，在腓骨结节前方横向截除跟骨前部。切除踝关节胫骨、腓骨、跟骨表面的软骨，准备做骨融合。将肌腱牵出并高位切断。切除足底内外侧神经，防止受压。然后将跟骨按照与踝关节的关系向前推，使其嵌入到要融合的位置，其下表面与地面平行。如果需要，可以用固定钉把跟骨固定于胫骨于融合位置。冲洗伤口，止血后，放置引流，用不可吸收缝线缝合皮瓣切口。术后处理：术后2周伤口愈合后拆线，4周可拔除固定钉。术后8周内残端禁止负重，行走石膏固定，直至踝部完全融合。

（熊　雁　王爱民）

参 考 文 献

［1］崔寿昌.现代截肢观念及现代截肢术后康复［J］.中国临床康复,2002:6(24):3627-3637.

［2］卡内尔.坎贝尔骨科手术学［M］.王岩,译.11版.北京:人民军医出版社,2009.

［3］张十一,辛绍伟.新版实用血管外科学［M］.天津:天津科学技术出版社,2010.7.

［4］李齐寅,韩春茂,胡行,等.2007—2011年单中心截肢临床特点及医疗费用分析［J］.中华创伤杂志,2012:28(12):1120-1124.

［5］费扬帆,王椿,陈大伟,等.住院糖尿病足患者截肢率与截肢危险因素分析［J］.中华医学杂志,2012,92(24):1686-1689.

［6］Akula M,Gella S,Shaw C J,et al. A meta-analysis of amputation versus limb salvage in mangled lower limb injuries-the patient perspective［J］. Injury, 2011,42(11):1194-1197.

［7］Friedman L,Krupczak C,Brandt-Rauf S,et al. Occupational amputations in Illinois 2000-2007:BLS vs. data linkage of trauma registry, hospital discharge, workers compensation databases and OSHA citations［J］. Injury, 2013, 44(5):667-673.

［8］Fortington L V,Geertzen J H,van Netten J J,et al. Short and long term mortality rates after a lower limb amputation［J］. Eur J Vasc Endovasc Surg, 2013, 46(1):124-131.